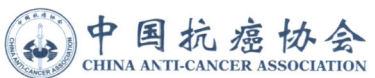

# 中国肿瘤防治核心科普知识 2025

·中国抗癌协会 主编·

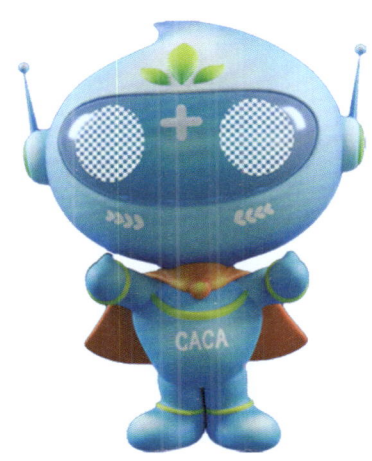

天津出版传媒集团
天津科学技术出版社

图书在版编目（CIP）数据

中国肿瘤防治核心科普知识 / 中国抗癌协会主编 . — 天津：天津科学技术出版社，2025.4. — ISBN 978-7-5742-2808-5

Ⅰ . R73

中国国家版本馆 CIP 数据核字第 2025N664D1 号

---

中国肿瘤防治核心科普知识
ZHONGGUO ZHONGLIU FANGZHI HEXIN KEPU ZHISHI

策划编辑：韩　瑞　古若诗

责任编辑：张建锋

责任印制：赵宇伦

| 出　　版： | 天津出版传媒集团 |
| --- | --- |
|  | 天津科学技术出版社 |

地　　址：天津市西康路 35 号

邮　　编：300051

电　　话：（022）23332390

网　　址：www.tjkjcbs.com.cn

发　　行：新华书店经销

印　　刷：北京康利胶印厂

开本 787×1092　1/16　印张 42.75　字数 858 000

2025 年 4 月第 1 版第 1 次印刷

定价：188.00 元

# 编 委 会

**主　　编：** 樊代明

**执行主编：** 赵　勇　田艳涛　支修益　陈小兵

**编　　委：** （按姓氏拼音排序）

| | | | | | | |
|---|---|---|---|---|---|---|
| 包　郁 | 陈嘉健 | 陈　洁 | 陈敏山 | 陈明远 | 程若川 | 樊　卫 |
| 范先群 | 高天文 | 郜恒骏 | 顾艳宏 | 郭　伟 | 郭　卫 | 韩秀鑫 |
| 何颖蓝 | 何裕隆 | 胡　瑛 | 黄冰洋 | 黄晓军 | 纪春岩 | 李建雄 |
| 李茂全 | 李　平 | 梁　寒 | 陆　舜 | 罗志国 | 马少华 | 牛晓辉 |
| 潘宏铭 | 千年松 | 钱朝南 | 强万敏 | 石汉平 | 孙应实 | 孙玉岭 |
| 唐菲菲 | 唐丽丽 | 万经海 | 王贵英 | 王洪武 | 王丽娜 | 王锡山 |
| 魏　玺 | 吴　炅 | 吴小华 | 肖亚洲 | 肖越勇 | 邢金良 | 徐　聪 |
| 徐　泉 | 徐瑞华 | 阎　昭 | 姚　欣 | 叶定伟 | 叶兆祥 | 尹　健 |
| 尹　勇 | 应建明 | 于　韬 | 虞先濬 | 张春芳 | 张春梅 | 张发明 |
| 张宏艳 | 张清媛 | 张师前 | 张信华 | 赵　洪 | 郑颖娟 | 周彩存 |
| 周　斐 | 朱荣涛 | | | | | |

**编校工作组：** （按姓氏拼音排序）

| | | | | | | |
|---|---|---|---|---|---|---|
| 陈贝贝 | 程纪伟 | 韩　磊 | 胡海涛 | 姜玉娟 | 李　鹏 | 李望遥 |
| 李　永 | 梁宪斌 | 刘　旭 | 刘英俊 | 卢一鸣 | 吕慧芳 | 罗艳林 |
| 聂彩云 | 宋亚波 | 万百顺 | 王　刚 | 王海阔 | 王海山 | 王建正 |
| 徐伟锋 | 杨铁军 | 尧小兵 | 姚志华 | 张　鹏 | 赵　静 | 仲伟国 |

# 序言

人类与癌症的博弈，是一场跨越千年的史诗。从殷墟甲骨文中"瘤"字的惊心刻痕，到今日基因编辑技术精准狙击癌细胞，我们从未停止追问：如何在无常的疾病面前，守护生命的尊严？

《健康中国行动——癌症防治行动实施方案（2023—2030年）》掷地有声地宣告：至2030年，我国癌症防治核心知识知晓率须突破80%。这不仅是数字的跃升，更是14亿人共筑的生命防线。中国抗癌协会深知，在这场全民战役中，科学普及不是锦上添花，而是雪中送炭——它要让晦涩的医学术语化作护身铠甲，让权威的指南成为千家万户的"抗癌兵法"。

四载春秋，1.3万名中国肿瘤学者以笔为刃，铸就《中国肿瘤整合诊治指南（CACA）》。这部凝聚东方智慧的医学典藏，拒绝"头痛医头"的碎片化思维，独创"防筛诊治康"全流程管理体系。防：像守护幼苗般警惕致癌风险；筛：以早筛为镜，照见疾病的蛛丝马迹；诊：多学科会诊如同精密交响乐；治：从化疗放疗到免疫治疗，武器库日益充盈；康：让患者尊严回归生活主场。

而今，《中国肿瘤防治核心科普知识（2025）》脱胎于此，将28个瘤种、41个技术方案，淬炼成百姓触手可及的生命锦囊。我们坚信：真正的医学进步，不仅要写在《柳叶刀》上，更要刻进每个人的生活选择中。

我们深知在信息爆炸的时代，谣言比病毒传播更快，焦虑比癌细胞扩散更广。一位农村母亲因误信"饥饿疗法"延误治疗，一位都市白领因恐惧化疗放弃生机……这些刺痛人心的案例，鞭策我们必须让科学之光穿透迷雾。

"CACA指南，我知你知"。科学普及，言之有据。书中没有居高临下地说教，只有权威的硬核知识点。翻开这本书，您将遇见：CAR-T细胞疗法如何让血液肿瘤患者重获新生；中医药如何在放化疗后修复"正气"；心理干预怎样为晚期患者点燃希望之火；基因检测如何预判家族癌变风险。

癌症或许仍是人类最难征服的疾病，但我们已握紧三把钥匙：科学之真——CACA指南构建的诊疗长城；人文之善——医患共写的生命叙事；信念之美——每个普通人都是抗癌共同体的一员。

愿此书成为您案头的一盏明灯，当风雨来袭时，我们知道：光在手中，路在脚下。

中国抗癌协会理事长 樊代明

2025年春于西安

# 目 录

## 瘤种篇

| | |
|---|---|
| 肺癌 | 001 |
| 胃癌 | 007 |
| 肝癌 | 016 |
| 甲状腺癌 | 031 |
| 胰腺癌 | 036 |
| 淋巴瘤 | 042 |
| 多原发和不明原发肿瘤 | 058 |
| 黑色素瘤 | 065 |
| 口腔颌面黏膜恶性黑色素瘤 | 071 |
| 软组织肉瘤 | 079 |
| 神经内分泌肿瘤 | 085 |
| 胸腺肿瘤 | 100 |
| 眼肿瘤 | 106 |
| 泌尿系肿瘤 | 121 |
| 儿童肿瘤 | 129 |
| 食管癌 | 135 |
| 乳腺癌 | 150 |
| 鼻咽癌 | 163 |
| 大肠癌 | 169 |

神经肿瘤 —————————————————————— 177
骨肿瘤 ———————————————————————— 190
前列腺癌 —————————————————————— 201
妇科肿瘤 —————————————————————— 216
腹膜瘤 ———————————————————————— 231
胆囊癌 ———————————————————————— 246
胃肠间质瘤 ————————————————————— 260
头颈肿瘤 —————————————————————— 266
脑胶质瘤 —————————————————————— 272

## 技术篇

**整体评估** ———————————————————— **285**
**内科治疗** ———————————————————— **294**
化学治疗 —————————————————————— 295
免疫治疗 —————————————————————— 305
靶向治疗 —————————————————————— 310
中西医整合治疗 ——————————————————— 323
**外科治疗** ———————————————————— **328**
机器人外科 ————————————————————— 329
整形重建 —————————————————————— 336
NOSES 技术 ————————————————————— 355

ICG 导航技术 ———————————————————————— 362
微创诊疗 —————————————————————————— 369

**放射治疗** ——————————————————————— **376**
放射治疗 —————————————————————————— 377
核素治疗 —————————————————————————— 394
粒子治疗 —————————————————————————— 403

**综合治疗** ——————————————————————— **409**
HIFU（高强度聚焦超声）治疗 ———————————————— 410
肠道微生态医学技术 ————————————————————— 420
光动力疗法 ————————————————————————— 426
腔镜技术 —————————————————————————— 439
热疗技术 —————————————————————————— 444
血管介入治疗 ———————————————————————— 455
ASCT 技术————————————————————————— 475

**肿瘤诊断** ——————————————————————— **486**
CT 检查 —————————————————————————— 487
MR 检查 —————————————————————————— 499
PET 显像 ————————————————————————— 506
X 线检查 —————————————————————————— 519
超声显像 —————————————————————————— 523
病理诊断 —————————————————————————— 530
内镜诊断 —————————————————————————— 540

**肿瘤预防与筛查** ————————————————————— **547**
癌前病变 —————————————————————————— 548

| | |
|---|---|
| 基因检测 | 553 |
| 生物样本 | 568 |
| 血清标志物 | 572 |
| 液体活检 | 581 |

## 肿瘤康复与支持治疗 — 591

| | |
|---|---|
| 营养疗法 | 592 |
| 心理疗法 | 612 |
| 运动康复 | 617 |
| 整体支持 | 624 |
| 整合护理 | 628 |
| 音乐干预 | 637 |
| 安宁疗护 | 641 |

## 器官保护 — 653

## 肿瘤研究 — 667

| | |
|---|---|
| 医学伦理 | 668 |

中国肿瘤防治
核心科普知识

# 肺癌

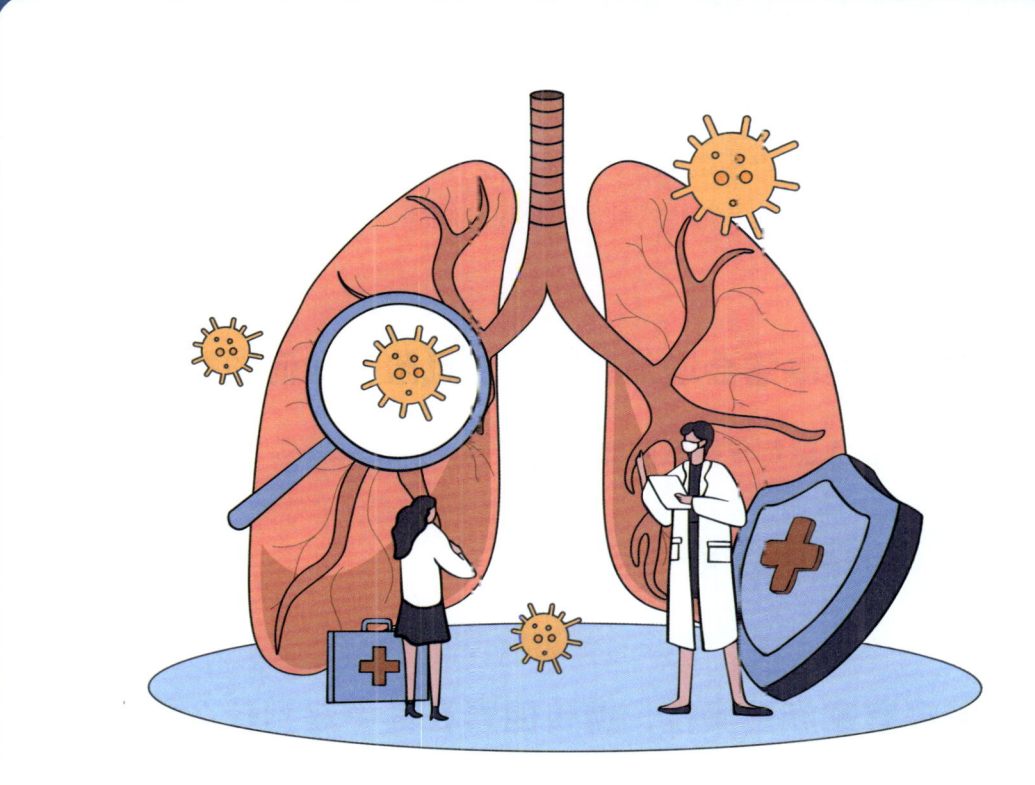

# 肺癌

## 01 // 肺癌的主要危险因素有哪些？

**核心观点：吸烟是肺癌最重要的危险因素。**

- 观点解读：烟草燃烧产生的焦油、尼古丁等有害物质会直接损伤肺部细胞，导致基因突变。吸烟量越大、烟龄越长，肺癌风险越高，戒烟可显著降低患病概率。

## 02 // 哪些职业暴露会增加患肺癌的风险，如何防护？

**核心观点：高危人群每年需做肺部筛查。**

- 观点解读：长期接触致癌物的工人应定期进行低剂量肺部螺旋CT检查，可早期发现微小结节或异常病变，及时干预提高治愈率。

## 03 // 肺癌有家族聚集性，遗传因素在其中起到什么作用？

**核心观点：有肺癌家族史会显著提升患病风险，一级亲属风险增加 1.8~2.4 倍。**

- 观点解读：如果父母、兄弟姐妹等一级亲属患过肺癌，自身患病风险比普通人高近两倍。这种风险可能与基因遗传有关，也可能因家人长期共同接触吸烟、空气污染等致癌环境因素导致。

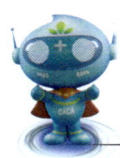

## 04 / 生活方式的改变对预防肺癌有哪些积极意义？

**核心观点：戒烟是降低肺癌风险最有效措施。**

- 观点解读：吸烟是肺癌的主要诱因，烟草中的致癌物直接损伤肺细胞。戒烟后，肺部修复功能逐渐恢复，患癌风险随时间推移显著下降，越早戒烟获益越大。

## 05 / 定期体检对于预防肺癌的重要性体现在哪些方面？

**核心观点：科学评估个体患癌风险，定制筛查方案。**

- 观点解读：医生会根据吸烟情况、家族病史、职业暴露等因素，判断属于低危还是高危人群，从而建议每年做 CT 还是延长检查间隔，让筛查更精准高效。

## 06 / 哪些人群属于肺癌的高危筛查人群？

**核心观点：多种高危因素叠加者需更早筛查。**

- 观点解读：若同时符合吸烟、职业暴露、家族史等多个条件，肺癌风险成倍增加。即使年龄未满 50 岁，也建议根据医生评估提前筛查。

## 07 / 肺癌筛查的首选方法是什么，为什么？

**核心观点：肺癌筛查首选低剂量螺旋 CT（LDCT）。**

- 观点解读：LDCT 综合了高灵敏度、低辐射和高准确性三大优势，能更早发现肺癌病变，提升治疗效果，是目前最有效的筛查手段。

## 08  肺癌筛查的频率应该如何确定？

**核心观点**：筛查频率基于个体风险分层。

- 观点解读：肺癌筛查不是"一刀切"，需先评估个人风险等级。长期吸烟（如每年 30 包以上）、有肺癌家族史或接触石棉、氡气等致癌物的人群属于高危，需更频繁筛查；普通人群风险较低，可适当减少筛查次数。

## 09  早期肺癌如何诊断？

**核心观点**：影像与病理结合明确诊断。

- 观点解读：筛查发现肺部异常后，需通过高分辨率 CT 或 PET-CT 等影像详细查看肿瘤位置和形态，并采用穿刺活检或手术获取组织样本，由病理检查确认是否为肺癌及具体类型（如腺癌、鳞癌等），为后续治疗提供依据。

## 10  肺癌的常见临床表现有哪些？

**核心观点**：早期症状轻微且非特异，易被忽视。

- 观点解读：肺癌早期常表现为干咳、痰中带血丝、轻度胸痛或低热，这些症状与普通呼吸道疾病相似，容易被误认为感冒或支气管炎，导致延误就诊。尤其是长期吸烟者或高危人群出现持续 2 周以上不缓解的干咳需警惕。

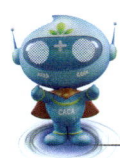

## 11 / 肺癌的分子病理检测有哪些项目，对治疗有何指导意义？

**核心观点：多基因联合检测全面指导个体化治疗。**

- 观点解读：同时检测 EGFR、ALK、ROS1 等多个基因及 PD-L1 表达，能全面评估患者情况。例如，患者若有 EGFR 突变则用靶向药，若同时 PD-L1 高表达，可在靶向治疗耐药后切换免疫治疗，提升生存获益。

## 12 / 多学科协作在肺癌诊断中起到怎样的作用？

**核心观点：量身定制个性化诊疗方案。**

- 观点解读：通过多学科协作，可综合考虑患者肿瘤分期（如早期或晚期）、心肺功能、基因检测结果（如是否适合靶向治疗）等因素。例如对携带特定基因突变的晚期患者，优先选择靶向药而非传统化疗，既提高疗效又减少副作用。

## 13 / 中医治疗肺癌的方法有哪些，如何与西医治疗相结合？

**核心观点：中西医结合需全程专业指导，确保协同增效。**

- 观点解读：中医治疗必须由医生根据患者病情阶段调整方案。如化疗期间侧重护胃止吐中药，放疗后增加养阴润肺方剂，避免自行用药干扰西医治疗效果。

## 14 / 肺癌患者治疗后的康复和随访计划应该如何制订？

**核心观点：术后随访频率随时间递减，长期规律跟踪。**

- 观点解读：手术后前两年每 3~6 个月复查一次，第 3 到 5 年每半年一次，5 年后每年一次。因为肺癌复发风险在术后前几年较高，定期检查能尽早发现异常；随着时间推移风险降低，复查间隔可延长，但仍需终身随访确保安全。

## 15 / 多学科整合治疗（MDT to HIM）模式对肺癌患者的治疗有何优势？

**核心观点：量身定制治疗方案，提升疗效。**

- 观点解读：多学科专家团队根据患者肿瘤类型、身体状况等综合讨论，制订最适合的治疗方案，避免单一手段的局限性。例如早期患者可能优先手术，晚期患者结合化疗和靶向治疗，这种精准策略能显著提高治疗效果。

中国肿瘤防治
核心科普知识

# 胃癌

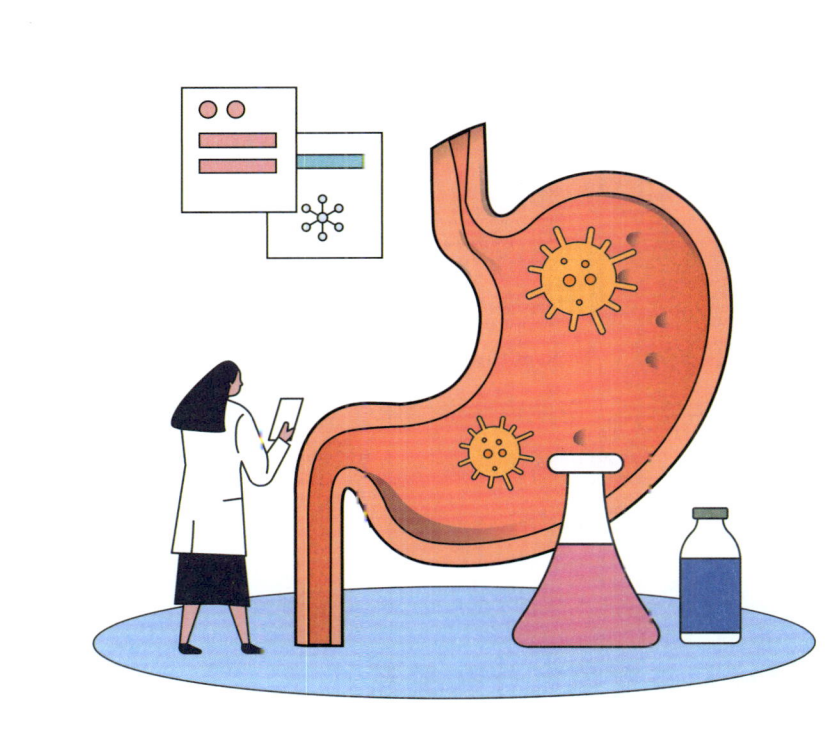

# 胃癌

## 01 / 个人生活习惯与胃癌有关系吗？

**核心观点：不良的饮食习惯、生活方式会增加胃癌的风险。**

- 观点解读：长期高盐饮食会损伤胃黏膜，像常吃腌制、熏制、烧烤食物，这些食物含亚硝胺类、多环芳烃类等致癌物，会加大患癌概率。而且，暴饮暴食、饮食不规律，易使胃酸分泌紊乱，伤害胃黏膜，增加胃癌发生风险。

  吸烟时，烟草中有害物质进入身体，刺激胃黏膜，影响其修复，还会增加幽门螺杆菌感染风险，协同提升胃癌风险。而长期饮酒，酒精直接损伤胃黏膜，引发炎症，促进致癌物吸收，扰乱营养吸收，加大患癌的可能。

  长期熬夜打乱生物钟，影响胃肠道黏膜修复，造成内分泌和免疫系统紊乱。熬夜还常伴随吃夜宵，促使胃液大量分泌，损伤胃黏膜。长期精神压力大，会降低身体免疫力，增加胃癌发生风险。

## 02 / 幽门螺杆菌与胃癌有什么关系？

**核心观点：幽门螺杆菌是明确的胃癌致病因素。**

- 观点解读：世界卫生组织已将幽门螺杆菌列为人类胃癌的Ⅰ类致癌原。它会在胃内长期定植，损伤胃黏膜，引发炎症和溃疡。长期反复的炎症刺激，会让胃黏膜细胞发生病变，进而增加患胃癌的风险。

  幽门螺杆菌主要通过口口传播和粪口传播。比如共用餐具、水杯，吃了被污染的食物或水等都可能感染。像聚餐时不用公筷、餐具消毒不彻底，还有水源被污染等情况，都容易导致感染，所以日常要格外注意这些方面。

预防幽门螺杆菌感染，要做到勤洗手，尤其是饭前便后。还要注意饮食卫生，不吃生冷食物，像生水、未彻底清洗或煮熟的食物都可能带有病菌。提倡使用公筷公勺，分餐制，这样能减少病菌在人与人之间传播的机会。

## 03 胃部慢性疾病会发展成胃癌吗？

**核心观点：积极控制胃部慢性疾病，有助于降低胃癌风险。**

- 观点解读：慢性萎缩性胃炎、胃黏膜肠上皮化生、不典型增生、残胃、腺瘤型息肉、经久不愈的慢性胃溃疡都属于胃癌前疾病。这些疾病会使胃黏膜反复受损，细胞异常增生，从而增加患胃癌的风险。

积极治疗原发病可降低癌变风险。发现患有上述癌前疾病，应积极配合医生治疗。比如，慢性萎缩性胃炎患者可通过药物治疗控制炎症；腺瘤型息肉患者可根据情况选择内镜下切除，去除可能癌变的病灶，以此降低癌变可能性。

定期检查和改善生活方式很关键。患癌前疾病的人要定期做胃镜等检查，监测病情变化。同时，改善生活方式，饮食上避免吃刺激性、霉变食物，戒烟限酒，适当运动，增强身体抵抗力，也有助于降低癌变风险。

## 04 哪些人需要做胃癌筛查？

**核心观点：胃癌高危人群需重点筛查。**

- 观点解读：年龄≥45岁且符合以下任意一条的人要重点筛查，包括生活在胃癌高发地区；感染幽门螺杆菌；既往患有慢性萎缩性胃炎等癌前疾病；是胃癌病人的一级亲属；存在如长期高盐饮食等其他环境风险因素。这些因素都会增加患癌概率，所以要重点筛查。

同时，需注意家族性胃癌风险人群。家族中若出现特定情况，比如至少3例患胃癌，其中1例是弥漫型或印戒细胞癌；或者至少2例患胃癌，且1例在50岁前确诊为特定类型等，这类家族成员患胃癌风险高，需要重点进行筛查。

## 05  胃癌筛查的方式有哪些？

**核心观点：血清学筛查可提示胃癌风险等级，但确诊需进行胃镜检查。**

- 观点解读：血清学筛查原理基于胃蛋白酶原变化。胃蛋白酶原由胃黏膜分泌，当胃黏膜发生病变，像慢性萎缩性胃炎等，其分泌水平会改变。通过检测血清中胃蛋白酶原的含量，能反映胃黏膜状态，从而辅助判断患胃癌风险。

  我国采用血清胃蛋白酶原Ⅰ（PGⅠ）浓度≤70μg/L且PGⅠ/PGⅡ≤3.0作为高危人群标准。若检测结果符合该标准，意味着患胃癌风险较高，但这不是确诊，只是提示需要进一步检查，如做内镜筛查。

  内镜检查，尤其是高清染色内镜辅助活检，能直接观察胃黏膜，精准发现病变并通过活检病理明确病变性质。不过它属于侵入性检查，可能给患者带来不适，可在血清学初步筛查的基础上进行。

## 06  癌症基因检测能查出来胃癌吗？

**核心观点：癌症基因检测有助于特定人群胃癌筛查。**

- 观点解读：癌症基因检测并非对所有人必要。对于有胃癌家族遗传史，尤其是家族中出现多例胃癌或特定类型胃癌的人群，基因检测可明确是否携带相关突变基因，评估患癌风险，以便早做预防。

  对于疑似遗传性弥漫性胃癌的人群，检测CDH1等相关基因很关键。若检测出特定基因突变，能早期发现潜在风险，有助于及时采取干预措施，如更频繁的检查或预防性手术等。

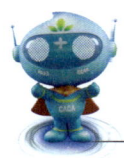

## 07 // 早期胃癌有什么症状？

**核心观点**：早期胃癌症状隐匿且缺乏特异性，易与常见胃部疾病混淆。

- **观点解读**：早期胃癌通常没有典型症状，部分患者仅表现为类似消化不良的症状，如上腹饱胀不适或隐痛，尤其在饭后较为明显，还可能出现食欲减退、嗳气、反酸、恶心、呕吐等情况。这些症状不具有特异性，很容易被忽视。

  早期胃癌的症状与胃炎、胃溃疡极为相似。胃炎是胃黏膜的炎性病变，胃溃疡则是胃黏膜受损形成的溃疡，它们都可能导致上腹部疼痛、消化不良等症状。因此，出现这些症状时，很难仅从表现判断是哪种疾病，需要进一步检查鉴别。

## 08 // 做胃癌筛查时，要用到哪些影像学检查？

**核心观点**：CT、MRI、PET-CT 等影像学检查有各自的作用，需合理安排使用。

- **观点解读**：腹盆增强 CT 是胃癌首选影像学检查方法，能清晰显示胃癌病灶，还能帮助医生判断淋巴结有没有转移以及腹膜是否转移，为后续治疗方案的制订提供重要依据。比如发现淋巴结肿大，可能提示癌细胞已经转移。

  MRI 可辅助判断早期肝转移及进展期癌侵犯范围。当怀疑患者有肝转移时，它可以更准确地观察肝脏有没有转移病灶，以及胃癌侵犯到了哪些部位。

  此外，全身骨扫描检查有助于判断有无远处骨转移。PET-CT 检查不常规使用，在临床怀疑有远处转移但常规检查无法确定时，可进一步使用。

## 09 // 为什么要做分子病理检测？

**核心观点**：分子病理检测对胃癌的诊断和治疗具有重要意义。

- **观点解读**：分子病理检测能发现一些特殊胃癌特征，像检测 EBV 感染、微卫星不稳定等情况，帮助医生准确判断胃癌类型，区分相似病症，避免误诊，让诊断更精准。

通过检测 HER2、Claudin18.2 等靶点，判断患者是否适合相应靶向药。比如 HER2 阳性患者，可用曲妥珠单抗治疗，提高治疗针对性，让治疗效果更好。

检测 PD-L1、EBV、MSI-H 等指标，能找到适合免疫治疗的患者。像 EBV 阳性、MSI-H 的患者，使用免疫检查点抑制剂可能效果较好，避免无效治疗。

## 10 / 只用内镜治疗可以治好胃癌吗？

**核心观点：内镜治疗适用于早期胃癌且淋巴结转移可能性低的患者。**

- 观点解读：早期胃癌（EGC）若淋巴结转移可能性小，适合内镜治疗。像一些肿瘤出现淋巴结转移，或分化程度低，或侵犯固有肌层，还没转移到淋巴结的患者，通过内镜切除肿瘤，能在去除病灶同时最大程度保留胃的正常功能，对身体损伤相对较小。

但如果胃癌患者已经出现淋巴结转移，或者肿瘤侵犯到固有肌层，又或者患者存在凝血障碍无法耐受手术，就不适合内镜治疗。因为这些情况下，内镜治疗可能无法彻底清除癌细胞，还会增加复发风险。

## 11 / 目前有哪些治疗胃癌的高新技术？

**核心观点：腹腔镜和机器人手术在胃癌治疗中具有良好前景。**

- 观点解读：与开腹手术相比，腹腔镜手术对患者身体的创伤更小。手术切口小，对周围组织的损伤也少，所以患者术后疼痛更轻，恢复时间更短，能更快地恢复正常生活和工作，减少住院时间，降低身体和经济负担。比如患者术后能更快地下床活动，更早地进食。

机器人手术系统的机械臂能实现更精准的操作。在手术过程中，可以更精确地切除肿瘤组织、清扫淋巴结，最大限度地减少对正常组织的伤害，降低手术风险，提高手术的成功率和治疗效果。就像在狭小空间里，机械臂能更灵活、准确地完成操作。

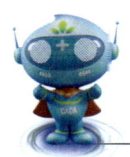

随着技术不断进步，腹腔镜和机器人手术在胃癌治疗中的应用会越来越广泛。不过目前还面临一些技术难题，比如机器人手术的操作流程还没有统一规范，这需要科研人员和医生不断研究改进，以充分发挥它们在胃癌治疗中的作用。

## 12// 治疗胃癌时需要放疗吗？

**核心观点**：**放疗技术在胃癌的综合治疗中可发挥重要的作用。**

- 观点解读：对于可手术切除或潜在可切除的局部晚期胃癌患者，术前放疗很有必要。它能使肿瘤缩小，降低肿瘤分期，让原本难以切除的肿瘤变得更易切除，还能减少癌细胞的活性，降低手术中癌细胞播散的风险，进而提高手术的成功率。

    如果患者在根治术后，存在手术清扫范围不足（如＜D2 手术），且术后病理显示肿瘤侵犯深度较深（T3、T4）和／或有淋巴结转移，或者是 R1、R2 手术切除（切缘有癌细胞残留）的情况，术后放疗可对瘤床、吻合口及淋巴引流区进行照射，消灭可能残留的癌细胞，降低局部复发的可能性。

    当胃癌发展到远处转移阶段，患者出现梗阻、压迫、出血或疼痛等症状时，姑息放疗能发挥重要作用。通过对引起症状的部位进行放疗，可以缓解这些症状，减轻患者的痛苦，提高他们的生活质量，让患者在有限的生命里更舒适一些。

## 13// 胃癌患者可以运动吗？

**核心观点**：**胃癌患者康复期间适当运动，有助于促进身体恢复。**

- 观点解读：胃癌患者术后尽早运动很重要。术后清醒就能半卧位或适量床上活动，术后第 1 天开始下床活动。这能促进胃肠蠕动，帮助消化，预防肺部感染、褥疮和深静脉血栓形成，对身体多个系统的恢复都有积极作用，加快整体康复进程。

    患者可根据自身情况选择运动方式。身体较弱时，先从简单的散步、床边活动开始；身体状况较好后，可尝试太极拳等。像八段锦、二十四式简化太极拳等，能调和气血和脏腑功能。选择合适运动，既安全又能达到锻炼效果。

运动要逐步增加强度和时间，不能一开始就进行剧烈运动。比如刚开始每天活动 10 ~ 15 分钟，之后逐渐增加。如果运动后感觉疲劳、疼痛，就说明可能过度了，要及时调整，防止影响身体恢复。

## 14 / 可以用中医药治疗胃癌吗？

**核心观点：传统中医药注重整体调理，可在患者康复过程中发挥多方面作用。**

- **观点解读**：中医认为胃癌发病与正虚、气滞等有关，治疗原则是扶正祛邪。在初期，中医辅助手术、放化疗，帮助患者培本扶正，增强身体抵抗力，就像给身体"加油"，预防癌症复发，让患者更好地应对后续治疗。

  放化疗会让患者出现如恶心呕吐、骨髓抑制等不良反应。中医通过辨证论治，针对不同症状用药。比如患者有恶心呕吐，属脾胃虚弱就用健脾和胃的中药；有骨髓抑制，属气血亏虚就用补气养血的中药，以此减轻患者痛苦。

  针灸和推拿是中医的特色疗法。针灸通过刺激足三里、内关等穴位，可缓解化疗后的呕吐、腹泻等症状；推拿能调整脏腑、活血通络，像术后出现胃脘胀满，推拿腹部能促进胃肠蠕动，帮助患者缓解不适，促进身体恢复。

  中医的情志疗法很重要。《内经》提出的精神疏导法，通过说理分析、开导安慰患者，帮助他们正确认识疾病，树立信心。采用移情易性等方法，还能缓解患者疲劳，改善睡眠和生活质量。

## 15 / 胃癌患者康复期间需要关注身体的哪些指标？

**核心观点：患者康复期间，需监测体重、血常规、营养指标、肿瘤标志物等多项指标。**

- **观点解读**：体重是反映患者身体状况的重要指标。康复期间，建议患者每 2 周称重并记录。体重下降可能意味着营养摄入不足，或者病情出现变化，如肿瘤复发

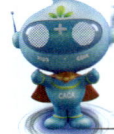

消耗身体能量。及时发现体重异常，能调整营养方案或进一步检查。

血常规能反映患者血液系统情况。化疗可能导致骨髓抑制，使白细胞、血小板、红细胞等指标出现异常。定期检查血常规，医生可根据结果判断患者是否存在感染风险、贫血等问题，从而及时采取措施，如使用升白药物、输血等。

胃癌患者常存在营养不良问题。监测血清铁、铁蛋白、维生素 $B_{12}$ 等营养相关指标，能了解患者的营养状况。如果缺乏某些营养成分，可针对性地进行补充，如缺铁就补铁，从而改善患者营养状态，提高身体抵抗力。

CEA、CA199 等肿瘤标志物的变化，能提示癌症是否复发或进展。在康复期，若肿瘤标志物持续升高，即便没有明显症状，也可能意味着癌细胞有活动迹象。此时，患者需进一步检查，以便早发现问题早治疗。

单一指标不能全面反映身体恢复情况，需要综合体重、血常规、肿瘤标志物等多项指标。比如，体重稳定增加、血常规正常且肿瘤标志物无异常，表明身体恢复较好；若有指标异常，则需进一步分析原因，调整康复方案。

中国肿瘤防治
核心科普知识

# 肝癌

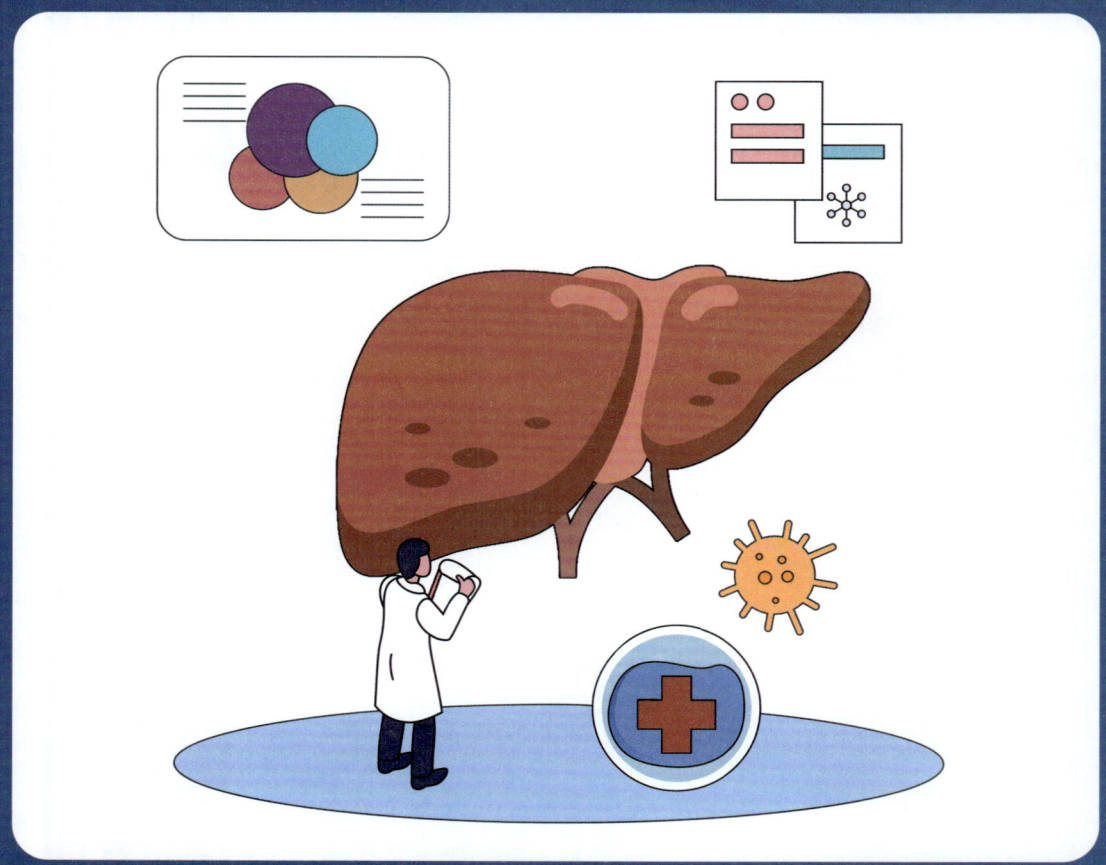

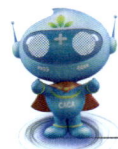

中国肿瘤防治核心科普知识
2025

# 肝癌

## 01 肝癌的主要病因有哪些？

**核心观点一：病毒性肝炎是肝癌最主要病因，尤其是乙肝和丙肝。**

- 观点解读：乙型和丙型肝炎病毒感染会导致慢性肝炎，长期损伤肝脏细胞，逐渐发展成肝硬化，最终可能引发肝癌。我国肝癌患者中约80%与乙肝有关，乙肝患者一定要进行正规的抗病毒治疗，同时每3～6个月进行甲胎蛋白和肝脏彩超的筛查，这样可以降低肝癌发生的风险。

**核心观点二：长期饮酒增加肝癌风险，酒精性肝硬化是主因。**

- 观点解读：大量饮酒会直接损伤肝细胞，导致脂肪堆积和炎症，长期可引发酒精性肝硬化。肝硬化患者的肝脏修复能力下降，细胞癌变概率显著升高，戒酒能有效减缓病情进展。

**核心观点三：黄曲霉毒素污染食物与肝癌密切相关。**

- 观点解读：黄曲霉毒素常见于发霉的花生、玉米等谷物中，毒性极强。长期摄入会破坏肝细胞DNA，诱发基因突变，即使没有肝硬化也可能致癌。不食用霉变的食物是关键预防措施。

**核心观点四：肥胖相关脂肪肝成肝癌新危险因素。**

- 观点解读：非酒精性脂肪肝与肥胖、糖尿病等代谢问题相关，肝细胞长期脂肪浸润会导致慢性炎症和纤维化。随着人口肥胖率上升，这类肝癌比例逐年增加，控制体重、调节代谢至关重要。

**核心观点五：肝癌发病受遗传因素影响，家族史需警惕。**

- 观点解读：直系亲属有肝癌病史的人群，患病风险比普通人高 2~4 倍，可能与遗传易感基因和相似生活环境有关。此类高危人群应加强肝功能检查和早期筛查。

## 02 / 接种乙肝疫苗对预防肝癌有多大作用？哪些人群是接种重点？

**核心观点一：乙肝疫苗阻断病毒感染，显著降低肝癌风险。**

- 观点解读：慢性乙型病毒性肝炎是肝癌的主要高危因素之一。疫苗通过预防乙肝感染，减少慢性肝炎和肝硬化发生，从而降低肝癌风险，尤其对未感染人群效果显著。

**核心观点二：新生儿出生 24 小时内需接种首针疫苗。**

- 观点解读：所有新生儿应常规接种乙肝疫苗，尤其是出生 24 小时内完成第一针，可高效阻断母婴传播。母亲携带乙肝病毒的新生儿更需及时接种，避免感染。

**核心观点三：高危人群优先接种，针对性预防肝癌。**

- 观点解读：医务人员、乙肝患者家属、免疫缺陷者等高风险人群感染概率高，接种疫苗能有效降低职业暴露或密切接触导致的感染风险，间接预防肝癌发生。

**核心观点四：疫苗普及是全民预防肝癌的关键策略。**

- 观点解读：通过广泛接种疫苗减少乙肝感染率，可整体降低肝癌发病率。需重点落实新生儿和高危人群接种，强化全民肝癌预防意识。

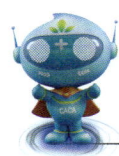

## 03 抗病毒治疗在肝癌预防中处于什么地位，对哪些人群有效？

**核心观点一：抗病毒治疗是肝癌预防重要手段，适用乙肝和丙肝患者。**

- 观点解读：慢性乙肝或丙肝患者因长期病毒感染，肝脏持续受损，易发展为肝癌。抗病毒治疗能有效抑制病毒复制，减轻肝脏炎症和纤维化，从而显著降低肝癌发生风险，是这类人群预防肝癌的关键措施。

**核心观点二：乙肝患者需及时抗病毒治疗，尤其肝硬化或高病毒载量者。**

- 观点解读：乙肝病毒活跃复制（如 HBV DNA 阳性）的患者，尤其是已出现肝硬化或病毒量极高的人群，肝癌风险更高。及时用药可有效控制病毒，延缓肝病恶化，使肝癌风险降低 50%~70%。

**核心观点三：丙肝患者应使用直接抗病毒药物，实现病毒高效清除。**

- 观点解读：丙肝患者通过口服直接抗病毒药物（DAAs），3 个月治愈率超 95%。病毒清除后，肝脏炎症和纤维化逐步改善，肝癌风险大幅下降，因此所有确诊患者均应尽早治疗。

**核心观点四：肝癌高危人群需强化抗病毒管理，定期监测。**

- 观点解读：肝硬化患者、有肝癌家族史或合并其他高危因素（如长期饮酒）的人群，肝癌风险成倍增加。这类患者必须严格遵医嘱用药，并每 3~6 个月通过超声、甲胎蛋白等检查监测肝脏状况，早发现癌变。

## 04 生活中哪些饮食习惯有助于预防肝癌？

**核心观点一：杜绝霉变食物，远离黄曲霉毒素致癌风险。**

- 观点解读：霉变的花生、玉米等食物会产生黄曲霉毒素，这种毒素是明确的肝癌致癌物，哪怕高温烹饪也无法分解。做饭前要检查粮食是否有霉斑，发苦的坚果要立即吐掉，避免毒素长期损伤肝脏。

**核心观点二：严格限酒，降低肝硬化及肝癌风险。**

- 观点解读：酒精 90% 由肝脏代谢，长期饮酒会导致肝细胞反复损伤，最终可能发展为肝硬化甚至肝癌。男性每日酒精量应 ≤ 25 克（约 1 两白酒），女性减半，慢性肝病患者需完全戒酒。

**核心观点三：均衡膳食结构，多食蔬果，少吃不新鲜的食物。**

- 观点解读：新鲜蔬果富含抗氧化物质，能中和损害肝细胞的自由基。而高盐食物会加重肝腹水，高糖高脂饮食易引发脂肪肝，这些都会增加肝癌发生风险。建议每天吃够 300~500 克蔬菜，200~350 克水果。

**核心观点四：保证优质蛋白摄入，维护肝脏修复功能。**

- 观点解读：鸡蛋、鱼肉、豆制品等优质蛋白能为肝细胞再生提供原料。肝硬化患者每天需 1.2~1.5 克/千克体重的蛋白质，但肝性脑病发作期要遵医嘱调整，避免诱发昏迷。

**核心观点五：谨慎使用药物补品，减轻肝脏代谢负担。**

- 观点解读：很多中药、保健品和止痛药都需肝脏代谢，长期或过量服用可能引发药物性肝损伤。慢性病患者需定期检测肝功能，避免自行服用成分不明的偏方或营养补充剂。

## 05  哪些人属于肝癌的高危人群？

**核心观点一：慢性乙肝/丙肝感染者未规范治疗风险高。**

- 观点解读：乙肝、丙肝病毒长期损伤肝脏，可能引发肝硬化甚至癌变。若未及时抗病毒治疗或治疗无效，病毒持续活跃会加速肝脏病变，肝癌风险显著上升。

**核心观点二：长期酗酒及非酒精性脂肪肝患者易发展为肝癌。**

- 观点解读：长期酗酒会直接毒害肝细胞，导致酒精性肝病甚至肝硬化。非酒精性脂肪肝若合并肥胖、糖尿病，肝脏代谢负担加重，炎症反复可能引发癌变。

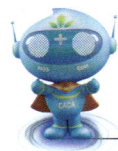

### 核心观点三：肝硬化患者肝癌风险显著增加。

- 观点解读：无论病因是肝炎、酒精肝或脂肪肝，肝硬化患者的肝脏已严重纤维化，肝细胞再生过程易发生基因突变，癌变概率比普通人高数十倍。

### 核心观点四：肝癌家族史人群需警惕遗传倾向。

- 观点解读：一级亲属有肝癌病史者，可能携带易感基因或存在共同生活环境，需定期筛查。建议每 6 个月通过超声、甲胎蛋白等检查监测肝脏状况。

### 核心观点五：霉变食物及化学物暴露增加患病风险。

- 观点解读：发霉粮食中的黄曲霉毒素是强致癌物，长期食用会直接损伤肝细胞。长期接触亚硝胺等化学毒物（如工业原料、污染水源）也会诱发肝癌。

## 06  肝癌的筛查方法有哪些，各有什么特点？

### 核心观点一：AFP 联合超声是肝癌高危人群常规筛查手段。

- 观点解读：甲胎蛋白（AFP）抽血检测方便便宜，但单独使用可能漏诊或误诊（如肝炎也会导致 AFP 升高）。搭配腹部超声检查，能通过影像发现肝脏肿块，尤其适合肝癌高风险人群（如肝硬化患者）每 6 个月定期筛查，兼顾经济性和基础筛查需求。

### 核心观点二：CT/MRI 精准度高，用于超声异常后的确诊。

- 观点解读：当超声发现可疑肿块时，需用增强 CT 或 MRI 进一步检查。CT 能清晰显示肿瘤大小位置，但有辐射；MRI 无辐射且对微小肿瘤更敏感，但价格贵、检查时间长，体内有金属植入物的人不能做。两者都能帮助判断肿瘤是否转移。

### 核心观点三：新型血液标志物可辅助提高诊断准确性。

- 观点解读：除传统 AFP 外，检测异常凝血酶原（DCP）、GP73 等新指标，与 AFP 联合使用能减少漏诊。比如有些肝癌患者 AFP 正常但 DCP 升高，这类组合检测对早期发现更有帮助，但尚未完全替代传统方法。

**核心观点四：筛查需综合风险选择，避免过度检查。**

- 观点解读：健康人群无须频繁筛查，但长期喝酒、有乙肝/肝硬化、家族史等高危人群要定期检查。普通超声和抽血即可满足常规筛查，CT/MRI 仅用于疑似病例。合理选择既能早发现肿瘤，又避免不必要的花费和辐射伤害。

## 07 对于肝癌高危人群，筛查的频率是怎样的？

**核心观点一：肝癌高危人群应每 6 个月筛查一次。**

- 观点解读：肝癌高危人群每半年做一次筛查。这是因为肝癌早期进展较快，6 个月的间隔能及时发现异常。若间隔过长可能错过最佳干预时机，增加治疗难度。

**核心观点二：筛查首选血清甲胎蛋白检测联合肝脏超声。**

- 观点解读：甲胎蛋白（AFP）是肝癌标志物，抽血即可检测；超声能直接观察肝脏结构。两者结合可提高检出率，单独使用某一种可能存在漏诊风险，联合应用更可靠。

**核心观点三：定期筛查可早期发现肝癌并提高生存率。**

- 观点解读：早期肝癌经手术或消融治疗后，5 年生存率可达 60%~70%，而中晚期仅约 12%。定期筛查能在肿瘤小于 3 厘米甚至更小时发现，此时病灶局限，治愈机会大幅增加。

## 08 CT 和 MRI 在肝癌诊断中的优势和应用场景是什么，如何解读其影像特征？

**核心观点一：增强 CT 是肝癌诊断关键，尤其对 1 厘米以上肿瘤。**

- 观点解读：增强 CT 通过造影剂动态扫描，能清晰显示超过 1 厘米的肝癌，呈现肿瘤大小、位置及与血管的关系，是初诊和评估的首选方法。

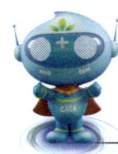

**核心观点二：MRI 分辨率更高，小肝癌检出率优于 CT。**
- 观点解读：MRI 对软组织细节更敏感，尤其使用肝特异性对比剂后，可发现小于 1 厘米的微小肝癌，适用于早期诊断或 CT 难以确认的病例。

**核心观点三：CT 动态增强呈现肝癌"快进快出"特征。**
- 观点解读：肝癌在 CT 动脉期因血供丰富快速强化，门静脉期造影剂迅速消退，这种"快进快出"现象是典型表现，边缘环状强化提示包膜存在。

**核心观点四：MRI 特异性对比剂显著提升诊断准确性。**
- 观点解读：钆塞酸二钠等对比剂可强化肝细胞功能显影，帮助区分肝癌与其他病变，减少误诊，尤其对微小或位置特殊的病灶更有效。

**核心观点五：MRI 用于 CT 结果不明时的补充检查。**
- 观点解读：当 CT 无法明确肝脏占位性质时，MRI 可提供更详细的图像信息，如信号差异、脂肪或出血成分，辅助医生综合判断。

**核心观点六：CT 和 MRI 影像特征互补，需结合分析。**
- 观点解读：CT 侧重整体评估肿瘤与血管关系，MRI 精于细节和成分分析，两者结合可提高诊断全面性，避免漏诊或误诊。

## 09 / 肝切除术的基本原则是什么，如何评估患者是否适合手术？

**核心观点一：彻底切除肿瘤，确保切缘无残留。**
- 观点解读：手术的首要目标是完整切除肿瘤，避免残留癌细胞导致复发。医生会尽量在肿瘤周围保留足够的安全边缘，但也要兼顾肝脏功能，防止过度切除正常组织。

**核心观点二：保留足够肝组织，降低术后衰竭风险。**
- 观点解读：肝脏有强大再生能力，但肝硬化或肝功能差的患者需要保留至少 40% 的肝组织，正常肝脏保留 30% 以上。医生通过三维成像计算剩余肝脏体积，确保术后能维持身体代谢需求。

**核心观点三：根据肝功能储备选择手术方案。**

- 观点解读：用 Child-Pugh 评分（分 A/B/C 三级）评估肝功能。A 级患者肝功能较好可直接手术，B 级需综合评估风险，C 级因无法代偿只能放弃手术。例如肝硬化患者同时有长期饮酒史可能影响评分。

**核心观点四：肿瘤位置、大小及转移情况决定可切除性。**

- 观点解读：若肿瘤靠近大血管或侵犯胆管，手术难度大增；单个小肿瘤比多发肿瘤更适合切除，但是如果多个肿瘤集中在一个肝叶或肝段内，也能通过手术完整切除肿瘤，具体需要外科医生评估。术前需通过 CT 和 MRI 确认是否有肝外转移，转移患者通常不能手术。

**核心观点五：全身健康状态影响手术耐受度。**

- 观点解读：心肺功能差、严重糖尿病或高血压患者手术风险高。医生会评估患者体能、营养状况，比如，进行心电图、肺功能的检查，用爬楼梯测试心肺耐力，确保能承受麻醉和术后恢复过程。

## 10. 局部消融治疗有哪些手段，各有什么优缺点，适用于哪些肝癌患者？

**核心观点一：射频消融微创高效，适合 3 厘米内小肝癌，但受血管限制。**

- 观点解读：射频消融通过高温灭活肿瘤，创伤小且可重复，对直径 3 厘米内的单发小肝癌效果好，但肿瘤若靠近大血管或胆管，散热会影响疗效，需精准操作。

**核心观点二：微波消融热效率高，适合 5 厘米内肿瘤，但易损伤周围组织。**

- 观点解读：微波消融升温快，能处理 5 厘米内的肝癌，尤其适合无法手术的患者，但热量可能波及周围器官，导致正常组织损伤，需谨慎选择病灶位置。

**核心观点三：冷冻消融低温灭瘤，适合近肝包膜肿瘤，但费用高。**

- 观点解读：冷冻消融用极低温杀死肿瘤，减少周围热损伤，适合靠近肝表面或胃肠的病灶，但设备复杂、费用高，且可能引发冻伤相关并发症。

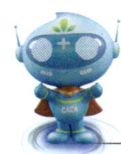

**核心观点四：无水乙醇注射简单低成本，仅适合 2 厘米内特殊位置小肝癌。**

- 观点解读：将无水乙醇直接注入肿瘤使其坏死，操作简便且费用低，适用于 2 厘米内的病灶，但需多次注射，可能引起疼痛和酒精渗漏，疗效不如其他方法。

**核心观点五：消融手段需个体化选择，综合肿瘤大小位置及患者情况。**

- 观点解读：医生会评估肿瘤大小（如≤3 厘米优先射频）、位置（如近血管选冷冻）、患者身体条件（如不耐手术选微波），选择最适合的消融方案，确保疗效与安全性平衡。

## 11. 经动脉化疗栓塞术（TACE）的治疗原理是什么，其适应证和禁忌证有哪些？

**核心观点一：TACE 通过阻断肿瘤供血动脉并局部化疗，致肿瘤坏死。**

- 观点解读：将化疗药和栓塞剂通过导管精准注入肿瘤血管，既切断肿瘤营养供应使其缺血死亡，又让高浓度药物直接杀伤癌细胞，减少全身副作用。

**核心观点二：适用于无法手术的中期肝癌且肝功能较好者。**

- 观点解读：中期肝癌患者若因身体条件或意愿无法手术，且肝功能处于较好水平（Child-Pugh A 或 B 级），体力状态良好（ECOG 评分 0~2 分），可选择 TACE 控制病情。

**核心观点三：肿瘤需局限，无门静脉主干完全阻塞。**

- 观点解读：肿瘤最好集中在部分肝脏，若门静脉主干未被完全堵塞或能通过介入部分疏通，否则会影响肝脏正常血流，导致治疗失败或严重并发症。

**核心观点四：禁忌包括肝功能 C 级、广泛门静脉侵犯等。**

- 观点解读：肝功能极差（Child-Pugh C 级）、门静脉主干完全堵塞且周围没有形成侧支循环、肿瘤呈全肝弥漫性生长或占据肝脏超过 70%、全身多器官功能衰竭等情况，TACE 会加重病情甚至危及生命。

**核心观点五：凝血障碍或感染未控制者禁用。**

- 观点解读：存在严重出血倾向或未控制的感染者，进行 TACE 可能导致大出血、感染扩散等致命风险，需先纠正这些问题才能考虑治疗。

**核心观点六：远处转移或体力差者不适合 TACE。**

- 观点解读：若肿瘤已广泛转移至其他器官，或患者体力状态很差（ECOG 评分 3 分以上），TACE 难以有效控制病情，需优先考虑全身治疗或支持治疗。

## 12 / 肝动脉灌注化疗（HAIC）与 TACE 相比，有何特点和优势，适用于哪些患者？

**核心观点一：HAIC 药物浓度更高，抗肿瘤效果更强。**

- 观点解读：HAIC 通过动脉持续向肝脏肿瘤灌注化疗药物，使药物在肿瘤内部长时间保持高浓度，直接杀灭更多癌细胞。相比传统静脉化疗或 TACE（需同时栓塞血管），这种精准给药方式对肿瘤的杀伤力更集中。

**核心观点二：全身副作用更小，安全性更高。**

- 观点解读：由于药物主要作用于肝脏局部，减少了进入全身血液循环的药量。患者常见的脱发、骨髓抑制等全身反应发生率明显低于传统化疗，对肝脏的损伤也相对较小。

**核心观点三：适用 TACE 难治的肝癌患者。**

- 观点解读：当肿瘤体积过大（超过 7 厘米）、血管结构复杂（如血供不丰富）或 TACE 治疗后复发耐药时，HAIC 无须栓塞血管的特性使其成为更优选择。这类患者用 TACE 治疗往往效果不佳。

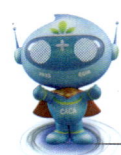

**核心观点四：门静脉癌栓患者的有效疗法。**

- 观点解读：当肝癌合并门静脉癌栓时，血管栓塞可能加重肝脏缺血风险。HAIC 通过单纯灌注化疗药物，既能控制癌栓发展，又不会阻断血流，特别适合这类血管受累患者。

**核心观点五：晚期肝癌的重要治疗手段。**

- 观点解读：无法手术的晚期肝癌患者，特别是肝功能尚可但肿瘤范围较广时，HAIC 能控制多发病灶进展。相比全身治疗，其局部控制率更高且对正常肝组织影响更小。

## 13. 放射治疗在肝癌治疗中有哪些应用，包括哪些类型，各自的适应证是什么？

**核心观点一：外照射放疗适合无法手术的中晚期肝癌或术后防复发。**

- 观点解读：外照射放疗主要用于不能手术的中晚期肝癌患者，也用于术后降低复发风险。对于肝癌合并血管癌栓的患者（如门静脉有癌细胞堵塞），放疗能有效控制肿瘤生长，延长生存期。治疗前需评估肝功能，确保患者能承受。

**核心观点二：立体定向放疗用于小肝癌，精准高效保护正常肝组织。**

- 观点解读：针对 5 厘米以内的小肝癌，若患者无法手术或消融治疗（如肿瘤位置特殊），可用立体定向放疗。通过高精度定位，用少次大剂量照射杀死肿瘤，同时减少对周围健康肝脏的损伤，疗效接近手术。

**核心观点三：内放射微球治疗适合血供丰富的中晚期肝癌患者。**

- 观点解读：通过血管将放射性微球直接注入肿瘤内部，适合肿瘤血液供应丰富、肝内多发转移或肝功能较差的患者。在血管造影条件下，通过微创导管介入的方法，将放射性微球直接输送至肝脏肿瘤部位，并截留在肿瘤末端血管网中，近距离给予肿瘤细胞高剂量的辐射，发挥肿瘤治疗的作用。既能精准打击癌细胞，又避免对全身的副作用，尤其适合无法耐受其他治疗者。

**核心观点四：术中放疗直接消灭残留病灶，降低复发风险。**

- 观点解读：在肝癌手术中，若怀疑有残留癌细胞或高危区域，可立即用放疗设备照射病灶，一次性大剂量杀灭残余肿瘤细胞，减少术后复发可能。适用于手术切除后仍有微小残留风险的患者。

## 14 针对不同分期的肝癌，如何进行多学科整合治疗（MDT to HIM）？

**核心观点一：早期肝癌优先手术或局部消融，肝移植符合条件可用。**

- 观点解读：早期肝癌体积小、未转移，肝功好的患者直接手术切除最有效。身体不耐受手术的，可用射频消融等微创手段灭活肿瘤。若符合米兰标准（如单发肿瘤≤5厘米或3个以内且≤3厘米），肝移植能同时解决肝癌和肝硬化问题。

**核心观点二：中期肝癌以介入治疗为主，联合药物增强疗效。**

- 观点解读：中期肝癌已出现血管侵犯或肝内播散，此时优先选择介入治疗（TACE 或 HAIC）阻断肿瘤供血。可同时配合靶向药（如仑伐替尼）破坏癌细胞，和/或 PD-1/PD-L1 抑制剂激活免疫系统，形成"饿死+毒杀+免疫围攻"的多重打击。

**核心观点三：晚期肝癌主攻系统治疗，兼顾症状缓解。**

- 观点解读：晚期肝癌已转移，治疗以全身药物为主：靶向药抑制肿瘤生长，免疫药增强自身抗癌力。对于骨转移疼痛或脑转移，用放疗快速缩小病灶。同时给予止痛、营养支持等治疗，让患者生活质量最大化。

**核心观点四：肝硬化患者需平衡抗癌与保肝。**

- 观点解读：肝癌多伴肝硬化，治疗前需评估肝功能。Child-Pugh 分级 A 级（肝功较好）可选手术；B 级慎用肝毒性药物；C 级以保肝为主。例如同样是小肝癌，肝硬化严重者可能选消融而非切除，避免术后肝衰竭。

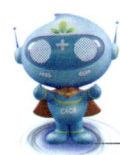

**核心观点五：复发肝癌需二次评估，个体化选择方案。**

- 观点解读：肝癌复发后，要重新确认病灶位置和肝功情况。单发可再手术或消融；多发病灶选介入栓塞；若合并门静脉癌栓，可能联合放疗。治疗需比初发更谨慎，避免过度治疗损伤残余肝功能。

**核心观点六：MDT 团队协作贯穿全程，动态调整策略。**

- 观点解读：从确诊开始，外科、介入科、肿瘤科、影像科等多学科专家共同会诊，根据肿瘤进展、身体状态变化，随时调整方案。例如，术后复发患者，可能从手术转为介入 + 靶向药；若出现耐药，则切换二线药物或加入免疫治疗。

## 15 肝癌患者在日常生活中应如何进行自我管理，提高生活质量？

**核心观点一：优化饮食结构，减轻肝脏负担。**

- 观点解读：建议选择高蛋白（如鱼、蛋）、低脂肪食物，多吃新鲜蔬果补充维生素，避免霉变和腌制食品，绝对戒烟戒酒。少食多餐能帮助消化，防止暴饮暴食加重肝脏代谢压力。特别要注意发霉花生、玉米等可能含有强致癌物黄曲霉素的食物。

**核心观点二：调整生活方式，保持适度活动。**

- 观点解读：每天保证 7~8 小时睡眠有助于肝细胞修复，戒烟戒酒可避免毒素持续损伤肝脏。在体力允许时，每天散步 30 分钟或练习太极、瑜伽等低强度运动，既能增强体质又不会过度消耗体能，但切忌剧烈运动。

**核心观点三：主动情绪调节，建立心理支持。**

- 观点解读：焦虑抑郁情绪会降低免疫力，可通过与亲友倾诉、参加病友互助小组来缓解压力。研究发现积极心态能提升治疗效果，必要时可寻求专业心理咨询，学习冥想、正念等情绪管理技巧。

**核心观点四：严格遵医嘱用药及复查。**

- 观点解读：抗肿瘤药物需定时定量服用，擅自停药可能引发耐药性。每 3~6 个月要通过超声、CT 等影像检查监测肿瘤变化，肝功能、甲胎蛋白等血液指标也要定期检测。出现异常腹胀、黄疸等症状需立即就医。

**核心观点五：远离肝损伤风险因素。**

- 观点解读：除烟酒外，要避免滥用止痛药、抗生素等伤肝药物，接触农药等化学毒物时做好防护。合并乙肝、丙肝的患者需持续抗病毒治疗，糖尿病者要控制血糖，防止并发症加速肝病进展。

中国肿瘤防治
核心科普知识

# 甲状腺癌

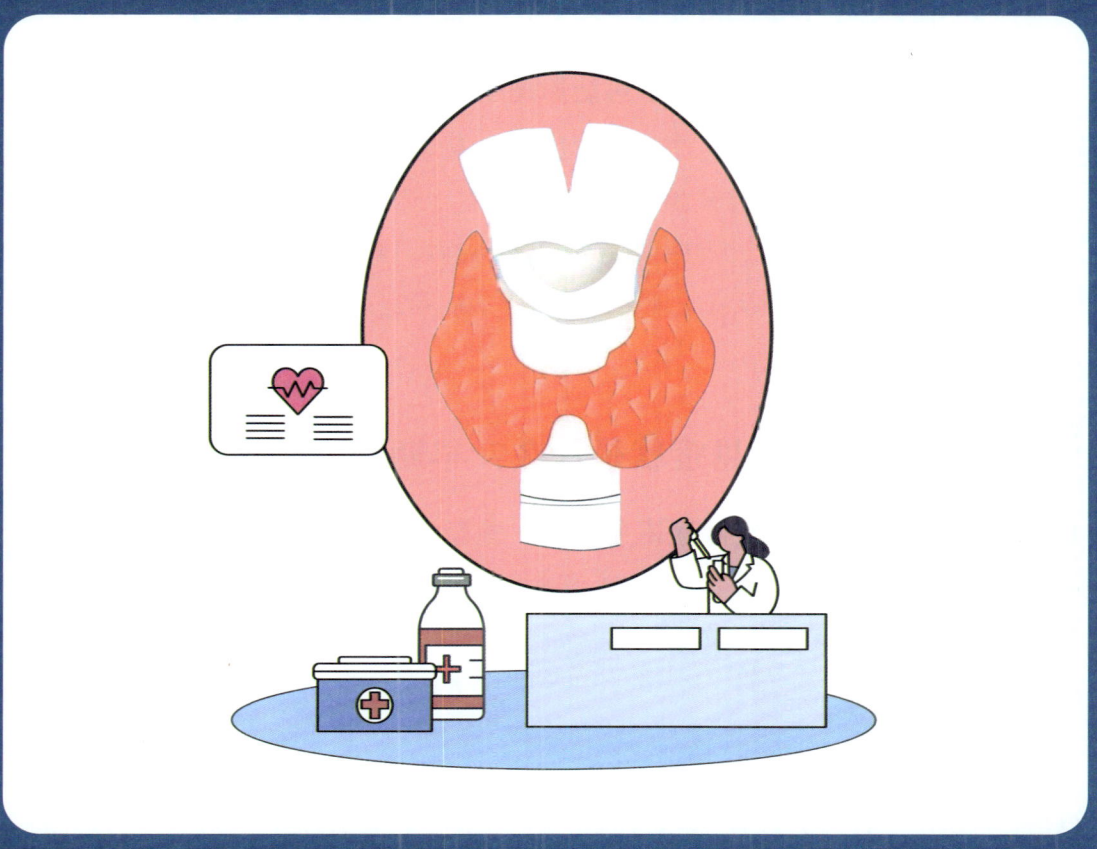

# 甲状腺癌

## 01 碘摄入与甲状腺癌有何关系？需要吃无碘盐吗？

**核心观点：碘摄入过多或过少都可能影响甲状腺健康。**

- 观点解读：严重缺碘可能增加滤泡癌风险，过量碘（如长期大量吃海带）与乳头状癌风险升高有关。但适量碘摄入（如通过碘盐）通常安全，不会引发癌症。一些人误认为"少碘防癌"，因此购买无碘盐，这种误解源于对碘与甲状腺疾病关系的错误认识。过度限碘反而可能导致甲状腺功能异常，并不能预防癌症。

## 02 甲状腺癌的常见症状是什么？早期和晚期有何不同？

**核心观点：甲状腺癌早期隐匿不易发现，晚期症状明显且多样。**

- 观点解读：早期甲状腺癌多无症状，常表现为颈部无痛性肿块，质硬，随吞咽移动。晚期可出现声音嘶哑、吞咽或呼吸困难（肿瘤压迫），甚至远处转移引起的咳嗽或骨痛。

## 03 哪些人群是甲状腺癌的高危人群？如何预防？

**核心观点：有家族史或遗传综合征（如 MEN2）者、童年接受过头颈部辐射者、有慢性甲状腺疾病者及长期接触辐射或化学毒物者。预防措施包括定期超声筛查、避免辐射暴露、保持健康生活方式。**

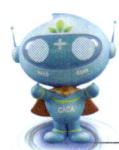

## 04 // 超声在甲状腺癌诊断中的作用是什么？有哪些局限性？

**核心观点**：超声是首选筛查工具，能评估结节大小、形态及高危特征（如微钙化）。但它无法确诊癌症，需结合穿刺活检，且对深部病灶检测有限，结果受操作者经验影响。

## 05 // 穿刺活检如何帮助确诊甲状腺癌？FNA 结果不确定时为何选基因检测？基因检测有何作用？

**核心观点**：细针穿刺活检（FNAB）通过提取结节细胞进行病理检查，是确诊甲状腺癌的金标准，准确率高，创伤小。若结果不确定（如滤泡性病变），选基因检测是因为它能识别癌相关突变（如 BRAF、RAS），提高诊断准确性。基因检测作用包括辅助诊断（如 BRAF 阳性提示乳头状癌）、评估预后和指导靶向治疗。

## 06 // 甲状腺癌的手术治疗有哪些选择？如何确定？

**核心观点**：手术包括甲状腺叶切除、全甲状腺切除、淋巴结清扫术。

- 观点解读：全切适用于高危病例（如肿瘤大或转移），腺叶切除适合低危单侧小癌。是否清扫淋巴结取决于转移情况，选择依据肿瘤类型和患者状况。

## 07 // 术后放射性碘治疗的目的是什么？哪些患者需要？

**核心观点**：放射性碘治疗用于清除术后残余组织或微小癌灶，降低复发风险。有选择地适用于高危（如转移）或中危（如多灶）患者，低危患者通常无须此疗法。

## 08 // 术后为何需长期服用 LT4？正确服药方法是什么？

**核心观点**：术后服用甲状腺激素，例如优甲乐、雷替斯或甲状腺片。一是替代甲状腺激素，维持代谢；二是抑制 TSH，防止癌细胞复发。正确方法：早晨空腹服药，30~60 分钟后方可进食，避免钙剂、铁剂同服，1~2 小时后可吃高蛋白（蛋奶类）食物以免影响 LT4 的吸收；定期验血调整剂量至目标 TSH 水平（如 0.1~0.5mIU/L）。

## 09 // 晚期甲状腺癌如何治疗？靶向药物有何副作用？

**核心观点**：晚期（如碘难治或转移）可用靶向药物（如安罗替尼）抑制肿瘤生长，延缓疾病进展。副作用包括高血压、腹泻等，需监测管理。

## 10 // 多学科团队（MDT）与整合医学（HIM）在甲状腺癌治疗中有什么作用？

**核心观点**：MDT 由外科、肿瘤科等专家组成，协作制订个性化治疗方案，确保诊断准确、治疗优化，提升疗效和生活质量。随专业的综合发展会培养与形成整合甲状腺医学专家并引领未来甲状腺癌诊治模式向整合医学发展。

## 11 // 术后如何预防甲状腺癌复发？

**核心观点**：预防复发需定期随访（查 Tg、超声）、坚持 TSH 抑制治疗、保持健康生活，及时处理异常症状（如新肿块）。

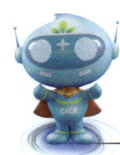

## 12  甲状腺癌治疗中常见的误区有哪些？

**误区①：低碘饮食防癌。**
- 适量碘才健康，过度限碘有害。

**误区②：术后无须服药。**
- 全切患者需终身服优甲乐。

**误区③：优甲乐可随意停。**
- 停药可能导致甲减或复发。

## 13  术后康复期饮食应注意什么？

**核心观点：** 饮食富含维生素（蔬果），避免辛辣、油腻食物。少量多餐，保持清淡，促进恢复。碘摄入应适量，不需刻意限制。

## 14  甲状腺癌患者术后随访为何重要？

**核心观点：** 术后随访（超声、Tg 检查）能早期发现复发或残余病灶，及时干预。随访频率因风险分级而异，低危者每年 1 次，高危者更频繁。

## 15  康复期患者如何获得心理支持？

**核心观点：** 可通过医生科普、心理咨询或支持团体缓解焦虑。家人陪伴和逐步回归正常生活也有助于增强信心。

中国肿瘤防治
核心科普知识

# 胰腺癌

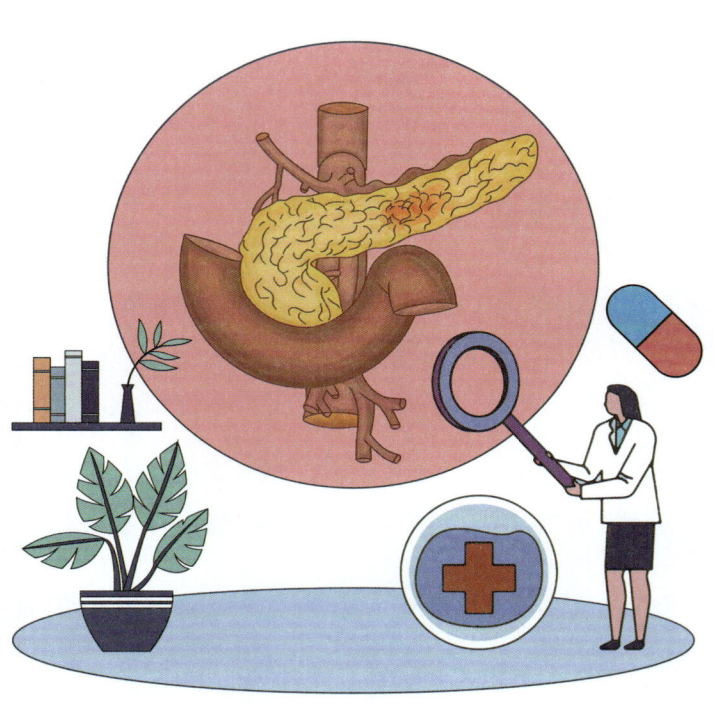

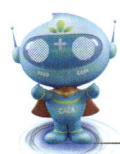

# 胰腺癌

## 01 胰腺癌发病与哪些个体因素密切相关，如何针对这些因素进行早期预防？

**核心观点：有家族史或遗传性胰腺炎者，应定期筛查。**

- 观点解读：家族中若有胰腺癌患者，或存在遗传性胰腺炎，需通过基因检测评估风险，并定期做影像学检查（如超声、CT或MRI）和肿瘤标志物检测，实现早发现。

## 02 生活方式中哪些因素对胰腺癌发病影响较大，如何通过改变生活方式降低患病风险？

**核心观点：吸烟是胰腺癌最重要的可改变危险因素。**

- 观点解读：烟草中的有害物质会直接损伤胰腺，显著增加癌变风险。戒烟可快速降低风险，越早戒烟效果越明显，是预防胰腺癌最有效的方式之一。

## 03 已知的胰腺癌癌前病变有哪些，怎样及时发现和处理以预防癌变？

**核心观点：胰腺癌前病变主要有三种：PanINs、IPMN、MCN。**

- 观点解读：胰腺上皮内瘤变（PanINs）、导管内乳头状黏液性肿瘤（IPMN）和黏液性囊性肿瘤（MCN）是胰腺可能癌变的三种异常病变。它们属于癌前阶段，及时发现并干预可有效降低癌变风险。

## 04 / 哪些人群属于胰腺癌的高风险筛查对象，确定这些人群的依据是什么？

**核心观点：40 岁以上有症状或危险因素者风险高。**

- 观点解读：40 岁以上人群若出现上腹不适、消瘦、黄疸等症状，或有吸烟、酗酒、接触有害物质等习惯，患病风险显著增加。流行病学数据表明，这类人群胰腺癌发病率明显高于普通人群。

## 05 / 目前胰腺癌的筛查方法有哪些，各自的优缺点及适用场景是什么？

**核心观点：增强 CT 和 MRI 精准定位肿瘤，用于明确诊断。**

- 观点解读：增强 CT 能清晰显示肿瘤大小和周围组织侵犯情况，是术前评估的金标准。MRI 无辐射且能观察胰胆管结构，适合对 CT 造影剂过敏者。两者费用较高且存在辐射/金属禁忌，主要用于疑似病例的深度检查。

## 06 / 筛查过程中，CA199 等肿瘤标志物的作用及局限性有哪些？

**核心观点：CA199 是辅助诊断胰腺癌的重要指标，但无法单独确诊。**

- 观点解读：CA199 水平升高可作为胰腺癌的参考信号，提示医生进一步检查。但它也会因其他疾病（如胰腺炎、肝病）升高，因此必须结合影像学、活检等结果综合判断，不能仅凭这一指标确诊。

## 07 胰腺癌早期症状不典型，容易与哪些消化系统疾病混淆，如何进行鉴别诊断？

**核心观点：影像学检查是鉴别胰腺癌的核心手段。**

- 观点解读：CT、MRI 能清晰显示胰腺肿瘤位置、大小及周围组织是否受侵犯，超声内镜（EUS）对微小病变更敏感。这些无创检查能快速区分胰腺癌与其他腹部疾病。

## 08 在影像学检查中，CT、MRI、PET 等各自在胰腺癌诊断中的优势和侧重点是什么？

**核心观点：三者联合应用可提高诊断精准度。**

- 观点解读：CT 快速筛查整体情况，MRI 精查局部软组织关系，PET-CT 排查全身转移，三者优势互补。比如术前用 CT+MRI 评估局部，用 PET-CT 排除远处转移，确保诊断更全面可靠。

## 09 新辅助治疗在胰腺癌治疗中的地位和作用是什么，哪些患者适合进行新辅助治疗？

**核心观点：术前缩小肿瘤体积，促进手术切除。**

- 观点解读：部分原本因肿瘤太大或侵犯血管而无法手术的患者，经过新辅助治疗后，肿瘤可能缩小到可切除范围，从而获得手术机会，提高治疗效果。

## 10 / 化疗是胰腺癌综合治疗的重要手段,常用的化疗药物和方案有哪些,如何选择?

**核心观点:常用化疗药物包括吉西他滨、白蛋白紫杉醇等 6 种。**

- 观点解读:吉西他滨、白蛋白结合型紫杉醇、氟尿嘧啶、伊立替康、顺铂、卡培他滨是最常用化疗药,医生会根据不同病情选择单用或组合使用。

## 11 / 放疗在胰腺癌治疗中的应用原则和常用方案有哪些,放疗与化疗联合使用的效果如何?

**核心观点:放疗是局部晚期胰腺癌重要治疗手段,控制肿瘤并缓解症状。**

- 观点解读:对于无法手术的局部晚期患者,放疗能抑制肿瘤生长,缓解因肿瘤压迫引起的疼痛或消化道梗阻,是关键的局部控制方法,帮助延缓病情进展。

## 12 / 靶向治疗和免疫治疗为胰腺癌患者带来了新希望,目前有哪些常用的靶向药物和免疫治疗方法,各自的适用人群有哪些?

**核心观点:治疗方案需结合基因检测和个体情况综合制订。**

- 观点解读:靶向和免疫治疗并非人人适用,必须通过基因检测明确突变类型,同时考虑肿瘤分期、身体状态等因素。例如,体质差的患者可能无法承受联合治疗,需个性化调整方案,确保疗效与安全性平衡。

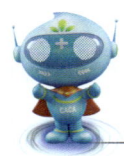

## 13 / 胰腺癌根治术后患者在饮食方面需要注意哪些问题，如何进行营养补充？

**核心观点：低脂高蛋白饮食，多吃鱼蛋豆类。**

- 观点解读：胰腺受损后消化脂肪能力下降，少吃肥肉、油炸食品，避免腹泻腹痛。同时多吃鱼、鸡蛋、豆制品等优质蛋白，能促进伤口愈合和体力恢复。

## 14 / 术后随访的重要性体现在哪些方面，随访的项目和时间安排是怎样的？

**核心观点：随访频率前两年每 3 月一次，五年后每年复查。**

- 观点解读：术后前两年是复发高峰期，需每 3 个月全面检查一次。第三到五年复发风险降低，改为每半年复查。五年后若未复发，每年复查一次即可。实际安排会根据患者年龄、肿瘤分期、术后恢复等灵活调整，比如高危患者可能缩短复查间隔。

中国肿瘤防治
核心科普知识

# 淋巴瘤

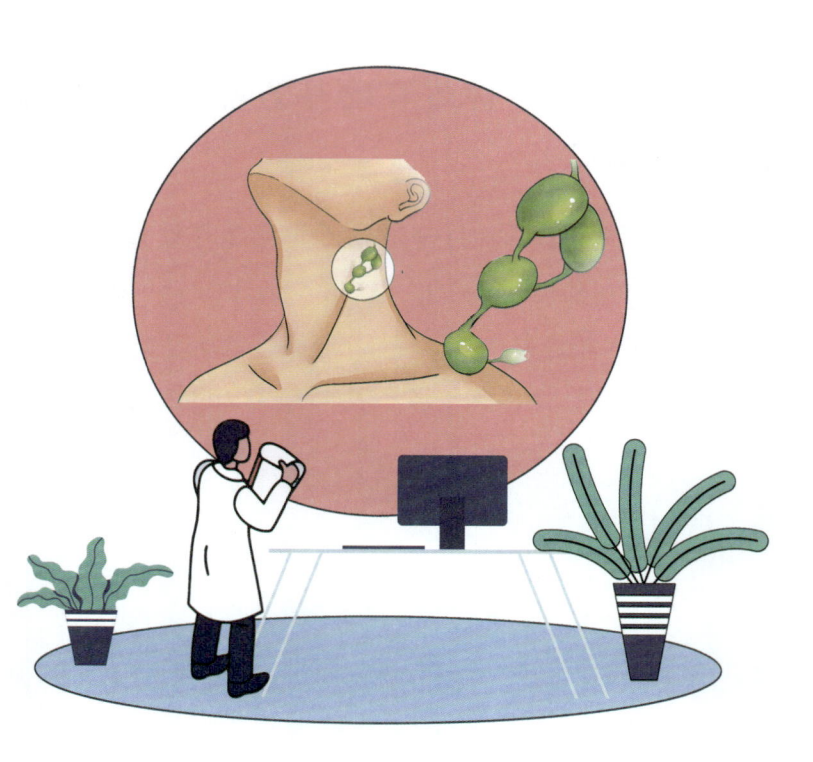

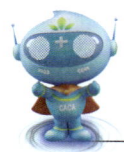

# 淋巴瘤

## 01 从生活方式的角度，如长期熬夜、缺乏运动等不良习惯，对淋巴瘤发病风险有怎样的影响，如何通过改变生活方式降低患病风险？

**核心观点一：长期熬夜扰乱生物钟，削弱免疫监控功能。**

- 观点解读：熬夜打乱人体昼夜节律，导致免疫系统无法有效识别异常细胞。同时睡眠不足会引发慢性炎症，这种持续的低度炎症状态可能为肿瘤生长提供有利环境，间接增加淋巴瘤风险。

**核心观点二：缺乏运动降低免疫活性，增加代谢紊乱风险。**

- 观点解读：久坐不动会减少免疫细胞数量和活性，削弱清除癌细胞的能力。运动不足还容易导致肥胖、胰岛素抵抗等问题，这些代谢异常会通过激素变化和慢性炎症促进肿瘤发生。

**核心观点三：吸烟饮酒及不良饮食损害免疫细胞，诱发慢性炎症。**

- 观点解读：烟草中的致癌物和过量酒精会直接损伤免疫细胞。高脂高糖饮食缺乏抗氧化物质，导致体内氧化应激反应加剧，长期慢性炎症状态会提升淋巴系统癌变概率。

**核心观点四：规律作息保证充足睡眠，增强免疫力。**

- 观点解读：每天固定23点前入睡并睡够7～8小时，能帮助褪黑素正常分泌。褪黑素不仅是睡眠激素，还具有抗氧化和调节免疫功能的作用，可增强淋巴细胞活性。

**核心观点五：适量运动提升免疫细胞活性，降低肿瘤风险。**

- 观点解读：每周 150 分钟快走或 75 分钟跑步，能促进免疫细胞循环。运动时肌肉释放的细胞因子可激活自然杀伤细胞，这些细胞能精准识别并消灭早期癌变细胞。

**核心观点六：综合健康管理（饮食、戒烟、减压）全面降低患病风险。**

- 观点解读：多吃蔬菜水果补充维生素抗氧化剂，戒烟避免免疫系统受损，通过冥想等缓解压力激素对免疫的抑制。多方面调整形成协同作用，使免疫系统维持最佳抗肿瘤状态。

## 02 目前常用的淋巴瘤筛查方法有哪些，各自的优缺点是什么，适用人群有何差异？

**核心观点一：体格检查简便无创，适合普通人群初步筛查。**

- 观点解读：通过触摸检查淋巴结是否肿大，无须特殊设备，成本低。但早期淋巴瘤可能没有明显肿块，容易漏检，因此不能单独作为确诊依据，需结合其他检查。

**核心观点二：CT 和 PET-CT 评估深部病变，辐射和费用较高。**

- 观点解读：CT 能清晰显示深部淋巴结或器官异常，但有辐射；PET-CT 可同时观察肿瘤代谢活性，帮助判断分期和复发，但价格昂贵。适用于疑似患者或需要精准评估的人群。

**核心观点三：超声无辐射，但仅限浅表淋巴结检查。**

- 观点解读：超声通过声波成像，安全便捷，适合检查颈部、腋窝等浅表淋巴结肿大，但对腹腔、胸腔等深部淋巴结效果有限。

**核心观点四：血液和骨髓检查辅助筛查，无法单独确诊。**

- 观点解读：血液检查可发现贫血、炎症等间接线索；骨髓穿刺能判断癌细胞是否侵犯骨髓，但属于有创操作，结果需结合病理检查综合判断。

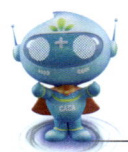

**核心观点五：病理活检是确诊金标准，但有创且需专业操作。**

- 观点解读：通过手术取淋巴结或病变组织进行显微镜检查，明确淋巴瘤类型，准确率最高。但因需穿刺或切开取组织，存在出血、感染风险，适用于高度怀疑恶性病变的患者。

**核心观点六：筛查需个性化选择，高危人群综合评估。**

- 观点解读：普通人群定期体检关注异常体征即可；有家族史、免疫力低下等高危人群，需结合影像、实验室和病理检查，多维度排查风险，避免漏诊误诊。

## 03 对于无症状的普通人群，是否有必要进行淋巴瘤筛查？

**核心观点一：无症状普通人群无须常规淋巴瘤筛查。**

- 观点解读：淋巴瘤发病率低且早期筛查无法显著降低死亡率，目前不建议健康人做常规检查。没有症状时盲目筛查可能带来不必要的心理压力和经济负担，反而不利于健康。

**核心观点二：现有筛查工具无法精准识别早期淋巴瘤。**

- 观点解读：目前没有像乳腺癌钼靶检查这样的可靠筛查手段，既不能通过简单抽血确诊，也没有影像学检查能准确发现无症状患者的早期病变，强行筛查容易误诊漏诊。

**核心观点三：高危人群需由医生评估针对性检查。**

- 观点解读：免疫功能低下（如艾滋病患者）、有淋巴瘤家族史、长期接触化学毒物的人群属于高危群体。这类人即使没有症状，也建议定期找血液科医生做专业检查，例如，特定部位的超声或CT扫描。

**核心观点四：关注异常症状比常规筛查更重要。**

- 观点解读：如果出现持续低烧、夜间盗汗、无痛性淋巴结肿大（如颈部/腋下鼓包）、半年内体重下降超10%等症状，无论年龄大小都应立即就医，医生会通过淋巴结活检等检查明确诊断。

## 04 肿瘤标志物在淋巴瘤筛查中具有一定作用，如 LDH、$\beta_2$-微球蛋白等，如何结合这些标志物提高筛查的准确性？

**核心观点一：联合多种标志物及影像检查，避免单一指标误差。**

- 观点解读：单独检测 LDH 或 $\beta_2$-微球蛋白可能不够准确，比如 LDH 升高也可能是其他疾病引起。将两者联合分析，并结合 PET-CT 等影像检查观察肿瘤位置和范围，再通过病理活检确认，这样能减少误判，提高诊断可靠性。

**核心观点二：动态监测标志物变化，预警复发风险。**

- 观点解读：定期复查 LDH 和 $\beta_2$-微球蛋白水平，如果发现数值持续上升，可能提示肿瘤在生长或治疗后复发。这种动态观察比单次检测更有价值，尤其对高风险患者，能帮助医生及时调整治疗方案。

**核心观点三：根据淋巴瘤类型选择标志物组合。**

- 观点解读：不同淋巴瘤对应的标志物不同，例如，$\beta_2$-微球蛋白对慢性淋巴细胞白血病更重要，LDH 则多用于侵袭性淋巴瘤。医生会根据患者的症状、病理分型选择相关指标组合，针对性筛查更高效。

**核心观点四：标志物结合临床分期，指导个体化评估。**

- 观点解读：早期和晚期患者的肿瘤负荷不同，标志物参考范围也有差异。例如晚期患者 LDH 升高更明显，需结合患者实际病情判断结果，避免"一刀切"的评估标准。

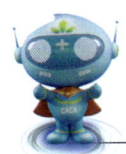

## 05 / 影像学检查在淋巴瘤筛查中占据重要地位，不同的影像学检查手段（如 CT、PET-CT、MRI 等）在筛查中的应用价值和选择原则是什么？

**核心观点一：CT 是淋巴瘤筛查和分期的常用基础检查。**

- 观点解读：CT 能快速发现淋巴结肿大、脾脏增大及胸腹部等部位的病变，适用于初步筛查和病情分期，尤其是霍奇金和非霍奇金淋巴瘤的分期评估，是临床最常用的基础影像手段。

**核心观点二：PET-CT 精准检测肿瘤活性，优先用于基线检查和疗效评估。**

- 观点解读：PET-CT 结合代谢和结构信息，能更准确定位活跃的肿瘤病灶，尤其在治疗后判断是否有癌细胞残留时效果显著，有条件时应优先选择以提升评估准确性。

**核心观点三：MRI 是脑、脊髓及骨髓侵犯评估的首选。**

- 观点解读：MRI 对软组织的分辨率高，能清晰显示脑部、脊髓或骨髓的病变，当怀疑淋巴瘤侵犯这些部位时，应首选 MRI 检查以明确病情。

**核心观点四：检查选择需结合症状定位可能受累部位。**

- 观点解读：医生会根据患者症状（如头痛、骨痛等）初步判断可能受影响的部位，针对性选择检查手段，例如，怀疑脑部问题选 MRI，胸腹部问题选 CT 或 PET-CT。

**核心观点五：患者过敏史、肾功能等影响检查选择。**

- 观点解读：若患者对造影剂过敏或肾功能不全，可能无法进行 CT 或 MRI 增强扫描，需调整检查方案以确保安全。

**核心观点六：优先选择信息全面的检查手段如 PET-CT。**

- 观点解读：在条件允许的情况下，优先选用 PET-CT 等能同时提供代谢和解剖信息的检查，帮助医生更全面评估肿瘤分期、疗效及预后。

## 06 随着医学技术的发展，有没有新兴的淋巴瘤筛查技术或方法正在研究中，其潜在的应用前景如何？

**核心观点一：液体活检检测 ctDNA 助力早期淋巴瘤筛查。**

- 观点解读：通过抽血分析血液中肿瘤释放的 DNA 片段（ctDNA），无须手术即可发现早期淋巴瘤。这种方法创伤小，可反复检测，未来可能用于高危人群筛查和治疗效果跟踪，但目前需进一步验证准确性。

**核心观点二：新型影像技术提升淋巴瘤病灶识别精度。**

- 观点解读：改进的 PET-CT 检查结合特殊显影剂，能更清楚显示肿瘤位置和范围。AI 技术辅助分析影像，可减少漏诊，帮助医生更准确判断病情，但设备成本和操作专业性要求较高。

**核心观点三：AI 影像分析加速淋巴瘤精准诊断。**

- 观点解读：人工智能能快速处理大量影像数据，标记可疑病灶，辅助医生发现肉眼难辨的微小病变。这项技术可缩短诊断时间，降低主观误判，但需更多病例训练算法并进行充分验证后才能广泛应用。

**核心观点四：新技术有望提高淋巴瘤早诊率和改善预后。**

- 观点解读：液体活检和智能影像结合，能更早发现肿瘤，及时干预。动态监测 ctDNA 变化可评估治疗效果，调整方案。这些技术成熟后或将提高患者生存率，但现阶段仍处于早期探索阶段。

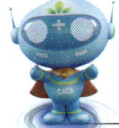

## 07 淋巴瘤的临床表现多样且缺乏特异性，如何通过综合分析症状、体征和检查结果提高早期诊断率？

**核心观点一：重视无痛性淋巴结肿大及全身症状筛查。**

- 观点解读：若发现身体出现不痛不痒的肿大淋巴结（常见于颈部、腋窝或腹股沟），尤其伴随持续发热、夜间大量出汗或半年内体重下降超10%，需高度警惕淋巴瘤。这三类症状被称为"B 症状"，是疾病活跃的重要信号。

**核心观点二：全面检查浅表与深部淋巴结及器官。**

- 观点解读：医生会触摸全身浅表淋巴结（如锁骨、腋窝等），观察是否坚硬如橡皮、难以推动。同时通过腹部触诊判断肝脾是否肿大，深部淋巴结则需借助影像检查，避免遗漏隐蔽部位的病变。

**核心观点三：血液与炎症指标异常提示疾病线索。**

- 观点解读：验血发现白细胞、血小板异常减少、乳酸脱氢酶（LDH）或 C 反应蛋白（CRP）显著升高，说明体内可能存在肿瘤活跃或炎症反应。这些指标虽不直接确诊，但能帮助锁定高风险人群。

**核心观点四：影像精准定位病变范围与程度。**

- 观点解读：CT 能清晰显示全身肿大淋巴结的位置和大小，PET-CT 可判断哪些淋巴结代谢异常活跃（肿瘤细胞代谢旺盛）。怀疑脑部或骨髓受累时，MRI 检查能发现早期微小病灶。

**核心观点五：淋巴结活检是确诊的"金标准"。**

- 观点解读：通过手术取出完整淋巴结，在显微镜下观察细胞形态，再结合免疫组化检测特定蛋白标记。就像通过"细胞身份证"精确区分淋巴瘤类型，确保后续治疗有的放矢。

**核心观点六：多维度信息整合避免漏诊误诊。**

- 观点解读：医生会将症状、体检异常、验血指标、影像特征与活检结果交叉验证。例如，PET-CT。显示代谢高的淋巴结恰好活检到癌细胞，就能确诊。这种层层筛查机制显著提升诊断准确性。

## 08. 当临床诊断存在困难时，多学科会诊在淋巴瘤诊断中如何发挥作用，涉及哪些学科的协作？

**核心观点一**：多学科协作提升诊断准确性及方案合理性。

- 观点解读：当淋巴瘤诊断困难时，多学科专家共同分析病情，避免单一学科的局限性。例如，病理科通过显微镜和分子检测确认肿瘤类型，影像科定位病变范围，肿瘤内科和血液科评估治疗方案可行性，综合决策减少误诊风险，提高治疗科学性。

**核心观点二**：病理与影像学科明确肿瘤类型和分期。

- 观点解读：病理科负责通过活检组织确定淋巴瘤的具体亚型，影像科用 CT、PET-CT 等技术扫描全身，判断肿瘤扩散程度和分期。两者结合能精准锁定病灶范围，为后续治疗提供关键依据。结合骨髓涂片和活检等进一步确定骨髓是否受累，指导精准分期。

**核心观点三**：血液科与肿瘤内科主导治疗方案制订。

- 观点解读：血液科医生根据患者整体情况设计化疗或靶向治疗流程，肿瘤内科则结合最新药物进展（如免疫疗法）优化方案。两者协作确保治疗既符合患者体质，又能有效控制病情发展。

**核心观点四**：外科与放疗科解决局部治疗需求。

- 观点解读：外科负责通过手术获取活检样本或切除局部肿瘤，放疗科针对特定部位设计精准放疗计划。例如，对局限于某一区域的淋巴瘤，放疗可缩小肿瘤并降低复发风险。

**核心观点五**：核医学科动态评估疗效及复发风险。

- 观点解读：核医学科通过功能成像（如 PET-CT）监测治疗过程中肿瘤代谢变化，判断药物或放疗是否起效，并早期发现复发迹象，帮助医生及时调整策略。

**核心观点六**：多学科会诊推动个体化诊疗策略。

- 观点解读：各学科专家结合患者年龄、体质、肿瘤特征等，讨论制订最适合的治疗组合。例如，老年患者可能减少高强度化疗，改用靶向药联合放疗，在控制病情的同时提高生活质量。

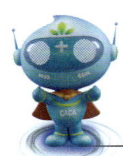

## 09 不同病理类型和分期的淋巴瘤，治疗方案的选择依据是什么，如何制订个体化的治疗方案？

**核心观点一：病理类型决定基础化疗方案。**

- 观点解读：淋巴瘤分为霍奇金和非霍奇金两大类，每类又含多个亚型。例如，弥漫大 B 细胞淋巴瘤常用 R-CHOP 方案（含利妥昔单抗），而霍奇金淋巴瘤多用 ABVD 方案，针对性用药可提高疗效。

**核心观点二：临床分期决定放疗或化疗主次。**

- 观点解读：早期淋巴瘤（Ⅰ-Ⅱ期）病灶局限，可能用化疗加局部放疗；晚期（Ⅲ-Ⅳ期）已扩散至全身，需以化疗为主，必要时联合靶向药物控制癌细胞。

**核心观点三：预后评分和基因检测指导治疗强度。**

- 观点解读：国际预后指数（IPI）评分通过年龄、肿瘤指标等评估风险，高风险患者需强化治疗。基因检测发现特定突变（如 MYC/BCL2 异常）时，可能采用靶向药物、CAR-T 疗法等新手段。

**核心观点四：结合患者年龄和身体状态调整方案。**

- 观点解读：老年或体弱患者无法承受高强度化疗时，需减少药量或选择副作用小的药物；经济条件有限的患者，可优先选择医保覆盖的成熟治疗方案。

**核心观点五：多学科协作制订并动态优化方案。**

- 观点解读：由肿瘤科、病理科、放疗科等多学科专家共同讨论，制订个性化方案。治疗中通过 PET-CT 等检查评估效果，若效果不佳则及时调整策略。

**核心观点六：整合多种治疗手段提升疗效。**

- 观点解读：化疗和靶向药物控制全身病灶，放疗精准打击局部肿瘤，免疫治疗（如 PD-1 抑制剂）激活自身抗肿瘤能力，必要时手术处理并发症，多管齐下提高治愈率。

## 10/ 靶向治疗和免疫治疗为淋巴瘤患者带来了新的希望，目前有哪些常用的靶向药物和免疫治疗方法，它们的作用机制、适用人群和疗效如何？

**核心观点一：利妥昔单抗靶向 CD20 联合化疗，提高 B 细胞淋巴瘤生存率。**

- 观点解读：这种药物通过识别 B 细胞表面的 CD20 蛋白标记，引导免疫系统和补体攻击癌细胞，还可直接引起肿瘤细胞凋亡，尤其与化疗联用时，对弥漫大 B 细胞淋巴瘤等患者效果显著，大幅提升长期生存机会。

**核心观点二：伊布替尼阻断 BTK 蛋白，延长慢性淋巴细胞白血病患者生存期。**

- 观点解读：伊布替尼通过抑制 BTK 蛋白（控制癌细胞生长的关键信号分子），阻止肿瘤增殖，主要用于慢性淋巴细胞白血病和套细胞淋巴瘤，可有效延缓疾病进展并提高生存率。

**核心观点三：奥妥珠单抗强化补体杀伤，专攻难治性惰性 B 细胞淋巴瘤。**

- 观点解读：该药同样靶向 CD20，但能更强激活补体系统（一类免疫蛋白）破坏癌细胞，适用于复发难治的慢性淋巴细胞白血病、滤泡性淋巴瘤等惰性 B 细胞淋巴瘤患者，帮助控制病情发展。

**核心观点四：CAR-T 疗法改造 T 细胞精准抗癌，需防范副作用风险。**

- 观点解读：通过基因改造让 T 细胞携带识别肿瘤的"导航器"（CAR），可精准清除淋巴瘤细胞，对复发难治患者效果显著，但可能引发高热或神经系统反应，需严密监护。

**核心观点五：PD-1 抑制剂解除免疫抑制，高效缓解霍奇金淋巴瘤。**

- 观点解读：这类药物通过阻断肿瘤对免疫细胞的"刹车"信号（PD-1/PD-L1 通路），重启 T 细胞攻击能力，对经典型霍奇金淋巴瘤缓解率高，尤其适合复发或难治患者。

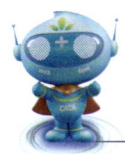

# 11. 造血干细胞移植在淋巴瘤治疗中适用于哪些情况，自体造血干细胞移植和异基因造血干细胞移植的优缺点分别是什么，如何选择合适的移植方式？

**核心观点一：自体移植适用于复发难治侵袭性淋巴瘤，异基因用于高危或特定类型。**

- 观点解读：自体移植适合化疗后部分或完全缓解的复发、难治侵袭性非霍奇金淋巴瘤患者，利用自身干细胞，风险较低。异基因移植则针对化疗不敏感或高危复发病例，通过供体细胞增强治疗效果。

**核心观点二：自体移植并发症少但复发风险高，无须供者。**

- 观点解读：自体移植用患者自身干细胞，不需匹配供者，手术风险低、恢复快。但缺乏供体细胞的抗肿瘤作用，治疗后复发概率较高，尤其对部分高危患者效果有限。

**核心观点三：异基因移植抗肿瘤效应强但风险大，需供者匹配。**

- 观点解读：异基因移植的供体细胞能识别并清除残留癌细胞，降低复发率，适合高危患者。但需找到合适供者，术后可能出现排异反应（如 GVHD）、感染等严重并发症，死亡率较高。

**核心观点四：移植方式需综合患者状况、疾病特征及医疗条件。**

- 观点解读：选择时需评估患者年龄、身体状态、淋巴瘤类型及分期，权衡移植风险与生存获益，结合医院技术水平和经验，由多学科团队与患者讨论后决定个性化方案。

## 12. 临床试验在淋巴瘤治疗研究中具有重要意义，患者参与临床试验的利弊有哪些，如何选择合适的临床试验？

**核心观点一：新疗法可能更有效但风险未知。**

- 观点解读：患者有机会尝试最新的治疗方法，这些方法可能比现有疗法效果更好，但因为是试验阶段，疗效和安全性尚未完全确认，存在不确定性。

**核心观点二：专业医疗团队全程密切监护。**

- 观点解读：参与试验的患者会由经验丰富的医生和护士团队跟踪监测，检查更频繁，能及时发现和处理问题，安全性更有保障。

**核心观点三：贡献医学研究造福未来患者。**

- 观点解读：参与试验的数据会用于医学研究，帮助科学家改进疗法，为更多患者找到更好的治疗方式，具有公益价值。

**核心观点四：可能被分到对照组无法用新药。**

- 观点解读：部分试验会随机分组，患者可能被分配到对照组，只能接受标准治疗而非新疗法，需提前了解试验设计并做好心理准备。

**核心观点五：评估试验阶段匹配风险承受力。**

- 观点解读：Ⅰ期试验主要测试安全性，风险较高；Ⅱ期侧重有效性；Ⅲ期对比现有疗法。患者需根据自身病情和风险承受能力选择适合的阶段。

**核心观点六：结合病情和医生建议理性选择。**

- 观点解读：患者应与主治医生充分沟通，根据肿瘤类型、身体状况、治疗需求等评估是否适合参与特定试验，同时考虑交通、时间等生活因素，避免盲目决定。

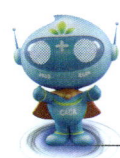

# 13. 治疗后如何进行疗效评价和随访监测，以评估治疗效果和及时发现复发或转移，随访的内容和频率是怎样的？

**核心观点一：疗效评价需影像学、实验室和临床检查结合。**

- 观点解读：治疗后通过影像检查（如 PET-CT）观察肿瘤是否缩小或消失，消失或代谢减低，验血检测血常规、肝肾功能等指标变化，同时结合患者症状（如肿块消退、体力恢复）综合判断治疗效果。

**核心观点二：随访第 1 年每 3 个月一次，逐步延长间隔。**

- 观点解读：治疗后第 2 年复发风险较高，需每 3 个月复查；2～5 年每半年查 1 次，5 年后每年 1 次。时间越长间隔越久，减轻检查负担，同时保证及时发现问题。对于不能治愈的类型，建议每 3～6 个月复查 1 次。

**核心观点三：随访包含体检、血液检测和影像复查。**

- 观点解读：每次随访要查体看有无新肿块，定期验血监控关键指标，必要时做超声、CT 等影像检查。高危患者可能需骨髓穿刺等特殊检查。

**核心观点四：异常症状需警惕复发，及时就医。**

- 观点解读：如果出现不明原因发热、体重骤降、夜间盗汗等症状，可能提示肿瘤复发或转移，应立即检查明确原因。

**核心观点五：高危患者需加强随访频率和项目。**

- 观点解读：对复发风险高的患者，医生会缩短随访间隔或增加检查项目（如更频繁的 PET-CT），确保早发现早干预。

**核心观点六：规范随访提高生存率和生活质量。**

- 观点解读：定期复查能及时发现肿瘤变化，调整治疗方案，避免延误治疗。长期监测也有助于管理治疗后副作用，帮助患者更好康复。

## 14. 康复期间，患者如何进行自我护理和监测，及时发现并处理可能出现的并发症，如感染、出血等？

**核心观点一：严防感染，发热立即就医。**

- 观点解读：康复期免疫力较弱，需勤洗手、避开人群密集处，减少感染风险。每天测体温，若超过 38℃可能是感染信号，需尽快就医。流感季节尤其要注意防护，外出戴口罩。

**核心观点二：避免外伤，警惕出血症状。**

- 观点解读：血小板减少易引发出血，应避免剧烈运动或磕碰。建议用软毛牙刷减少牙龈出血风险，日常观察皮肤是否有瘀斑、鼻腔或牙龈异常渗血，发现后及时处理。

**核心观点三：定期复查血常规及肝肾功能。**

- 观点解读：按医生建议定期抽血检查，血常规可监测白细胞、血小板是否正常，肝肾功能检查能发现药物副作用或身体代谢异常，帮助早干预。

**核心观点四：饮食均衡，忌生冷辛辣。**

- 观点解读：多吃高蛋白、维生素丰富的食物（如鸡蛋、鱼肉、新鲜蔬果），增强抵抗力。避免生食（如刺身）和辛辣刺激食物，防止肠胃不适或感染风险。

**核心观点五：保持积极心态，必要时心理支持。**

- 观点解读：康复期可能出现焦虑或抑郁，可通过深呼吸、冥想调节情绪。加入病友互助团体或寻求专业心理咨询，能有效缓解心理压力，促进康复。

**核心观点六：异常症状立即就医处理。**

- 观点解读：若出现持续发热不退、明显乏力、伤口出血不止等情况，不要拖延，立即联系医生。这些可能是感染加重或严重并发症的信号，需专业评估和治疗。

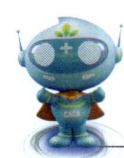

# 15. 淋巴瘤患者康复后，如何逐渐恢复正常生活和工作，回归社会，有哪些建议和指导？

**核心观点一：定期复查监测健康状况，降低复发风险。**

- 观点解读：治疗后需按医生要求定期做血液检查、影像学检查等，帮助及时发现病情变化或治疗副作用。即使身体感觉良好也要坚持随访，医生会根据结果调整康复计划。

**核心观点二：心理调整与病友互助小组帮助重建信心。**

- 观点解读：康复期可能出现焦虑或自我怀疑，可通过心理咨询、病友互助小组学习情绪管理技巧。保持乐观心态能更快适应生活节奏，家人支持也能增强安全感。

**核心观点三：均衡饮食 + 适度运动 + 规律作息是基础。**

- 观点解读：多吃新鲜蔬果、全谷物，避免高油高糖。根据体力选择散步、瑜伽等低强度运动，每天睡够 7～8 小时。这些习惯能提升免疫力，促进身体全面恢复。

**核心观点四：分阶段制订职业康复计划，避免过劳。**

- 观点解读：先尝试短时间工作，逐步增加强度。必要时咨询职业康复师，调整岗位或工作方式。工作中注意劳逸结合，感到疲劳及时休息。

**核心观点五：预防感染需加强防护和疫苗接种。**

- 观点解读：康复期免疫力较弱，外出戴口罩、勤洗手，远离人群密集处。接种流感、肺炎疫苗能减少感染风险，出现发热等症状要立即就医。

**核心观点六：主动社交融入社区，减少孤独感。**

- 观点解读：参加兴趣活动或志愿者服务，逐步恢复人际交往。家人陪伴和社区支持能帮助找回生活价值感，减轻患病带来的心理落差。

中国肿瘤防治
核心科普知识

# 多原发和不明原发肿瘤

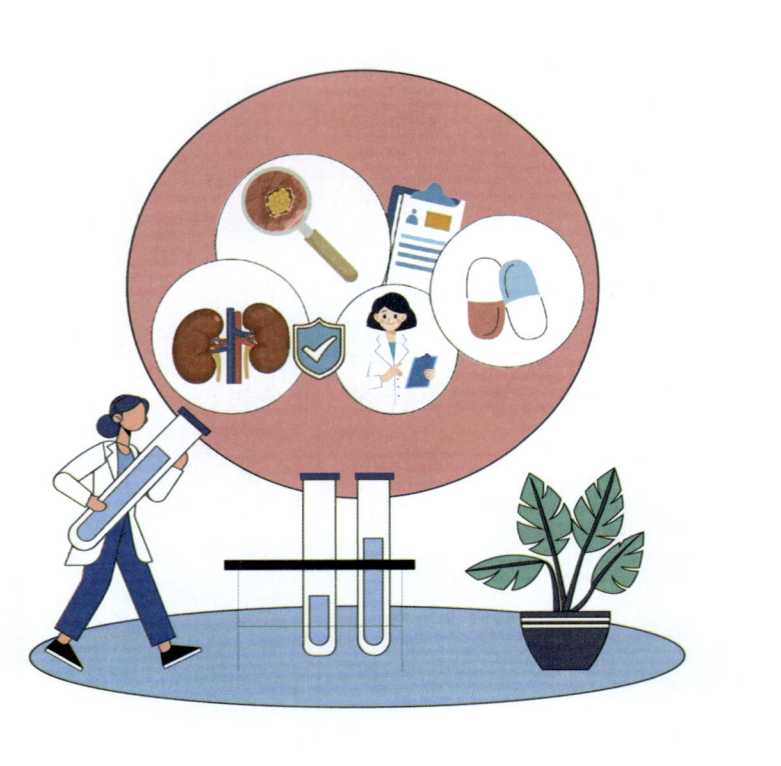

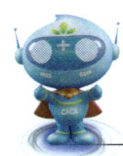

中国肿瘤防治核心科普知识
2025

# 多原发和不明原发肿瘤

## 01 定期体检在预防多原发和不明原发肿瘤中起到怎样的作用，体检项目应如何选择以提高早期发现的概率？

**核心观点：定期体检可早期发现无症状肿瘤，提高治愈率。**

- 观点解读：很多肿瘤早期没有明显症状，尤其是多原发或不明原发的肿瘤。定期体检能通过血液、影像等检查发现微小病变，比如，肿瘤标志物异常或超声下的可疑结节，从而在肿瘤扩散前及时干预，大幅提升治疗效果。

## 02 目前针对多原发和不明原发肿瘤有哪些有效的筛查方法，各自的优缺点是什么，适用人群有何差异？

**核心观点：影像学检查根据器官和风险选择，CT、MRI、PET-CT 各有利弊。**

- 观点解读：CT 适合检查器官病变，清晰但辐射大，用于有家族史的高危人群；MRI 无辐射且对脑部、软组织更准，但耗时费钱，适合怀疑脑瘤或软组织瘤的人；PET-CT 能全身扫描，快速定位原发灶，但费用和辐射高，常用于不明原发肿瘤的初步筛查。

## 03 肿瘤标志物在多原发和不明原发肿瘤筛查中具有怎样的价值，哪些肿瘤标志物的检测较为重要且具有较高的准确性？

**核心观点：血液中的特定蛋白，如 AFP、CEA 等标志物提示特定癌症。**

- 观点解读：AFP 高多见于肝癌和生殖细胞肿瘤，CEA 常见于肠癌、肺癌，CA199 提示胰腺癌，PSA 筛查前列腺癌，需结合症状和影像判断。

## 04 随着医学技术的发展，有没有新兴的筛查技术或方法可能用于多原发和不明原发肿瘤的早期筛查，其应用前景如何？

**核心观点：分子影像技术精准定位不明原发肿瘤。**

- 观点解读：PET-CT 等影像技术结合新型示踪剂，能更敏感地识别肿瘤代谢特征。比如注射特殊标志物后，肿瘤部位会显影更明显，帮助医生快速找到原发灶位置，这对常规检查无法确定来源的肿瘤尤为重要。

## 05 多原发和不明原发肿瘤的诊断面临哪些挑战，如何通过详细的病史询问和体格检查获取关键诊断线索？

**核心观点：影像学重叠，原发与转移难区分。**

- 观点解读：不同肿瘤在 CT 等影像中可能表现相似，医生难以仅靠影像判断是多个原发癌还是单个癌转移，需结合病理进一步分析，详询症状、体征、家族史及致癌暴露，查体寻特异性病灶，综合分析锁定肿瘤线索。

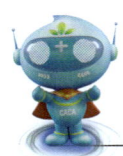

## 06 / 病理诊断是确诊的关键,在获取病理标本时,有哪些注意事项可以提高诊断的准确性,不同的病理获取方式(如活检、穿刺等)各有什么优缺点?

**核心观点:取材选典型区域,足够深广。**

- 观点解读:取样本时优先选择病变最明显的位置,并确保取到足够深和广的组织,避免因取样不全导致医生误判,例如遗漏肿瘤深层浸润的部分。

## 07 / 免疫组化和肿瘤组织起源基因检测在多原发和不明原发肿瘤诊断中具有怎样的重要意义,如何解读检测结果来确定肿瘤的组织起源?

**核心观点:免疫组化通过蛋白标记推测肿瘤起源。**

- 观点解读:免疫组化检测肿瘤细胞中的特定蛋白质(如TTF-1、PAX8等),这些蛋白像"身份标签"一样提示肿瘤可能来源。例如,TTF-1蛋白阳性多与肺或甲状腺相关,PAX8阳性则可能来自肾或卵巢,帮助医生缩小排查范围。

## 08 / 当临床诊断存在困难时,多学科会诊在多原发和不明原发肿瘤诊断中如何发挥作用,涉及哪些学科的协作?

**核心观点:多学科综合评估快速锁定病因。**

- 观点解读:当肿瘤来源难确定时,各科专家共同分析患者所有检查资料。例如影像科医生看片子定位肿瘤位置,病理科分析肿瘤细胞类型,内科医生结合症状判断,相当于用多把"专业钥匙"一起打开诊断谜团,比单一科室效率更高。

## 09  在诊断过程中，如何准确区分多原发肿瘤和肿瘤转移，这对后续治疗方案的制订有何重要影响？

**核心观点：组织学类型不同提示多原发肿瘤。**

- 观点解读：若两个肿瘤的细胞类型不同（比如一个是腺癌，另一个是鳞癌），说明它们可能独立发生，而非转移导致。通过病理检查确认组织学差异，可指导后续针对性治疗。

## 10  原发灶不明的鳞癌患者，在治疗时应如何根据病变范围和患者身体状况选择合适的治疗方法，化疗、放疗和手术治疗的适用情况分别是什么？

**核心观点：广泛转移且身体耐受者首选含铂化疗。**

- 观点解读：当癌细胞已扩散到全身多个部位，但患者体力尚可，优先选择含铂类药物的化疗方案（如顺铂联合其他药物）。这类化疗能杀灭全身微小转移灶，控制病情进展。

## 11  化疗是多原发和不明原发肿瘤的重要治疗手段之一，常用的化疗方案有哪些，如何根据肿瘤类型和患者个体情况选择最佳的化疗方案？

**核心观点：病理和免疫组化检测是确定方案的关键依据。**

- 观点解读：通过显微镜观察癌细胞形态和蛋白标志物，推测肿瘤来源。例如，检测到乳腺癌标志物，则按乳腺癌方案治疗，提升针对性。肿瘤类型、分子分型、患者一般状况是制定个体化治疗方案的基础。

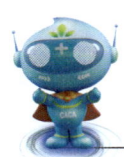

## 12/ 近年来，特异性治疗逐渐应用于多原发和不明原发肿瘤的治疗，基于肿瘤组织起源基因检测的器官特异性治疗和结合 NGS 突变检测的靶点特异性治疗的原理是什么，疗效如何？

**核心观点**：靶点特异性治疗利用 NGS 检测突变，精准打击关键基因。

- **观点解读**：通过测序技术找到驱动肿瘤生长的基因突变（如 EGFR、ALK），再用对应的靶向药阻断这些基因的功能。例如，EGFR 突变的肺癌患者用 EGFR 抑制剂，能显著延缓肿瘤进展，副作用也比传统化疗小。

## 13/ 分子靶向和免疫治疗在多原发和不明原发肿瘤治疗中取得了哪些进展？哪些患者适合接受这些治疗？治疗过程中需要注意哪些问题？

**核心观点**：免疫治疗对高突变或微卫星不稳定患者更有效。

- **观点解读**：肿瘤基因突变多（TMB-H）或微卫星不稳定（MSI-H）的患者，免疫检查点抑制剂（如 PD-1/PD-L1 抑制剂）能激活免疫系统识别并消灭癌细胞，疗效更好。

## 14/ 对于同时性和异时性多原发肿瘤患者，在制订治疗方案时应如何兼顾多个原发肿瘤，优先处理哪个肿瘤的依据是什么？

**核心观点**：恶性程度高的肿瘤优先处理。

- **观点解读**：恶性程度高的肿瘤生长快、容易转移扩散，如不及时控制会迅速威胁生命。例如未分化癌比普通腺癌侵袭性更强，需优先手术或放化疗。

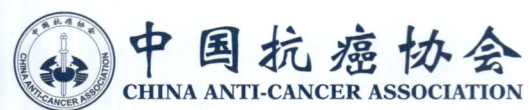

## 15 参加临床试验对多原发和不明原发肿瘤患者有哪些益处，在选择临床试验时需要考虑哪些因素？

**核心观点：优先获得最新治疗，可能提升疗效。**

- 观点解读：临床试验中的药物、技术或疗法往往比现有治疗更先进，患者能提前接触可能更有效的方案。例如，针对肿瘤的新型靶向药、免疫治疗等可能在试验中验证疗效，这对标准治疗无效的患者是重要机会。

中国肿瘤防治
核心科普知识

# 黑色素瘤

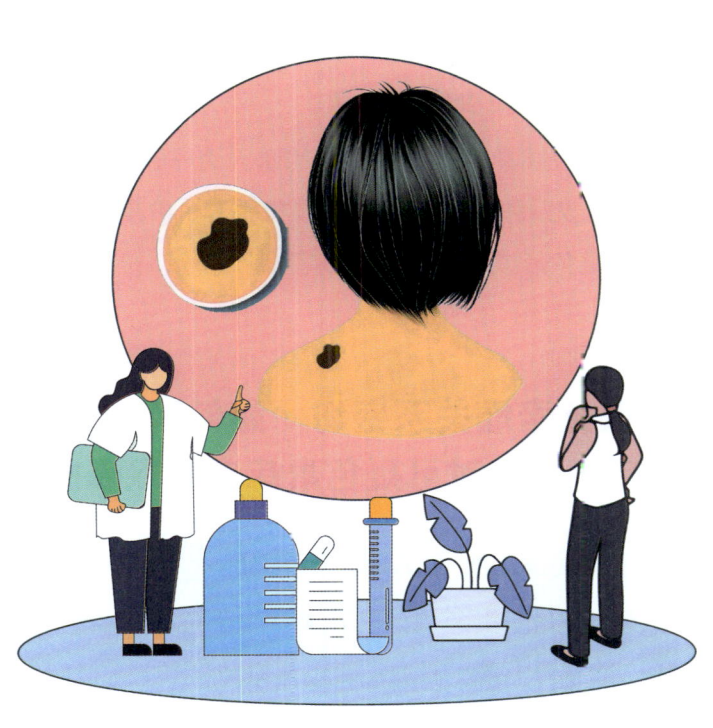

# 黑色素瘤

## 01 肢端黑色素瘤与创伤和慢性炎症相关，从事易受伤职业或有慢性炎症的人群，应怎样预防肢端黑色素瘤的发生？

**核心观点：防护肢端损伤，减少慢性刺激。**

- 观点解读：外伤是中国肢端黑色素瘤最明确的诱因之一，反复受伤或长期炎症可能刺激皮肤细胞癌变，建议从事易受伤职业者佩戴手套、护具等，避免手足反复受伤。受伤后应及时治疗，避免形成慢性炎症性伤害。

## 02 色素痣与黑色素瘤关系密切，如何区分普通色素痣和可能恶变的色素痣，对可疑色素痣应采取哪些处理措施？

**核心观点：普通痣与可疑痣区分看 ABCDE 特征。**

- 观点解读：普通痣边界清晰、颜色均匀、形状对称且稳定。可疑痣可能有以下特征：形状不对称（A）、边缘不规整（B）、颜色混杂（C）、直径超过 6 毫米（D）或短期内变大、破溃、发痒（E）。若符合多个特征，需警惕恶变的可能，应及时就诊排除黑色素瘤。

## 03 黑色素瘤的病理诊断中，免疫组化及荧光原位杂交检查的多种指标意义不同，如何准确解读这些指标以明确诊断和指导治疗？

**核心观点：免疫组化需联合多种标志物综合判断。**

- 观点解读：S-100蛋白、HMB-45、Prame、Melan-A和SOX10等指标各有侧重。例如，S-100和SOX10敏感性高但特异性低，HMB-45、Prame对恶性病变更特异，Melan-A帮助确认黑色素细胞来源。单独使用可能误诊，联合分析可提高诊断准确性。

## 04 黏膜黑色素瘤的高危因素尚不明确，针对黏膜部位应如何制订有效的筛查策略，提高早期诊断率？

**核心观点：异常症状早查，避免延误诊断。**

- 观点解读：黏膜黑色素瘤多发病隐匿，且症状出现晚。如出现反复鼻出血或鼻塞、阴道出血、口腔黏膜溃疡、大便不畅及出血、异常肿块或颜色改变时，应立即就医。例如，口腔、外阴、肛周出现黑斑，需及时就诊，必要时做病理活检排查。

## 05 转移性黑色素瘤的诊断需要结合多种检查手段，如何合理选择和组合这些检查，避免漏诊和误诊？

**核心观点：全身病变首选PET-CT，高风险部位针对性补查。**

- 观点解读：出现淋巴结转移时，可能还有其他部位的转移，PET-CT能快速发现全身转移病灶。PET-CT检查对脑部不敏感，应结合MRI检查。

## 06 / 当黑色素瘤的临床表现与其他疾病相似时，如色素痣、脂溢性角化病等，如何进行有效的鉴别诊断，防止误诊？

**核心观点：皮肤镜检查分析结构模式，识别关键特征。**

- 观点解读：皮肤镜可放大观察皮肤结构，黑色素瘤呈现异常网状、蓝白膜或不规则血管，色素痣结构规则，脂溢性角化病有脑回样或裂沟样表现，帮助快速初步鉴别。

## 07 / 黑色素瘤术后辅助治疗方案多样，如何根据患者的具体情况（如分期、基因突变类型等）精准选择合适的辅助治疗方式？

**核心观点：多学科团队评估是精准治疗的核心。**

- 观点解读：医生会根据肿瘤分期、基因检测结果、患者身体状况等，联合皮肤科、外科、肿瘤科、病理科等专家，结合国内外指南及最新研究结果共同制订方案，确保治疗既有效又个体化。

## 08 / 前哨淋巴结活检（SLNB）在黑色素瘤分期中具有重要意义，但存在一定争议，如何准确把握 SLNB 的适应证，提高其在分期诊断中的价值？

**核心观点：按肿瘤厚度决定是否活检，≥ 0.8 毫米常规做，<0.8 毫米看高危因素。**

- 观点解读：肿瘤厚度是判断是否需要活检的关键。厚度 ≥ 0.8 毫米的黑色素瘤容易转移，建议常规做前哨淋巴结活检。厚度不足 0.8 毫米的，如果存在溃疡、癌细胞分裂活跃等高危因素，医生也会考虑活检，避免漏诊。

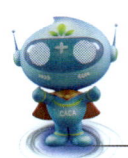

## 09 消融治疗和血管介入治疗在黑色素瘤治疗中逐渐受到关注，这些治疗方法的适用范围和疗效如何，与传统治疗方法相比有哪些优势和局限性？

**核心观点：消融治疗适用于无法手术的小病灶（＜3厘米）。**

- 观点解读：消融治疗是全身治疗的有益补充，主要用于无法手术的黑色素瘤患者，特别是直径小于3厘米的皮下或浅表淋巴结转移灶。它通过高温或低温破坏肿瘤细胞，能有效控制局部病灶、缓解疼痛等症状，帮助延长患者的无进展生存期。但较大的病灶或位置较深的肿瘤效果较差，可能需要配合放疗或化疗。

## 10 新辅助治疗可使部分肿瘤降期，提高手术切除率，如何选择合适的患者进行新辅助治疗，并确定最佳的治疗方案和手术时机？

**核心观点：新辅助治疗适合局部晚期或高危Ⅲ期患者。**

- 观点解读：新辅助治疗指的是在手术前进行的治疗，主要目的是缩小肿瘤，提高手术成功率。肿瘤较大、有淋巴结转移或手术难度高的患者，以及临床分期为Ⅲ期的高危患者，更适合新辅助治疗。通过药物缩小肿瘤后再手术，能降低手术风险并提高切除成功率。

## 11  晚期黑色素瘤的治疗中，免疫治疗联合靶向治疗展现出一定疗效，但也存在不良反应，如何在治疗过程中平衡疗效与不良反应，提高患者生活质量？

**核心观点：多学科团队协作，全方位管理患者。**

- **观点解读**：肿瘤科医生应熟知免疫和靶向药物常见不良反应及处理方法，可联合皮肤科、内分泌科等专家共同制订方案。例如，免疫治疗可能引发甲状腺功能异常，需内分泌科调整用药；皮肤毒性由皮肤科处理，确保治疗安全性和患者生活质量。

## 12  黑色素瘤患者在接受免疫治疗或靶向治疗后，在康复阶段如何通过生活方式调整和辅助治疗缓解不良反应，提高生活质量？

**核心观点：适度运动改善体力和情绪，避免过度劳累。**

- **观点解读**：散步、瑜伽等低强度运动能增强体能，缓解疲劳感，还能调节情绪。但运动量要根据个人情况调整，过度运动可能消耗体力，反而影响恢复。

中国肿瘤防治
核心科普知识

# 口腔颌面黏膜恶性黑色素瘤

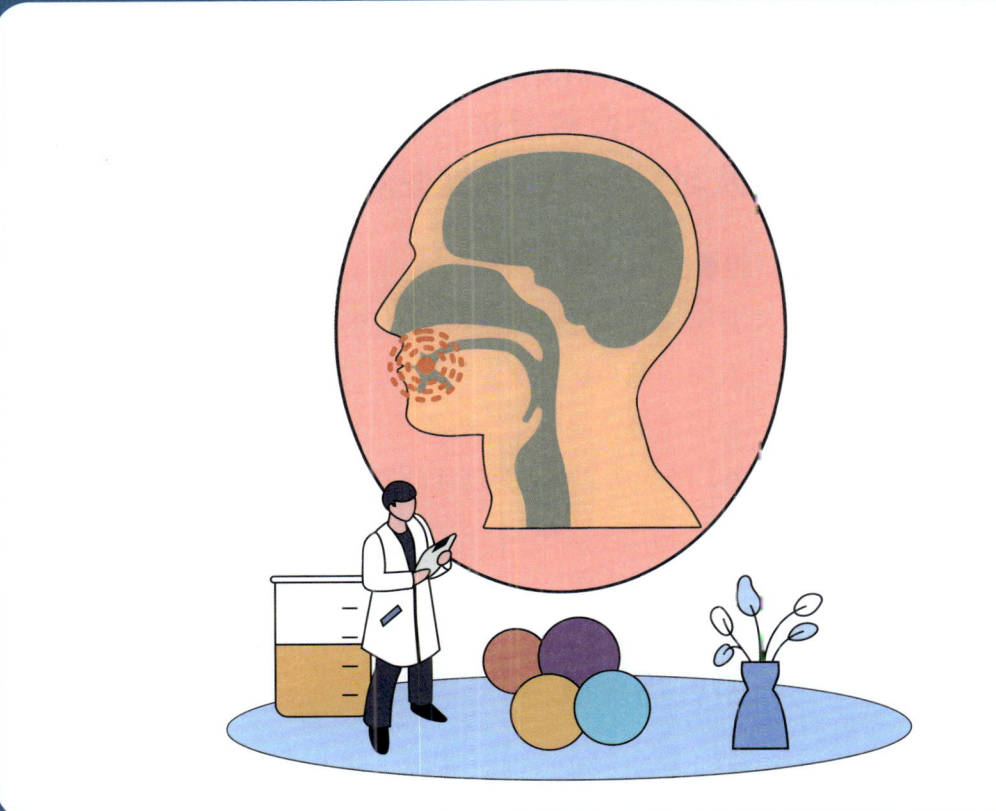

# 口腔颌面黏膜恶性黑色素瘤

## 01 虽然口腔颌面黏膜恶性黑色素瘤（OMM）的致病原因尚不明确，但推测与不良修复体、机械性损伤等有关，如何在日常生活中及时发现并避免这些潜在危险因素？

**核心观点：定期专业口腔检查，早期发现病变。**

- 观点解读：建议每6个月至1年由专科医生检查口腔，能及时发现溃疡、异常色素斑块或假牙问题。口腔黏膜颜色、质地变化，若出现超过2周不愈合的溃疡、黑色斑块或不明肿物，可能是癌变早期信号，需给予足够重视。规律的口腔检查可避免长期不良刺激黏膜，降低病变发展为癌症的风险。

## 02 当发现口腔黏膜色斑时，正确的处理流程和观察方法是什么，怎样判断是否需要就医？

**核心观点：观察色斑颜色、大小、形状及异常症状等。**

- 观点解读：初次发现色斑时，需记录颜色是否均匀、边缘是否清晰，以及是否出现溃疡、出血或疼痛。这些细节能帮助初步判断色斑性质，异常变化可能是恶变信号。无症状小色斑每3~6个月随访。对以下情况，如色斑迅速增大、颜色加深或溃疡需及时就医

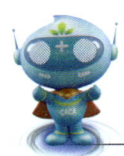

## 03 / 利用现代媒体技术进行 OMM 科普宣教和筛查推广，如何评估这些宣传方式的效果，以便及时调整优化，提高民众的认知和参与度？

**核心观点：收集受众反馈评估内容理解度和实用性。**

- 观点解读：通过问卷调查、在线评论等方式直接了解大众对宣传内容的看法，重点关注他们是否真正理解 OMM 相关知识，以及这些信息是否实用，从而调整内容使其更易懂、更贴近实际需求，提升科普效果。具体方法：跟踪点击率、分享量等参与指标优化宣传；测试宣传前后认知水平变化；追踪筛查参与率评估行为改变；定期分析数据动态调整策略。

## 04 / 在社区口腔诊所开展早期筛查，需要配备哪些基本的检查设备和人员资质，以保证筛查的准确性和有效性？

**核心观点：配备口镜、探针及专业照明设备。**

- 观点解读：基础检查工具必不可少。口镜能多角度观察口腔内部，探针可探测黏膜表面异常，专业照明设备（如头灯）能清晰照亮口腔细节，使用数码相机记录病灶；医生需持有执业资格并接受专科培训，熟悉该病临床特点；若可疑恶性病变，及时转诊上级医院取样。

## 05 对社区初级卫生人员进行 OMM 相关培训，培训内容应重点涵盖哪些方面，采用怎样的培训方式能让他们更好地掌握相关知识和技能？

**核心观点：培训需覆盖疾病认知、诊断及鉴别诊断、转诊流程和健康教育四大内容。**

- 观点解读：要让基层人员先了解什么是口腔黏膜恶性黑色素瘤，包括它的发病率、危险因素等基础知识；并学会通过观察口腔异常颜色斑块、不对称溃疡等表现初步识别；明了何种情况下必须转诊给专科医生；最后要掌握如何向群众科普预防和早筛的重要性。

## 06 OMM 临床表现多样，ABCDE 法则在实际诊断中存在一定局限性，如何结合其他症状和体征提高早期诊断的准确率？

**核心观点：该病病理检查 + 免疫组化是诊断的金标准。**

- 观点解读：OMM 早期可能出现颜色深浅混杂、边缘模糊或快速增大的斑块，不像普通痣那样颜色均匀、边界清晰。若发现口腔黏膜有这类异常变化，需尽早接受专科医生活检（切取活检建议在冷冻条件下完成）。

## 07 病理活检是 OMM 诊断的金标准，但冷冻下切取活检和直接切除活检各有优缺点，在具体操作时，如何根据肿瘤的大小、位置等因素选择最合适的活检方式？

**核心观点：较小且浅表肿瘤优先选择切除活检；较大或深部肿瘤应在冷冻下切取活检。**

- 观点解读：冷冻下切取适用于体积大、位置深的肿瘤，通过超低温处理减少操作中肿瘤细胞脱落扩散的风险，同时能获取足够组织用于诊断，对周围正常组织损伤较小。

## 08 口腔颌面黏膜恶性黑色素瘤（OMM）的基因检测及治疗指导有哪些？

**核心观点：KIT 突变患者优先使用伊马替尼靶向治疗。**

- 观点解读：约 1/5 的 OMM 患者存在 KIT 基因异常，这类患者用伊马替尼等靶向药可有效抑制肿瘤生长，尤其对晚期患者能延长生存期，比传统化疗更有针对性。BRAF 突变患者可用靶向联合疗法。5% 的 OMM 患者存在 BRAF 基因突变（如 V600E/K），此时用达拉非尼（BRAF 抑制剂）加曲美替尼（MEK 抑制剂）能阻断癌细胞信号通路，比单一药物效果更好。

## 09 / 在临床分期方面，新版 CACA 分期对 OMM 进行了重要补充，在实际应用中，如何准确依据这些分期标准对患者进行分期，分期过程中需要注意哪些问题？

**核心观点：精确判断肿瘤浸润厚度及临床分期。**

- **观点解读**：肿瘤临床 TNM 分期，特别是早期分期的建立，对精准治疗十分重要，既可避免过度治疗，又可防止治疗不足。病理医生通过活检或手术样本测量厚度，精准判断临床 TNM 分期，为临床精准治疗提供了病理学的循证医学证据。结合临床与影像评估局部淋巴结转移及远处器官转移，多学科协作减少单一检查的局限性。

## 10 / 冷冻消融治疗 OMM 有多种方式，如液氮接触冷冻法、液氮喷射冷冻法和氩氦刀冷冻消融技术，如何根据肿瘤的大小、深度、位置等因素选择最适宜的冷冻治疗方法？

**核心观点：肿瘤最大直径大于 2 厘米，首选液氮接触法冷冻消融。**

- **观点解读**：直径小于 2 厘米、深度不超过 5 毫米的浅表小肿瘤适合接触法，直接精准作用于局部，操作简便且损伤小；直径超过 2 厘米但深度不超过 1 厘米的较大浅表肿瘤，喷射法可覆盖更广区域；深部或复杂位置肿瘤推荐氩氦刀技术，直径大于 3 厘米、深度超过 1 厘米或靠近重要结构的肿瘤，氩氦刀能精准控制冷冻范围，有效杀伤深层肿瘤且减少周围组织损伤。

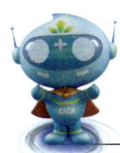

## 11. 冷冻治疗的不良反应包括疼痛、肿胀等，在治疗过程中，有哪些具体的预防措施和应对方法可以减轻患者的痛苦，降低不良反应的发生率？

**核心观点**：治疗前用麻醉剂，治疗后合理用药止痛及减少水肿。

- 观点解读：冷冻治疗前使用局部麻醉药，能直接减轻治疗时的疼痛感。治疗后如果仍有疼痛，医生会根据患者情况选择安全的止痛药（如布洛芬等非甾体抗炎药）及激素减轻水肿。

## 12. 外科手术治疗 OMM 时，安全边界范围因口腔解剖因素限制不做硬性要求，但要保证镜下切缘阴性，在实际操作中，如何在有限的空间内确保切缘阴性。

**核心观点**：术中冰冻病理快速评估切缘。

- 观点解读：手术中切下的组织会被快速冰冻切片检查，医生能在术中判断切除边缘是否有癌细胞残留。如果发现切缘阳性，可立即扩大切除范围，避免二次手术。这种方法能实时指导手术调整，提高切缘阴性率，结合冰冻病理术中酌情采用冷冻消融治疗。

## 13. 对于颈部淋巴结的处理，cN0 患者推荐严密观察，如何制订科学合理的观察计划，在观察过程中，哪些指标或症状提示需要及时进行干预？

**核心观点**：前两年每 3 个月门诊严密随访，之后半年复查至第 5 年。

- 观点解读：患者确诊后前 2 年需每 3 个月到医院做一次局部及颈部检查，之后改为每半年检查一次，持续到第 5 年。这种规律随访能及时发现异常，避免延误治疗。

## 14  中医药治疗OMM有多种方法，如扶正培本、活血化瘀等，在临床应用中，如何根据患者的具体症状和体质进行辨证论治，合理搭配中药方剂？

**核心观点：辨证施治，减毒增效个性化搭配中药方剂。**

- 观点解读：中医治疗需根据患者症状和体质选择不同药方。例如，体虚者用补气血的十全大补汤，肿块疼痛者用活血化瘀的桃红四物汤，热毒重者用清热解毒的五味消毒饮，避免"千人一方"。

## 15  佩戴义颌、义齿等赝复体可能会引发一些并发症，如感染、不适等。在康复期间，怎样指导患者正确佩戴和护理赝复体，以减少并发症的发生？

**核心观点：佩戴前清洁口腔并检查赝复体完整性，定期复查适配性及口腔状况。**

- 观点解读：每次佩戴前用温水或医生推荐的漱口水彻底清洁口腔，减少细菌滋生。同时检查赝复体是否有破损或尖锐边缘，发现问题立即联系医生调整，避免划伤口腔黏膜引发感染或疼痛。

中国肿瘤防治
核心科普知识

# 软组织肉瘤

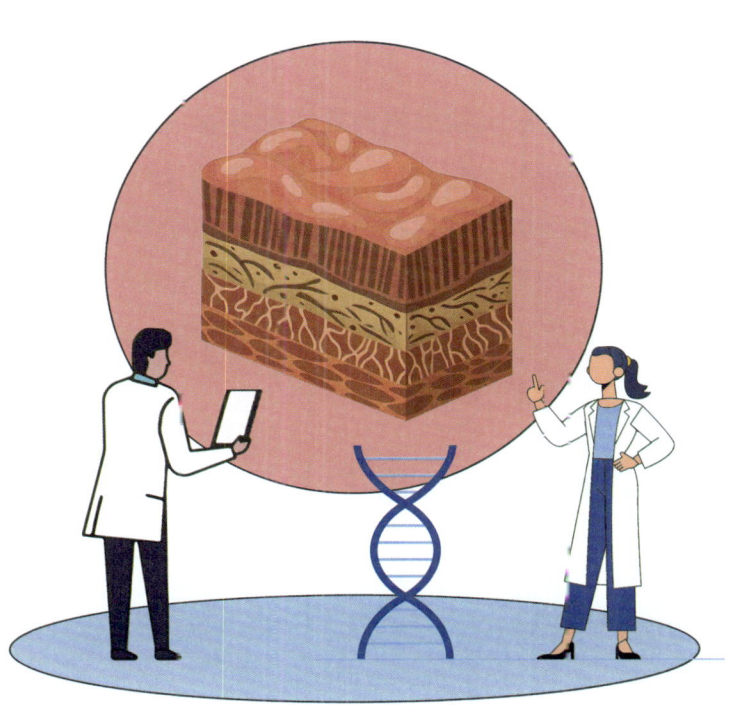

# 软组织肉瘤

## 01 / 对于普通人群，是否有必要进行针对软组织肉瘤的专项体检？

**核心观点：普通人群无须常规软组织肉瘤专项体检。**

- 观点解读：软组织肉瘤发病率低，且目前没有可靠的筛查手段能提高早期检出率，普通人群盲目检查可能增加心理负担或经济成本，因此不推荐普通人群做常规软组织肉瘤专项体检。若普通人发现躯干、四肢或头颈部有异常肿物，建议前往正规医院进一步检查原因。

## 02 / 如何提高软组织肉瘤的筛查效果？

**核心观点：多手段联合互补，初筛后分步精准评估。**

- 观点解读：先用超声快速初筛，发现可疑肿块后，用CT重点查是否侵犯骨头，用MRI详细评估软组织情况。通过组合检查取长补短，既减少漏诊又避免过度检查。同时加强科普宣传，促使患者早发现、早诊断、早治疗。

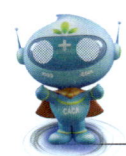

## 03 针对不同亚型的软组织肉瘤是否有特定的筛查指标或方法？

**核心观点：分子检测识别特征性基因改变。**

- 观点解读：部分亚型有独特基因变异，例如，滑膜肉瘤的 SS18-SSX 融合基因。通过分子检测技术发现这些标志物，可精准区分亚型，指导个性化治疗。若已经确诊软组织肉瘤，建议直接前往国家级医学中心进行会诊或进一步分型检查，以免延误治疗，毕竟软组织肉瘤诊断分类困难，地方医院诊疗水平有限。

## 04 如何避免软组织肉瘤的误诊和漏诊？

**核心观点：疑难病例转诊至专科中心会诊。**

- 观点解读：对诊断困难或结果矛盾的病例，及时转至有经验的肉瘤诊疗中心，由多学科专家重新评估影像、病理切片等资料，借助更先进技术明确诊断，避免延误治疗。

## 05 软组织肉瘤的 AJCC 分期系统和 Enneking 提出的 SSS 外科分期系统在临床应用中各有侧重，如何根据这两个分期系统准确判断患者的病情，为治疗方案的制订提供依据？

**核心观点：综合两系统可精准判断恶性程度和手术难度。**

- 观点解读：AJCC 的分期（如肿瘤大小是否超过 5 厘米）结合 Enneking 的恶性分级（低度或高度恶性），能明确肿瘤的危险性。例如，大肿瘤＋高度恶性＋间室外生长，说明手术难度大且易复发，需更彻底切除并配合术后辅助治疗。

## 06 / 部分软组织肉瘤的临床表现不典型，容易与其他疾病混淆，在鉴别诊断时，需要重点关注哪些症状和体征，以及如何借助辅助检查进行区分？

**核心观点：关注无痛性肿块、局部疼痛及压迫症状。**

- 观点解读：软组织肉瘤常表现为逐渐增大的深部肿块，早期多数不痛，但部分患者可能有压痛或隐痛。若肿块压迫神经、血管或关节，可能引起麻木、肢体肿胀或活动受限，这些症状提示需进一步检查。建议术前穿刺活检，明确诊断。

## 07 / 分子病理学诊断是软组织肉瘤精准化、个体化治疗的基础，目前在分子检测方面，有哪些新的技术和靶点被发现，对诊断和治疗有何重要意义？

**核心观点：下一代测序（NGS）技术提升分子分型准确性。**

- 观点解读：NGS 能同时检测基因突变、融合基因等多种变异，比如快速识别滑膜肉瘤的 SS18-SSX 融合基因。这种技术帮助医生更精准判断肿瘤类型，为后续治疗方案的选择提供关键依据，同时对预后评估和遗传提示也有一定的指导意义。

## 08 / 手术是软组织肉瘤的主要治疗方式之一，手术边界的选择对治疗效果至关重要，如何根据肿瘤的位置、大小、分期等因素确定最佳的手术边界？

**核心观点：多学科团队制订个性化手术方案。**

- 观点解读：由外科、影像科、病理科等专家共同评估肿瘤特点，结合术前 MRI 等影像结果，制订最适合患者的手术方案，平衡治疗效果与生活影响。同时手术方案的制订建议在患者及家属的参与下进行。

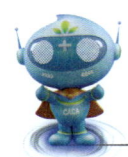

## 09 化疗在软组织肉瘤的治疗中应用广泛，如何根据病理亚型选择最合适的化疗药物和方案，以提高化疗效果？

**核心观点：化疗方案需按病理亚型及分级精准选择。**

- 观点解读：不同软组织肉瘤亚型对化疗的反应差异大。比如高分化脂肪肉瘤化疗效果差，一般不推荐；而滑膜肉瘤、横纹肌肉瘤等对化疗较敏感，需针对性选择阿霉素联合异环磷酰胺或儿童专用方案（如 VAC），以提高疗效。

## 10 如何选择软组织肉瘤术前或术后放疗时机？

**核心观点：多学科团队协作制订个体化方案是关键。**

- 观点解读：外科、放疗科、病理科等多学科专家需共同讨论。例如，术前放疗需预估手术难度，术后放疗需参考病理结果确定照射范围。团队协作能平衡疗效与安全性，为患者选择最优治疗顺序和方案。

## 11 对于复发及转移的软组织肉瘤，如何制订治疗方案？

**核心观点：多学科团队协作制订综合方案。**

- 观点解读：治疗需外科、肿瘤科、放疗科等多领域医生共同讨论，结合患者身体、肿瘤特点和治疗意愿，平衡效果和生活质量，给出最优方案。

## 12 如何建立高效的 MDT 团队治疗软组织肉瘤？

**核心观点：多学科专业人员组建团队，覆盖诊疗全链条。**

- 观点解读：团队需要包含外科、肿瘤内科、放疗科、病理科等不同领域的专家，确保从诊断、治疗到康复的每个环节都有对应专业人员把关。例如，病理科明确肿瘤类型，影像科定位病灶范围，外科制订切除方案，避免"单科作战"的局限性。

## 13 / 目前针对软组织肉瘤的治疗不断有新的药物和技术出现,如何及时将这些新成果应用于临床实践,同时保证治疗的安全性和有效性?

**核心观点:新疗法应用需严格循证医学支持。**

- 观点解读:所有新药物或技术必须通过高质量临床试验验证,例如,大样本研究证明能有效控制肿瘤且副作用可控后,才能推广使用,避免仅凭理论或小规模数据盲目应用。对于多线治疗失败的患者,建议参加临床试验。

## 14 / 软组织肉瘤患者康复锻炼时,如何调整康复计划,以确保安全且有效地提升肢体功能?

**核心观点:保肢手术强化肢体功能恢复,截肢手术侧重假肢适应。**

- 观点解读:保肢患者要在医生指导下,通过逐步增加关节活动、抗阻训练来恢复肢体力量;截肢患者需先护理残肢、训练平衡能力,再适应假肢使用,同时配合心理疏导减少焦虑。

## 15 / 康复期间,部分软组织肉瘤患者因手术创伤、放化疗副作用出现心理问题,影响康复进程,怎样开展针对性心理干预,帮助患者保持积极心态配合康复?

**核心观点:定期心理评估筛查情绪问题。**

- 观点解读:医护人员通过定期评估患者的心理状态,能及早发现焦虑、抑郁等负面情绪,避免问题加重。早期识别可及时干预,防止心理问题拖慢康复进程。

中国肿瘤防治
核心科普知识

# 神经内分泌肿瘤

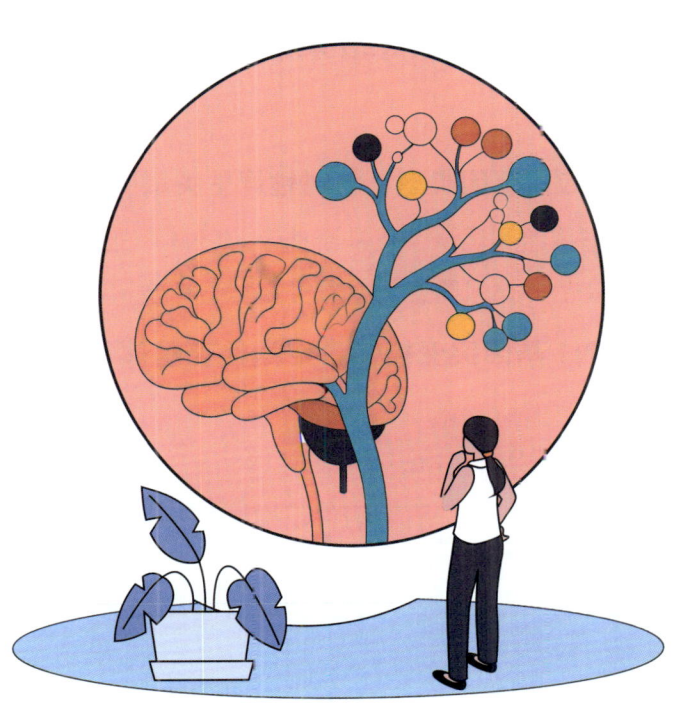

# 神经内分泌肿瘤

## 01 遗传性神经内分泌肿瘤（NENs）患者亲属进行基因检测后，如何根据检测结果制订个性化的早期筛查和随访计划？

**核心观点一：明确致病基因类型，针对性评估关联肿瘤风险。**

- 观点解读：通过基因检测确认亲属是否携带 MEN1、RET、VHL 等致病突变。不同基因对应不同器官的肿瘤风险，需根据突变类型锁定重点筛查方向。

**核心观点二：MEN1 基因突变携带者定期检查垂体、胸腺、甲状旁腺、胰腺及肾上腺。**

- 观点解读：

| 部位 | 检查 |
|---|---|
| 甲状旁腺 | 每年检测血钙和 PTH，异常时进行颈部影像检查 |
| 胰腺 | 每 1~2 年做腹部 MRI/CT |
| 垂体 | 每 1~2 年做脑部 MRI，检测垂体激素 |
| 肾上腺 | 每 1~2 年做腹部影像检查，必要时检测儿茶酚胺 |
| 胸腺 | 每 1~2 年做胸部 CT 检查 |

**核心观点三：RET 基因突变携带者的随访和筛查以甲状腺髓样癌为核心，兼顾嗜铬细胞瘤和甲状旁腺功能亢进。**

- 观点解读：包括每年甲状腺超声、每 6~12 个月检测血清降钙素和 CEA，必要时进行细针穿刺活检。根据突变风险（如 MEN2A 或 MEN2B），可能需在儿童期进行预防性甲状腺切除术。嗜铬细胞瘤筛查包括每年检测儿茶酚胺及其代谢物，每 1~2 年进行腹部 MRI/CT。甲状旁腺功能评估包括每年检测血钙和 PTH。

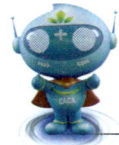

**核心观点四：VHL 基因突变携带者需重点关注胰腺、肾上腺、肾脏及中枢神经系统。**

- 观点解读：每 6~12 个月查腹部 MRI/CT，关注胰腺和肾脏病变；每年做脑部 MRI、脊髓 MRI 及眼底镜排查血管母细胞瘤。同时结合腹部影像检查，监测儿茶酚胺水平，排查嗜铬细胞瘤。

**核心观点五：随访频率随筛查结果动态调整，异常早干预。**

- 观点解读：若检查发现肿瘤迹象，缩短随访间隔并转诊专科治疗；若结果正常但基因风险高，维持原定筛查频率，确保长期监控不遗漏。

**核心观点六：健康指导与心理支持，降低长期管理压力。**

- 观点解读：提供饮食、运动建议，避免烟酒等诱因。定期心理疏导和遗传咨询，帮助亲属应对筛查焦虑，提升依从性，实现疾病全程科学管理。

## 02 不同部位的 NENs（如胃肠胰、肺、胸腺等），最佳筛查手段和时机有何差异？如何根据患者的个体情况选择合适的筛查策略？

**核心观点一：不同部位 NENs 筛查手段各异。**

- 观点解读：胃肠胰神经内分泌肿瘤常用胃肠镜及腹部 CT 定位病灶；肺和胸腺的 NENs 首选增强 CT，帮助看清肿瘤位置和是否转移。

**核心观点二：筛查时机取决于风险，高危人群需 1~2 年查一次。**

- 观点解读：有家族遗传病（如 MEN1 综合征）、长期吸烟或已出现相关症状的人属于高危群体。胃肠胰高危者每 1~2 年做一次内镜和影像检查；吸烟者每年做一次肺部 CT。

**核心观点三：个体化筛查需结合年龄、症状和遗传背景。**

- 观点解读：年轻人有家族史需重点排查；老年人突然腹痛、腹泻可能提示胃肠胰肿瘤；若有肌无力等症状，要警惕胸腺肿瘤。医生会根据具体情况"量身定制"筛查项目，避免过度检查。

**核心观点四：遗传高危人群需加强筛查频率和范围。**

- 观点解读：遗传性肿瘤综合征（如 MEN1）患者，患多部位 NENs 风险高。这类人除常规检查外，还需增加全身影像学检查（如全身 PET-CT），缩短筛查间隔，确保不漏诊。

**核心观点五：多学科协作优化筛查，提高准确性。**

- 观点解读：复杂病例需外科、影像科、内科等专家共同讨论。如 PET-CT 发现疑似病灶时，需结合病理活检判断性质；难确诊的病例，多学科会诊能减少误诊，制订合理的后续检查计划。

**核心观点六：少见部位 NENs 筛查多因症状或偶然发现。**

- 观点解读：卵巢、阑尾等部位的神经内分泌肿瘤少见，通常因腹痛、腹胀就诊时通过超声或 CT 发现。部分患者是在做其他手术时意外查出，这类情况需术后定期复查，防止复发。

## 03 免疫组化检测在 NENs 诊断中至关重要，如何选择合适的免疫组化指标组合，以提高对不同类型 NENs 的诊断准确性？

**核心观点一：联合 Syn、CgA、INSM1 提升诊断准确性。**

- 观点解读：Syn 敏感性高，能广泛识别神经内分泌肿瘤，是基础筛查指标；CgA 特异性强，但在低分化肿瘤中可能表达弱或缺失；INSM1 敏感性和特异性均较高，是 Syn 和 CgA 的重要补充。三者联合可提高检测敏感性和特异性，降低误诊风险。

**核心观点二：Ki-67 评估增殖指数区分恶性程度。**

- 观点解读：Ki-67 指数反映肿瘤细胞增殖速度，数值越高，恶性程度越高。通过检测 Ki-67，医生可明确肿瘤属于什么级别，从而制订针对性治疗方案，并预测患者预后效果。

### 核心观点三：部位特异性转录因子检测可协助寻找 NEN 转移灶的原发部位。

- 观点解读：不同部位的神经内分泌肿瘤会表达特定标志物，检测这些免疫组化标志物可辅助判断肿瘤来源，为后续治疗提供精准依据。

### 核心观点四：合理组合指标实现综合诊断。

- 观点解读：结合神经内分泌标志物、增殖指数及部位特异性指标，既能确认肿瘤性质，又能评估恶性程度和起源部位，全面覆盖诊断需求。

## 04  对于不明原发灶的 NENs，如何综合运用临床表现、影像学检查和病理学检查等手段，更精准地确定原发部位？

### 核心观点一：结合症状和病史分析，初步判断原发部位。

- 观点解读：不同类型的功能性 NENs 可提示临床寻找相应的原发灶，并且不同原发部位 NENs 的好发转移模式有差异，可根据转移瘤分布协助判断原发部位。医生会通过症状与病史缩小排查范围。

### 核心观点二：综合多种影像学检查精准定位病灶。

- 观点解读：除常规影像检查外，胃肠镜可发现胃肠道原发灶，针对不同类型 NENs 采取不同核素显像剂，PET-CT 联合检查也可以发现隐匿的原发灶。

### 核心观点三：病理活检和分子检测明确肿瘤类型及来源。

- 观点解读：不同部位 NENs 具有不同病理学形态，通过免疫组化检测部位特异性标志物也是协助明确原发部位的重要方法。

### 核心观点四：多学科团队协作制订个体化诊断方案。

- 观点解读：外科、影像科、病理科等专家共同讨论，综合各项检查结果，避免单一检查的局限性，提高诊断准确性，为后续治疗提供可靠依据。

## 05 在诊断 NENs 时，如何结合多种检查全面评估肿瘤的位置、大小、分期及转移情况？

**核心观点一：常规影像学检查（CT/MRI）定位肿瘤并评估转移。**

- 观点解读：CT 扫描能清晰显示肿瘤大小、位置及周围器官是否受侵犯，光谱增强 CT 可发现胰腺微小病灶。MRI 对肝脏、脑部等软组织分辨率更高，能更敏感地捕捉转移灶。两者结合可初步判断肿瘤扩散范围和分期。

**核心观点二：分子影像学精准识别肿瘤特性及全身转移。**

- 观点解读：通过生长抑素受体显像（如 68Ga-DOTATATE PET-CT）检测肿瘤表面特殊受体，锁定原发灶和转移灶位置；对于恶性程度高的肿瘤，FDG-PET-CT 可评估癌细胞活跃度，帮助区分肿瘤类型和危险程度。

**核心观点三：内镜技术直接发现消化道及肺部原发灶。**

- 观点解读：胃肠镜可观察到胃、肠等部位的小肿瘤，并取活检明确性质；支气管镜能深入肺部检查呼吸道内的肿瘤，尤其对早期病灶敏感，避免漏诊。

**核心观点四：综合影像、病理和生物标志物制订治疗方案。**

- 观点解读：结合 CT、MRI、分子影像等结果确定肿瘤分期，再通过病理检查明确肿瘤分级和 Ki-67 指数，最终判断患者适合手术、靶向治疗还是其他干预手段。

**核心观点五：多模态技术互补避免单一检查的局限性。**

- 观点解读：例如，CT 可能漏掉肝脏微小转移，但 MRI 能弥补；内镜发现的小肠肿瘤需通过增强 CT 确认是否转移。多种检查交叉验证，确保诊断更全面，减少误判风险。

**核心观点六：根据肿瘤分化程度选择影像检查优先级。**

- 观点解读：生长抑素受体显像更适合分化良好的肿瘤（G1/G2），而分化差、恶性高的 G3 肿瘤可能不表达受体，此时需依赖 FDG-PET-CT 评估，避免误诊为其他癌症类型。

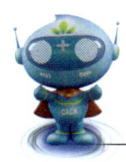

## 06 内镜治疗适用于部分早期 NENs，如何根据肿瘤的大小、位置、浸润深度等因素，准确选择合适的内镜治疗方式（如 EMR、ESD 等），确保治疗效果和安全性？

**核心观点一：肿瘤大小、浸润深度及病理级别决定术式。**

- 观点解读：小肿瘤（≤2厘米）、局限于黏膜或黏膜下层的 G1/G2 级病变，在综合影像评估排除转移后可行内镜下切除，术式包括 m-EMR、ESD、EFTR 等；大肿瘤（>2厘米）推荐外科切除。

**核心观点二：位置影响治疗可行性，胃、直肠更适宜内镜。**

- 观点解读：胃、直肠等部位操作方便且风险低，适合内镜治疗；但十二指肠乳头等复杂部位需谨慎评估，避免操作损伤周围组织。

**核心观点三：浸润深度影响能否内镜下切除。**

- 观点解读：肿瘤局限于黏膜及黏膜下层时可考虑内镜下切除；若浸润肌层，则建议手术。

**核心观点四：组织分级决定适应证，G1/G2 适合内镜，G3 不推荐。**

- 观点解读：G1/G2 肿瘤生长慢，内镜治疗效果好；G3 易扩散，需综合影像评估后决定切除方案。

**核心观点五：术后规范切缘评估和定期随访。**

- 观点解读：切除后需病理确认切干净，并定期复查，早发现复发迹象并及时处理。

## 07 / 外科手术是 NENs 的重要治疗手段，对于不同部位和分期的肿瘤，如何制订个体化的手术方案，在保证根治的同时最大程度保留器官功能？

**核心观点一：** 胰腺肿瘤按大小和侵犯程度选择切除范围。

- **观点解读：** 胰腺神经内分泌肿瘤若小于 2 厘米且未侵犯血管，可通过局部切除或剜除术保留更多胰腺功能；若肿瘤较大或侵犯血管，则需行规则性切除及淋巴结清扫，达到根治性切除的目的，减少复发风险。

**核心观点二：** 胃肠肿瘤根据部位和分期选择术式及清扫范围。

- **观点解读：** 早期胃肿瘤可内镜切除，局部进展期需胃部分或全切；小肠肿瘤需切除肠段并清扫淋巴结；结直肠肿瘤根据大小、浸润深度与级别选择局部或标准手术，兼顾根治和肠道功能保留。

**核心观点三：** 肺 NET 按类型和位置决定切除范围，优先保肺。

- **观点解读：** 部分外周型或分期较早无淋巴结转移的典型类癌可考虑肺段切除；对肺功能储备差或存在重大合并症的高危患者，也可行肺楔形切除；部分中央型肺 NET 在保证切缘的情况下，可行袖式切除，与全肺切除相比，围术期风险更低。

**核心观点四：** 肝转移可切则切，否则联合局部治疗。

- **观点解读：** 孤立或少数肝转移灶首选手术切除；无法手术的联合射频消融、肝动脉栓塞等局部治疗，控制肿瘤发展，延长生存期。

**核心观点五：** 分期制订方案，早期手术为主，中晚期多学科综合治疗。

- **观点解读：** 早期患者直接手术根治；中晚期患者需评估是否可行减瘤手术，并联合靶向药、化疗或生物治疗等多学科手段，提高疗效和生活质量。

**核心观点六：** 多学科协作平衡根治与功能保留。

- **观点解读：** 复杂病例需外科、肿瘤科等多学科团队共同评估，制订个性化方案，在彻底清除肿瘤的同时，尽可能保留器官正常功能，减少术后并发症。

## 08 药物治疗是 NENs 综合治疗的关键，如何根据肿瘤的功能状态、分化程度、增殖指数等因素，合理选择药物，并确定最佳的用药剂量和疗程？

**核心观点一：功能性 NET 药物治疗需同时兼顾控制激素相关症状治疗及抗肿瘤治疗；非功能性 NET 的药物治疗着重于抗肿瘤治疗。**

- 观点解读：功能性 NET 会分泌激素引发症状，某些激素症状控制不佳会比肿瘤增殖更为致命。因此对功能性 NET 的治疗需同时兼顾控制激素相关症状治疗及抗肿瘤治疗。不同功能性 NET 分泌的激素不同，治疗药物选择有所不同。生长抑素类似物（如奥曲肽）能有效控制绝大部分功能性 NET 的激素相关症状，但仍有部分罕见功能性肿瘤需使用特异性的激素拮抗剂，如异位 ACTH 瘤，需使用皮质醇合成抑制剂或受体拮抗剂控制库欣综合征。

**核心观点二：分化好的 NET 可选生长抑素类似物（SSAs）、靶向药或以替莫唑胺为基础的口服化疗，低分化的 NEC 首选铂类化疗。**

- 观点解读：分化好的 NET 恶性度较低，生长较缓慢，SSAs、抗血管生成靶向药（舒尼替尼、索凡替尼、卡博替尼）、mTOR 受体抑制剂（依维莫司）或以替莫唑胺为基础的口服化疗方案可有效控制；低分化的 NEC 恶性度高、发展快，首选以铂类为基础的化疗。

**核心观点三：药物剂量疗程需个体化，长期维持或周期调整。**

- 观点解读：SSAs 需长期使用，剂量根据肿瘤负荷、级别和治疗效果调整；靶向药如依维莫司、索凡替尼、舒尼替尼或卡博替尼不良反应较 SSAs 大，大约 1/3 患者无法耐受足剂量治疗。因此建议根据患者一般情况，从小剂量开始逐渐增量。具体方案根据患者耐受性和肿瘤进展速度制订。

## 09. 介入治疗在 NENs 肝转移的治疗中应用广泛，如何根据肝转移瘤的特点，选择最合适的介入治疗方法，提高治疗效果并减少并发症？

**核心观点一：肝转移瘤数量决定消融或栓塞优先选择。**

- 观点解读：若肝转移瘤 ≤ 3 个，优先选创伤小的消融治疗（如射频、微波），局部控制率高；若数量多且分布广，则更适合肝动脉介入栓塞治疗（TAE），通过阻断肿瘤供血抑制生长。

**核心观点二：肿瘤大小指导消融或栓塞应用。**

- 观点解读：小于 3 厘米的肿瘤适合消融，能完全灭活；大于 3 厘米的肿瘤因消融难覆盖，可选择栓塞或外科手术减瘤，控制效果更佳。

**核心观点三：病灶位置影响治疗安全性选择。**

- 观点解读：靠近肝脏边缘或胆管、血管的肿瘤，消融易损伤周围组织，优先选更安全的栓塞；深部且远离重要结构的肿瘤，消融风险低，效果更好。

**核心观点四：血供丰富程度决定栓塞或消融疗效。**

- 观点解读：血供丰富的肿瘤，栓塞可有效阻断血流，"饿死"癌细胞；血供少的肿瘤，直接消融灭活更彻底，避免残留。

**核心观点五：患者肝功能决定治疗耐受性。**

- 观点解读：肝功能好的患者可耐受栓塞（如 TAE），肝功能差的患者应选创伤小的消融，避免加重肝脏负担，降低并发症风险。

**核心观点六：多学科协作优化个体化治疗。**

- 观点解读：介入科、肿瘤科、影像科等多学科团队联合评估，结合患者具体情况制订精准方案，术后密切监测，及时处理问题，提升疗效并减少副作用。

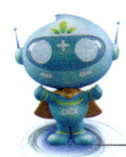

# 10. 放疗在不同类型 NENs 的治疗中作用不同，如何确定放疗的最佳时机、剂量和范围，以提高局部控制率，同时减少对正常组织的损伤？

**核心观点一：放疗在 NENs 中的使用目前较局限，仅部分分化差的 NEC 能从放疗中获益。**

- 观点解读：并非所有 NENs 都能从放疗中获益。目前仅少部分 NENs 被认为能从辅助放疗或局部放疗中获益，其中包括头颈部小细胞 NEC、小细胞肺癌（SCLC）、Merkel 细胞癌、膀胱及宫颈小细胞 NEC。

**核心观点二：在对放疗敏感的 NENs 中，局部晚期无法手术者，同步放化疗更有效。**

- 观点解读：对无法手术的局部晚期患者，同步放化疗可结合放疗的局部杀伤和化疗的全身控制作用，提高肿瘤控制率，延缓进展。

**核心观点三：转移灶放疗以缓解症状为主，非根治目的。**

- 观点解读：若肿瘤转移至骨或脑部引发疼痛、压迫症状，放疗能精准缓解症状（如止痛或减轻压迫），但通常不追求彻底消灭转移灶。

**核心观点四：常规分割和 SBRT 结合，精准打击病灶。**

- 观点解读：常规放疗（总剂量 45~60Gy）适合大部分情况；而对体积小的转移灶，SBRT 单次高剂量可快速灭活肿瘤，同时保护周围正常组织，减少副作用。

**核心观点五：个体化放疗计划是关键。**

- 观点解读：医生会根据肿瘤位置、患者身体情况等制订专属方案，例如用影像技术精确定位靶区，动态调整剂量，既保证疗效又保护器官功能。

## 11. 对于晚期或转移性 NENs，如何根据患者具体情况制订最佳联合治疗方案以提高生存率和生活质量？

**核心观点一：肿瘤分级、负荷及生长抑素受体表达情况决定基础治疗。**

- 观点解读：晚期或转移性 NENs 的治疗方案需根据肿瘤的级别、负荷以及生长抑素受体表达情况综合考虑，低级别、低负荷、SSTR 表达阳性的 NET 优先考虑用 SSAs；SSTR 表达阴性或级别相对较高、负荷较大的 NET 可选择靶向治疗或以替莫唑胺为基础的化疗方案；分化差的 NEC 首选 EP/EC 方案化疗。

**核心观点二：原发部位不同影响药物的选择。**

- 观点解读：胰腺神经内分泌肿瘤对抗血管生成靶向药及替莫唑胺反应更好；而直肠来源肿瘤则对依维莫司联合 SSAs 有反应；胸部来源的 NET 通常生长抑素受体表达概率较低，治疗因此首选靶向治疗或口服化疗。需根据肿瘤位置调整用药。

**核心观点三：功能性肿瘤优先控制激素分泌，SSA 是核心手段。**

- 观点解读：若肿瘤分泌激素引发腹泻、潮红等症状，需先用 SSAs 抑制激素释放，既能缓解症状，也能延缓肿瘤生长。

**核心观点四：基因检测指导精准靶向治疗，突变对应特定药物。**

- 观点解读：通过基因检测发现特定突变（如 RET、BRAFV600E 等）以及肿瘤突变负荷、是否微卫星不稳定以及 PD-L1 的表达情况，可匹配对应的靶向药，或联合免疫治疗，实现精准打击肿瘤。

**核心观点五：结合患者身体状态，平衡疗效与治疗风险。**

- 观点解读：老年患者或合并其他疾病者，可能无法耐受强烈化疗，需选择副作用较小的靶向药或减量化疗；体能状态好的患者可尝试更强效联合方案。

**核心观点六：多学科团队定制方案，兼顾生存期与生活质量。**

- 观点解读：由外科、肿瘤科、病理科等专家共同评估，根据肿瘤特点、患者需求制订方案，例如优先选择能门诊治疗、不影响日常生活的口服靶向药物。

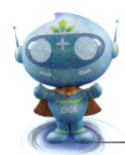

## 12. 肽受体放射性核素治疗（PRRT）对部分神经内分泌肿瘤疗效显著，但治疗过程中可能出现血液系统和肾脏毒性等不良反应，如何在治疗前、治疗中及治疗后进行有效监测和预防，以降低不良反应对患者的影响？

**核心观点一：治疗前全面评估血液、肾功能及个体风险。**

- 观点解读：治疗开始前需检查血常规、肝肾功能等基础指标，明确患者身体状态。尤其有慢性肾病或骨髓功能异常病史者，医生会针对性评估治疗风险，制订更安全的个性化方案。

**核心观点二：治疗中定期监测血常规和肾功能变化。**

- 观点解读：每个治疗周期结束后 1~2 周需复查血细胞计数（如白细胞、血小板）和肾功能指标（如肌酐）。若发现异常，可缩短监测间隔，及时调整治疗强度或用药。

**核心观点三：治疗期间加强水化并选择性使用护肾药物。**

- 观点解读：通过输注氨基酸或大量饮水加速代谢，减少放射性物质对肾脏的损伤。

**核心观点四：治疗后长期随访追踪恢复情况。**

- 观点解读：治疗结束后仍需定期复查血常规和肾功能，观察身体恢复进程。若出现贫血、血小板减少或肾损伤，可使用促红细胞生成素、升白针等药物辅助恢复。

**核心观点五：指导患者识别异常症状并及时报告。**

- 观点解读：教会患者关注疲劳、牙龈出血、尿量减少等可能提示不良反应的症状，发现异常立即联系医生。日常注意避免碰撞、预防感染，减轻身体负担。

## 13. NENs 患者在治疗后常面临心理压力，如焦虑、抑郁等，有哪些专业的心理干预方法可以帮助患者缓解心理负担，提高心理适应能力，更好地回归正常生活？

**核心观点一：认知行为疗法纠正负面思维，缓解焦虑抑郁。**

- 观点解读：通过帮助患者识别和调整消极想法，建立积极应对方式，减少对疾病的过度担忧，从而有效缓解焦虑、抑郁情绪，增强心理适应能力。

**核心观点二：心理支持治疗提供情感倾诉，减轻孤独感。**

- 观点解读：医护人员或心理咨询师主动倾听患者的内心感受，给予情感支持，帮助患者释放压力，减少无助感，增强对抗疾病的信心。

**核心观点三：团体治疗促进经验分享，增强社会支持。**

- 观点解读：组织患者参与小组活动，通过分享治疗经历和互相鼓励，让患者感受到被理解和支持，从而减轻心理压力，建立互助网络。

**核心观点四：正念减压疗法专注当下，减少过度担忧。**

- 观点解读：通过冥想、呼吸练习等训练，引导患者关注当下感受而非未来不确定性，学会接纳情绪，降低焦虑水平，提升心理韧性。

**核心观点五：家庭干预改善家庭关系，优化康复环境。**

- 观点解读：指导家属理解患者的情绪需求，调整沟通方式，营造包容的家庭氛围，为患者提供稳定的情感支持，促进身心康复。

**核心观点六：放松训练缓解身体紧张，调节焦虑情绪。**

- 观点解读：利用深呼吸、渐进性肌肉放松等技术，帮助患者放松紧绷的身体状态，间接缓解心理压力，改善整体情绪状态。

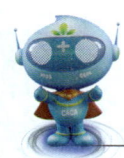

## 14. 康复期间，患者需要定期进行复查，如何根据不同类型、分期的 NENs，制订合理的复查计划，包括复查时间、复查项目等，以便及时发现肿瘤复发或转移迹象？

**核心观点一：高级别 NET G3 和 NEC 复查最密集，每 3 个月一次。**

- 观点解读：NEC 和高级别 NET G3 恶性程度较高、易转移，治疗后需每 3 个月随访。检查包括胸腹盆增强 CT、脑部 MRI（针对高风险或有症状者）及肿瘤标志物 NSE、proGRP 等，严密监控复发迹象。

**核心观点二：G2 级 NET 复查，前 2 年每 3~6 个月复查一次，之后延长复查时间。**

- 观点解读：G2 级 NET 前两年每 3~6 个月复查一次，之后每 6~12 个月复查一次。除胸腹盆影像外，若出现骨痛需骨扫描，并定期检测 NSE、proGRP 等血清标志物。

**核心观点三：G1 级 NET 复查间隔时间最长。**

- 观点解读：G1 级 NET 生长缓慢，前两年每 6~12 个月复查一次，之后每年复查一次。主要依靠胸腹盆 CT 或 MRI 检查，肿瘤标志物仅在必要时检测，减少过度检查。

**核心观点四：高风险或症状患者需额外影像检查。**

- 观点解读：NEC 患者若有症状或高风险，需加做脑 MRI；G2 患者出现骨痛时需骨扫描。针对性检查可精准发现转移灶，避免漏诊。

**核心观点五：肿瘤标志物选择因分型而异。**

- 观点解读：NEC 及高级别 NET G3 检测 NSE、Pro-GRP；G1、G2 仅在必要时查标志物。不同标志物反映肿瘤特性，帮助评估病情。

**核心观点六：定期复查早发现复发，调整治疗。**

- 观点解读：规律复查能及时发现肿瘤复发或转移，医生可根据结果调整治疗方案，如早期干预或更换治疗策略，提高患者生存质量。

中国肿瘤防治
核心科普知识

# 胸腺肿瘤

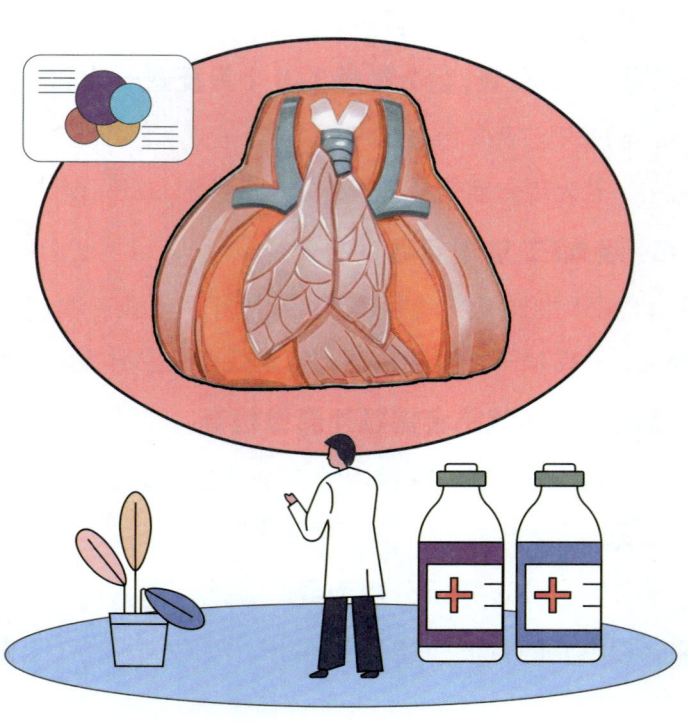

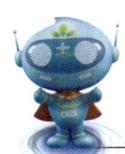

# 胸腺肿瘤

## 01 / 虽然目前尚无预防胸腺肿瘤的措施，但从已知的发病相关因素来看，未来研究预防措施可从哪些方向入手，比如针对遗传因素、环境因素等？

**核心观点：研究遗传基因，筛查高危人群。**

- 观点解读：胸腺肿瘤可能与特定遗传基因有关，未来可通过基因检测找出高风险人群，比如有家族病史者。通过早期监测（如定期进行胸部CT检查）或开发基因干预手段，帮助这类人群提前发现或降低发病风险。

## 02 / 生活方式的改变是否有可能降低胸腺肿瘤的发病风险，例如饮食、运动、作息等方面，目前有无相关研究证据？

**核心观点：健康生活方式整体降低肿瘤风险。**

- 观点解读：虽然现有证据无法证明这些措施能直接预防胸腺肿瘤，保持全面健康的生活方式（饮食＋运动＋作息）能增强体质、调节免疫功能，可能通过多种复杂机制降低包括胸腺肿瘤在内的多种疾病的发生概率。

## 03 / 部分胸腺肿瘤与自身免疫性疾病相关，积极治疗和控制这些基础疾病，是否能在一定程度上预防胸腺肿瘤的发生？

**核心观点：发病机制未完全明确，预防需深入研究。**

- 观点解读：胸腺肿瘤形成原因尚未完全破解，例如为何部分免疫疾病患者会合并胸腺瘤，而另一些患者却不会。因此针对性的预防措施（如药物或疫苗）仍需等待更深入的机制研究。

## 04 / 对于无症状的普通人群，低剂量 CT 筛查胸腺肿瘤的效益和风险如何平衡，未来是否有可能通过改进技术或筛查策略使其成为可行的筛查手段？

**核心观点：筛查应聚焦高风险人群而非普通人。**

- 观点解读：比如有家族遗传史、长期接触有害物质（如辐射）的人，患胸腺肿瘤风险更高。针对这些人群筛查，既能节省资源，又能提高发现真正患者的效率。

## 05 / 目前对于体检或意外发现的前纵隔小结节，不同指南的处理建议存在差异，如何制订更统一、更精准的处理方案，避免过度治疗或延误病情？

**核心观点：动态监测调整策略。**

- 观点解读：对选择观察的患者，需长期规律复查，若结节大小或特征变化，及时调整治疗计划。比如随访中发现增大，可能转为手术或活检，确保病情不延误。

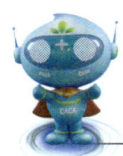

## 06 对于难以通过常规检查明确诊断的胸腺肿瘤，是否有必要开展多学科会诊，综合判断病情，若开展，各学科应如何协作？

**核心观点：多学科协作提升诊疗精准性和效果。**

- 观点解读：MDT 整合各科意见，快速解决疑难问题，量身定制治疗方案，既能提高诊断准确性，又能优化治疗效果，改善患者生存质量。

## 07 手术是胸腺肿瘤的重要治疗手段，对于不同分期和病理类型的肿瘤，如何精准选择手术范围和手术径路，在保证根治性的同时最大程度减少创伤？

**核心观点：分期决定手术方式，早期微创优先，晚期扩大或联合治疗。**

- 观点解读：早期肿瘤较小且局限，采用胸腔镜或机器人微创手术，创伤小、恢复快。晚期肿瘤侵犯周围器官时，需扩大切除范围，术后联合放化疗，尽可能彻底清除肿瘤，无法完全切除时通过减瘤手术缩小病灶，术后联合放化疗。

## 08 微创胸腺手术在早期肿瘤治疗中具有优势，但对于肿瘤直径较大或位置特殊的患者，如何确保微创手术的安全性和有效性，降低手术风险？

**核心观点：术前精准评估肿瘤位置与周围结构关系。**

- 观点解读：通过 CT、MRI 等影像检查，提前明确肿瘤大小、位置及其与周边血管、器官的接触情况，根据结果设计个性化手术方案。这一步相当于为手术绘制"地图"，帮助医生避开危险区域，提升安全性。

## 09 / 对于复发或转移的胸腺肿瘤患者，如何根据复发转移的部位、范围和患者的身体状况，制订合理的治疗方案，改善患者的预后？

**核心观点：根据复发部位选择治疗，局部优先手术或放疗，转移则全身治疗。**

- 观点解读：如果肿瘤复发或转移集中在局部区域，身体条件允许时可通过手术彻底切除，无法手术或残留病灶可用放疗控制。若已扩散到多个部位，需用化疗、靶向药等全身治疗抑制癌细胞生长。

## 10 / 胸腺肿瘤患者术后可能出现心理问题，如焦虑、抑郁等，有哪些专业的心理干预方法可以帮助患者缓解不良情绪，更好地适应康复期生活？

**核心观点：家庭支持营造康复环境。**

- 观点解读：指导家属学习沟通技巧，比如不盲目鼓励"坚强点"，而是陪伴散步、倾听抱怨，营造轻松的家庭氛围，帮助患者稳定情绪。

## 11 / 中医药在胸腺肿瘤患者康复中具有一定作用，如何根据患者的具体症状和体质，制订个性化的中医药康复方案，以提高康复效果？

**核心观点：定期评估疗效，动态调整药方。**

- 观点解读：康复过程中每2~3个月复诊，通过症状变化调整中药配伍。比如气虚改善后可减少黄芪用量，出现新症状时及时加入对应药材，确保方案始终匹配身体状态。

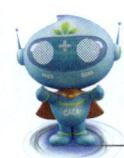

## 12 / 康复期间，胸腺肿瘤患者不同治疗阶段（手术、放化疗后等）如何制订合理饮食计划？

**核心观点：个性化饮食方案需结合病情，必要时咨询营养师。**

- 观点解读：患者消化能力、营养缺失程度不同，需根据治疗阶段和体质调整饮食。例如，吞咽困难者可选择流质或半流质食物，营养不良时需额外补充营养剂，专业营养师能制订更精准的方案。

## 13 / 部分胸腺肿瘤患者合并重症肌无力，在康复过程中，如何通过康复训练和生活管理，改善肌无力症状，提高患者的生活自理能力？

**核心观点：分阶段肌肉锻炼增强肌力。**

- 观点解读：从低强度、短时间的锻炼开始，如抬腿、握力练习，逐步增加强度和时间。这项锻炼能防止肌肉过度疲劳，缓慢提升力量，改善日常活动能力，需在康复医师指导下进行。

中国肿瘤防治
核心科普知识

# 眼肿瘤

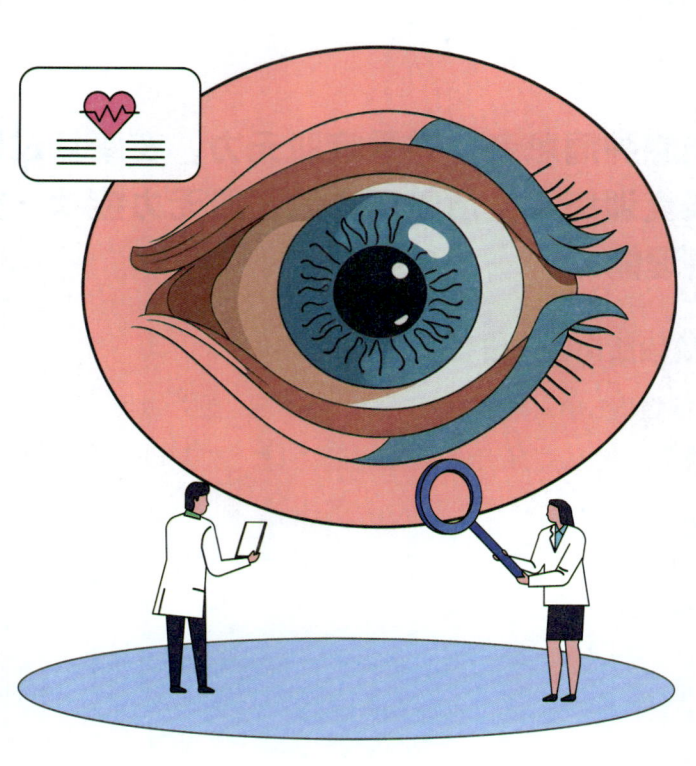

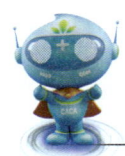

# 眼肿瘤

## 01 已知紫外线暴露是多种眼肿瘤（如结膜黑色素瘤）的危险因素，在日常生活中，如何有效避免紫外线对眼睛的伤害，从而降低眼肿瘤发病风险？

**核心观点一：佩戴防紫外线太阳镜（阻挡99%～100%紫外线）。**

- 观点解读：选择明确标注防紫外线功能的太阳镜，劣质镜片可能无法有效过滤紫外线，建议户外活动时持续佩戴标有UV400的太阳镜，避免光线从镜框边缘进入。户外活动时持续佩戴，能阻挡大部分有害紫外线穿透眼睛，减少眼表和眼内组织损伤，降低病变风险。

**核心观点二：搭配宽边帽或遮阳伞遮挡阳光。**

- 观点解读：宽边帽檐（建议大于7厘米）或遮阳伞可阻挡上方及侧面紫外线，尤其在强光环境下形成双重防护，弥补太阳镜边缘漏光的不足，减少直射眼睛的紫外线强度。

**核心观点三：避开上午10点至下午4点强光时段外出。**

- 观点解读：该时段紫外线强度最高，长时间暴露易导致眼部细胞受损。尽量选择早晚外出或阴凉处活动，缩短眼睛接触高强度紫外线的时间。

**核心观点四：雪地、沙滩等高反射环境需加强防护。**

- 观点解读：雪地、水面、沙地等反射面会将紫外线强度提升80%，此时需戴防护镜和帽子，减少停留时间，避免反射光从下方或侧面进入眼睛，造成累积性伤害。

**核心观点五：高危人群定期检查眼部健康。**

- 观点解读：有眼肿瘤家族史，尤其是长期暴露在紫外线下户外工作者等高风险人群，每年应定期眼部检查，早期发现肿块、色素沉着等异常病变，及时就医。

## 02 / 部分眼肿瘤与遗传因素相关，如视网膜母细胞瘤。对于有家族遗传史的人群，除了基因检测，还应采取哪些针对性预防措施？

**核心观点一：从新生儿期起即定期眼科筛查，监测眼底病变。**

- 观点解读：有家族遗传史的高危人群，出生后 2 周内完成首次眼底筛查，3 月龄前每 4 周检查 1 次，3 月龄后每 3 个月复查直至 3 岁，通过专业设备或者广域眼底成像系统，观察眼底，及早发现异常。

**核心观点二：发现可疑病灶需立即干预，避免恶化。**

- 观点解读：筛查中若发现异常斑块或肿块，应尽快明确诊断并治疗，防止肿瘤扩散，导致失明，甚至威胁生命等严重后果。

**核心观点三：向家庭成员普及疾病知识和早期症状。**

- 观点解读：家属需了解视网膜母细胞瘤会遗传，尤其父母一方携带致病基因，孩子有 50% 的遗传概率。若孩子出现白瞳、斜视或视力下降等表现，应及时就医提高疾病的早期诊断率和治疗效果。

**核心观点四：基因咨询与遗传风险评估。**

- 观点解读：对于有家族遗传史的视网膜母细胞瘤患者，详细记录家族中肿瘤的发病情况，寻求遗传咨询师的帮助，帮助医生评估个体患病风险并制订个性化监测计划。

**核心观点五：为患者及家属提供心理疏导服务。**

- 观点解读：遗传病可能带来焦虑，通过心理咨询帮助家庭正确面对风险，减轻心理负担，积极配合防控措施。

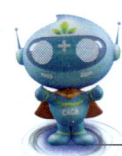

# 03 对于无症状的普通人群，应从什么年龄开始进行眼肿瘤的筛查，采用哪些检查项目和频率最为合适？

**核心观点一：普通人群建议 40 岁起定期筛查眼肿瘤。**

- 观点解读：对于无症状的普通人群，眼肿瘤的筛查并非常规项目，建议在儿童期和 40 岁以后定期进行眼科检查。这一年龄设定基于肿瘤发病规律，但具体年龄可能因个人健康状况调整，比如有高危因素者需更早筛查。

**核心观点二：高危人群需提前筛查并增加监测频率。**

- 观点解读：有家族史、免疫缺陷等高危人群，不应等到 40 岁。例如：父母患过眼肿瘤的儿童，可能需在出生后即进行眼部专业检查，尤其是视网膜母细胞瘤家族史的儿童，应尽早进行筛查，早诊早治。

**核心观点三：基础筛查包括裂隙灯和眼底检查。**

- 观点解读：裂隙灯检查能观察眼表结构，发现虹膜或结膜病变；眼底检查通过特殊仪器查看视网膜情况。这两项无创且快速，是筛查眼肿瘤的"基本功"，适合多数人。

**核心观点四：超声波和 OCT 用于特定情况深度检查。**

- 观点解读：当常规检查发现可疑病灶时，超声波能探查眼球内部肿块，OCT 则能高清显示视网膜各层结构。这两种检查针对性更强，帮助医生判断肿瘤位置和性质。

**核心观点五：每 1～2 年做一次常规筛查。**

- 观点解读：多数人保持 1～2 年一次的频率即可覆盖风险，但像长期佩戴角膜接触镜、糖尿病患者，有眼肿瘤家族史等特殊人群，医生可能建议缩短到半年或 1 年复查，动态跟踪眼部变化。

## 04  在基层医疗机构，由于设备和技术有限，如何开展有效的眼肿瘤筛查工作，提高早期诊断率？

**核心观点一：培训基层医务人员使用简易设备筛查。**

- 观点解读：通过定期培训，让基层医生掌握裂隙灯显微镜等便携设备的使用方法，学习识别眼肿瘤常见症状（如视力下降、白瞳症、眼球突出等），即使设备有限也能完成初步筛查，减少漏诊。

**核心观点二：利用基础设备重点筛查高危人群。**

- 观点解读：用检眼镜、手电筒等基础工具，优先检查有遗传风险、长期紫外线暴露或免疫力低下的人群，结合简单视力测试快速发现可疑病例，提高筛查效率。

**核心观点三：建立转诊通道及远程会诊机制。**

- 观点解读：与上级医院合作制订转诊流程，疑似患者直接转至专科医院确诊；通过远程平台上传检查结果，由专家实时指导诊断，避免延误治疗。

**核心观点四：加强患者教育及重点人群监测。**

- 观点解读：向群众普及儿童"白瞳症"、老年人眼表黑斑等危险信号，鼓励及时就医；对儿童视网膜母细胞瘤家族史者定期随访，早发现病变。

**核心观点五：定期追踪高危人群早期发现病变。**

- 观点解读：对家族遗传史、长期接触致癌物等高风险人群，每半年至一年复查眼底、视力等指标，通过动态监测捕捉早期肿瘤迹象。

## 05  随着技术的发展，是否有新的生物标志物或检测技术可用于眼肿瘤的早期筛查，其临床应用前景如何？

**核心观点一：基因突变及 microRNA 成新型眼肿瘤标志物。**

- 观点解读：研究发现，眼肿瘤患者体内（如 BAP1、GNAQ）或微小 RNA（microRNA）的表达模式会发生变化。通过检测这些生物标志物，可以更早发现肿瘤迹象，甚至能判断肿瘤恶性程度，为后续治疗提供方向。

**核心观点二**：OCT技术高清识别早期眼部结构变化。

- 观点解读：光学相干断层扫描（OCT）是一种无创成像技术，能清晰显示眼球内部结构的细微变化。它像给眼睛做"高清CT"，帮助医生发现肉眼或传统检查难以察觉的早期肿瘤病变，提升诊断灵敏度。

**核心观点三**：分子影像技术精准定位肿瘤细胞。

- 观点解读：通过向体内注入特殊标志物，让肿瘤细胞在影像检查中"显形"。这种技术能精确定位微小肿瘤病灶，尤其适用于区分良性增生和恶性肿瘤，减少误诊风险。

**核心观点四**：液体活检实现无创筛查肿瘤痕迹。

- 观点解读：只需抽取血液，就能检测到肿瘤释放的循环DNA（ctDNA）或外泌体。这种方法无须手术取组织，特别适合定期监测高风险人群，或评估治疗后肿瘤是否复发。

**核心观点五**：新技术临床应用需更多验证。

- 观点解读：尽管这些方法在实验中效果显著，但部分技术（如液体活检）的准确性、成本及操作标准仍需大规模临床试验验证。当前实际应用中，医生会结合传统检查和患者情况综合判断。

## 06 对于不同类型和分期的眼肿瘤，如何选择最佳的治疗方案，平衡治疗效果与对患者视力和生活质量的影响？例如，在视网膜母细胞瘤的治疗中，如何根据眼内期、眼外期等不同阶段选择合适的治疗方法？

**核心观点一**：肿瘤分期是指导治疗方案选择和评估预后的重要依据。

- 观点解读：眼肿瘤的治疗需要根据肿瘤的类型、分期、位置、大小以及患者的年龄、视力状况和全身健康状况，制订个性化的治疗方案。例如，眼内早期视网膜母细胞瘤（A期、B期）以冷冻、激光等局部治疗为主；眼内中晚期、眼外期视网膜母细胞瘤患者，需结合化疗、放疗、手术等，全面控制病情。

**核心观点二：化疗联合局部治疗提高中晚期肿瘤控制率。**

- 观点解读：肿瘤范围较大或多发时，先通过化疗缩小肿瘤，联合激光、冷冻、玻璃体腔注射化疗等方法，减少化疗副作用，提高保眼率。

**核心观点三：眼外期需高剂量放化疗，必要时手术干预。**

- 观点解读：肿瘤扩散到眼眶或转移时，用高剂量化疗加放疗控制全身病情，严重时手术切除病灶；若侵犯脑部，还需鞘内化疗直接杀灭脑脊液中的癌细胞。

**核心观点四：多学科协作制订最优治疗策略。**

- 观点解读：由眼科、肿瘤科、放疗科、影像科等多领域专家共同会诊，根据肿瘤类型、分期和患者情况，组合手术、药物、放疗等手段，平衡疗效与生活质量。

**核心观点五：心理支持和康复指导提升患者生存质量。**

- 观点解读：治疗期间关注患者及家属的心理状态，提供疏导和康复训练，帮助适应视力变化，减轻焦虑，提高治疗依从性和生活信心。

## 07 / 放化疗在眼肿瘤治疗中也有应用，但可能会带来一系列不良反应。如何优化放化疗方案，提高治疗效果的同时减少不良反应的发生？

**核心观点一：个体化治疗，优化化疗方案。**

- 观点解读：每个患者病情不同，需根据肿瘤类型、分期和身体状况制订方案。可通过基因检测判断哪种药物更适合，避免无效治疗。比如对特定基因突变的肿瘤，选择针对性更强的化疗药，减少盲目用药的副作用。也可通过优化化疗途径，提高杀伤作用。比如利用超选择眼动脉介入化疗提高眼部药物浓度。

**核心观点二：精准放疗技术，减少正常组织损伤。**

- 观点解读：高精度放射线疗法（IMRT）、质子治疗、巩膜敷贴放疗等先进技术，像"精准制导"靶向肿瘤，减少对周围正常组织（如视网膜、视神经）的损伤。

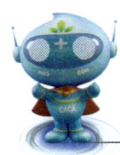

**核心观点三：联合用药灵活调整剂量，增强疗效降低毒性。**

- 观点解读：同时或序贯使用两种或多种化疗药物，通过不同机制协同作用，提高治疗效果并减少耐药性。根据体重和体表面积，结合患者肝肾功能等全身情况个性化调整药物剂量，增强疗效降低毒性。

**核心观点四：保护正常组织，用保护剂护视功能。**

- 观点解读：放疗前使用氨磷汀等保护剂，像给正常细胞穿"防弹衣"，减少损伤。尤其注意保护眼睛的视神经和晶状体，设计放疗路径时主动避开这些区域，最大限度保留视力。

**核心观点五：多学科协作，制订全面方案。**

- 观点解读：由肿瘤科、眼科、放射科等专家共同会诊。比如眼科医生评估视力受损风险，放疗科规划照射范围，肿瘤科调整化疗方案，最终制订出既能有效抗癌，又兼顾眼睛功能和生活质量的个性化方案。

## 08  如何准确把握靶向治疗和免疫治疗在眼肿瘤中的适用人群，提高治疗精准性？

**核心观点一：基因检测筛选适用人群。**

- 观点解读：靶向治疗前必须检测肿瘤的特定基因突变（如 BRAF、KIT 等），只有存在对应突变的患者才可能受益。免疫治疗则需通过 PD-L1 蛋白表达、微卫星不稳定等指标评估效果，相当于"先验身份再用药"，避免盲目治疗。

**核心观点二：按病理分型匹配治疗策略。**

- 观点解读：不同眼肿瘤类型（如黑色素瘤、视网膜母细胞瘤）的生物学特性差异大。例如，脉络膜黑色素瘤可能适用某些靶向药，而淋巴瘤可能更适合免疫治疗，需根据病理报告"对号入座"。

**核心观点三：多学科团队制订个体化方案。**

- 观点解读：治疗需要眼科、肿瘤科、放疗科等多领域专家协作。例如，有的患者需先手术再配合靶向药，有的可能需放疗联合免疫治疗，团队讨论能找出最优组合。

**核心观点四**：动态监测及时调整治疗。

- 观点解读：治疗中要定期做影像检查（如眼部 B 超、MRI）和血液基因检测。若发现肿瘤缩小或基因变化，可调整药物剂量；若出现耐药或严重副作用，则需快速更换方案。

**核心观点五**：难治患者优先参与临床试验。

- 观点解读：对常规治疗无效、复发的眼肿瘤患者，推荐尝试临床试验中的新药或新疗法。这些研究往往提供前沿治疗方案，并严格监控安全性和有效性，为患者争取更多机会。

## 09 在多学科整合诊治（MDT to HIM）模式下，眼科、病理科、放疗科等多个科室如何紧密协作，为患者提供更优质的治疗服务？

**核心观点一**：明确分工，各科室精准完成专业任务。

- 观点解读：眼科负责检查患者眼部情况并制订初步方案，病理科确定肿瘤类型和分子特征，放疗科设计精准的放疗计划。每个科室发挥专长，确保诊断和治疗环节准确高效。

**核心观点二**：多学科定期讨论，制订个性化方案。

- 观点解读：眼科、病理科、放疗科等专家定期开会，结合患者病情和身体状况，共同决定手术、放疗等治疗顺序和组合方式，避免单一科室决策的局限性，提高治疗效果。

**核心观点三**：共享医疗信息，实时调整治疗策略。

- 观点解读：通过统一平台共享患者的检查报告、影像资料等，各科室能随时查看最新数据，及时沟通治疗效果和问题，动态优化治疗方案，减少延误和重复检查。

**核心观点四：重视患者教育，全程提供心理支持。**
- 观点解读：各科室协作向患者解释治疗流程和注意事项，帮助患者理解并配合治疗；同时关注患者心理状态，减轻治疗焦虑，提升治疗信心和满意度。

**核心观点五：整合资源，实现治疗效率最大化。**
- 观点解读：通过分工协作、信息互通和多学科讨论，将不同科室的技术和资源高效整合，既能缩短诊疗时间，又能减少治疗副作用，最终让患者获得更优质的服务。

## 10. 对于眼肿瘤复发或转移的患者，应如何制订个性化的治疗方案，提高患者的生存率和生活质量？

**核心观点一：多学科协作制订个性化方案。**
- 观点解读：眼科、肿瘤科、放疗科、病理科等多学科专家共同讨论，结合患者病情特点，选择最适合的手术、放疗或药物组合，避免单一科室决策的局限性，确保治疗方案科学有效。

**核心观点二：全面评估复发转移情况。**
- 观点解读：通过 CT、MRI 等影像检查精准定位肿瘤位置和范围，同时结合病理及分子特征明确肿瘤特性变化，为后续治疗提供依据。例如，确认是局部复发还是全身转移，直接影响选择手术、放疗还是化疗。

**核心观点三：分阶段实施局部或全身治疗。**
- 观点解读：局部复发优先手术或放疗清除病灶，远处转移则用靶向药、免疫治疗等控制全身癌细胞。比如，眼部局部注射化疗药物可减少全身副作用，而转移至肝脏时需系统性用药。

**核心观点四：治疗全程关注生活质量。**
- 观点解读：在控制肿瘤的同时，通过药物缓解疼痛、保护视力功能，并提供心理疏导减轻焦虑。例如，放疗时使用护眼措施避免角膜损伤，减少眼部疼痛，提高患者生活质量。

**核心观点五：定期随访动态调整方案。**

- 观点解读：治疗后每 3 ~ 6 个月复查影像，及时发现新病灶。若发现肿瘤再次进展，可快速切换治疗方案，如从靶向药改为免疫治疗，避免延误治疗时机。

**核心观点六：联合治疗提升整体疗效。**

- 观点解读：手术切除后配合放疗杀灭残留癌细胞，或化疗联合免疫治疗增强抗肿瘤效果。例如，对于局部复发的眼肿瘤，手术切除后结合放疗，可以减少局部复发风险。

## 11 / 部分眼肿瘤患者可能需要进行眼球摘除或眶内容物剜除等破坏性手术，如何在术后通过整形修复等手段，改善患者的外观和心理状态？

**核心观点一：定制个性化义眼，恢复外观。**

- 观点解读：术后可根据患者健康眼睛的颜色、大小等特征定制义眼片，或植入义眼台后佩戴义眼。这种高度仿真的处理能填补眼部缺失，让面部外观接近自然状态，帮助患者重拾自信，减少自卑感。

**核心观点二：眼眶重建手术修复凹陷，改善面部轮廓。**

- 观点解读：对眼眶组织缺损的患者，可用患者自身其他部位的皮肤、骨骼或人工材料填补凹陷区域，重建眼眶结构。例如取大腿或腹部的组织进行移植，使面部恢复对称，避免因眼眶塌陷引起的外观异常。

**核心观点三：心理支持与社会融入双管齐下。**

- 观点解读：术后通过专业心理咨询帮助患者接受外观变化，疏导焦虑抑郁情绪。同时鼓励患者参与社交、兴趣活动，逐步适应新生活，减少自我封闭，增强回归社会的信心和能力。

**核心观点四：定期调整修复方案，保障长期效果。**

- 观点解读：术后需定期检查义眼舒适度、眼眶恢复情况，并根据组织愈合、年龄变化等调整修复方案。例如，儿童患者发育后面部骨骼变化时，需及时更换义眼尺寸，确保外观自然且不影响正常生活。

## 12. 儿童眼肿瘤患者（如视网膜母细胞瘤患儿）的治疗需要考虑其生长发育特点，如何制订适合儿童的治疗方案，减少对其生长发育的影响？

**核心观点一：个体化治疗，保生命保眼球保视力。**

- 观点解读：根据患儿年龄、肿瘤分期和位置（单侧或双侧）制订方案。例如，眼外期患儿，行眼球摘除必要时联合放化疗，保证患儿生命安全；双眼眼内期患儿优先行全身静脉化疗，根据患者具体情况动态调整局部治疗方式；单眼眼内期患儿，优先选择超选择眼动脉介入化疗。

**核心观点二：支持治疗，长期随访。**

- 观点解读：根据儿童的治疗需求和生长发育特点，制订个性化的营养支持方案。定期进行影像学和眼底检查，监测肿瘤复发和转移，对于接受放疗以及 RB1 基因突变的儿童肿瘤患者，定期筛查第二肿瘤（如骨肉瘤、尤文肉瘤）。

**核心观点三：减少治疗对生长发育的影响，严格控剂量。**

- 观点解读：确保化疗剂量适合儿童的体重和体表面积，避免过量。在放疗中使用屏蔽技术，保护儿童的生长发育关键部位（如垂体、甲状腺）。

**核心观点四：长期监测发育指标，提供心理支持。**

- 观点解读：治疗后定期检查身高、骨龄等，发现异常及时干预。同时关注患儿情绪和社交能力，通过心理辅导或义眼适配，帮助其融入正常生活。

**核心观点五：多学科协作制订最优方案。**

- 观点解读：由眼科、肿瘤科、儿科等专家共同讨论，平衡治疗效果和发育需求。例如，肿瘤科控制病情，儿科评估药物安全性，遗传科排查家族风险，确保治疗安全全面。

## 13. 眼肿瘤患者治疗后常出现视力下降甚至失明，如何为不同程度视力受损的患者提供个性化的康复训练和生活指导，帮助他们适应新的生活状态？

**核心观点一：按视力损伤程度分级康复策略。**
- 观点解读：轻度患者通过视觉训练和光线调整改善视功能；中度需借助放大镜、盲杖等工具提升自理能力；重度患者重点训练触觉听觉替代，如用语音设备、触摸识别物品。

**核心观点二：辅助工具与技能训练结合。**
- 观点解读：针对中度视力损伤，推荐放大镜配合定向行走训练，同时教授烹饪、穿衣等生活技能，兼顾安全与便利。

**核心观点三：触觉听觉补偿重建信息获取能力。**
- 观点解读：失明患者通过触摸分辨物体形状材质，利用有声读物、语音助手获取外界信息，弥补视觉缺失。

**核心观点四：心理支持与社会融入双管齐下。**
- 观点解读：帮助患者正视视力变化，缓解焦虑；鼓励参与社区活动，建立社交网络，减少孤独感，增强适应信心。

**核心观点五：定期随访，动态调整康复方案。**
- 观点解读：根据视力变化和治疗效果，由医生、康复师等团队定期评估，及时优化训练计划和生活指导措施。

**核心观点六：家属参与打造无障碍生活环境。**
- 观点解读：教会家属护理技巧，如家居防撞设计、物品固定摆放，共同营造安全便利的生活空间，降低日常风险。

## 14. 眼肿瘤治疗可能引发多种并发症，如放射性视网膜病变、干眼等，如何通过药物治疗、物理治疗等手段，预防和缓解这些并发症，提高患者的生活质量？

**核心观点一：定期随访，及时治疗。**

- 观点解读：眼肿瘤患者治疗后每 3~6 个月进行一次眼部专科检查，监测视力、眼表、视网膜病变等进展。例如干眼是放疗和化疗后常见的并发症，早期可每天热敷眼睑并轻轻按摩，促进睑板腺分泌油脂，改善泪膜稳定性。必要时，可以使用不含防腐剂的人工泪液或者保护角膜的眼用凝胶等。

**核心观点二：联合药物治疗，控制病情。**

- 观点解读：放化疗治疗眼部肿瘤可能引发多种并发症，当患者出现放射性视网膜病变、角膜损伤、继发性青光眼等器质性病变时，可联合药物治疗提高疗效。例如抗 VEGF 药物、糖皮质激素运用减少视网膜水肿和新生血管形成；人工泪液、人表皮生长因子促进角膜的愈合，保持眼表湿润。

**核心观点三：必要时手术治疗，提高疗效。**

- 观点解读：眼肿瘤患者在接受放疗和长期使用糖皮质激素后可能会出现白内障、青光眼、放射性视网膜病导致网膜血管渗漏等，导致患者视力严重下降。对于白内障患者，可行超声乳化术摘除混浊的晶状体，对于青光眼患者，可使用药物、激光或者手术等方式控制眼压。并植入人工晶状体；放射性视网膜病变若出现血管渗漏，激光可精准封闭异常血管，减少出血和水肿，防止视力进一步受损，帮助患者减轻症状，提高生活质量。

**核心观点四：患者教育，自我管理。**

- 观点解读：向患者普及眼肿瘤治疗可能引发的并发症及其预防措施。提供心理辅导，帮助患者应对并发症带来的心理负担。

## 15. 对于接受手术治疗的眼肿瘤患者，术后眼部的护理至关重要。怎样指导患者进行正确的眼部护理，避免感染，促进伤口愈合？

**核心观点一：保持伤口清洁干燥，避免触碰或沾水。**

- 观点解读：术后应避免用手触摸眼部或让水接触伤口，防止细菌感染。医生允许前不可自行清洗，需用无菌纱布保护，发现渗液及时更换。

**核心观点二：严格遵医嘱使用抗生素药物。**

- 观点解读：按时使用抗生素眼药水或药膏，用药前洗手，避免污染药瓶。不可随意停药或增减剂量，确保有效预防感染。

**核心观点三：观察伤口异常症状，及时就医。**

- 观点解读：教会患者识别红肿、流脓、剧痛等异常，发现后立即联系医生处理，避免延误治疗加重感染。

**核心观点四：避免揉眼、剧烈运动及强光刺激。**

- 观点解读：揉眼或剧烈活动可能导致伤口裂开，强光影响恢复。建议佩戴防护镜，减少用眼疲劳，保持环境光线柔和。

**核心观点五：定期复查监测愈合情况。**

- 观点解读：按医生要求复诊，检查伤口愈合进度，及时处理并发症。早期干预可减少后遗症风险，确保恢复效果。

**核心观点六：增加维生素 A、维生素 C 及蛋白质摄入。**

- 观点解读：适量补充胡萝卜、鱼类、鸡蛋等食物，促进眼部组织修复。避免辛辣油腻，保持均衡饮食助力康复。

中国肿瘤防治
核心科普知识

# 泌尿系肿瘤

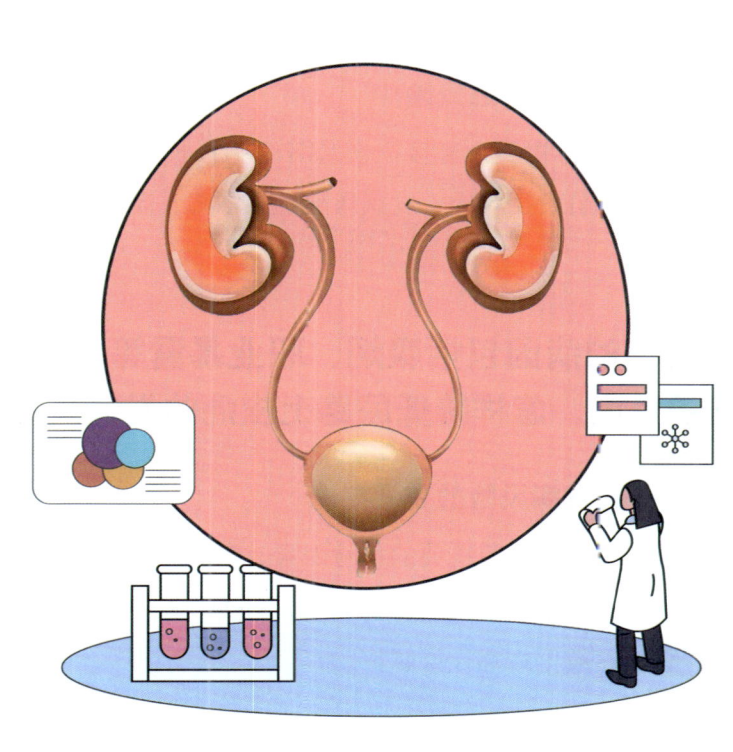

# 泌尿系肿瘤

## 01 / 肾癌的发病与多种因素相关，如吸烟、肥胖、高血压等，在日常生活中如何针对这些因素进行有效预防？

**核心观点：戒烟可显著降低肾癌风险。**

- 观点解读：烟草中的有害物质会直接损伤肾脏细胞，长期吸烟增加癌变概率。戒烟后体内毒素减少，肾脏负担减轻，发病风险随之下降，且越早戒烟效果越明显。

## 02 / 尿路上皮癌的病因包括吸烟、职业暴露等，从生活方式和职业防护角度，怎样降低尿路上皮癌的发病风险？

**核心观点：戒烟是降低发病风险的首要措施。**

- 观点解读：吸烟是尿路上皮癌最重要的危险因素，烟草中的有害物质会通过尿液长期肾盂、输尿管、膀胱等尿路上皮组织，显著增加癌变风险。戒烟后，随着时间推移，患癌风险会逐渐降低，越早戒烟效果越好。

## 03 / 某些食物或营养物质是否对预防泌尿系肿瘤有帮助，具体的作用机制是什么？

**核心观点：番茄红素抑制癌细胞生长，促其凋亡。**

- 观点解读：番茄中的番茄红素可阻止癌细胞分裂增殖，并激活癌细胞自我毁灭程序，尤其对前列腺癌的预防效果较明显，相当于从生长和存活两方面遏制肿瘤。

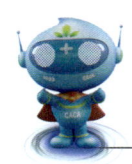

## 04 / 环境因素在泌尿系肿瘤发病中起重要作用，如何减少环境中的致癌物质对泌尿系统的损害？

**核心观点：避免接触苯胺染料等有害化学物，加强职业防护。**

- 观点解读：苯胺染料、芳香胺类化合物常见于印染、化工行业，长期接触易诱发膀胱癌。工作中需佩戴防护设备，企业应改善生产环境，减少有害物质暴露。

## 05 / 对于无症状的普通人群，是否有必要进行泌尿系肿瘤的筛查，若有，筛查的频率和起始年龄应如何确定？

**核心观点一：前列腺癌筛查从 50 岁开始，高危人群提前至 45 岁。**

- 观点解读：普通男性 50 岁后应每年查 PSA（前列腺特异性抗原）和直肠指检，能早期发现前列腺癌。如果父亲或兄弟患过前列腺癌，这类高危人群应从 45 岁开始筛查，降低遗传风险。

**核心观点二：肾癌不推荐普通人筛查，遗传高危者需定期影像检查。**

- 观点解读：普通人群肾癌风险低，不需要常规筛查。但家族有 VHL 综合征（常染色体显性遗传病）等遗传病的人，从青少年时期就要定期做 B 超或 CT，及时监测肾脏异常。肾癌与年龄相关，发病高峰为 50~70 岁，50 岁以上的中老年人，若有条件可每年行泌尿系超声，可早期发现肾肿瘤。

**核心观点三：膀胱癌无症状者无须筛查，吸烟或职业暴露者需警惕。**

- 观点解读：普通人不用查膀胱癌，但长期吸烟或接触染料、化工品的人，膀胱癌风险高，应主动告知医生相关暴露史，由医生评估是否需做尿液检查或膀胱镜。膀胱癌发病高峰同样为 50~70 岁，50 岁以上的中老年人，若有条件可每年行泌尿系超声，可早期发现膀胱肿瘤。

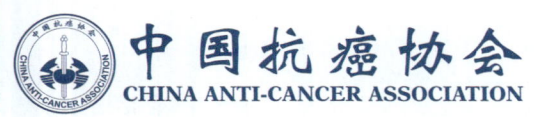

## 06 / 肿瘤标志物在泌尿系肿瘤筛查中具有怎样的作用，哪些肿瘤标志物较为常用且可靠性较高？

**核心观点：PSA 是前列腺癌筛查和监测的核心标志物。**

- 观点解读：前列腺特异性抗原（PSA）通过血液检测，是筛查前列腺癌的首选指标。PSA 水平升高提示可能存在前列腺癌，但需结合直肠指检或活检进一步确认，也可用于治疗后复发监测。

## 07 / 随着医学技术的发展，有没有新兴的筛查技术或方法可能用于泌尿系肿瘤的早期筛查，其应用前景如何？

**核心观点：多参数 MRI 提升前列腺癌筛查精准度。**

- 观点解读：新型影像技术能清晰显示前列腺肿瘤位置和大小，减少误诊。未来结合分子影像技术，可能更早发现微小病变，但目前成本较高，普及仍需时间。

## 08 / 当临床诊断存在困难时，多学科会诊在泌尿系肿瘤诊断中如何发挥作用，涉及哪些学科的协作？

**核心观点：六大学科协作覆盖诊疗全链条，实现精准打击。**

- 观点解读：泌尿外科负责手术方案，肿瘤内科制订化疗、靶向治疗、免疫治疗、内分泌治疗等方案，放疗科规划放射治疗，病理科明确肿瘤性质，影像科和核医学科分别通过 CT、MRI、骨扫描、PET-CT 等检查确定肿瘤范围及是否转移，形成从诊断到治疗的全流程配合。

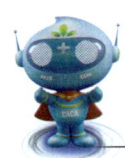

## 09 局限性肾癌和局部进展期肾癌的治疗方案有何不同，选择治疗方案时需要考虑哪些因素？

**核心观点一：局限性肾癌以手术为主，局部进展期需综合治疗。**

- 观点解读：早期肿瘤未扩散时，直接手术切除是主要方法，例如，切除部分或整个病肾，创伤小且恢复快。但若肿瘤较大、侵犯周围组织、病理分级较高，单靠手术不够，需结合靶向药、免疫治疗或放疗，多手段联合提高疗效。

**核心观点二：特殊患者可选消融或主动监测代替手术。**

- 观点解读：年龄大、体质差或有严重疾病的患者，手术风险较高。此时可用射频、冷冻消融（微创灭活肿瘤）或定期复查观察肿瘤变化，既能控制病情又降低治疗风险。

## 10 对于晚期转移性肾癌，靶向治疗和免疫治疗的作用机制是什么，如何选择合适的药物和治疗方案？

**核心观点一：靶向治疗阻断肿瘤血管生成及信号传递。**

- 观点解读：靶向药物像"断粮部队"，通过抑制肿瘤血管生成，切断癌细胞营养供应；同时干扰癌细胞内部的信号传递，阻止其生长扩散。常用药物如舒尼替尼可精准打击血管生成关键因子VEGF。

**核心观点二：免疫治疗激活自身免疫系统杀灭肿瘤。**

- 观点解读：免疫药物如同"解除封印"，PD-1抑制剂能解除肿瘤对免疫细胞的抑制作用，让体内T细胞重新识别并攻击癌细胞。这种疗法利用人体自身防御系统对抗肿瘤，副作用相对较小。

**核心观点三：多学科团队制订个性化方案。**

- 观点解读：由肿瘤科、泌尿外科、基因检测专家等组成团队，结合患者身体状态、治疗史等综合判断，像"量身裁衣"般设计最适合的方案，确保治疗安全有效。

## 11. 尿路上皮癌的非肌层浸润性和肌层浸润性患者的治疗方法有哪些差异，各自的治疗原则是什么？

**核心观点：非肌层癌术后需膀胱灌注治疗，肌层癌强调术前化疗。**

- **观点解读**：把膀胱比作一个房子，由内向外分为内层墙皮 – 黏膜上皮、中间砖层 – 肌层、外层墙皮外饰 – 浆膜层。非肌层浸润癌，通常首先考虑电切这种保膀胱手术；而肌层浸润癌通常首先考虑膀胱全切手术。非肌层癌患者术后需根据风险分层，向膀胱内灌注化疗药或卡介苗（BCG），直接杀灭残留癌细胞，减少复发。而肌层癌患者在手术前常需先做全身化疗（新辅助化疗），缩小肿瘤并消灭潜在转移灶，提高手术成功率和生存率。

## 12. 手术治疗是泌尿系肿瘤的重要治疗方式，不同类型的手术（如根治性手术、保留器官手术等）的适应证和手术要点是什么？

**核心观点一：根治性手术彻底切除肿瘤，适用早期或局部进展期肿瘤。**

- **观点解读**：针对肾癌、膀胱癌和前列腺癌等早期或已局部扩散的肿瘤，需完整切除肿瘤及周围可能受影响的器官。例如，肾癌要切肾脏和肾脏周围脂肪，膀胱癌需切全膀胱及女性子宫、附件和男性前列腺、精囊、部分输精管，前列腺癌要保护性功能相关神经。

**核心观点二：保留器官手术需严格筛选早期小肿瘤患者。**

- **观点解读**：早期肿瘤体积小且未扩散时，可选择保留器官功能的手术。如 ≤ 4 厘米的肾肿瘤可部分切除肾脏；表浅膀胱癌通过内镜手术切除肿瘤，保留膀胱；低危前列腺癌可暂不手术，定期观察。

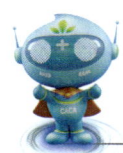

## 13 放疗和化疗在泌尿系肿瘤治疗中的应用原则和常用方案有哪些，如何减轻其不良反应？

**核心观点一：放疗主攻局部控制，用于无法手术或术后辅助治疗。**

- 观点解读：放疗通过高能射线杀灭局部肿瘤细胞，适合无法手术完全切除或身体条件差的患者。例如前列腺癌局部晚期可用放疗联合内分泌治疗；膀胱癌术前放疗可缩小肿瘤，术后放疗降低复发。治疗时需保护周围正常组织，减少副作用。

**核心观点二：化疗针对晚期转移性肿瘤，全身消灭癌细胞。**

- 观点解读：化疗药物通过血液到达全身，对抗扩散的癌细胞。晚期前列腺癌用多西他赛+泼尼松；膀胱癌常用吉西他滨+顺铂；肾癌化疗效果差，主要用靶向药。化疗会引起恶心、脱发和造血抑制等，需提前用止吐药并定期查血。

## 14 心理问题在泌尿系肿瘤患者中较为常见，如何进行心理干预和支持，帮助患者应对疾病带来的心理压力？

**核心观点：疾病教育减少患者恐惧感。**

- 观点解读：用简单易懂的方式向患者和家属解释疾病知识，比如，治疗方案、注意事项。了解真相后，患者能减少对未知的害怕，更主动配合治疗，避免因误解而过度焦虑。

## 15 / 泌尿系肿瘤患者在康复过程中需要长期随访，随访的内容和频率是怎样的，如何根据随访结果调整治疗方案？

**核心观点一：随访频率术后逐渐降低，前两年最密集。**

- 观点解读：术后 1～2 年每 3～6 个月复查，3～5 年每半年到一年复查一次，5 年后每年复查。早期复发风险高需密切监测，随时间推移风险降低，随访间隔可延长。

**核心观点二：疾病进展需个体化方案，多学科协作决策。**

- 观点解读：若肿瘤恶化，需重新评估患者身体状态、转移范围等，联合外科、肿瘤科等多学科专家制订新方案，如姑息治疗或临床试验。

## 16 / 对于接受靶向治疗或免疫治疗的患者，在康复期间需要注意哪些事项，如何监测和处理药物的不良反应？

**核心观点：轻微反应对症处理，严重时立即就医。**

- 观点解读：轻度皮疹可用外用药膏缓解，腹泻可口服补液盐防脱水；但呼吸困难、高烧不退、便血等严重症状，可能危及生命，需停用药物并紧急住院治疗，医生会调整用药方案。轻微高血压可行药物降压治疗，严重高血压不能控制时可酌情减量、换药或停药。造血抑制需定期复查血常规，根据贫血、白细胞低、血小板低等情况予以相应补充，贫血可导致乏力气促，白细胞低可导致继发感染，血小板低可导致出血，必要时减量、换药或停药。

中国肿瘤防治
核心科普知识

# 儿童肿瘤

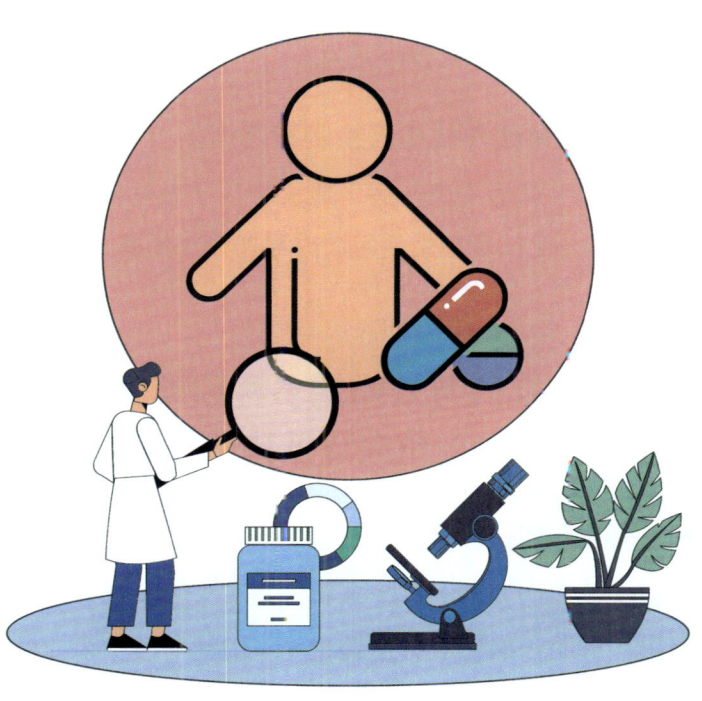

# 儿童肿瘤

**01** 儿童及青少年横纹肌肉瘤与多种遗传综合征相关，对于有相关遗传家族史的儿童，除了定期监测，日常生活中还能采取哪些措施预防发病？

**核心观点：有遗传倾向家庭需做基因检测和咨询。**

- 观点解读：如果家族中有相关遗传病，建议带孩子做基因检测，医生会根据结果制订针对性预防方案，比如调整生活习惯或增加筛查频率。

**02** 肝母细胞瘤的发病与妊娠期多种因素有关，母亲在孕期如何通过生活方式的调整来降低孩子患肝母细胞瘤的风险？

**核心观点：孕期均衡饮食，多摄入维生素及适量矿物质。**

- 观点解读：孕妇保持均衡饮食，多吃新鲜蔬果、全谷类等富含营养的食物，减少高脂肪高糖摄入，有助于胎儿器官健康发育。充足维生素和矿物质可维持细胞正常代谢，降低肝脏细胞异常增生的风险。

**03** 虽然神经母细胞瘤的发病原因尚不明确，但哪些生活环境因素可能与发病相关，如何避免儿童暴露于这些危险因素中？

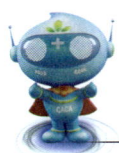

**核心观点：孕期避免接触化学物质及辐射源。**

- 观点解读：孕妇接触农药、重金属、辐射等有害物质可能增加胎儿患病风险。建议选择无污染的生活和工作环境，减少接触有害物质的机会，降低胎儿暴露风险。

## 04 / 已知部分儿童肿瘤与早产、低出生体重等因素有关，在孕期和围产期应采取哪些措施保障胎儿正常发育，降低相关肿瘤的发病风险？

**核心观点：通过定期产检监控胎儿发育状态。**

- 观点解读：超声、胎心监护等检查能及时发现胎儿生长受限、胎盘异常等问题。对妊娠期高血压、糖尿病等并发症早干预，可减少早产和低体重儿的发生。

## 05 / 对于有免疫缺陷的儿童，他们患某些肿瘤的风险增加，在日常生活中应如何增强免疫力，预防肿瘤的发生？

**核心观点：均衡饮食补充关键营养，增强免疫。**

- 观点解读：免疫缺陷儿童需摄入富含蛋白质、维生素和矿物质的食物，如瘦肉、鸡蛋、深色蔬菜和水果。这些营养素能修复免疫细胞，提升抗病能力。尤其是蓝莓、胡萝卜等含抗氧化剂的食物，可清除体内有害物质，减少细胞损伤，降低癌变风险。

## 06 / 肝母细胞瘤的临床诊断有时存在困难，如何综合运用临床表现、影像学检查和肿瘤标志物检测提高诊断的准确性？

**核心观点：综合三类手段可显著提升诊断准确性。**

- 观点解读：单独使用某一种方法易出现误判，需将症状观察（如肿块）、影像结果（超声/CT/MRI）和 AFP 检测结合分析。例如，腹部肿块＋影像学检查显示肝脏占位＋AFP 异常升高，三者共同指向肝母细胞瘤，避免与其他肝脏疾病混淆。

## 07 / 在儿童肿瘤诊断中，多学科会诊发挥着怎样的作用，涉及哪些学科的协作，如何更好地开展多学科会诊？

**核心观点：10 个学科协作覆盖诊疗全流程。**

- **观点解读**：从诊断到康复，需儿科、肿瘤科牵头，影像科定位肿瘤，病理科确认类型，外科制订手术方案，放疗、血液科设计放化疗，遗传、营养、心理等科室提供基因检测、体质改善和心理支持，形成治疗闭环。

## 08 / 当肿瘤的临床表现不典型时，如何避免误诊，特别是对于一些罕见儿童肿瘤，应如何进行鉴别诊断？

**核心观点：针对性实验室与影像学检查。**

- **观点解读**：根据症状选择血液检测（如肿瘤标志物）和影像检查（如 CT/MRI）。这些检查能精准定位病变位置和范围，帮助判断是否为肿瘤，尤其对罕见肿瘤的早期发现至关重要。

## 09 / 肝母细胞瘤的筛查主要依靠超声和血清 AFP 检测，对于这两种检测手段，如何提高其早期筛查的准确性和敏感性？

**核心观点：联合超声与 AFP 检测，互补筛查盲区。**

- **观点解读**：单独用超声可能漏掉微小肿瘤，单独测 AFP 可能受其他疾病干扰。两者结合既能看肝脏结构，又能查血液指标。若 AFP 升高但超声正常，需缩短复查时间，密切跟踪随访。

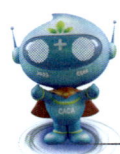

## 10 神经母细胞瘤筛查存在争议，如何保证早期发现的同时避免过度诊疗？

**核心观点：高危人群筛查代替全面筛查。**

- 观点解读：只针对有家族史或遗传风险的孩子进行筛查，避免所有儿童都做检查。这样既能查出真正高风险的孩子，又不会让健康孩子因假阳性结果接受不必要的穿刺等侵入性检查，减少家庭恐慌。

## 11 儿童及青少年横纹肌肉瘤的化疗方案根据危险度分组有所不同，如何在化疗过程中平衡疗效和副作用，提高患者的生活质量？

**核心观点：根据危险度分组制订个体化化疗方案。**

- 观点解读：医生会根据孩子的年龄、肿瘤位置、分期及危险程度（如低危、中危、高危）选择不同的化疗方案。例如低危组可能减少药物剂量以降低副作用，而高危组会强化治疗确保疗效。治疗中还会根据身体反应调整方案，个体化综合治疗。

## 12 神经母细胞瘤高危组的治疗强度大，包括化疗、手术、放疗、干细胞移植等多种手段，如何合理安排这些治疗的顺序和时机，以达到最佳治疗效果？

**核心观点：多学科协作动态调整方案。**

- 观点解读：由肿瘤科、外科、放疗科等多学科专家团队，根据患儿病情变化实时优化治疗步骤，确保各环节精准衔接，平衡疗效与安全性。

## 13 / 儿童肿瘤患者在治疗后常面临生长发育迟缓的问题，如何通过营养支持和康复训练促进患儿的生长发育？

**核心观点：定期监测并动态调整干预措施。**

- 观点解读：每 3~6 个月测量身高、体重、骨龄等指标，评估营养和康复效果。若发现生长速度落后，及时调整饮食结构或增加运动强度，必要时咨询内分泌科进行内分泌干预等治疗，确保干预措施始终匹配患儿实际需求。

## 14 / 儿童肿瘤治疗后，患儿可能出现心理创伤，如恐惧、焦虑等，如何进行有效的心理干预，帮助他们恢复心理健康、重建生活信心？

**核心观点：定期心理评估，开展游戏艺术疗法。**

- 观点解读：通过专业评估了解孩子恐惧、焦虑的严重程度，用游戏、绘画等轻松方式引导孩子表达情绪。比如用积木搭建释放压力，用色彩画作转移注意力，逐步缓解负面情绪。

## 15 / 接受化疗的儿童肿瘤患者容易出现骨髓抑制、免疫力下降等问题，在康复期间如何通过饮食和生活方式的调整提升免疫力，预防感染？

**核心观点：均衡摄入优质蛋白与维生素，保证睡眠，增强免疫基础。**

- 观点解读：蛋白质是免疫细胞的重要原料，鱼、瘦肉、蛋类等优质蛋白帮助修复组织；维生素 C 和维生素 E（如橙子、菠菜）能增强免疫细胞活性，提升抵抗力，降低感染风险。保证充分睡眠，有助于免疫力提升。

中国肿瘤防治
核心科普知识

# 食管癌

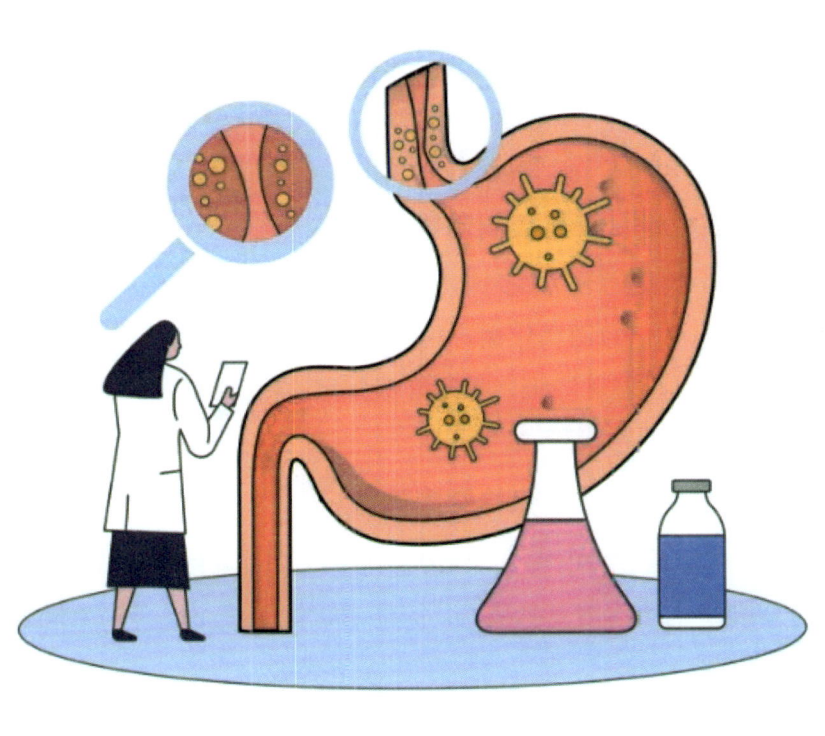

# 食管癌

## 01 食管癌的主要病因有哪些，如何从生活方式上预防食管癌？

**核心观点一：避免过烫及腌制食品，多吃新鲜蔬果。**

- 观点解读：超过 65℃的饮食会烫伤食管黏膜，反复损伤可能癌变。腌制、霉变食品含亚硝酸盐等强致癌物，长期食用风险高。新鲜蔬果中的维生素 C、叶酸等成分能修复黏膜损伤，阻断致癌物生成。

**核心观点二：彻底戒烟，严格限制酒精摄入。**

- 观点解读：烟草中的焦油等 70 多种致癌物会直接刺激食管细胞，吸烟者患病风险比不吸烟者高 3~8 倍。酒精代谢产物乙醛破坏 DNA，尤其烈性酒危害更大。戒烟 15 年后食管癌风险显著降低，接近非吸烟者水平。饮酒每日男性不超过 25 克酒精，女性不超过 15 克酒精。

**核心观点三：补充锌硒元素，保持健康体重。**

- 观点解读：锌、硒缺乏会降低食管细胞抗氧化能力，易受致癌物攻击。可通过海鲜、坚果等补充。肥胖者胃压增高易反流，BMI 建议控制在 18.5~24，腰围男性 <90 厘米、女性 <85 厘米。

**核心观点四：治疗胃食管反流，高危人群定期筛查。**

- 观点解读：反流性食管炎会导致巴雷特食管，癌变率比常人高 30 倍。质子泵抑制剂可有效控制反流。有家族史者建议 40 岁起每 2 年做胃镜，发现异常增生可内镜下微创治疗。

**核心观点五：细嚼慢咽，维护口腔健康。**

- 观点解读：狼吞虎咽会使粗糙食物划伤食管，建议每口咀嚼 20 次以上。缺牙、假牙不适会导致咀嚼不充分，每年洁牙并治疗龋齿，减少食物残渣对食管的机械刺激。

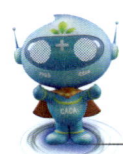

**核心观点六：控制腌制食品摄入，阻断霉变危害。**

- 观点解读：酸菜、腊肉等腌制食品含亚硝酸盐，与胃酸反应生成强致癌物亚硝胺。霉变花生、玉米中的黄曲霉素是 1 类致癌物。建议腌制食品每月食用不超过 2 次，霉变食物坚决丢弃。

## 02 吸烟和饮酒与食管癌发病的关系是怎样的，戒烟戒酒对预防食管癌有多大作用？

**核心观点一：吸烟饮酒是患食管癌的重要危险因素。**

- 观点解读：吸烟会吸入多种致癌物，长期刺激食管细胞导致癌变；饮酒（尤其高度酒）直接损伤食管黏膜，引发慢性炎症，为癌细胞生长创造条件。两者协同作用会大幅提高患癌风险。

**核心观点二：戒烟时间越长，食管癌风险降幅越大。**

- 观点解读：吸烟对食管的损伤具有累积效应。戒烟后身体会逐步修复受损组织，研究显示戒烟 5 年可使风险降低近 40%，戒烟 15 年以上风险接近不吸烟者水平。

**核心观点三：戒酒显著降低食管癌发病概率。**

- 观点解读：酒精浓度越高危害越大。完全戒酒后食管黏膜损伤可逐渐修复，慢性炎症消退，患癌风险随之下降。即便无法完全戒断，减少饮酒量也能降低风险。

**核心观点四：同时戒烟戒酒防癌效果更显著。**

- 观点解读：烟酒协同致癌作用比单独危害更大。研究证实同时戒除烟酒者，食管癌风险降低幅度可达 60% ~ 70%，远高于单独戒除其中一种的效果。

**核心观点五：有饮酒习惯者需严格限制酒精摄入。**

- 观点解读：长期饮酒人群即使不能完全戒酒，也应控制每日酒精摄入量（男性 < 25 克，女性 < 15 克），避免饮用高度烈性酒，可显著降低黏膜损伤程度。

137

## 03 / 饮食因素在食管癌发生中扮演何种角色，怎样的饮食结构有助于预防食管癌？

**核心观点一：避免过热饮食及腌制霉变食物，减少致癌物暴露。**

- 观点解读：长期吃烫食（超过65℃）会反复损伤食管黏膜，引发慢性炎症甚至癌变。腌制、熏制或霉变的食物（如咸菜、腊肉）含有亚硝胺等强致癌物，长期食用会显著增加食管癌风险。

**核心观点二：戒烟限酒，降低独立危险因素。**

- 观点解读：烟草中的焦油、酒精都会直接损伤食管细胞，两者协同作用会加速癌变。数据显示，吸烟者患食管癌风险比不吸烟者高3～8倍，饮酒者患食管癌风险比不饮酒者高2～5倍，戒除烟酒是最有效的预防手段之一。

**核心观点三：多吃新鲜蔬果和全谷物，补充抗氧化营养素。**

- 观点解读：西兰花、柑橘、胡萝卜等富含维生素C、维生素E和类胡萝卜素，能中和自由基，保护细胞免受氧化损伤。全谷物（如燕麦、糙米）的膳食纤维可促进肠道排毒，减少致癌物吸收。

**核心观点四：控制红肉和加工肉类，避免高盐饮食。**

- 观点解读：培根、香肠等加工肉含亚硝酸盐，高温烹饪的红肉会产生杂环胺，均可能诱发癌症。高盐饮食会破坏胃黏膜屏障，间接增加食管损伤风险，建议每日盐摄入量不超过5克。

**核心观点五：保持饮食均衡，维持健康体重。**

- 观点解读：营养不良或肥胖都会削弱免疫力。均衡摄入优质蛋白（如鱼、豆类）、适量乳制品，避免暴饮暴食，将体重指数（BMI）控制在18.5～24，可降低食管癌发生风险。

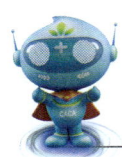

## 04 / 遗传因素在食管癌发病中占多大比例，有家族病史的人应如何预防？

**核心观点一：遗传因素占比因人群而异，家族史者风险高。**

- 观点解读：遗传因素约占食管癌风险的5%～10%，在不同地区、不同生活习惯的人群中占比不同。但家族中有食管癌患者的人，发病风险确实比普通人更高，更需重视预防。

**核心观点二：40岁以上有家族史者应定期内镜检查。**

- 观点解读：内镜能直接观察食管黏膜变化，尤其40岁以上且有食管癌家族史的人群，建议每1～3年检查一次，及时发现癌前病变或早期肿瘤，治疗效果更好。

**核心观点三：避免烫食和腌制食品，多吃新鲜蔬果。**

- 观点解读：65℃以上的食物会烫伤食管黏膜，反复损伤易引发癌变。腌制食品含大量亚硝酸盐，与食管癌密切相关。新鲜蔬果中的维生素和膳食纤维能帮助修复损伤、抑制癌细胞。

**核心观点四：戒烟限酒，保持健康体重和运动习惯。**

- 观点解读：吸烟会使食管接触70多种致癌物，酒精刺激食管黏膜。这两者都会显著增加患癌风险。通过控制体重、每周150分钟中等强度运动，可改善代谢，增强抗癌能力。

## 05 / 哪些人群属于食管癌的高风险人群，他们的筛查标准是什么？

**核心观点一：40岁以上男性、高发地区居民及有家族史者风险高。**

- 观点解读：年龄超过40岁的男性发病率显著上升，河南、河北等高发地区居民因饮食和环境因素患癌风险更高。若父母或兄弟姐妹患过食管癌，自身风险也明显增加，需特别警惕。

**核心观点二：长期吸烟饮酒、爱吃烫食腌制食品者易患病。**

- 观点解读：吸烟饮酒会反复刺激食管黏膜，增加癌变概率。经常吃超过 65℃ 的烫食会烫伤食管，腌制食品含亚硝酸盐，霉变食物含黄曲霉素，这些都会破坏食管细胞。

**核心观点三：患有巴雷特食管或慢性食管疾病需重点监测。**

- 观点解读：巴雷特食管患者的食管黏膜细胞长期异常，癌变率比普通人高 30 倍。反复发作的食管炎、溃疡等病变也会逐渐演变成癌症，必须定期复查。

**核心观点四：胃镜是筛查金标准，高危人群 2~3 年查一次。**

- 观点解读：胃镜能直接观察食管病变，40 岁以上有吸烟、高发地区居住等危险因素的人群，建议每 2~3 年做一次。发现可疑斑块或溃疡时，要立即取活检确诊。

**核心观点五：病变程度决定复查频率，重度病变需密集随访。**

- 观点解读：普通高危人群 2~3 年查一次即可。若发现轻度细胞异常（异型增生），需每年复查；重度异常或巴雷特食管患者，可能每 3~6 个月就要检查，具体由医生根据病变范围判断。

**核心观点六：早期筛查可显著提升治愈率，切忌拖延。**

- 观点解读：早期食管癌经内镜切除后 5 年生存率超 90%，而晚期患者生存率不足 20%。有高危因素者务必按时筛查，出现吞咽哽噎感、胸骨后疼痛等症状应立即就医。

## 06 食管癌筛查的常用方法有哪些，各自的优缺点是什么？

**核心观点一：内镜检查最可靠但需侵入操作。**

- 观点解读：内镜能直接观察食管病变，还能取活检明确诊断，准确性最高，但需将管子插入体内，可能引起喉咙不适，且依赖专业设备和医生技术，适合有条件医院开展。

**核心观点二：上消化道造影简便但易漏诊早期癌。**

- 观点解读：通过喝造影剂拍 X 光片，能显示食管形状变化，操作快、费用低，但早期病变不易被发现，也无法取组织活检，多用于初步检查或无法做内镜的患者。

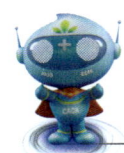

### 核心观点三：拉网法细胞学检查价廉但假阳性偏高。

- 观点解读：用带网气囊摩擦食管壁收集细胞，操作简单、成本低，对早期癌检测比较敏感。但可能因操作不当或细胞混杂导致误诊，需结合其他检查确认。

### 核心观点四：CT 扫描看肿瘤扩散但难查早期。

- 观点解读：CT 能显示食管肿瘤侵犯范围和淋巴结转移情况，帮助判断癌症分期，但对黏膜表面的早期病变不敏感，不能代替内镜确诊。

### 核心观点五：PET-CT 查转移准但费用高昂。

- 观点解读：通过追踪体内代谢活性，能精准发现癌症远处转移，对制订治疗方案很重要，但费用较高，通常用于疑似晚期患者而非普通筛查。

## 07 内镜检查在食管癌筛查中为何重要，哪些情况下推荐进行内镜检查？

### 核心观点一：内镜可直接观察并活检，是确诊金标准。

- 观点解读：内镜能直接查看食管黏膜的异常变化，发现早期癌症或癌前病变。当医生看到可疑区域时，还能用工具精准夹取组织样本化验，这是判断是否为癌症的最准确方法，误诊率极低。

### 核心观点二：超声内镜可评估肿瘤大小和浸润深度。

- 观点解读：通过超声内镜能清晰看到病变范围有多大，是否侵犯深层组织。比如肿瘤若只长在黏膜层，可能只需微创治疗；若已深入肌层，则需要手术切除。这些信息直接影响后续治疗方案选择。

### 核心观点三：40 岁以上高危人群需定期筛查。

- 观点解读：长期吸烟喝酒、爱吃烫食和腌菜、有家族史或来自食管癌高发区（如河南、河北）的人，40 岁后建议每 1～3 年做一次内镜。这类人群患病风险是普通人的 3～5 倍，早查早治可显著提高生存率。

**核心观点四：吞咽困难或胸痛者应立即检查。**

- 观点解读：如果出现咽东西卡顿、胸口闷痛、反复食物滞留感等症状，很可能是食管肿瘤堵塞了通道，需尽快做内镜排查。超过 50% 的患者确诊时已是中晚期，有症状再拖延会错过最佳治疗时机。

**核心观点五：治疗后患者要定期复查内镜。**

- 观点解读：食管癌治疗后 3 年内复发率高达 50%。通过定期内镜复查（如术后每 3～6 个月一次），能及时发现新发病灶或转移灶。即使复发，早期发现的二次治愈率仍可达 60% 以上。

## 08  食管癌的常见临床表现有哪些，早期症状容易被忽视的原因是什么？

**核心观点一：吞咽困难最常见，随病情加重。**

- 观点解读：食管癌患者最早出现的症状多为吞咽困难，尤其是吃干硬食物时感觉卡顿。随着肿瘤逐渐增大，食管腔会越来越狭窄，后期甚至难以吞咽流质食物，必须及时就医检查。

**核心观点二：胸背痛、体重减轻提示肿瘤进展。**

- 观点解读：当肿瘤侵犯周围神经或组织时，会引起胸痛或背痛。同时，因进食减少和癌细胞大量消耗营养，患者体重快速下降并感到乏力，这些症状出现时病情可能已较严重。

**核心观点三：胃食管反流、声音嘶哑为晚期信号。**

- 观点解读：肿瘤阻塞食管可能导致胃食管反流，而压迫喉返神经则引起声音嘶哑。这些症状通常出现在疾病中晚期，需立即就医排查。

**核心观点四：早期症状不典型，类似胃病易混淆。**

- 观点解读：食管癌早期可能仅表现为轻微吞咽不适或胸骨后灼热感，与胃食管反流病症状相似，容易被误诊或自行服药处理，导致延误治疗。

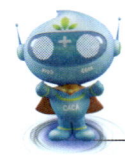

**核心观点五：症状间歇发作，患者易放松警惕。**

- 观点解读：早期不适感可能时有时无或时轻时重，患者误以为问题不大，未持续关注或检查，错过早期发现机会。

**核心观点六：公众认知不足，忽视早期征兆。**

- 观点解读：很多人对食管癌的早期表现缺乏了解，将吞咽困难归因于饮食不当或年龄增长，未能及时就医，确诊时常已到中晚期。

## 09 食管癌的癌前病变有哪些，如何及时发现和处理这些癌前病变？

**核心观点一：癌前病变包括巴雷特食管、上皮内瘤变等。**

- 观点解读：食管癌的癌前病变主要有四种：巴雷特食管（长期胃酸反流导致食管黏膜异常）、食管上皮内瘤变（分轻度和重度，可能发展为鳞癌）、慢性食管炎（长期炎症刺激）和食管白斑（黏膜增厚病变）。这些病变若不干预，可能逐渐恶化成癌症。

**核心观点二：高危人群需定期内镜检查早发现。**

- 观点解读：长期吸烟饮酒、有家族史或胃食管反流的人属于高危人群，应1~3年做一次胃镜。内镜能直接观察食管黏膜变化，取活检明确病变程度，尤其是巴雷特食管和上皮内瘤变患者需密切跟踪。

**核心观点三：内镜监测联合微创治疗阻截癌变。**

- 观点解读：高级别上皮内瘤变或早期癌变可通过内镜下切除（如EMR/ESD）或热消融彻底清除病变，避免开胸手术。轻度病变需缩短复查间隔（6~12个月），发现进展及时干预。

**核心观点四：药物控酸+生活习惯调整降低风险。**

- 观点解读：巴雷特食管患者需长期服用质子泵抑制剂（如奥美拉唑）减少胃酸反流，缓解炎症。同时戒烟酒、避免烫食和腌制食物，减少对食管黏膜的物理化学刺激，从源头预防癌变。

143

## 10. 食管癌术后常见并发症有哪些，如何预防和处理这些并发症？

**核心观点一：精细手术操作和术后管理可降低吻合口瘘风险。**
- 观点解读：吻合口瘘是食管癌术后最危险的并发症，手术中需确保吻合部位供血充足、无拉扯，术后严格禁食直到肠道恢复蠕动。若发生瘘，需立即禁食、引流脓液，通过静脉补充营养，严重时需二次手术修补或改道。

**核心观点二：早期活动及呼吸训练预防肺部感染。**
- 观点解读：术后患者因疼痛不敢咳嗽，易导致痰液堆积引发肺炎。建议术后尽早下床活动，每天练习深呼吸和有效咳嗽，必要时用雾化稀释痰液。若已感染，需用抗生素并配合拍背排痰。

**核心观点三：术中保护胸导管可避免乳糜胸。**
- 观点解读：手术中若损伤胸导管，淋巴液会漏入胸腔形成乳糜胸。医生需仔细结扎胸导管周围组织。一旦发生，患者需低脂饮食（因淋巴液含脂肪），严重时需静脉营养或再次手术结扎。

**核心观点四：保护胃供血能减少胃排空障碍。**
- 观点解读：术后胃可能因供血不足或神经损伤导致无法正常排空。手术中需避免过度牵拉胃部，术后用药物促进胃肠蠕动。若出现腹胀呕吐，需插胃管减压，并逐步从流食过渡到正常饮食。

**核心观点五：调整饮食和睡姿缓解反流性食管炎。**
- 观点解读：术后胃与食管连接处阀门功能减弱，易出现反酸烧心。建议少食多餐，避免油腻辛辣食物，睡前3小时禁食，睡觉时垫高枕头。药物如奥美拉唑可有效抑制胃酸分泌，减轻症状。

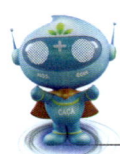

# 11 // 术后患者如何进行饮食管理，饮食调整对康复有何重要性？

### 核心观点一：术后饮食分三阶段逐步过渡。
- 观点解读：术后饮食需从流质（如米汤、菜汁）开始，适应后转为半流质（如粥、烂面条），最后恢复至正常饮食。这种渐进式调整能减轻胃肠负担，避免消化不适。

### 核心观点二：早期流质饮食需清淡无刺激。
- 观点解读：术后初期胃肠功能弱，清淡流质食物易消化且不刺激，如米汤、菜汁等，能减轻胃肠负担，促进伤口初期愈合。

### 核心观点三：半流质阶段少食多餐防过饱。
- 观点解读：半流质阶段应少量多餐，每天5～6顿，每餐分量减少。这样既能补充营养，又可避免腹胀或胃部反流等问题。

### 核心观点四：恢复期饮食需营养均衡易消化。
- 观点解读：即使恢复正常饮食，也要选择易消化的高蛋白、高维生素食物，如鱼肉、蒸蛋、软烂蔬菜，确保营养全面且不增加消化压力。

### 核心观点五：充足营养促进伤口愈合和增强免疫力。
- 观点解读：蛋白质是组织修复的关键，维生素和矿物质能增强免疫力。合理饮食可加速术后恢复，降低感染或并发症风险。

### 核心观点六：科学饮食预防并发症，提升生活质量。
- 观点解读：正确饮食管理能减少反流、肠梗阻等术后问题，帮助患者更快恢复日常活动，改善整体健康状态，提高生活信心。

## 12. 问题：放化疗后患者常出现骨髓抑制、恶心呕吐等副作用，康复期间如何缓解这些不适症状？

**核心观点一：定期监测血常规，针对性治疗骨髓抑制。**

- 观点解读：放化疗会降低血细胞数量，需每周查血常规。若白细胞减少，打升白针（G-CSF）预防感染；血小板低可用促血小板药（如TPO）预防出血；贫血可打促红素（EPO），严重时可输血预防出血，所有治疗需医生评估。

**核心观点二：分阶梯使用止吐药，预防和缓解呕吐。**

- 观点解读：不同的化疗药物，不同的化疗方案，选择不同的止吐药物，包括：三联止吐药（如：阿瑞匹坦，昂丹司琼和地塞米松）；二联止吐药（如：阿瑞匹坦和昂丹斯琼）以及单一止吐药，所有治疗需要医生评估。同时避免吃油腻辛辣食物，改吃粥、面条等易消化食物，少量多餐减少肠胃刺激。

**核心观点三：饮食清淡加强营养，改善身体机能。**

- 观点解读：康复期需补充高蛋白（如鸡蛋、鱼肉）和维生素，帮助修复受损组织。避免加重恶心的高脂食物，可用营养粉或输液补充营养。心理上保持乐观，通过家属陪伴或心理咨询减轻焦虑，促进恢复。

**核心观点四：医生动态调整方案，平衡疗效与副作用。**

- 观点解读：骨髓抑制严重时需暂停放化疗，用升血药恢复指标；呕吐难控制可更换止吐药组合。医生会根据血检结果、副作用程度等，调整药物剂量或治疗间隔，确保安全完成疗程。

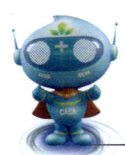

# 13. 食管癌患者康复过程中,如何应对可能出现的营养不良问题,除了饮食调整还有哪些补充营养的方式?

**核心观点一:肠内营养支持:鼻饲或造瘘补充营养。**

- 观点解读:如果患者吞咽困难或吃得太少,可通过鼻腔插管(鼻胃管、鼻肠管)或在腹部造瘘口(如胃造瘘)直接输入营养液。这种方法利用肠道吸收营养,比普通吃饭更高效,适合肠道功能正常的患者。

**核心观点二:肠外营养支持:静脉输液补充营养。**

- 观点解读:当患者肠道完全无法使用(如严重梗阻或肠功能衰竭),医生会通过静脉输注葡萄糖、脂肪乳、氨基酸等营养液,直接进入血液维持身体所需。这种方式适用于短期急救,长期使用可能增加感染风险。

**核心观点三:口服营养补充剂、高能量营养品辅助加餐。**

- 观点解读:患者可选择市售的高蛋白粉、全营养配方粉等,用温水冲泡饮用。这类产品营养密度高,体积小,能快速补充热量和蛋白质,适合饭量不足时作为加餐,帮助达到每日营养目标。

**核心观点四:药物辅助改善食欲和消化功能。**

- 观点解读:在医生指导下,使用促食欲药(如甲地孕酮)改善食欲,或补充消化酶帮助分解食物。这类药物能间接提升营养摄入效率,但需注意药物副作用,不可自行滥用。

## 14 食管癌患者术后体力活动应如何安排，不同恢复阶段的运动强度和类型有何建议？

**核心观点一：术后 1 ~ 2 周进行低强度活动，避免疲劳。**

- 观点解读：手术后前 2 周，患者应在床上做简单肢体活动（如抬腿、踝泵运动），逐渐过渡到床边站立和短时间行走。每次活动 5 ~ 10 分钟，每天 2 ~ 3 次，避免过度劳累。

**核心观点二：术后 3 ~ 6 周逐步增加中低强度活动。**

- 观点解读：术后 3 ~ 6 周，可增加室内步行至每天 30 分钟，做轻度家务（如洗碗），同时进行深呼吸、吹气球等呼吸锻炼，帮助恢复肺功能，但需避免剧烈动作。

**核心观点三：术后 7 周后开展中等强度运动，如慢跑、力量训练。**

- 观点解读：术后 7 周起，可根据身体情况选择户外步行、慢跑或骑自行车，每次 20 ~ 30 分钟，每周至少 5 天。加入哑铃、瑜伽等训练，增强肌肉力量和关节灵活性。

**核心观点四：术后 3 个月内避免剧烈运动和提重物。**

- 观点解读：术后 3 个月内，患者应避免跑步、举重等剧烈活动，防止伤口裂开或影响恢复，尤其是涉及胸腹部肌肉的动作。

**核心观点五：运动中出现胸痛、气短等症状需立即停止并就医。**

- 观点解读：若活动时出现胸痛、头晕、呼吸困难等不适，应立即休息，并及时联系医生，以防术后并发症或身体不耐受。

**核心观点六：运动计划需医生或康复师个性化指导。**

- 观点解读：每位患者恢复情况不同，应在专业指导下制订运动方案（如调整强度、类型），确保安全有效，避免自行决定导致风险。

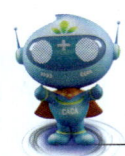

# 15. 中医中药在食管癌治疗中如何发挥作用，不同治疗阶段的中医治疗方案有何特点？

**核心观点一：中医辅助治疗改善症状并减轻放化疗副作用。**

- 观点解读：中医在食管癌治疗中主要帮助患者缓解不适（如疼痛、恶心），增强身体抵抗力，同时减少放化疗带来的副作用（如口腔溃疡、骨髓抑制），提高患者生活质量，部分中药还可能提升抗肿瘤效果。

**核心观点二：术前调理体质，增强手术耐受力。**

- 观点解读：手术前通过补气固表的中药（如玉屏风散）调理患者体质，改善虚弱状态，增强免疫力，帮助患者更好地承受手术创伤，降低术后并发症风险。

**核心观点三：术后健脾促恢复，降低复发风险。**

- 观点解读：术后用健脾益气的中药（如六君子汤）促进伤口愈合，恢复消化功能，加快体力恢复，同时调节身体内环境，减少肿瘤复发或转移的可能性。

**核心观点四：放化疗阶段护骨髓，缓解不良反应。**

- 观点解读：在放化疗期间，中医通过滋阴补血、温补脾胃的方剂（如生脉饮、黄芪建中汤）保护骨髓造血功能，减轻恶心呕吐、疲劳等症状，帮助患者顺利完成治疗。

**核心观点五：晚期姑息治疗缓解症状，延长生存。**

- 观点解读：晚期患者以改善生活质量为目标，根据症状辨证用药，如用养阴药缓解口干，疏肝药改善情绪，在控制病情进展的同时延长生存时间。

**核心观点六：个体化辨证施治贯穿全程。**

- 观点解读：中医治疗需结合患者体质、病情阶段及症状表现调整方案，例如，同是术后患者，脾胃虚弱者用健脾方，气血不足者用补血方，做到"一人一方"精准调理。

中国肿瘤防治
核心科普知识

# 乳腺癌

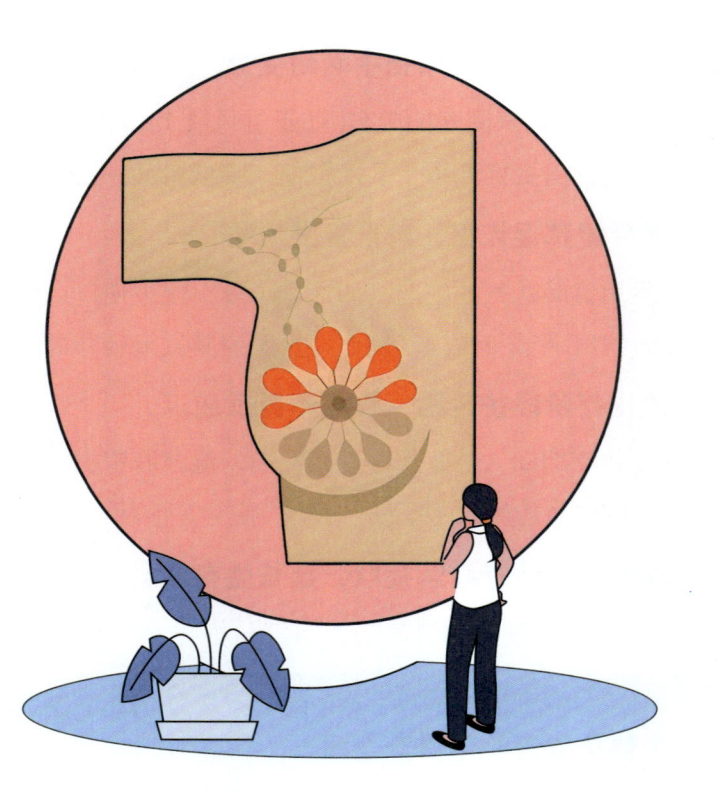

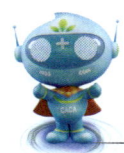

# 乳腺癌

## 01  乳腺癌的主要危险因素有哪些，如何针对性预防？

**核心观点一：遗传、年龄、月经、生育史为不可控高危因素。**

- 观点解读：女性年龄越大，发生乳腺肿瘤的累积风险会越高。初潮早、绝经晚、未生育或晚育也属高危。这类人群需定期筛查，包括专科体格检查，以及超声、钼靶等检查，早发现病变。如果家族中有乳腺癌患者或携带 BRCA1/2 基因致病突变者，可以考虑增加基因检测评估是否携带 BRCA1/2 基因致病突变。

**核心观点二：健康生活方式可降低乳腺癌发病风险。**

- 观点解读：控制体重、少吃高糖高脂食物、每周运动 150 分钟以上，能减少肥胖相关风险。同时戒烟限酒，避免长期接触放射线或致癌物，从生活习惯、饮食以及环境等方面切断危险因素。

**核心观点三：减少激素暴露和优化生育哺乳习惯。**

- 观点解读：非必要不长期使用雌激素类药物（如激素替代疗法）。鼓励 30 岁前生育并母乳喂养至少 6 个月，调节体内激素水平，降低乳腺细胞异常增生风险。

**核心观点四：高危人群需定期筛查与监测。**

- 观点解读：有家族史或 BRCA1/2 基因致病突变者，建议从 25 岁起每年做乳腺超声或钼靶检查，必要时结合增强磁共振检查。不伴有这些危险因素的女性可在 40 岁后每年定期筛查，早发现早治疗可大幅提高治愈率。

**核心观点五：控制饮酒和避免被动吸烟。**

- 观点解读：酒精会提高雌激素水平，每日饮酒超 15 克（约 1 杯红酒）风险增加 10%。吸烟或长期接触二手烟也会增加乳腺癌的风险，戒烟并远离吸烟环境至关重要。

## 02 / 有乳腺癌家族史的人群，应采取哪些预防措施？

**核心观点一：提早开始定期筛查，联合超声和钼靶检查。**

- 观点解读：乳腺癌家族史人群建议可以将常规筛查的年龄提前，比如从 30 岁开始，每年做乳腺超声检查，必要时结合乳腺 X 线钼靶检查。这两种检查互补性强，超声能发现致密乳腺中的肿块，钼靶擅长捕捉微小钙化灶，联合使用可提高早期病变检出率。

**核心观点二：基因检测评估遗传风险，指导精准预防。**

- 观点解读：通过 BRCA1/2 等基因检测，能明确是否存在遗传性突变。若检测阳性，则属于高危人群，可考虑将常规筛查的年龄提前，并且增加筛查频率，手术的适应证也会适当放宽，阴性者可按常规筛查。

**核心观点三：健康体重 + 规律运动 + 饮食调控。**

- 观点解读：保持 BMI < 24，每周运动 150 分钟以上，避免高脂高糖饮食。这些措施可改善体质并降低肥胖的发生率，在一定程度上可降低乳腺癌的发病风险。

**核心观点四：高危人群可药物预防，需医生指导。**

- 观点解读：明确存在乳腺癌发病高危因素，或经手术病理确定存在重度非典型增生的患者，可在医生指导下用药进行乳腺癌化学预防，例如口服他莫昔芬。

**核心观点五：BRCA1/2 基因致病突变者需进行遗传咨询。**

- 观点解读：携带 BRCA1/2 基因致病突变者，需进行遗传咨询，进行相应的筛查策略调整。国外对于携带此基因致病突变的 35~40 岁女性，有医生会建议其完成生育后切除双侧乳腺（降低 90% 以上风险）和卵巢（降低 80% 卵巢癌风险）。但国内对于预防性手术的指征把握会更严格。

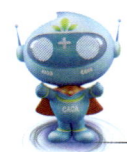

## 03 / 生活方式如饮食、运动、作息对预防乳腺癌有何影响？

**核心观点一：减少高脂高糖饮食，增加膳食纤维摄入。**

- 观点解读：高脂肪、高糖分食物易导致肥胖并且影响激素水平，从而在一定程度上增加乳腺癌风险。多吃蔬菜、水果、全谷物等富含纤维的食物，可调节激素代谢，从而降低患病概率。

**核心观点二：每周规律运动达标，降低乳腺癌风险。**

- 观点解读：建议每周进行 150 分钟中等强度或 75 分钟高强度运动。运动能控制体重、减少脂肪堆积，降低雌激素水平，同时增强免疫力，抑制异常细胞生长，有效预防乳腺癌。

**核心观点三：保持规律作息，避免熬夜，维持激素平衡。**

- 观点解读：熬夜会扰乱褪黑素分泌，影响雌激素代谢，导致激素失衡，增加乳腺病变风险。规律作息和充足睡眠有助于稳定激素水平，保护乳腺健康。

**核心观点四：健康生活方式综合降低乳腺癌风险。**

- 观点解读：虽然饮食、运动、作息不能完全杜绝乳腺癌，但三者结合可显著改善体质，减少患病概率。通过控制体重、调节激素和增强免疫力，形成多重防护机制，是经济有效的预防手段。当然，适龄女性每年定期到医院进行乳腺健康筛查也是非常必要的。

## 04 / 乳腺良性疾病会增加乳腺癌风险吗，该如何处理？

**核心观点一：非典型增生等良性疾病可能增加乳腺癌发病风险。**

- 观点解读：类似于广泛的导管内病变，或非典型增生尤其是重度非典型增生等情况在一定程度上属于癌前病变，比普通人患乳腺癌的风险高数倍。这类患者需要更密切的监测，不能按常规体检处理。

**核心观点二：高危患者需每 6 ~ 12 个月影像复查。**

- 观点解读：通过乳腺 B 超、钼靶等检查定期追踪病变变化，能及时发现早期癌变迹象。对于新增的并且增大较为迅速的病灶可能会需要进一步诊断与处理。

**核心观点三：健康生活方式可降低癌变概率。**

- 观点解读：控制体重、少吃高脂肪食物、每周运动 3 ~ 5 次、戒烟限酒，这些行为能调节体内激素水平，减少对乳腺的不良刺激，从而降低乳腺癌发生风险。

**核心观点四：特定药物可阻断雌激素致癌作用。**

- 观点解读：对于乳腺癌高危风险的患者，他莫昔芬等药物能阻止雌激素刺激乳腺细胞，适合有家族史或基因突变的高危人群。但可能引发潮热、血栓等副作用，需医生评估后使用。

## 05 定期体检对乳腺癌预防的重要性体现在哪些方面？

**核心观点一：早期发现乳腺异常，提高治愈率。**

- 观点解读：定期体检能发现无症状的乳腺肿块或病变，比如通过乳腺超声或钼靶检查。乳腺癌早期治愈率高达 90% 以上，而晚期治疗难度和费用大幅增加，定期检查可抓住最佳治疗时机。

**核心观点二：评估个体风险，制订筛查策略。**

- 观点解读：结合家族史、年龄、生活方式等因素，医生可评估患癌风险高低。高风险人群需更早、更频繁筛查（如每年一次），普通人群可适当降低频率。

**核心观点三：监测乳房变化，及时干预。**

- 观点解读：通过定期乳房自检，对比历年体检结果，能发现乳房内新出现的结节或原有肿块的生长趋势。快速生长可能提示癌变风险，早干预可避免病情恶化。

**核心观点四：增强健康意识，主动预防疾病。**

- 观点解读：体检过程中医生会普及乳腺自检方法，比如触摸检查是否有硬块，观察皮肤是否凹陷，乳头是否有溢液等。定期检查还能提醒女性关注乳房健康，养成良好生活习惯，降低患病风险。

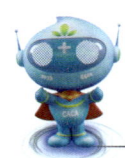

## 06 // 哪些人群属于乳腺癌的高风险筛查对象？

**核心观点一：一级亲属患乳腺癌或卵巢癌者。**
- 观点解读：母亲、女儿或姐妹中有人患乳腺癌或卵巢癌，血缘关系越近，患癌人数越多，则具有遗传风险的概率越高。这类人群需要比普通人更早、更频繁地筛查，建议每年进行乳腺超声或钼靶检查。

**核心观点二：携带 BRCA1/2 基因致病突变者风险显著增加。**
- 观点解读：BRCA1/2 基因致病突变会导致 DNA 修复功能缺陷，使乳腺癌发病率提高数十倍。这类人群建议从 25 岁开始每年筛查，必要时需做乳腺磁共振增强检查。

**核心观点三：乳腺不典型增生或原位癌病史者需警惕。**
- 观点解读：存在有"癌前病变"的患者，例如，曾患乳腺不典型增生或小叶原位癌的人群，需每 6 ~ 12 个月复查监测变化。

**核心观点四：青少年时期接受胸部放疗者风险高。**
- 观点解读：10 ~ 30 岁间因淋巴瘤等疾病接受过胸部放疗的人，乳腺组织对辐射敏感，放疗后患癌风险随年龄增长递增，建议提前开始筛查。

**核心观点五：长期使用激素替代疗法者需重点监测。**
- 观点解读：更年期女性若持续使用雌激素 + 孕激素替代治疗超过 5 年，外源性激素会刺激乳腺细胞异常增生，这类人群应缩短筛查间隔至半年一次。

**核心观点六：初潮早、绝经晚或晚育人群风险升高。**
- 观点解读：月经初潮 < 12 岁或绝经 > 55 岁者，乳腺受雌激素影响时间更长；35 岁后首次生育的女性，孕激素保护作用减弱，这些人群均需加强筛查。

## 07 // 目前常用的乳腺癌筛查方法有哪些，各有什么优缺点？

**核心观点一：乳腺 X 线（钼靶）常用有效，但对年轻女性及致密乳腺效果有限。**

- 观点解读：钼靶能精准发现钙化灶或结构扭曲的区域，是筛查乳腺癌的主要手段，但对年轻女性的致密乳腺组织穿透力差，容易漏诊。虽有辐射，但剂量较低，总体安全性可控。

**核心观点二：超声无辐射适合致密乳腺，但依赖医生经验。**

- 观点解读：超声没有辐射，特别适合年轻女性和致密型乳腺，能区分肿块是囊肿还是实体瘤。但检查结果受医生技术水平影响大，且难以发现微小钙化灶。

**核心观点三：增强 MRI 灵敏度高但费用昂贵，多用于高危人群。**

- 观点解读：增强 MRI 对肿瘤敏感，尤其适合乳腺癌高危人群或致密乳腺，但特异度相对稍低，并且检查耗时长费用高，通常不作为常规筛查项目。

**核心观点四：筛查需个体化选择，常需多种方法联合。**

- 观点解读：不同女性适用的筛查方式不同，比如年轻女性优先超声，高危人群加做增强 MRI。联合钼靶与超声可提高检出率，减少漏诊风险，医生会根据年龄、乳腺密度等制订方案。

## 08 / 乳腺 X 线检查在乳腺癌筛查中的适用人群和注意事项？

**核心观点一：一般风险女性 40 ~ 69 岁应定期乳腺 X 线筛查。**

- 观点解读：普通女性从 40 岁开始，建议每 1 ~ 2 年做一次乳腺 X 线检查，能有效发现早期乳腺癌，降低死亡率。如果乳腺组织较致密，可结合超声或增强 MRI 提高准确性。

**核心观点二：高风险女性可从 35 岁起提前筛查。**

- 观点解读：有乳腺癌家族史、基因突变（如 BRCA1/2）等高风险女性，需提前到 35 岁筛查，并根据医生建议选择检查方式（如 X 线联合增强 MRI），缩短筛查间隔。

**核心观点三：避免短期重复检查以减少辐射风险。**

- 观点解读：单次乳腺 X 线辐射量较低，但频繁检查可能累积放射风险，需遵医嘱控制检查频率，必要时用无辐射检查替代。

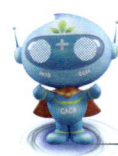

**核心观点四：致密型乳腺需联合超声或 MRI。**

- 观点解读：亚洲女性多为致密型乳腺，X 线可能漏诊，加做超声可发现隐藏肿块，MRI 则用于高危人群或复杂情况，提高检出率。

**核心观点五：筛查频率按风险调整为 1～2 年一次。**

- 观点解读：普通女性可每 1～2 年查一次钼靶检查，高危人群可每年查一次。具体需根据年龄、家族史、乳腺密度等调整，个性化方案更安全有效。

## 09 / 乳腺 X 线、超声、增强 MRI 等影像学检查在乳腺癌诊断中的作用和局限性是什么？

**核心观点一：乳腺 X 线检查对于结构扭曲、钙化性质的病灶具有优势。**

- 观点解读：乳腺 X 线（钼靶）是乳腺癌常用检查项目，在发现微小钙化、乳腺结构扭曲等方面具有极高的优势，尤其适合非致密型乳腺。对于老年女性而言，钼靶是首选的筛查工具，甚至可以替代增强磁共振检查，但对年轻女性和致密乳腺容易漏诊，且存在辐射风险，不建议频繁使用。

**核心观点二：超声检查对于肿块、结节性质的病灶具有优势。**

- 观点解读：超声检查安全无辐射，适合所有人群，因此同样作为乳腺癌筛查的首选工具，其在判断肿块或者结节的性质、形态、边界等方面具有极高的优势，对于乳腺高度致密的女性而言，同样能清晰显示是否存在肿块或者结节性质的病灶。但超声难以发现微小钙化，且结果准确性受医生操作水平影响较大，可能遗漏部分病变，因此多数情况下会与钼靶检查同时进行。

**核心观点三：增强 MRI 灵敏度最高但特异度稍低，费用高昂。**

- 观点解读：增强 MRI 对乳腺癌的检测灵敏度极高，适合高危人群筛查和术前评估，能精准显示肿瘤范围。但因特异性较低，可能将良性改变误判为需要警惕的区域，导致过度治疗。且检查费用高、耗时长，通常不作为常规筛查手段。

**核心观点四：联合多检查手段可互补短板。**

- 观点解读：单一检查均有局限性，临床常结合乳腺 X 线、超声和 MRI 联合诊断。例如，采用 X 线检查排除钙化或结构扭曲等异常情况，同时用超声筛查是否存在结节或者肿块性质的病灶，对于高危人群，或者超声与钼靶检查结果存在矛盾的情况，可进一步增加乳腺增强 MRI 检查。医生会根据患者年龄、乳腺密度、风险等级等制订个性化方案。

# 10 / 如何准确对乳腺癌进行分期，分期的依据和标准是什么？

**核心观点一：乳腺癌分期依据 TNM 系统评估肿瘤、淋巴结、转移情况。**

- 观点解读：TNM 系统是国际通用的癌症分期方法。T 指原发肿瘤的大小和是否侵犯周围组织，N 指癌细胞是否扩散到附近淋巴结，M 指是否有远处器官转移。医生根据这三个指标的组合来准确判断乳腺癌的严重程度。

**核心观点二：T 分级从 T0 到 T4，反映肿瘤大小及侵犯程度。**

- 观点解读：T0 代表未发现原发肿瘤，Tis 代表原位癌，T1 到 T3 表示肿瘤逐渐增大或侵犯周围组织，T4 代表肿瘤已侵犯胸壁或皮肤。肿瘤越大或侵犯范围越广，T 分级越高。

**核心观点三：N 分级从 N0 到 N3，衡量淋巴结转移范围。**

- 观点解读：N0 表示附近淋巴结未发现癌细胞，N1 到 N3 表示转移的淋巴结数量增多或位置更远，如腋窝、内乳或锁骨上淋巴结。淋巴结转移越多，病情越严重。

**核心观点四：M 分级分为 M0（无远处转移）和 M1（有转移）。**

- 观点解读：M0 表示癌细胞未转移到其他器官，M1 表示已转移到肺、骨等远处器官。一旦出现远处转移，乳腺癌即被定为最晚的Ⅳ期，治疗难度显著增加。

**核心观点五：综合 TNM 确定分期Ⅰ-Ⅳ，Ⅰ期早，Ⅳ期晚。**

- 观点解读：医生将 T、N、M 的结果组合后对应分期。例如，小肿瘤且未扩散（T1N0M0）为Ⅰ期；若出现远处转移（任何 T/N 但 M1）则为Ⅳ期。分期直接决定治疗方案的选择。

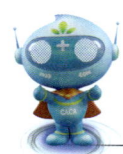

## 11 乳腺癌新辅助治疗的目的和适用人群、常用方案有哪些？

**核心观点一：新辅助治疗缩小肿瘤，提高保乳可能并评估疗效。**

- 观点解读：通过术前化疗或靶向治疗让肿瘤缩小，使原本需要全切的患者有机会保留乳房，同时根据治疗效果调整术后方案，并减少潜在的癌细胞转移风险，提高生存率。

**核心观点二：适用于局部晚期、炎性乳腺癌或希望增加保乳可行性的患者。**

- 观点解读：肿瘤较大、已扩散到淋巴结、炎性乳腺癌或希望保留乳房的患者，新辅助治疗能有效缩小肿瘤，提高手术成功率，并帮助医生判断哪种药物对患者最有效。

**核心观点三：HER2 阳性与三阴性乳腺癌的患者可适当放宽新辅助治疗指征。**

- 观点解读：HER2 阳性与三阴性乳腺癌对于新辅助治疗较为敏感，有更高的比例可以通过新辅助治疗达到临床完全缓解，从而提升总体治疗效果，因此更倾向放宽新辅助治疗指征。针对 HER2 阳性乳腺癌，使用曲妥珠单抗和帕妥珠单抗两种靶向药搭配化疗，能精准抑制癌细胞生长，显著提高治疗效果，甚至让部分患者术后检测不到癌细胞。

**核心观点四：激素受体阳性患者可选化疗或内分泌治疗。**

- 观点解读：对于激素受体阳性并且拟行新辅助治疗的患者，除了新辅助化疗之外，也可能从新辅助内分泌治疗中获益，不过具体的方案需由专业领域医师来进行制订。

## 12 乳腺癌治疗过程中，如何进行营养支持和心理干预？

**核心观点一：治疗全程动态评估营养，制订个性化方案。**

- 观点解读：从治疗开始到结束，定期评估患者营养状态，根据治疗反应调整饮食计划。例如，化疗期间恶心明显时，可增加易消化的高蛋白食物，帮助身体修复。

**核心观点二：高蛋白低糖饮食为主，多吃新鲜蔬果。**

- 观点解读：每天保证鱼虾、鸡蛋等优质蛋白摄入，控制精制糖和主食量。蔬菜水果提供抗氧化物质，促进免疫力恢复，避免加工肉和含糖饮料加重代谢负担。

**核心观点三：进食困难时及时采用营养补充手段。**

- 观点解读：当患者吞咽疼痛或食欲极差时，可服用营养粉冲剂补充能量。若肠胃功能正常但无法自主进食，可通过鼻饲管输入营养液，严重时由静脉输注营养。

**核心观点四：定期筛查心理状态，早发现情绪异常。**

- 观点解读：通过问卷调查或医患沟通，监测患者焦虑、失眠等情况。治疗中的脱发、体形改变易引发心理波动，及时干预可预防抑郁加重。

**核心观点五：构建医生–病友–家属三重支持体系。**

- 观点解读：心理医生教授情绪管理技巧，康复病友分享抗癌经验增强信心，家属参与护理培训，学会倾听和鼓励，共同营造积极康复环境。

**核心观点六：认知行为疗法纠正负面思维模式。**

- 观点解读：针对总担心复发或自我否定的患者，通过记录情绪日记、挑战错误认知等练习，将"我治不好了"转变为"积极配合就有希望"，改善心理状态。

## 13// 乳腺癌患者术后如何进行肢体功能锻炼，有哪些注意事项？

**核心观点一：术后锻炼分三阶段，由轻到强逐步恢复。**

- 观点解读：康复分早期、中期、后期逐步推进。早期先活动手指、手腕和肘部，防止关节僵硬；中期通过墙上爬高、肩部摆动等恢复肩部活动能力；后期用弹力带强化肌肉，完成肩部旋转等动作，全面恢复肢体功能。

**核心观点二：锻炼需循序渐进，避免过度用力。**

- 观点解读：术后肌肉和伤口需要时间愈合，锻炼强度要缓慢增加。例如，先做握拳，再尝试抬手，最后抗阻训练。突然用力可能导致伤口撕裂或加重水肿，影响恢复。

**核心观点三：根据恢复情况制订个性化方案。**

- 观点解读：每个人的手术类型、体质差异大，需医生评估后制订计划。如淋巴结清扫患者要减少手臂负重，而保乳手术患者可适当增加肩部活动范围，避免"一刀切"。

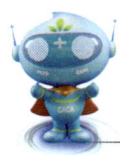

**核心观点四：锻炼后异常疼痛肿胀需及时就医。**

- 观点解读：轻微酸痛是正常现象，但如果患侧手臂持续刺痛、皮肤发热或肿胀明显，可能是感染或淋巴水肿加重，需立即停止锻炼并联系医生，调整康复方案。

**核心观点五：预防淋巴水肿，避免患肢提重物。**

- 观点解读：术后淋巴回流受阻，提重物或长时间下垂易引发水肿。建议患肢不提重物，睡觉时用枕头垫高，日常避免抽血、量血压等操作，降低水肿风险。

## 14. 如何预防和治疗乳腺癌术后的淋巴水肿？

**核心观点一：保护患肢防损伤感染，适度锻炼促循环。**

- 观点解读：术后避免患侧手臂提重物、受伤或高温刺激，防止感染引发水肿。每天做握拳、抬臂等轻柔运动，促进淋巴液回流，减少肿胀。

**核心观点二：穿戴弹力袖套辅助控肿。**

- 观点解读：长时间活动或乘坐飞机时，穿戴医用弹力袖套，通过适度外部压力维持淋巴液流动，预防水肿加重，需按医生建议选择合适尺寸。

**核心观点三：综合消肿治疗多手段结合。**

- 观点解读：包括皮肤护理、专业按摩引流、压力绷带和功能锻炼，需在康复师指导下分阶段进行，逐步改善淋巴循环，减轻肿胀。

**核心观点四：压力治疗联合物理器械消肿。**

- 观点解读：使用弹性绷带或定制压力衣，配合间歇性气压治疗仪，通过规律挤压促进淋巴流动，需长期坚持，避免水肿反复。

**核心观点五：药物或手术处理顽固病例。**

- 观点解读：严重水肿可短期使用利尿剂缓解症状，但需警惕副作用；药物治疗无效时，可考虑淋巴结移植等手术，需严格评估适应证和风险。

## 15 / 乳腺癌患者康复后如何进行自我监测和定期复查，复查项目有哪些？

**核心观点一：每月自检乳房，关注异常变化及全身症状。**

- 观点解读：推荐康复患者每月进行自我检查，定期至医院进行专科体格检查，对于全乳切除术后的患者检查患侧胸壁、对侧乳房、双侧腋窝以及锁骨上区域，对于保乳术后的患者检查双侧乳房以及局部淋巴引流区域。同时，若出现不明原因体重下降、持续疲劳、骨痛等全身不适，应立即就医排查复发风险。

**核心观点二：复查频率随康复年限延长逐步降低。**

- 观点解读：术后前2年每3～6个月复查一次，第3～5年每半年一次，5年后每年一次。随着康复时间增长，复发风险降低，复查间隔逐步延长，但需长期坚持监测。

**核心观点三：复查涵盖体格、影像及血液等基础项目。**

- 观点解读：每次复查需触诊乳房及周围淋巴结，每年做乳腺超声、钼靶或增强磁共振检查、胸部CT。血液检查包括肿瘤标志物（如AFP、CEA、CA125、CA199、CA15-3）、血常规和肝肾功能，帮助评估身体状态及肿瘤活性。

**核心观点四：高风险患者需针对性增加骨扫描或脑部MRI。**

- 观点解读：骨扫描用于排查骨转移，适合高复发风险患者；脑部MRI针对有中枢神经转移风险的人群。这些检查并非人人需要，需医生根据个体病情判断。

**核心观点五：个性化随访计划需结合医生建议调整。**

- 观点解读：患者年龄、病理类型、复发风险等因素不同，复查频率和项目需医生动态调整。患者应积极配合，按时检查，确保早发现、早干预。

中国肿瘤防治
核心科普知识

# 鼻咽癌

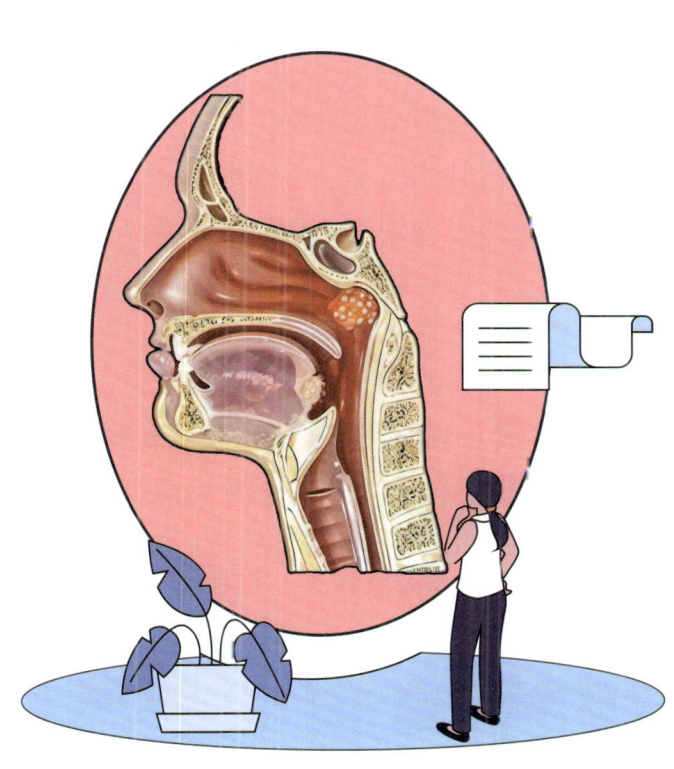

# 鼻咽癌

## 01  EB 病毒感染是鼻咽癌发生的重要危险因素，目前有哪些针对 EB 病毒的预防措施，其效果如何？

**核心观点：避免唾液传播，注意个人卫生。**

- 观点解读：EB 病毒主要通过唾液传播，减少共用餐具、亲吻等亲密接触可降低感染风险。同时保持口腔卫生，定期消毒餐具和公共物品表面，也能辅助预防病毒传播。

## 02  鼻咽癌"二阶段"筛查模式中，初筛指标选择 EBV 相关分子标志物的依据是什么，其准确性和局限性有哪些？

**核心观点一：EB 病毒与鼻咽癌高度相关，适合作为初筛指标。**

- 观点解读：EB 病毒是引发鼻咽癌的关键因素，绝大多数患者体内都能检测到该病毒的相关分子标志物（如 EBV-DNA 和抗体），因此选择它作为初筛指标有科学依据。

**核心观点二：血液检测 EBV 标志物操作简便易推广。**

- 观点解读：通过抽血就能检测 EBV-DNA、VCA-IgA 等指标，不需要复杂设备或侵入性检查，适合大规模人群筛查，基层医院也能开展。

**核心观点三：假阳性需结合影像或病理确诊。**

- 观点解读：普通 EB 病毒感染（如感冒）或健康人也可能显示阳性结果，因此初筛阳性者需通过鼻咽镜、MRI 等影像检查或病理活检进一步确认。

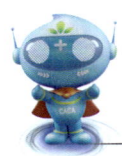

## 03 实验室及影像学检查在鼻咽癌诊断中具有重要作用，各项检查（如 MRI、CT、EB 病毒相关检测等）的侧重点和优势是什么，如何综合运用这些检查进行准确诊断？

**核心观点：综合运用 MRI+CT+EB 病毒检测提高准确性。**

- 观点解读：先通过 EB 病毒检测初筛高危人群，异常者用 MRI 评估肿瘤局部侵犯情况，再加 CT 确认骨质破坏范围，两者互补。最终由多学科团队综合所有结果，避免漏诊误诊，制订个性化治疗方案。

## 04 在鼻咽癌诊断过程中，如何评估患者的病情严重程度和预后，为后续治疗方案的制订提供依据？

**核心观点一：临床分期依据 TNM 系统，分期越高预后越差。**

- 观点解读：根据肿瘤大小（T）、淋巴结转移（N）和远处转移（M）进行分期。分期越高，说明肿瘤扩散范围越大，治疗难度增加，患者生存率降低。

**核心观点二：影像学检查全面评估肿瘤范围及转移。**

- 观点解读：通过 MRI 查看鼻咽肿瘤侵犯范围及颅底情况，CT 评估骨质破坏和颈部淋巴结，PET-CT 筛查全身转移，精准判断病情进展。

**核心观点三：EB 病毒 DNA 水平是重要预后指标。**

- 观点解读：血液中 EB 病毒 DNA 含量越高，提示肿瘤越容易复发或转移。治疗后持续高水平的患者需密切监测，必要时调整方案。

**核心观点四：病理类型影响治疗敏感性和预后。**

- 观点解读：鼻咽癌以非角化型未分化癌为主，对放疗敏感；其他少见类型可能需结合化疗或靶向治疗，疗效和生存率存在差异。

## 05 / 鼻咽癌的放疗技术多样，如调强放射治疗、质子重离子放疗等，不同放疗技术的适应证和优缺点是什么，如何选择合适的放疗技术？

**核心观点：调强放疗（IMRT）适合各期鼻咽癌，精准保护正常组织。**

- 观点解读：调强放疗通过计算机精准控制射线强度，让高剂量辐射集中在肿瘤部位，同时避开脑干、视神经等关键器官，减少口干、听力损伤等副作用。它是大多数鼻咽癌患者的首选，尤其是早期和局部晚期病例。

## 06 / 化疗在鼻咽癌治疗中占据重要地位，不同分期的鼻咽癌化疗方案有何差异，化疗过程中需要注意哪些不良反应及应对措施？

**核心观点一：早期鼻咽癌以放疗为主，通常无须化疗。**

- 观点解读：Ⅰ期鼻咽癌肿瘤局限在鼻咽部，未扩散到淋巴结或其他器官，通过精准放疗就能有效杀灭癌细胞。此时化疗的副作用可能超过治疗收益，因此一般不考虑化疗。

**核心观点二：局部晚期鼻咽癌推荐同期放化疗，联合诱导或辅助化疗。**

- 观点解读：Ⅱ－ⅣA期肿瘤范围较大或侵犯周围组织，单用放疗效果有限。同期放化疗（放疗期间同步用顺铂等化疗药）能增强疗效；若肿瘤过大，可先用多西他赛等药物缩小肿瘤（诱导化疗），或在放疗后用化疗清除残留癌细胞（辅助化疗）。

**核心观点三：转移复发鼻咽癌以全身化疗为主，常用吉西他滨+顺铂。**

- 观点解读：ⅣB期或复发患者癌细胞已扩散到肝、肺等器官，需通过化疗药物抑制全身转移。吉西他滨能干扰癌细胞复制，顺铂破坏癌细胞DNA，两药联用可控制肿瘤生长，延长生存时间。

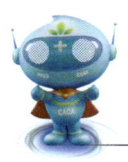

## 07 分子靶向及免疫靶向治疗为鼻咽癌患者带来了新希望，这些治疗方法的作用机制和适用人群是什么，如何选择合适的靶向药物和免疫治疗方案？

**核心观点**：免疫治疗解除免疫抑制，用于晚期、难治性患者。

- 观点解读：PD-1/PD-L1 抑制剂能解除肿瘤对免疫细胞的"蒙蔽"，让免疫系统重新识别并攻击癌细胞。适用于晚期、已转移或多次化疗/放疗失败的难治性患者，例如帕博利珠单抗等药物已被批准使用。

## 08 手术治疗在鼻咽癌治疗中适用于哪些情况，不同手术方式（如经鼻内镜手术、颈淋巴结清扫术等）的操作要点和术后注意事项有哪些？

**核心观点**：手术适用早期、放疗后残留复发及颈淋巴结转移。

- 观点解读：手术主要用于早期未扩散的鼻咽癌（如 T1N0M0 期），或放疗后仍有小范围残留、复发的病灶。若颈部淋巴结转移且放化疗无效，也可通过手术清除。

## 09 治疗过程中如何预防和处理各种并发症，如放射性口腔黏膜炎、化疗相关的骨髓抑制等，以提高患者的治疗依从性和生活质量？

**核心观点**：综合管理并发症，提升治疗信心和生活质量。

- 观点解读：通过及时预防和有效处理口腔炎症、骨髓抑制等问题，减轻患者痛苦，让治疗更顺利，帮助患者坚持完成疗程并维持正常生活。

## 10  对于不同特殊类型的鼻咽癌（如青少年儿童鼻咽癌、鼻咽腺癌等），其治疗原则和方法与普通鼻咽癌有何不同，需要注意哪些问题？

**核心观点一：青少年鼻咽癌需控制放疗剂量，保护发育。**

- 观点解读：儿童和青少年处于生长发育期，放疗时要严格控制剂量和范围，避免损伤脑部、骨骼及内分泌系统。例如，高剂量可能影响智力或面部发育，治疗中需定期检测甲状腺等激素水平，化疗主要用于辅助缩小肿瘤或预防转移。

**核心观点二：鼻咽腺癌对放疗不敏感，需强化化疗与手术。**

- 观点解读：这类肿瘤对放疗反应较差，因此化疗地位更高，常使用含铂类药物的组合方案。若放疗效果不佳或复发，可考虑手术切除。因其容易转移，治疗后需密切复查，同时注意减少过度治疗带来的副作用。

## 11  鼻咽癌患者治疗后常出现颈部纤维化、听力下降等远期副反应，如何进行有效的预防和治疗，改善患者的生活质量？

**核心观点：多措施整合提升患者远期生活质量。**

- 观点解读：结合精准放疗、功能锻炼、定期监测和分级治疗，减少颈部僵硬和耳聋发生，同时针对已出现的症状采取物理、药物或手术干预，全面改善患者生活状态。

中国肿瘤防治
核心科普知识

# 大肠癌

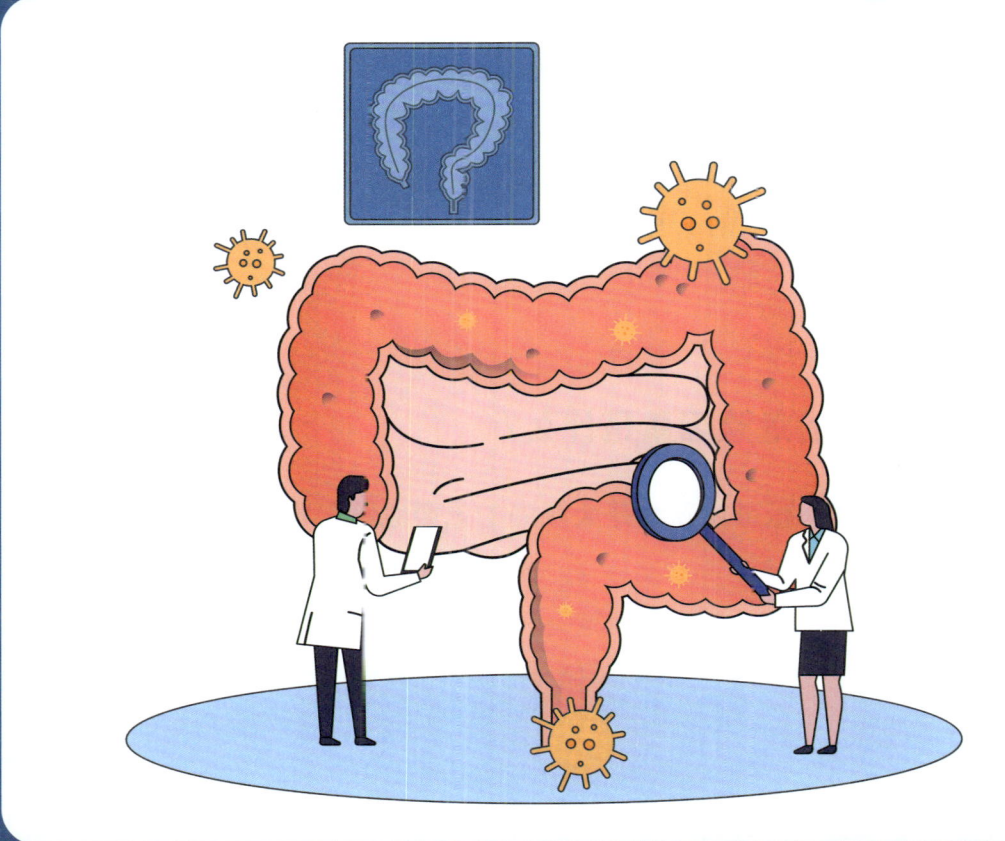

# 大肠癌

## 01 如何预防大肠癌？

**核心观点：大肠癌是可防可治的慢性病。**

- 观点解读：大肠癌是消化道上皮细胞在多种致病因素持续作用下，基因损伤逐渐累积的结果，属于一个多因素、多阶段、复杂渐进的过程。其发生发展通常需要十几年时间，因此具有较长的干预窗口期。通过健康生活方式、定期筛查及早期干预，大肠癌是可防可治的。

## 02 患大肠癌的危险因素是什么？

**核心观点：高脂肪、低纤维饮食是大肠癌的重要危险因素。**

- 观点解读：高脂肪饮食容易刺激肠道产生胆酸及其他代谢物，这些物质可能损伤肠道上皮细胞并促使癌变；同时，低纤维饮食会减少粪便体积，降低肠道蠕动速度，延长致癌物质在肠道内的停留时间。膳食纤维不仅能促进肠道蠕动，还能吸附并加速致癌物的排出。多食蔬菜、水果、豆类及全谷物，能有效降低大肠癌的发病风险。

## 03 慢性肠道炎症疾病能否诱发癌变？

**核心观点：慢性肠道炎症疾病可能诱发癌变。**

- 观点解读：溃疡性结肠炎、克罗恩病等慢性肠道炎症疾病患者，因长期反复炎症损伤，存在更高的大肠癌风险。

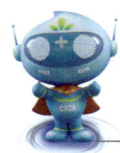

慢性炎症可持续刺激肠道黏膜，使肠道细胞修复过程中发生异常增生，并逐步演变为癌变。尤其是病史超过 10 年的慢性炎症患者，患癌风险显著提升。

## 04  戒烟限酒有助于预防大肠癌吗？

**核心观点：戒烟限酒有助于降低大肠癌风险。**

- 观点解读：烟草中的有害物质可诱发 DNA 突变，导致肠道细胞异常增殖，增加癌变可能。饮酒则会损伤肠道黏膜，促进炎症反应，进一步提升风险。戒烟限酒不仅有助于降低大肠癌风险，还可显著降低多种癌症及慢性疾病的发生概率，改善整体健康状况。

## 05  运动有助于预防大肠癌吗？

**核心观点：肥胖和缺乏运动是大肠癌的重要危险因素。**

- 观点解读：缺乏运动会降低肠道蠕动，增加肠道内有害物质的滞留时间，增加癌变风险。建议每周进行至少 150 分钟的中等强度有氧运动，保持健康体重。

    肥胖者体内胰岛素抵抗和慢性炎症状态更显著，容易刺激肠道细胞异常增殖。多项研究表明，肥胖患者患大肠癌的风险显著高于体重正常人群。

## 06  大肠癌的早期发现，可以改善预后吗？

**核心观点：大肠癌的早期发现可显著改善治疗效果。**

- 观点解读：研究显示，约 75% 的大肠癌患者在发现时已处于中晚期。由于大肠癌早期症状不明显，很多患者因忽视筛查而错失最佳治疗时机。早期发现的患者通过手术或微创治疗，5 年生存率可大幅提升。

粪便检测和肠镜检查是发现早期大肠癌的重要手段，尤其是肠镜检查可以直接发现并切除癌前病变（如腺瘤性息肉），降低癌症的发生率。

## 07 哪项检查可以筛查大肠癌？

**核心观点一：粪便检测和肠镜是筛查大肠癌的重要方法。**

- **观点解读**：粪便隐血检测作为简便的初筛手段，适合一般人群每年一次。该检测方法方便、成本较低，但其敏感度较低，容易漏诊部分早期病变，因此仅适合作为辅助筛查手段。

  若粪便检测结果异常，需进一步进行肠镜检查。肠镜检查不仅可发现早期癌症，还能及时切除腺瘤性息肉等癌前病变，显著降低大肠癌的发病率。

**核心观点二：肠镜检查是诊断大肠癌的关键。**

- **观点解读**：肠镜可直观观察肠道内病变，并通过活检确诊。肠镜检查不仅可以发现早期癌变病灶，还可通过镜下切除腺瘤性息肉等癌前病变，从而降低癌变风险。

  肠镜对早期病变、隐匿性出血和小型息肉的发现具有显著优势，是目前早期发现大肠癌的主要方法。

  此外，若在肠镜过程中发现可疑病变，医生可同时取样活检，以明确病变性质，提高诊断的准确度。

## 08 肠息肉有癌变风险吗？

**核心观点：发现肠息肉并非意味着患癌，但需及时处理。**

- **观点解读**：大部分肠息肉为良性，但部分腺瘤性息肉具有癌变风险。息肉直径≥1厘米、呈绒毛状或具有重度异型增生者，癌变风险更高。及时切除息肉并定期复查是有效的预防手段。

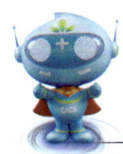

腺瘤性息肉可通过内镜切除，有助于阻断癌变过程。切除后的患者需根据息肉病理结果及数量制订后续治疗计划，遵循医嘱定期复查，确保病情得到及时监测。

## 09 大肠癌的早期症状有哪些？

**核心观点：便血、腹痛、排便习惯改变等症状应引起重视。**

- 观点解读：大肠癌早期症状往往不典型，许多患者会误以为是痔疮、肠炎等常见疾病，延误就医。若出现持续性腹痛、便血、大便变细、腹胀或体重下降等症状，应及时就医排查是否存在肠道病变。

  特别是50岁以上人群，若出现不明原因的消化道症状，应尽快检查，避免延误病情。

  对于有大肠癌家族史或患有慢性肠道疾病者，出现此类症状时更应提高警惕。

## 10 哪项检查对大肠癌有诊断价值？

**核心观点：CT、MRI可评估大肠癌的分期及转移情况。**

- 观点解读：CT检查可显示肿瘤在肠壁内的浸润深度及周围淋巴结、远处脏器是否存在转移情况。对于局部侵犯较深、疑似腹腔淋巴结转移或肝脏、肺部等远处转移的患者，CT具有较高的诊断价值。

  MRI对肝脏、盆腔等软组织的显示更为清晰，尤其适用于判断肿瘤对邻近器官和组织的侵犯情况。

  影像学检查是判断疾病分期、制订治疗方案的重要依据。结合CT、MRI检查，可更全面评估病变情况，为患者制订更精准的个体化治疗方案。

## 11  如何治疗大肠癌？

**核心观点：手术是治疗早期大肠癌的首选方法。**

- 观点解读：早期大肠癌患者通过手术切除病灶可达到根治目的。Ⅰ、Ⅱ期及部分Ⅲ期患者通过手术联合化疗，治愈率显著提高。随着腹腔镜和机器人辅助微创手术技术的发展，患者的术后恢复时间更短，术后疼痛减轻，住院时间缩短。

　　微创手术因其创伤小、恢复快、并发症少，已成为早期大肠癌手术的主要方法之一。部分患者在术前接受新辅助治疗（如放化疗或靶向治疗）可以进一步缩小肿瘤体积，增加手术成功率。

　　手术后患者需密切关注营养支持及康复训练，合理调节饮食，增强体质，以提高术后恢复速度。术后患者还需遵医嘱定期复查，包括CT、肠镜及肿瘤标志物检测，确保病情得到良好控制，及时发现可能出现的复发或转移，以便尽早采取有效干预措施。

## 12  大肠癌患者可以靶向治疗吗？

**核心观点：基因检测可指导靶向治疗，提高治疗效果。**

- 观点解读：EGFR、KRAS、BRAF等基因突变是大肠癌的常见驱动基因。基因检测可帮助医生选择相应靶向药物，提高治疗的精准度和效果。通过基因检测，医生可以为患者制订个体化治疗方案，避免"盲目治疗"，从而提高疗效并减少不必要的药物副作用。

　　靶向治疗针对具有特定基因突变的患者，疗效较传统化疗更显著，副作用相对较少。靶向药物可特异性地抑制癌细胞增殖、转移及耐药机制，帮助患者获得更佳的治疗效果。

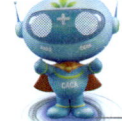

## 13 / 如何对大肠癌患者制订个体化治疗方案？

**核心观点：大肠癌的治疗应个体化，充分考虑患者状况。**

- 观点解读：治疗方案需根据患者年龄、身体状况、分期及基因特征等因素个体化制订，以确保最佳治疗效果。个体化治疗还需结合患者的生活方式、经济条件、心理状态及社会支持等多方面因素，以实现全面的健康管理。

  个体化治疗可结合患者的免疫功能、营养状态及生活质量需求，选择合适的手术、化疗、放疗及靶向药物方案。例如，对于早期患者可选择手术为主的根治性治疗，而中晚期患者则需结合多种治疗手段，制订综合治疗方案。

  对于部分年老体弱或无法耐受手术的患者，选择放化疗联合免疫治疗或靶向药物治疗等替代方案，也是提高患者生活质量和生存期的重要选择。对于体质较弱或存在合并症的患者，可优先选择副作用较轻、疗效稳定的个体化治疗方案。患者在治疗过程中需密切配合医生，积极参与康复和随访，及时反馈治疗中的不适和身体变化，便于医生动态调整治疗策略，进一步提升治疗效果。

## 14 / 大肠癌患者可以免疫治疗吗？

**核心观点：免疫治疗在大肠癌治疗中的应用日益增加。**

- 观点解读：免疫治疗已成为晚期大肠癌的重要治疗手段之一。免疫治疗的原理是通过激活患者的免疫系统，使其识别并攻击癌细胞。免疫检查点抑制剂（如PD-1、PD-L1抑制剂）是当前最常用的免疫治疗药物，可有效帮助患者恢复免疫系统的抗癌能力。

  研究表明，具有微卫星不稳定（MSI-H）或错配修复缺陷（dMMR）的患者，对免疫治疗反应较好，治疗效果显著。MSI-H/dMMR患者的肿瘤中突变负荷较高，更容易被免疫系统识别并消灭。此类患者在接受免疫治疗后，部分患者可实现长期无病生存，甚至达到治愈的可能。

此外，免疫治疗还可与放化疗、靶向治疗等方式联合，进一步改善患者的生存期和生活质量。研究发现，免疫治疗联合化疗或靶向治疗能增强疗效，延缓耐药发生，特别适用于部分无法耐受传统治疗或疾病进展迅速的患者。患者在接受免疫治疗期间，需密切关注免疫相关副作用，如皮肤反应、肠道炎症、内分泌异常等，及时就医并接受对症处理，以确保治疗的安全性和有效性。

## 15 // 大肠癌患者术后的注意事项有哪些？

**核心观点：大肠癌患者需定期复查，预防复发和转移。**

- 观点解读：术后患者需按医嘱定期进行 CT、肠镜及肿瘤标志物检测，以便及时发现复发或转移病灶，尽早干预。术后 1~2 年内是复发和转移的高峰期，应每 3~6 个月复查一次；术后 3~5 年，每半年至 1 年复查一次；5 年后无异常者，可每 1~2 年复查一次。复查项目包括影像学检查（如 CT）、肠镜检查及肿瘤标志物（如 CEA、CA199）监测，全面评估病情变化。

在复查过程中，若发现可疑病变，应立即采取进一步检查手段（如穿刺活检或 PET-CT），以确认病变性质并制订相应治疗方案。部分患者可能存在隐匿性转移或远处微小病灶，因此及时干预至关重要。术后患者还需密切关注自身健康状况，若出现持续腹痛、便血、消瘦、食欲不振等症状，应尽快就医，以防病情复发或恶化。

中国肿瘤防治
核心科普知识

# 神经肿瘤

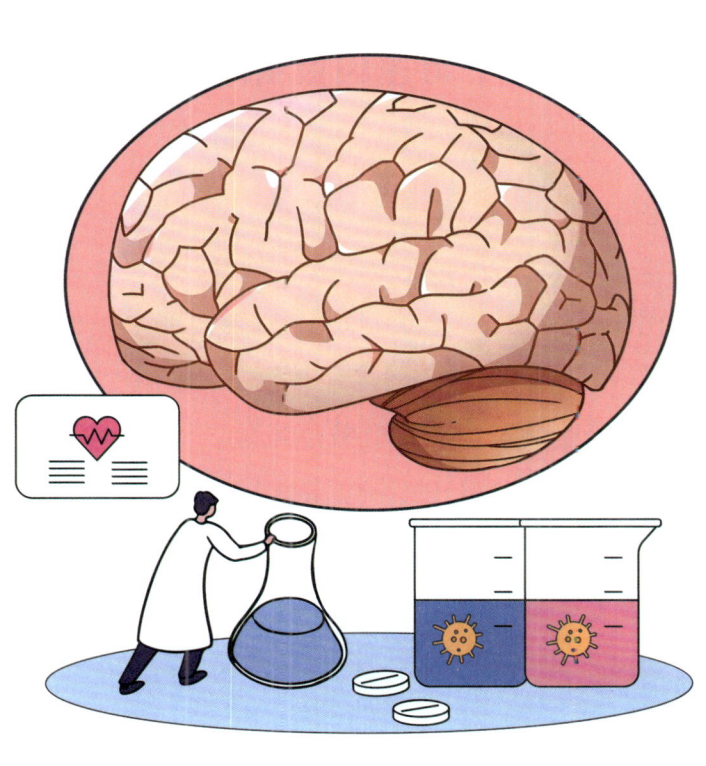

# 神经肿瘤

**01** 髓母细胞瘤与多种遗传性癌症易感综合征相关，对于有家族遗传病史的人群，除基因检测外，还能采取哪些有效的预防措施？

**核心观点一：个性化定期筛查，早期发现病变。**

- 观点解读：有家族史的人群应根据医生建议，定期做针对性检查，比如头部或脊髓的 MRI 等影像学检查。这类筛查能帮助在肿瘤未扩散时尽早发现，大幅提高治疗成功率，减少后续治疗难度。

**核心观点二：保持健康生活习惯，降低致癌风险。**

- 观点解读：坚持均衡饮食、规律运动，避免吸烟、酗酒或接触辐射等明确致癌因素。健康的生活方式能增强免疫力，降低身体对癌症的易感性，是预防癌症的基础手段。

**核心观点三：定期专业咨询，调整预防策略。**

- 观点解读：每半年或一年与遗传学专家、肿瘤科医生沟通，评估自身风险变化。医生会根据最新研究或家族病史更新筛查方案，并提供药物干预等建议，确保预防措施科学有效。

**核心观点四：警惕异常症状，及时就医干预。**

- 观点解读：日常需关注头痛、呕吐、步态不稳等可能与髓母细胞瘤相关的症状。一旦出现异常，应立即就诊检查，避免拖延导致病情进展，错过最佳治疗时机。

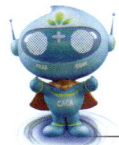

## 02 已知电离辐射是脑膜瘤的明确危险因素，从事放射相关职业的人群应如何做好防护，以降低患脑膜瘤的风险？

**核心观点：严守辐射安全规范，控制工作环境辐射剂量。**

- 观点解读：工作中必须遵守国家辐射防护标准，定期监测工作场所的辐射水平，确保辐射量在安全范围内。全程佩戴专业防护装备减少暴露。铅衣、防护眼镜等装备能像"防弹衣"一样阻挡辐射穿透身体。重点保护头部、胸部等关键部位，避免直接接触辐射源，最大限度减少身体受伤害，从源头避免过量接触，降低致癌风险。

## 03 对于免疫力低下易患原发性中枢神经系统淋巴瘤的人群，如 HIV 感染者，如何通过提升免疫力来预防该疾病？

**核心观点一：规范抗病毒治疗，提升免疫功能。**

- 观点解读：HIV 感染者需坚持使用抗病毒药物（如 ART），这类药物能有效抑制病毒复制，减少体内病毒数量，同时帮助免疫细胞（如 CD4+T 细胞）数量回升，从而增强身体对抗疾病的能力，降低淋巴瘤风险。

**核心观点二：定期监测免疫指标，优化治疗方案。**

- 观点解读：通过定期检查血液中 CD4+T 细胞水平和病毒载量，医生能评估患者的免疫状态。若发现指标异常，可及时调整用药方案，确保免疫系统维持在较优水平，预防疾病发生。

**核心观点三：接种关键疫苗，减少感染干扰。**

- 观点解读：接种流感、肺炎等疫苗，能避免常见病原体感染。这类感染可能进一步削弱免疫系统，而预防它们可间接保护免疫系统，减少淋巴瘤的诱发因素。

**核心观点四：保持健康生活，巩固免疫基础。**

- 观点解读：均衡饮食（如补充蛋白质和维生素）、适度运动、戒烟戒酒，这些习惯能直接增强免疫力，减少免疫系统负担，帮助身体维持正常防御功能。

**核心观点五：避免高危病原体接触，阻断致癌诱因。**

- 观点解读：EB 病毒等病原体与淋巴瘤相关，免疫力低下人群需注意防护（如避免不洁饮食或接触感染者），减少感染这类病毒的机会，从而降低患病风险。

**核心观点六：心理干预减压，维护免疫稳定。**

- 观点解读：长期压力会抑制免疫功能，通过心理咨询、社交支持或放松训练等方式缓解压力，有助于维持免疫系统正常运作，间接预防淋巴瘤发生。

## 04 / 对于髓母细胞瘤，除了定期颅脑 MRI 检查，还有哪些新兴的筛查方法具有潜在的应用价值？

**核心观点一：液体活检技术（如 ctDNA、外泌体）是新兴筛查方向。**

- 观点解读：通过检测血液或脑脊液中的肿瘤相关物质（如肿瘤 DNA 片段或携带肿瘤分子的小囊泡），可以间接发现肿瘤存在或复发的迹象。这种方法无须开刀，只需抽血或采集少量脑脊液即可，但目前技术还不够成熟，仍在研究中。

**核心观点二：检测循环肿瘤 DNA（ctDNA）可追踪基因突变。**

- 观点解读：肿瘤细胞死亡时会释放 DNA 片段进入血液或脑脊液。通过分析这些 DNA 的基因突变特征，能判断肿瘤是否复发、对治疗是否敏感。例如发现特定突变基因，可提示肿瘤恶性程度或耐药风险。

**核心观点三：外泌体携带肿瘤生物标志物用于检测。**

- 观点解读：外泌体是肿瘤细胞分泌的微小"包裹"，内含蛋白质、RNA 等物质。检测其中的肿瘤特异性成分（如某些 RNA 片段），可帮助判断肿瘤活跃程度，比传统影像检查更早发现微小残留病灶。

**核心观点四：新兴方法适用于早期预警和疗效评估。**

- 观点解读：现有 MRI 主要观察肿瘤大小变化，而液体活检能更敏感地发现分子层面的异常。例如，治疗前检测到某基因突变，治疗后该突变消失，说明药物起效；若再次出现，则提示可能复发。

### 核心观点五：液体活检当前仍处研究阶段，未成常规手段。

- 观点解读：虽然液体活检在实验室中已取得进展，但准确性和稳定性仍需验证。比如脑脊液检测需要腰穿取样，操作有风险；血液中肿瘤标志物浓度过低，检测难度大，因此尚未在临床推广使用。

## 05 脑转移瘤的发病率逐渐上升，对于肺癌、乳腺癌等高危人群，应如何制订合理的筛查计划，做到早期发现？

### 核心观点：癌症患者定期筛查脑转移。

- 观点解读：有基因突变的非小细胞肺癌、小细胞肺癌、HER2 阳性或三阴性乳腺癌、黑色素瘤、肾癌等因脑转移风险高，建议确诊时也要查脑部 MRI。此后，每 3~6 个月复查一次脑部 MRI。MRI 能发现无症状的小转移灶，做到脑转移瘤的早诊早治。癌症患者一旦出现手脚麻木、走路不稳、癫痫发作等症状，需尽快完成增强 MRI 等检查，拖延可能导致严重后果。

## 06 原发性中枢神经系统淋巴瘤发病较为隐匿，在无症状阶段，能否通过特定的检查手段进行早期筛查？

### 核心观点：无症状人群不推荐早期筛查手段。

- 观点解读：该病早期没有针对健康人群的筛查方法。这种淋巴瘤没有血液、脑脊液中的独特检测指标，无法像某些癌症通过肿瘤标志物（如 PSA 筛查前列腺癌）进行早期预警，导致筛查手段缺失。MRI 虽能清晰显示病灶，但检查费用高、耗时长，且需要注射造影剂，存在过敏风险。对无症状人群大规模使用既不经济，也会造成医疗资源浪费。早期发现依赖症状警觉性，及时检查，及时治疗。

## 07 / 对于不同病理类型和分期的中枢神经系统生殖细胞肿瘤，如何选择最佳的化疗、放疗和手术的组合治疗方案？

**核心观点一：生殖细胞瘤以放疗为主，化疗用于不适合放疗或播散患者。**

- 观点解读：生殖细胞瘤对放疗敏感，优先选择放疗。如果患者因年龄小或身体原因无法耐受放疗，或肿瘤已广泛扩散，则改用含顺铂、依托泊苷的化疗方案控制病情。

**核心观点二：非生殖细胞瘤需手术+化疗，残留病灶补充放疗。**

- 观点解读：这类肿瘤恶性度高，需先通过手术尽可能切除肿瘤明确病理，再用博来霉素+依托泊苷+顺铂的化疗方案杀灭癌细胞。若化疗后仍有残留肿瘤或效果不佳，需追加局部放疗。

**核心观点三：局限期优先手术+化疗，播散型先化疗后放疗。**

- 观点解读：肿瘤局限时，先手术切除再化疗巩固；若已转移或广泛扩散，先通过全身化疗缩小肿瘤范围，待病情稳定后再评估是否需要局部放疗，避免过早放疗损伤正常脑组织。

**核心观点四：治疗方案需个体化调整，考虑年龄和身体状况。**

- 观点解读：儿童患者需减少放疗剂量保护脑发育，老年人需降低化疗强度避免副作用。合并心肺疾病者慎用博来霉素，听力障碍者需替换顺铂等耳毒性药物。

**核心观点五：多学科团队协作制订全流程治疗方案。**

- 观点解读：由神经外科、肿瘤科、放疗科等多学科专家共同讨论，根据病理报告、影像分期和患者体能评分，动态调整手术时机、化疗周期和放疗范围，在疗效和安全性间取得平衡。

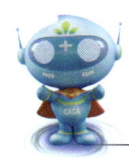

## 08 / 原发性中枢神经系统淋巴瘤对化疗和放疗较为敏感，但同时也存在不良反应，如何在治疗过程中平衡疗效和不良反应，提高患者的生活质量？

**核心观点一：个体化治疗，根据年龄和体质调整方案。**

- 观点解读：每个患者身体状况不同，例如老年或体质差的患者，需减少药物剂量或选择副作用小的方案，在保证疗效的同时降低治疗风险，提升治疗安全性。

**核心观点二：优选穿透血脑屏障的化疗药物，定期监测毒性。**

- 观点解读：选择能有效进入脑部的药物（如甲氨蝶呤），但需定期检查肝肾功能、血常规及神经损伤情况，发现异常及时调整剂量或暂停，避免严重副作用。

**核心观点三：精准控制放疗剂量，采用先进技术减少损伤。**

- 观点解读：全脑放疗剂量过高可能损伤记忆力和思维能力，需严格控制在安全范围。使用调强放疗等技术精准照射肿瘤区域，减少对正常脑组织的影响。

**核心观点四：强化支持治疗，预防并发症并心理疏导。**

- 观点解读：治疗期间预防感染，缓解恶心呕吐，补充营养改善贫血。同时提供心理支持，帮助患者保持积极心态，提升治疗信心和生活质量。

**核心观点五：定期随访评估，动态优化治疗方案。**

- 观点解读：治疗中密切跟踪病情变化和副作用，及时调整药物或放疗策略，确保治疗效果最大化，同时将不良反应控制在最低程度。

## 09. 针对复发或难治性的神经肿瘤，如复发的髓母细胞瘤、原发性中枢神经系统淋巴瘤，目前有哪些新的治疗手段和药物正在研究或应用？

**核心观点一：** 靶向药物精准阻断肿瘤生长信号通路。

- 观点解读：针对癌细胞异常活跃的特定信号分子，如髓母细胞瘤中的 Hedgehog 通路或淋巴瘤中的 BTK 蛋白，使用维莫德吉、伊布替尼等药物精准抑制，可减缓肿瘤进展。这类药物需通过基因检测筛选适用患者，目前处于临床试验阶段。

**核心观点二：** 免疫疗法激活自身免疫系统抗癌。

- 观点解读：通过改造患者免疫细胞（CAR-T 疗法），使其识别并杀死淋巴瘤细胞；或使用 PD-1 抑制剂解除癌细胞对免疫系统的"蒙蔽"，帮助人体自主攻击肿瘤。这些方法初步有效，但长期疗效仍需验证。

**核心观点三：** 强化化疗联合干细胞移植降低复发。

- 观点解读：对复发的髓母细胞瘤，先使用高剂量化疗强力灭杀癌细胞，再通过自体干细胞移植重建骨髓功能，减少治疗副作用。该方案能延长部分患者的生存期，但需严格评估身体耐受性。

**核心观点四：** 精准放疗技术减少脑组织损伤。

- 观点解读：采用立体定向放射外科（如伽马刀）或调强放疗，用高精度射线集中照射复发肿瘤，避免损伤周围正常脑组织，降低记忆力减退等后遗症风险，尤其适用于关键脑区的肿瘤。

**核心观点五：** 电场干扰和基因疗法探索抗癌新方向。

- 观点解读：电场治疗通过特定频率的电磁场干扰癌细胞分裂；基因疗法则用改造病毒定向破坏肿瘤细胞。两者均处于早期研究阶段，未来可能为无法手术或化疗无效的患者提供新选择。

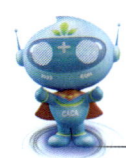

## 10. 在神经肿瘤的放疗过程中，如何利用先进的放疗技术，如质子治疗、立体定向放射外科等，提高放疗的精准性和疗效，减少对周围正常组织的损伤？

**核心观点一：质子治疗精准打击肿瘤，保护周边重要器官。**

- 观点解读：质子束通过"布拉格峰"特性，在肿瘤位置集中释放最大能量，减少对前方和后方正常组织的辐射。尤其适合靠近脑干、视神经等关键部位的肿瘤，显著降低并发症风险。

**核心观点二：立体定向放射外科高精度定位，单次或分次消灭肿瘤。**

- 观点解读：利用高精度定位系统，通过单次大剂量或多分割小剂量精准照射肿瘤。常用于脑转移瘤等小型病灶，既能有效控制肿瘤，又能最大限度保护周围正常脑组织。

**核心观点三：图像引导与自适应放疗实时调整，动态优化照射方案。**

- 观点解读：图像引导技术实时监控肿瘤位置，确保每次放疗精准到位；自适应放疗根据患者身体变化动态调整计划，例如肿瘤缩小或位移时重新优化照射范围，减少误伤风险。

**核心观点四：调强放疗灵活匹配肿瘤形状，避开关键结构。**

- 观点解读：通过调节射线强度分布，让高剂量区域精准贴合肿瘤形状，同时避开脑干、视神经等重要器官，降低对正常组织的损伤，提升治疗安全性。

## 11 / 药物治疗在神经肿瘤治疗中逐渐受到重视，如何根据肿瘤的分子靶点和患者的个体情况，选择合适的靶向药物和免疫治疗药物？

**核心观点：先检测肿瘤分子靶点，针对性选择靶向药物。**

- 观点解读：治疗前必须通过基因检测明确肿瘤是否存在特定基因突变或蛋白异常。例如，EGFR 突变可用奥西替尼、阿美替尼等靶向药，ALK 融合基因阳性则选克唑替尼。同时还需要综合考虑病人年龄、身体状况、肿瘤类型等因素，制订个性化方案。

## 12 / 髓母细胞瘤患者治疗后常出现神经认知功能损伤，如智力下降、学习能力受损等，如何进行针对性的康复训练来改善这些问题？

**核心观点一：计算机化认知训练提升基础脑功能。**

- 观点解读：通过专门设计的电脑程序或游戏，针对性锻炼注意力、记忆力等大脑基础能力。比如用记忆卡片游戏强化记忆存储，用逻辑谜题训练快速反应，逐步恢复患者处理复杂信息的能力。

**核心观点二：个性化教育计划适应认知水平。**

- 观点解读：根据孩子治疗后实际认知能力，制订专属学习方案。比如延长答题时间、拆分复杂知识点，同时组织小组互助学习，既保护学习兴趣又锻炼社交能力，帮助患者逐步回归正常学习节奏。

**核心观点三：心理 + 家庭双干预重建信心。**

- 观点解读：专业心理咨询帮助患者疏导焦虑情绪，通过角色扮演等练习培养积极心态。同时指导家长掌握沟通技巧，避免过度保护，用鼓励式互动帮助孩子在安全环境中恢复生活掌控感。

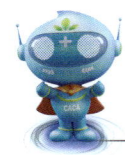

**核心观点四：运动治疗激活大脑功能。**

- 观点解读：平衡木行走、抛接球等协调性训练，能刺激小脑与大脑协同工作。职业治疗师会设计穿衣、洗漱等生活场景训练，用反复练习重建大脑对日常动作的记忆，提升独立生活能力。

**核心观点五：药物辅助促进神经修复。**

- 观点解读：在医生监控下，使用促脑代谢药物帮助修复受损神经细胞，或短期使用改善记忆的辅助药物。需定期评估效果，配合其他康复手段形成治疗闭环。

## 13. 中枢神经系统生殖细胞肿瘤患者在治疗后可能面临内分泌功能紊乱的问题，如性早熟、甲状腺功能减退等，应如何进行内分泌功能的康复和管理？

**核心观点一：定期监测激素水平和影像学变化。**

- 观点解读：通过定期抽血检测激素（如甲状腺激素、促性腺激素）和影像检查，能及时发现性早熟或甲状腺功能减退等问题，让医生快速调整治疗方案，防止病情加重。

**核心观点二：药物替代治疗补充缺失激素。**

- 观点解读：甲状腺功能减退患者需口服左旋甲状腺素片；性腺激素不足时，可在医生指导下补充雌激素或睾酮，帮助恢复身体正常代谢和生理功能。

**核心观点三：儿童患者需干预生长和性发育。**

- 观点解读：若孩子身高发育迟缓，经评估后可注射生长激素；性早熟则用药物延缓青春期，避免骨骼过早闭合影响成年身高。

**核心观点四：健康生活方式辅助内分泌恢复。**

- 观点解读：保持均衡饮食（如适量蛋白质、维生素）、规律运动和充足睡眠，能改善身体代谢，减轻激素紊乱引起的疲劳、肥胖等问题。

**核心观点五：多学科协作制订个性化管理方案。**

- 观点解读：内分泌科、肿瘤科等专家共同跟踪患者情况，综合评估后确定药物、康复训练等计划，提高治疗效果并减少副作用。

**核心观点六：心理支持改善患者情绪问题。**

- 观点解读：激素异常可能导致焦虑或自卑，心理咨询可帮助患者正确认识疾病，缓解压力，积极面对生活。

## 14/ 脑转移瘤患者在康复过程中，如何进行心理干预，帮助他们应对疾病？

**核心观点：医护 + 家庭 + 社会联合提供心理支持，缓解焦虑恐惧。**

- 观点解读：医护人员耐心倾听患者的真实感受，理解他们的担忧，用真诚的沟通建立信任关系，能有效减轻患者对病情的恐惧感，帮助他们逐渐接纳现实，增强积极配合治疗的信心。家属陪伴与鼓励非常重要，避免过度保护或冷漠两种极端。同时利用病友互助组织、社区志愿者等资源，让患者在情感关怀和实际生活帮助中感受到温暖，减少孤独无助感。

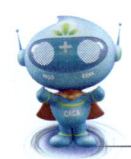

## 15. 原发性中枢神经系统淋巴瘤患者治疗后，可能会因放化疗出现身体虚弱、免疫力下降的情况，在康复期间如何通过饮食和运动提升身体素质、增强免疫力？

**核心观点一：均衡摄入蛋白质、维生素及膳食纤维。**

- 观点解读：蛋白质是修复身体组织的重要原料，如鱼肉、豆类等；维生素C（如橙子）和维生素E（如坚果）能增强免疫力；膳食纤维（如全谷物）可促进消化，减少便秘风险。多样化饮食能为康复提供全面营养支持。

**核心观点二：避免高盐高糖及烟酒，少量多餐多饮水。**

- 观点解读：高盐、高糖食物和烟酒会加重代谢负担，影响恢复。分多次进食可减轻消化压力，每日饮足够水（1.5~2升）能维持代谢平衡，帮助身体排毒。

**核心观点三：选择低强度运动并规律进行。**

- 观点解读：散步、瑜伽等低强度运动可改善心肺功能，增强体力。每天坚持15~30分钟，逐渐形成习惯，但需避免剧烈运动，防止能量过度消耗。

**核心观点四：运动循序渐进，避免过度疲劳。**

- 观点解读：从5~10分钟短时运动开始，根据身体耐受逐步延长时间和强度。若出现头晕、气促等不适，应立即停止去休息，避免免疫力进一步下降。

**核心观点五：个体化调整，遵循专业指导。**

- 观点解读：每位患者体质不同，饮食和运动方案需结合自身情况调整。建议定期咨询医生或营养师，确保方法安全有效，避免盲目照搬他人经验。

**中国肿瘤防治**
核心科普知识

# 骨肿瘤

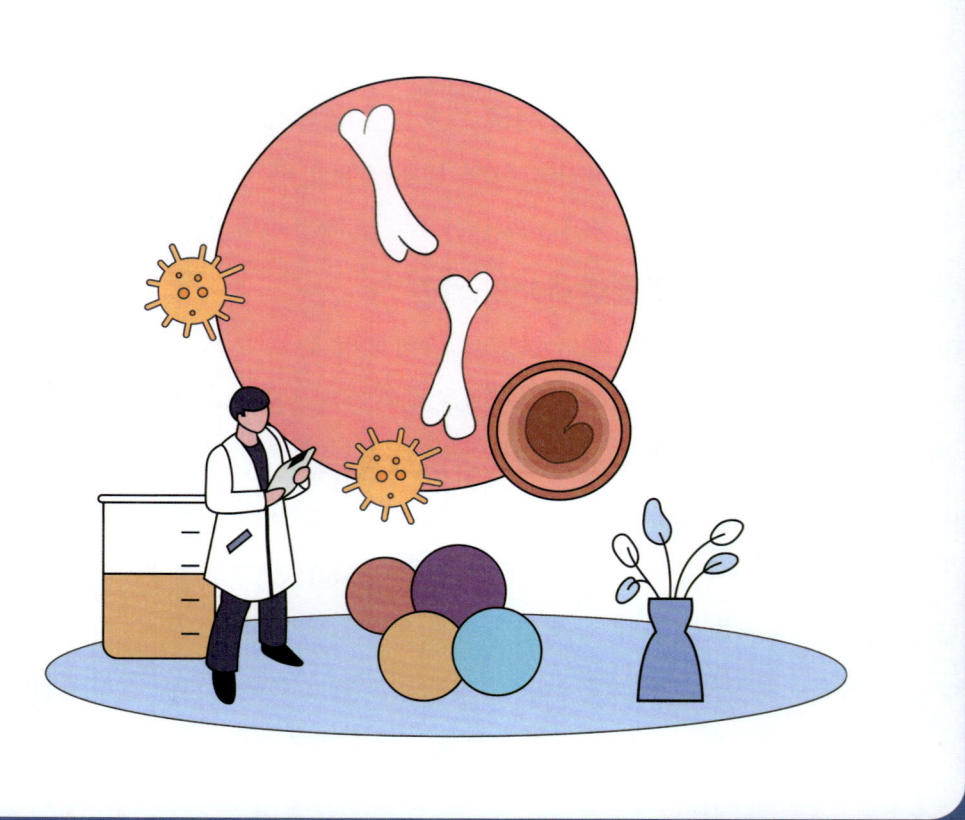

# 骨肿瘤

## 01 骨肉瘤与多种遗传因素相关，对于有相关遗传家族史的人群，日常生活中除基因检测外，还能采取哪些措施预防发病？

**核心观点一：警惕骨痛肿胀症状，及时就医排查。**

- 观点解读：若发现不明原因的持续性骨痛、局部肿胀或活动受限，应尽快就医检查，尤其家族史人群更需重视，早期确诊可提高治疗效果。

**核心观点二：定期影像学检查，监测高风险骨骼部位。**

- 观点解读：有家族史的人群建议定期做 X 线、MRI 等检查，重点观察骨肉瘤高发部位（如膝关节周围、肱骨近端），能帮助早期发现骨骼异常，及时干预。

## 02 骨巨细胞瘤好发于特定年龄段和部位，针对该人群，在日常生活中如何通过早期症状察觉疾病，从而实现早发现、早干预以预防病情进展？

**核心观点一：20～40岁青壮年需警惕长骨端疼痛肿胀。**

- 观点解读：骨巨细胞瘤高发人群为20～40岁，常见于股骨、胫骨、桡骨的骨头末端。若这些部位出现持续疼痛或轻微肿胀，即使不严重，也要重视，可能是肿瘤早期信号，尽早就医排查。

**核心观点二：影像学检查是确诊关键。**

- 观点解读：X线可初步显示骨质破坏情况，CT和MRI能更清晰观察肿瘤范围和软组织侵犯。青壮年群体出现症状时，应尽早完成这些检查，明确诊断后通过手术或药物干预控制病情。

## 03 软骨肉瘤病因尚不明确，但部分与既往骨病变有关，对于骨软骨瘤、内生软骨瘤等疾病的患者，应采取哪些措施预防其恶变为软骨肉瘤？

**核心观点一：症状加重时及时就医评估。**

- 观点解读：如果病变部位出现持续疼痛、肿胀加剧或活动受限，可能是肿瘤恶变的信号。此时应尽快就诊，通过专业检查判断是否需调整治疗方案，避免延误。

**核心观点二：高风险病变尽早手术切除。**

- 观点解读：当肿瘤生长加速或引起严重不适时，建议手术彻底切除病灶。此举不仅能缓解症状，还能显著降低残留组织癌变的风险，尤其适用于青少年快速生长期的骨病变患者。

## 04 尤文肉瘤具有一定的遗传易感性，在青少年和年轻成人中发病率较高，从生活环境和生活方式角度出发，如何降低这一群体患尤文肉瘤的风险？

**核心观点：避免接触辐射和工业致癌物。**

- 观点解读：减少在化工厂、放射线环境中的暴露，新装修房屋要检测甲醛等有害物质。这些环境因素可能引发基因突变，虽然尤文肉瘤的具体诱因不明，但远离致癌物可降低整体癌症风险。保持良好的饮食习惯，减少"垃圾食品"的摄入。

## 05 目前已知部分骨肿瘤与射线等环境因素有关，从事相关职业的人群应如何做好防护，降低骨肿瘤的发病风险？

**核心观点一：严守辐射防护标准，控制剂量在安全范围。**

- 观点解读：工作环境中必须严格执行国家及国际辐射安全标准，确保辐射剂量不超过限值。通过专业设备监测并调整辐射量，避免长期积累对骨骼造成不可逆损伤，从源头上降低骨肿瘤风险。

**核心观点二：规范穿戴专业防护装备。**

- 观点解读：铅衣、防护眼镜等装备能有效阻挡大部分有害射线，减少身体直接暴露。需定期检查防护设备的完整性，确保无破损或老化，重点保护骨骼密集区域（如脊柱、四肢）及造血器官。

**核心观点三：定期筛查骨骼健康问题。**

- 观点解读：从事辐射相关职业者应每年接受骨密度检测、X线或核医学检查，早期发现骨结构异常或肿瘤迹象。高危人群可缩短筛查间隔，及时干预能显著提高治愈率并减少并发症。

**核心观点四：减少暴露时间并保持安全距离。**

- 观点解读：遵循"时间最短、距离最远、屏蔽最严"原则。例如，操作设备时尽量缩短停留时间，增加与辐射源的距离（如使用机械臂替代人工操作），并用铅板等屏障阻隔辐射，最大限度减少身体接触。

**核心观点五：强化职业防护培训与意识。**

- 观点解读：定期学习辐射危害知识、防护设备使用规范及立急处理流程。通过模拟演练和考核，帮助从业者养成正确操作习惯，避免因疏忽或错误操作导致意外暴露，全面提升防护能力。

## 06 / 骨肉瘤早期症状易与生长痛混淆，对于儿童及青少年，除了出现疼痛肿胀症状时进行检查，是否有必要定期进行专项筛查？

**核心观点**：X 线为首选初筛，MRI、CT、骨扫描分层确诊。

- 观点解读：怀疑骨肉瘤时，先用 X 线快速筛查骨骼异常；若发现可疑病变，则用 MRI 进一步明确肿瘤范围和性质，CT 检查肺部是否转移，骨扫描排查其他骨骼转移风险。但是不推荐上述检查为常规体检。

## 07 / 软骨肉瘤的筛查中，对于成年后原有骨病变或新发病变的软骨帽厚度超过 2 厘米的情况，除了怀疑肉瘤变进行进一步检查外，还应关注哪些指标以明确诊断？

**核心观点一**：关注影像学特征如病变边界、钙化及骨破坏。

- 观点解读：通过 X 线、CT 或 MRI 检查，若发现病变边界模糊、钙化分布不均匀、骨皮质被破坏或周围有软组织肿块，可能提示恶性病变，需进一步排查。

**核心观点二**：评估病变生长速度，警惕快速增大。

- 观点解读：良性骨病变通常生长缓慢或多年不变，如果短期内明显增大（如几个月内增长超 1~2 厘米），需高度怀疑恶变为软骨肉瘤。

## 08 对于有骨肿瘤家族史的人群，在进行肿瘤筛查时，除了常规检查项目，是否需要增加特殊的检查项目或提高检查频率？

**核心观点一：增加 MRI/CT 等影像学检查，重点监测高风险部位。**

- 观点解读：有骨肿瘤家族史的人群，建议在常规检查基础上增加 MRI 等更精准的影像检查，尤其是针对家族病史中易发肿瘤的部位（如关节、长骨等），这些检查能更早发现微小病变，避免漏诊。必要时做 CT 检查。

**核心观点二：定期随访监测病情变化。**

- 观点解读：即使检查结果正常，也要长期定期回医院复查。医生通过对比历史数据，能更快察觉异常迹象，及时干预，避免延误治疗。

## 09 软骨肉瘤对化疗效果有限，对于不可切除或复发的软骨肉瘤患者，除了放疗和临床试验，是否有其他潜在的治疗方法或药物正在研究中，其疗效和安全性如何？

**核心观点一：靶向治疗针对特定分子，处于研究阶段。**

- 观点解读：科学家正在研究能精准打击软骨肉瘤细胞特定分子的药物，例如，阻断 mTOR 或 IGF-1R 信号通路的抑制剂。这些药物通过干扰癌细胞生长所需的"指令"发挥作用，但目前效果和副作用仍在临床试验中验证，尚未广泛应用。

**核心观点二：免疫治疗尝试激活免疫系统，早期探索中。**

- 观点解读：软骨肉瘤通常免疫细胞少，属于"冷肿瘤"，但研究者在测试 PD-1/PD-L1 抑制剂等免疫药物，试图唤醒人体免疫系统识别并攻击肿瘤。早期试验显示部分患者可能受益，但整体效果不确定，需更多数据支持。

## 10 / 保肢手术是骨肿瘤治疗中保留患者肢体功能的重要手段，但保肢手术存在一定的风险和局限性，如何在保证手术安全性的前提下，提高保肢手术的成功率，降低局部复发率？

**核心观点一：多学科协作精准评估手术范围。**

- 观点解读：术前需骨科、影像科等多科室联合，通过 MRI、CT、ECT、X 线等检查明确肿瘤位置和侵犯范围，必要时行 PET-CT 检查，共同制订手术计划。准确划定切除边界，既要彻底切除肿瘤，又要尽可能保留健康组织，降低复发风险。

**核心观点二：严格无瘤原则结合功能重建技术。**

- 观点解读：手术中采用特殊操作防止癌细胞扩散，比如，分区域操作、及时冲洗等。切除肿瘤后，用人工关节、自体骨移植等方法重建肢体功能，既保证安全性，又能让患者术后恢复行走、活动能力。

## 11 / 骨肿瘤患者在康复期间，因长期治疗可能出现心理问题，如焦虑、抑郁等，如何进行有效的心理干预，帮助患者树立积极心态，更好地配合康复治疗？

**核心观点一：定期心理评估结合专业支持疏导情绪。**

- 观点解读：通过定期与患者沟通，医生能及时发现焦虑、抑郁等情绪问题，并给予专业心理疏导。例如，鼓励患者说出内心感受，用倾听和陪伴帮助缓解压力，防止负面情绪积累影响康复。

**核心观点二：认知行为疗法重塑积极思维模式。**

- 观点解读：针对患者常出现的"病治不好""拖累家人"等消极想法，通过认知行为训练帮助患者调整心态，例如用成功案例增强信心，教患者用"我能坚持治疗"等正向语言替代负面念头，提升抗压能力。

**核心观点三：家庭陪伴+病友互助构建支持网络。**

- 观点解读：家属多陪伴患者，给予情感支持，比如，一起制订康复计划或外出散步。同时鼓励患者加入病友群，分享抗癌经验，互相打气。这种双重支持能减轻孤独感，让患者感受到被关爱和接纳。

**核心观点四：放松训练与正念冥想缓解焦虑。**

- 观点解读：教患者简单易学的放松技巧，比如，深呼吸时数到5再缓慢吐气，或者逐步放松全身肌肉。正念冥想则通过专注呼吸、观察身体感受，帮助患者停止胡思乱想，专注于当下，减少对病情的过度担忧。

**核心观点五：必要时短期药物辅助稳定情绪。**

- 观点解读：对于长期失眠、情绪崩溃或出现自杀倾向的严重患者，在医生指导下使用抗抑郁药物，帮助快速稳定情绪。但需配合心理疏导，避免过度依赖药物，待情绪平稳后逐步减量。

## 12. 接受保肢手术的骨肿瘤患者，术后肢体功能恢复至关重要，如何根据手术方式和患者个体差异，制订个性化的康复训练计划，提高肢体功能恢复效果？

**核心观点一：分阶段设定康复目标，逐步恢复功能。**

- 观点解读：术后恢复分早、中、后三期。早期（1~4周）以减轻肿胀、缓解疼痛为主，比如用冰敷和轻柔活动关节；中期（5~12周）增加肌肉力量训练，如抬腿、握力练习；后期（3个月后）重点恢复日常活动，如走路、上下楼梯，循序渐进避免二次损伤。

**核心观点二：根据手术类型调整训练重点。**

- 观点解读：不同手术康复方式不同。关节置换术后，先练关节弯曲再练站立，避免过早负重；骨移植患者需保护移植部位，初期用支架固定，逐渐增加活动范围；内固定术后早期可轻微活动促进血液循环，后期加强肌肉协调训练。

**核心观点三：个性化调整训练强度与频率。**

- 观点解读：根据年龄、体质灵活调整。比如老年人或体弱者，减少单次训练时长，增加休息间隔；恢复快的患者可适当增加抗阻训练，如弹力带练习，但需避免过度疲劳。

**核心观点四：定期复查评估效果，及时优化方案。**

- 观点解读：术后1个月、3个月、半年定期检查关节活动度、肌肉力量等指标，根据恢复情况调整训练计划。若出现疼痛加重或肿胀，需排查感染或移植物松动风险，尽早干预。

## 13. 骨肿瘤患者康复过程中，饮食营养对身体恢复起着关键作用，对于不同治疗阶段（如术后、化疗后）的患者，应如何调整饮食结构，满足营养需求，促进身体康复？

**核心观点一：术后多补优质蛋白和维生素C，促进伤口修复。**

- 观点解读：手术后要多吃鱼、瘦肉、鸡蛋、豆制品等优质蛋白，帮助伤口愈合；同时搭配橙子、猕猴桃等富含维生素C的水果，以及牡蛎、坚果等含锌食物，加速组织修复，让身体更快恢复。

**核心观点二：术后适量增加膳食纤维，预防便秘。**

- 观点解读：手术可能影响肠胃功能，建议吃全谷物和蔬菜补充膳食纤维，既能避免便秘，又能保证营养均衡，但注意不要过量，以免引起腹胀。

**核心观点三：化疗后饮食需高热量高蛋白，补充营养消耗。**

- 观点解读：化疗会消耗大量体力，建议多吃鸡蛋、牛奶等高蛋白食物，搭配粥、汤类等易消化的主食，既能提供充足能量，又不会给肠胃增加负担。

**核心观点四：化疗后避免辛辣油腻，减少恶心呕吐。**

- 观点解读：化疗期间肠胃敏感，辛辣、油炸食物可能加重恶心呕吐，应选择清淡、软烂的食物，比如米粥、清汤面，帮助身体更好吸收营养。

**核心观点五：化疗期间多喝水，促进排毒。**

- 观点解读：每天保证充足水分，能帮助排出化疗药物残留的毒素，比如白开水、淡茶或果蔬汁，但避免一次喝太多，少量多次更科学。

**核心观点六：饮食方案需个性化，必要时咨询营养师。**

- 观点解读：患者体质不同，比如消化能力差或过敏人群，需根据具体情况调整饮食。若营养摄入不足，建议找专业营养师定制专属食谱，避免盲目进补。患者化疗期间首先要解决的是呕吐问题，无呕吐症状才可以通过饮食调整营养状态；患者术后首要解决电解质紊乱、贫血、低蛋白血症等问题，患者有食欲后才能通过调整饮食满足营养需求。

## 14 部分骨肿瘤患者在康复期间需要长期使用辅助器具（如假肢、矫形器等），如何确保这些辅助器具的适配性和舒适性，提高患者的生活自理能力和生活质量？

**核心观点一：专业评估定制器具，避免通用不适。**

- 观点解读：由康复医师、假肢师等根据患者体型、残肢长度、日常活动需求等，量身设计和制作辅助器具，确保贴合身体，避免通用产品导致摩擦、压迫等不适。

**核心观点二：定期调整维护，适应身体变化。**

- 观点解读：患者体重变化或残肢萎缩时，需及时调整器具的松紧度、长度等；定期检查器械磨损情况，维修或更换部件，避免因器具不合导致皮肤损伤或功能下降。

**核心观点三：轻便透气材料 + 缓冲设计，提升舒适度。**

- 观点解读：优先选用轻便、透气的材料减少皮肤负担，在关节、残肢接触处加软垫或硅胶衬里，降低摩擦和闷热感，适合长期佩戴。

**核心观点四：系统训练正确使用，逐步适应。**

- 观点解读：患者需学习正确佩戴、行走及日常活动技巧，初期每天佩戴 2~3 小时，逐步增加，避免突然长时间使用导致皮肤破溃或肌肉疲劳。

**核心观点五：心理支持 + 个性化指导，增强生活能力。**

- 观点解读：帮助患者克服自卑、抗拒心理，鼓励使用辅助器具；根据其工作、运动等需求调整器具使用方式，提升做饭、穿衣等自理能力，重建生活信心。

## 15. 康复后的骨肿瘤患者面临重返社会的问题，在心理适应和职业规划方面，有哪些措施可以帮助他们顺利回归正常生活和工作？

**核心观点一：专业心理咨询缓解情绪问题。**

- 观点解读：患者康复后可能出现焦虑或抑郁，需专业心理咨询师帮助疏导负面情绪，学习应对压力的方法。通过定期心理疏导，患者能重建信心，减少对疾病的恐惧，逐步适应正常生活节奏。

**核心观点二：参与社交活动重建社会联系。**

- 观点解读：长期治疗可能导致社交能力退化。通过参加兴趣小组、社区活动等，患者能恢复与人沟通的能力，在集体互动中重新找到归属感，避免因孤独感阻碍社会融入。

**核心观点三：家庭支持营造康复环境。**

- 观点解读：家属需了解患者心理特点，避免过度保护或施加压力。通过情感陪伴、共同制订生活计划等方式，创造包容的家庭氛围，帮助患者平稳度过心理适应期。

**核心观点四：职业评估匹配身体条件。**

- 观点解读：由康复医生评估患者体力、肢体功能等情况，推荐适合的工作类型。例如避免重体力劳动，选择脑力工作或灵活岗位，确保职业选择与身体恢复程度相符。

**核心观点五：职业技能培训提升就业能力。**

- 观点解读：根据患者兴趣和身体条件，开展电脑操作、手工制作等培训。重点培养可居家办公或灵活就业的技能，弥补治疗期间的工作经验空白，增强再就业竞争力。

中国肿瘤防治
核心科普知识

# 前列腺癌

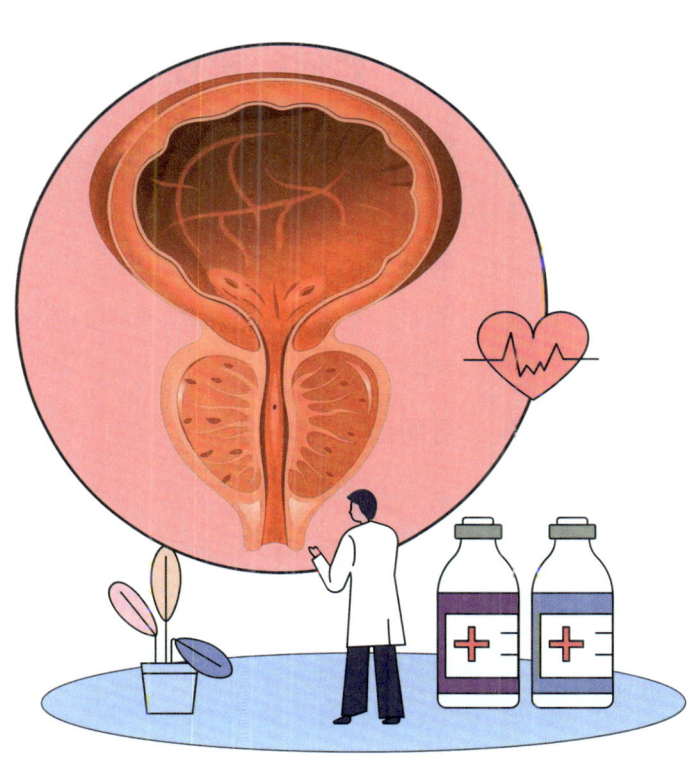

# 前列腺癌

## 01 / 前列腺癌的发病与年龄、种族、遗传、饮食等因素密切相关，在日常生活中，如何针对性地调整生活方式来预防前列腺癌？

**核心观点一：低脂高纤饮食，多食番茄绿茶。**

- 观点解读：减少动物脂肪摄入能降低激素水平对前列腺的刺激，多吃蔬菜水果和全谷物可补充抗氧化剂。其中，番茄中的番茄红素和绿茶中的茶多酚能清除自由基，抑制癌细胞生长。

**核心观点二：保持健康体重，每周运动 150 分钟。**

- 观点解读：肥胖会增加雄激素分泌，刺激前列腺增生。快走、游泳等有氧运动既能消耗脂肪，又能改善代谢，建议每天至少运动 30 分钟，分次进行更易坚持。

**核心观点三：戒烟限酒降低癌变风险。**

- 观点解读：烟草中的焦油和酒精代谢产物会损伤前列腺细胞 DNA，长期吸烟者患癌风险提高 30%。建议彻底戒烟，世界卫生组织（WHO）和美国癌症协会（ACS）建议降低酒精摄入以减少癌症风险，因此，尽可能减少酒精摄入，若饮酒应适量。

**核心观点四：高危人群定期筛查 PSA。**

- 观点解读：50 岁以上男性、有家族史人群风险较高，每年需做前列腺特异性抗原（PSA）血液检测和直肠指检。早发现癌变可及时干预，提高治愈率。

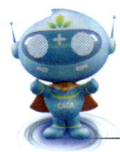

## 02 目前有哪些新兴的研究方向或潜在的预防手段，可能对降低前列腺癌的发病风险有帮助？

### 核心观点一：基因检测识别高危人群，指导精准预防。

- 观点解读：BRCA1/2 等基因突变会显著增加前列腺癌风险，通过基因检测可筛选出高危人群，针对性加强筛查频率（如定期 PSA 检测），必要时早期干预，降低发病概率。

### 核心观点二：健康饮食 + 运动 + 控制体重，简单有效防癌。

- 观点解读：多吃番茄、坚果等富含抗氧化剂的食物，少吃加工肉；保持 BMI 在 18.5~24；每周坚持快走、游泳等运动 150 分钟，能改善代谢，减少致癌风险因素。

### 核心观点三：特定药物可降低风险，但需医生评估。

- 观点解读：非那雄胺等药物能抑制前列腺异常增生，可能减少约 25% 的患癌风险，但可能引起性功能问题，需医生根据个体情况权衡利弊后使用。

### 核心观点四：抗炎与调节菌群或成未来新方向。

- 观点解读：长期前列腺炎症会加速细胞癌变，未来可能通过控制炎症（如药物）或调节前列腺中有益/有害菌群的比例，从源头阻断癌症发生，相关研究正在推进中。

## 03 前列腺癌筛查目前存在争议，对于不同年龄段和风险因素的人群，应如何权衡筛查的利弊并制订合理的筛查策略？

### 核心观点一：筛查起始年龄因风险分层而异，高风险人群需提前筛查。

- 观点解读：一般风险男性建议从 50 岁开始，每 2 年筛查一次；有家族史或高风险人群提前至45岁,每年筛查;多个亲属患癌的极高风险者需从40岁开始,每年筛查。

**核心观点二:老年或健康不佳者不推荐常规筛查。**

- 观点解读:预期寿命不足10年或合并严重疾病的老年患者,治疗风险可能高于筛查获益,过度检查反而增加负担,因此不建议常规筛查。

**核心观点三:PSA联合指检筛查,异常结果需进一步检查。**

- 观点解读:筛查首选PSA检测和直肠指检,若PSA > 4或指检发现异常,需通过活检等深入评估,避免漏诊或误诊。

**核心观点四:筛查利弊需医患充分沟通,个体化决策。**

- 观点解读:筛查能早期发现癌症,降低死亡率,但也可能因假阳性导致不必要的焦虑或治疗。医生需结合患者年龄、健康状态和意愿共同制订方案。

## 04 / 对于PSA检测结果处于灰区(4 ~ 10ng/ml)的人群,应该如何进一步进行评估和诊断,以避免不必要的穿刺活检?

**核心观点一:计算PSA密度(PSAD)评估风险。**

- 观点解读:PSA密度是PSA值除以前列腺体积的比值,数值越高患癌风险越大。比如同样PSA值,前列腺体积小的人风险更高,这能帮助医生判断是否需要进一步检查。

**核心观点二:检测游离与总PSA比值(f/t PSA)。**

- 观点解读:总PSA中游离部分的比例越低,癌症风险越高。例如,若f/t比值低于0.16,需警惕癌症可能。

**核心观点三:多参数磁共振(mpMRI)精准识别病灶。**

- 观点解读:mpMRI能清晰显示前列腺结构,发现可疑肿瘤区域。若影像评分(PI-

RADS）≥3分，提示中高风险需穿刺，评分低则可避免不必要活检。

**核心观点四：采用新型分子标志物辅助诊断。**
- 观点解读：如 PHI 指数、4Kscore 等检测，通过分析血液中的特定蛋白或基因，能更精准预测癌症风险，筛选真正需要穿刺的高危人群，减少过度诊疗。

**核心观点五：综合评估筛选高风险患者。**
- 观点解读：结合 PSAD、f/t 比值、mpMRI 和分子检测结果，多维度评估癌症风险，精准识别需穿刺的高危人群，最大限度避免低风险患者的穿刺创伤。

## 05 直肠指检在前列腺癌筛查中的作用和局限性分别是什么，如何提高其筛查的准确性？

**核心观点一：直肠指检是前列腺癌筛查的重要手段，可发现前列腺异常。**
- 观点解读：医生用手指触摸前列腺，能直接判断其大小、形状及是否有硬结，尤其当 PSA 值处于临界范围时，直肠指检可辅助发现早期癌变风险，避免漏诊。

**核心观点二：直肠指检依赖医生经验，主观性强。**
- 观点解读：不同医生触诊水平差异大，经验不足的医生可能漏掉微小异常或误判良性病变为肿瘤，导致结果不稳定。

**核心观点三：直肠指检对小或深部肿瘤敏感性低。**
- 观点解读：体积过小或位置较深的肿瘤，手指无法触及，容易漏检，需结合超声、MRI 等影像检查弥补不足。

**核心观点四：直肠指检特异性不足，易与炎症混淆。**
- 观点解读：前列腺增生或发炎时质地也会变硬，单靠触诊无法区分良恶性，需结合血液 PSA 检测等进一步排查。

**核心观点五：联合多手段检查可显著提高准确性。**
- 观点解读：将直肠指检与 PSA 检测、超声或磁共振结合，既能发现触诊遗漏的肿瘤，又能排除良性病变干扰，减少误诊。

**核心观点六：规范操作和定期随访降低误差风险。**

- 观点解读：统一医生操作标准并加强培训，提升触诊一致性；对可疑但未确诊者定期复查，动态观察变化，避免延误治疗。

## 06 国内目前关于前列腺癌筛查的研究现状如何，未来的研究重点和方向可能集中在哪些方面？

**核心观点一：国内筛查逐步重视，但普及率和规范性不足。**

- 观点解读：国内前列腺癌筛查意识有所提升，但与欧美国家相比，仍有较多地区未普及规范筛查流程，部分人群因缺乏认知或医疗资源不足未能及时检查，导致早期诊断率偏低。

**核心观点二：以 PSA 检测为主，存在过度诊疗问题。**

- 观点解读：目前主要依靠 PSA（前列腺特异性抗原）血液检测筛查，但该指标易受炎症等因素干扰，导致部分健康人群被误诊为高风险，引发不必要的穿刺活检或治疗。

**核心观点三：缺乏中国人群大规模研究数据支撑。**

- 观点解读：现有筛查标准多基于欧美人群数据，而中国人群的 PSA 阈值、癌症进展特点等可能与西方不同，急需本土多中心研究制订更精准的筛查方案。

**核心观点四：开发新型生物标志物辅助精准诊断。**

- 观点解读：PSA 检测存在局限性，未来需寻找如基因突变、蛋白标志物等更精准的检测指标，结合 PSA 减少误诊，帮助区分恶性与良性病变。

**核心观点五：AI 技术提升筛查效率和诊断精度。**

- 观点解读：人工智能可快速分析医学影像和病理切片，辅助医生识别早期癌变，减少人为误差，同时优化筛查流程，缩短诊断时间。

## 07 前列腺癌的症状缺乏特异性，容易与其他疾病混淆，在临床诊断中，如何综合运用各种症状和检查手段进行准确判断？

**核心观点一：综合症状与检查结合，避免单一指标误判。**

- 观点解读：前列腺癌的尿频、排尿困难等症状与良性前列腺增生类似，不能仅凭症状判断。需结合患者是否有血尿、骨痛等高风险表现，再通过直肠指检、血液检测、影像检查等综合分析，减少漏诊或误诊。

**核心观点二：直肠指检初步评估前列腺异常。**

- 观点解读：医生通过手指触摸直肠内前列腺，检查其大小、硬度和有无结节。若发现坚硬或不规则结节，可能提示肿瘤，但需进一步检查确认，因为炎症或钙化也可能导致类似触感。

**核心观点三：PSA 检测配合比值分析提高筛查准确性。**

- 观点解读：抽血检测前列腺特异性抗原（PSA），若数值明显升高或游离 PSA 与总 PSA 比值异常，提示癌症风险。但 PSA 升高也可能由炎症或增生引起，需结合其他检查排除假阳性。

**核心观点四：影像学多维度定位肿瘤及转移灶。**

- 观点解读：经直肠超声观察前列腺结构，MRI 精准识别可疑肿瘤区域，骨扫描或 PET-CT 排查骨转移等扩散情况。不同影像技术各有侧重，联合使用可全面评估癌症分期。

**核心观点五：穿刺活检是确诊的"金标准"。**

- 观点解读：在超声或 MRI 引导下，用细针穿刺获取前列腺组织进行病理分析。只有活检发现癌细胞才能最终确诊，其他检查均为辅助手段，用于指导活检范围和时机。

**核心观点六：分层排查法区分癌症与良性疾病。**

- 观点解读：先通过症状和 PSA 筛查高风险人群，再通过影像检查定位可疑病灶，最后用活检明确诊断。这种递进式排查能高效区分前列腺癌、增生或感染，避免过度治疗。

## 08  PSA 作为前列腺癌诊断的重要指标，其结果受多种因素影响，在解读 PSA 检测结果时，需要考虑哪些因素？

**核心观点一：年龄增长影响 PSA 正常值范围。**

- 观点解读：PSA 水平会随年龄增长而自然升高，老年人的正常参考值可能比年轻人更高。例如，60 岁以上男性的 PSA 上限可能调整到 4.5ng/ml，而年轻人可能在 2.5ng/ml 以下。因此，医生需根据年龄判断结果是否异常，避免误诊。

**核心观点二：前列腺体积增大会导致 PSA 升高。**

- 观点解读：前列腺增生（良性肿大）或存在炎症时，即使没有癌症，PSA 也可能升高。医生会结合超声检查前列腺大小，或询问近期是否有尿痛、发热等感染症状，来排除这些因素对 PSA 的影响。

**核心观点三：近期医疗操作或射精活动短暂影响 PSA。**

- 观点解读：直肠指检、膀胱镜检查、导尿等操作可能刺激前列腺，导致 PSA 暂时升高，通常建议间隔 1~2 周再检测。此外，射精后 48 小时内 PSA 可能出现波动，检测前应避免性生活。

**核心观点四：某些药物会降低 PSA 水平。**

- 观点解读：治疗前列腺增生的药物（如非那雄胺）可能使 PSA 值降低约 50%，掩盖真实情况。患者需提前告知医生正在服用的药物，以便医生正确解读检测结果。

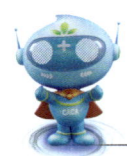

## 09 在前列腺癌的影像学检查中，MRI、骨扫描等各自的优势和适用场景是什么，如何根据患者情况选择合适的影像学检查？

**核心观点一：MRI 擅长局部评估，定位肿瘤及判断扩散。**

- 观点解读：MRI 利用高分辨率成像，能清晰显示前列腺内肿瘤的位置、是否突破包膜或侵犯周围组织（如精囊），帮助医生判断癌症的局部扩散程度，为手术或放疗提供精准依据。

**核心观点二：骨扫描用于检测骨转移，适合高危或晚期患者。**

- 观点解读：前列腺癌容易转移到骨骼。当患者 PSA 水平较高或癌症已到晚期时，骨扫描可快速筛查全身骨骼是否出现转移病灶。低危患者因转移风险低，通常不需要做这项检查。

**核心观点三：低危患者优先 MRI，高危需联合骨扫描及全身检查。**

- 观点解读：早期或低危患者重点评估前列腺局部病变，优先选择 MRI。而高危或晚期患者，除了 MRI 检查局部外，还需通过骨扫描排查骨转移，并结合 CT 或 PET-CT 等检查其他器官是否转移，全面掌握病情。PSMA-PET-CT 相较普通 PET-CT，对于前列腺癌骨转移、内脏转移，敏感性和特异性更高，诊断更精确。

**核心观点四：多参数 MRI 提升诊断准确性，推荐使用。**

- 观点解读：多参数 MRI（mpMRI）结合多种成像技术，能更清晰区分癌组织和正常腺体，减少误诊漏诊，尤其在判断肿瘤是否侵犯周围结构时优势明显，是局部分期的首选方法。

**核心观点五：检查选择需综合 PSA、分期及症状。**

- 观点解读：医生会根据患者 PSA 值高低、癌症分期早晚以及是否有骨痛等症状，决定是否做 MRI、骨扫描或全身检查。例如 PSA 明显升高时，即使无症状也可能需骨扫描排除骨转移风险。

## 10. 前列腺穿刺活检是确诊前列腺癌的关键手段，不同的穿刺方式（如经直肠、经会阴）有何优缺点，如何选择穿刺方式？

**核心观点一：经直肠穿刺操作简便但感染风险高，经会阴反之。**

- 观点解读：经直肠穿刺无须复杂设备，费用低，但穿刺针经过直肠可能引发感染。经会阴穿刺不经过直肠，感染风险低，但需要麻醉且操作复杂，费用较高。

**核心观点二：病灶位置决定穿刺方式，前部优先选经会阴。**

- 观点解读：前列腺前部或边缘的肿瘤容易被经直肠穿刺漏掉，经会阴穿刺路径更短，能更准确取样，减少漏诊风险。

**核心观点三：患者直肠疾病或感染高危者宜选经会阴。**

- 观点解读：有直肠手术史、肛周感染或出血风险高的患者，经会阴穿刺可避免直肠损伤，降低败血症等严重并发症的发生。

**核心观点四：医院设备及医生经验影响穿刺方式选择。**

- 观点解读：经会阴穿刺需配备专用穿刺架和超声设备，对医生技术要求更高。若医院条件有限或医生经验不足，经直肠穿刺更易开展。

**核心观点五：个性化选择需平衡安全、效果和患者需求。**

- 观点解读：医生需根据患者病情、身体条件、病灶位置、医院资源及患者意愿综合判断，优先选择安全性高、漏诊率低的方式，同时尊重患者选择。

## 11. 根治性手术是局限性前列腺癌的重要治疗方式，手术适应证和禁忌证分别是什么，术后可能会出现哪些并发症？

**核心观点一：手术适合局部无转移、身体好、预期寿命超 10 年的患者。**

- 观点解读：手术主要针对肿瘤局限在前列腺内且未扩散的患者，同时要求患者身

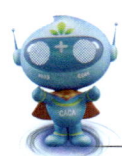

体状况较好(如心肺功能正常),预期寿命超过 10 年才能保证手术的长期获益。此外,医生还会结合 PSA 水平、肿瘤恶性程度评分(Gleason 评分)和分期等指标综合判断是否适合手术。

**核心观点二:手术禁忌证包括转移、严重疾病或寿命不足。**

- 观点解读:如果癌症已转移到骨骼或内脏,或淋巴结广泛受累,手术无法彻底清除肿瘤,此时不建议手术。若患者有严重心脑血管或肺部疾病,无法承受手术风险,或预期寿命较短(如高龄或合并其他致命疾病),也不宜手术,需选择其他治疗方式。对于一些肿瘤侵犯周围组织的患者,直接手术容易导致肿瘤残留,影响肿瘤治疗效果,通常可予以术前新辅助内分泌治疗,缩小肿瘤,降低分期,通常 1~6 月后再行手术治疗。

**核心观点三:术后常见尿失禁、性功能障碍等并发症。**

- 观点解读:手术后可能因尿道括约肌损伤导致暂时或永久性尿失禁,需通过盆底肌训练改善。若术中损伤控制勃起的神经血管束,可能引起性功能障碍。其他并发症包括尿道狭窄(排尿困难需扩张治疗)、淋巴囊肿(盆腔积液)等,直肠损伤较罕见但需及时处理。

## 12. 放疗在前列腺癌治疗中应用广泛,外放疗和近距离放疗的适应证、剂量和副作用有何不同,如何选择合适的放疗方案?

**核心观点一:外放疗适用分期更广,近距离放疗适合低中危局限癌。**

- 观点解读:外放疗可用于早期、局部晚期、术后复发及转移患者,适用范围广;而近距离放疗主要用于早期或中危局限癌(如肿瘤未明显外侵、恶性度较低),适合病情较轻的患者。

**核心观点二：外放疗需多次治疗高剂量，近距离放疗单次或少量分次。**

- 观点解读：根治性外放疗需分 30 多次完成，总剂量达 75～80 Gy；近距离放疗通过植入放射粒子（低剂量）或短时间高剂量照射（高剂量），通常 1~2 次即可完成，治疗时间更短。

**核心观点三：外放疗副作用多累及直肠膀胱，近距离放疗易致尿道损伤。**

- 观点解读：外放疗可能引发腹泻、尿频、放射性膀胱炎等，因射线穿过直肠和膀胱；而近距离放疗因放射源贴近尿道，更易导致尿潴留、尿道狭窄等问题。

**核心观点四：选择方案需综合分期、肿瘤体积及患者需求。**

- 观点解读：早期低危患者优先选近距离放疗（创伤小）；肿瘤体积大或高危患者需联合外放疗与内分泌治疗。还要考虑医院设备条件（如能否精准定位）及患者对治疗时间、副作用的接受度。

## 13. 对于转移性去势抵抗性前列腺癌，多学科整合诊治的具体模式和流程是什么，如何根据患者的具体情况制订个性化的治疗方案？

**核心观点一：多学科团队协作，综合评估患者病情。**

- 观点解读：治疗需要泌尿外科、肿瘤内科、放疗科等多个科室的医生共同参与，结合患者的病史、检查结果和影像报告，全面分析病情进展、转移情况及身体状态，避免单一科室的局限性，确保治疗更科学全面。

**核心观点二：根据分子特征和基因突变选择治疗方案。**

- 观点解读：通过检测患者的基因突变（如 HRR 基因缺陷）和肿瘤分子特征，决定是否使用靶向药（如 PARP 抑制剂）或免疫治疗。例如，有特定基因突变的患者可能对某些药物更敏感，从而提高疗效。

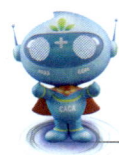

### 核心观点三：个性化组合治疗，涵盖药物与局部干预。

- 观点解读：治疗方案需"私人订制"，可能联合内分泌治疗（如阿比特龙）、化疗（多西他赛）、放疗等。例如，对转移较少的患者，可联合药物和局部放疗或消融手术，控制肿瘤扩散，延缓病情恶化。

### 核心观点四：动态监测，灵活调整治疗策略。

- 观点解读：治疗中需定期复查PSA指标、影像结果及患者身体反应。若疗效不佳或副作用明显，及时改用其他药物或方案，避免延误病情，同时关注患者生活质量。

### 核心观点五：转移灶数量少（寡转移）患者优先考虑局部治疗。

- 观点解读：如果发生寡转移，在全身药物治疗基础上，对原发灶可以进行外科手术等治疗；对转移部位进行精准放疗或消融治疗，直接消灭可见病灶，延缓癌症进展，延长生存期。

### 核心观点六：全程管理，关注患者生活质量。

- 观点解读：治疗不仅针对肿瘤，还需缓解疼痛、改善营养等，通过多学科协作减少治疗副作用，帮助患者维持日常活动能力，实现身体与心理的整体管理。

## 14. 前列腺癌根治术后复发的概率较高，复发后的诊断和治疗方法有哪些，如何提高复发患者的生存率和生活质量？

### 核心观点一：术后定期PSA检测及影像学评估。

- 观点解读：手术后需定期抽血查PSA（前列腺特异性抗原），若数值升高可能提示复发。可以通过骨扫描、CT、MRI或PSMA-PET-CT等影像检查，明确癌细胞是否转移到骨骼、淋巴结或其他部位，便于早期干预。

### 核心观点二：基因检测指导复发后精准治疗。

- 观点解读：部分患者可通过基因检测发现特定突变，从而选择靶向药物，或预判治疗效果，减少盲目用药，提高治疗针对性。

**核心观点三：局部治疗联合内分泌治疗控制病情。**

- 观点解读：若复发范围局限，可用放疗或手术清除病灶；同时使用降低雄激素的药物（如阿比特龙）抑制癌细胞生长，延缓疾病进展并延长生存时间。

**核心观点四：化疗及免疫治疗应对难治性复发。**

- 观点解读：对激素治疗失效的患者，紫杉醇类化疗可控制病情；存在特定基因突变或免疫特征的患者，免疫药物（如PD-1抑制剂）可能激活自身抗肿瘤能力。

**核心观点五：心理支持与健康管理提升生活质量。**

- 观点解读：提供心理咨询缓解焦虑，鼓励多吃蔬果、适度运动增强体质。定期复查跟踪病情变化，及时调整治疗策略，帮助患者维持良好的身心状态。

## 15 前列腺癌根治术后，患者可能出现控尿功能和性功能障碍，有哪些康复训练和治疗方法可以帮助恢复这些功能？

**核心观点一：盆底肌锻炼联合行为疗法改善尿控功能。**

- 观点解读：通过凯格尔运动主动收缩盆底肌肉，配合定时排尿训练，能增强膀胱控制力。每天练习3~4组，每组10次收缩，就像模拟憋尿动作，逐步延长排尿间隔，帮助重建规律排尿习惯，多数患者坚持3~6个月可见明显改善。

**核心观点二：药物及器械辅助恢复阴茎血流。**

- 观点解读：术后早期使用口服药物（如西地那非）或真空负压装置，能促进阴茎血液循环，预防组织缺氧萎缩。若效果不佳，医生可能建议尿道内给药或局部注射血管活性药物，直接刺激勃起功能恢复。

**核心观点三：间歇导尿短期缓解排尿困难。**

- 观点解读：术后若出现严重尿潴留，通过清洁导尿管每日4~6次定时排空膀胱，可避免长期插管感染风险。一般使用1~2周后，随着盆底肌力恢复逐步减少导尿次数。

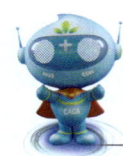

**核心观点四：心理干预协同治疗性功能障碍。**

- 观点解读：性功能恢复需身心同步调整。专业心理咨询帮助患者消除焦虑，伴侣共同参与治疗计划，学习非性交亲密方式，减轻心理压力对生理功能的影响。

**核心观点五：低强度冲击波物理治疗促进神经修复。**

- 观点解读：通过体外设备发射特定频率的声波，刺激阴茎海绵体血管新生和神经再生。每周治疗2次，6周为一疗程，对神经损伤导致的勃起障碍有改善作用。

**核心观点六：动态随访调整个性化方案。**

- 观点解读：医生会根据术后3个月、6个月、1年的复查结果，评估尿控和性功能恢复进度，灵活调整药物剂量、运动强度或联合治疗方式，例如从单一药物转为药物联合器械治疗，确保方案最优。

中国肿瘤防治
核心科普知识

# 妇科肿瘤

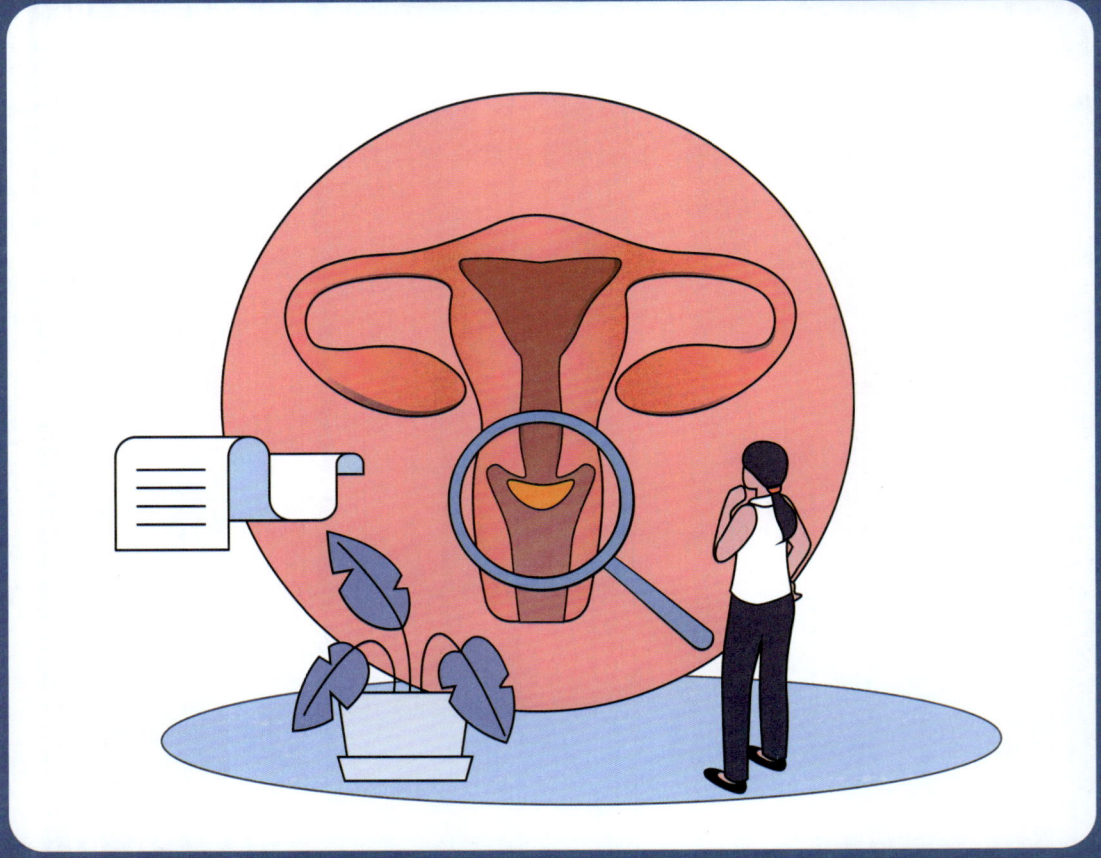

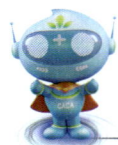

# 妇科肿瘤

## 01 接种 HPV 疫苗对预防宫颈癌的效果如何,哪些人群应优先接种?

**核心观点一:HPV 疫苗显著降低宫颈癌风险,未感染者效果最佳。**

- 观点解读:HPV 疫苗能预防特定类型的 HPV 感染,从而减少宫颈癌发生。未感染过 HPV 的人接种后免疫反应最强,保护效果最好,建议在首次性生活前接种。

**核心观点二:9～14 岁未发生性行为女性优先接种。**

- 观点解读:该年龄段女孩感染 HPV 风险低,疫苗能激发最佳免疫效果。越早接种保护力越高。

**核心观点三:15～26 岁女性推荐接种,未感染更优。**

- 观点解读:此阶段女性若未感染 HPV 或未开始性生活,疫苗仍有效;已有性生活者,对未感染的 HPV 类型也有保护作用。

**核心观点四:27 岁以上女性可依情况选择接种。**

- 观点解读:年龄增长可能已感染部分 HPV 型别,疫苗效果降低,但若未感染覆盖类型,接种仍有保护作用,需结合个人条件决定。

**核心观点五:已感染 HPV 者疫苗仍有一定保护作用。**

- 观点解读:疫苗可预防其他未感染的 HPV 类型,降低相关病变风险,但效果不如未感染者,建议咨询医生后评估接种价值。同时对于既往 HPV 感染转阴后,接种疫苗对此 HPV 型别仍有保护作用。

## 02  宫颈癌的筛查方法有哪些，不同筛查方法的适用人群和优缺点是什么？

**核心观点一**：25岁以上女性首选细胞学检查，经济简便但易漏检。

- 观点解读：细胞学检查（包括巴氏涂片、液基细胞学检查）适合25岁以上女性，操作简单且价格低，但准确性受采样质量影响，可能漏掉部分病变，需定期复查。

**核心观点二**：30岁以上女性可用HPV检测，敏感度高但易误诊。

- 观点解读：HPV检测能更早发现病毒感染，尤其对高危型病毒敏感，但阳性结果不一定代表癌变，可能需结合其他检查避免过度治疗。

**核心观点三**：30～65岁推荐联合检测，准确性高但成本高。

- 观点解读：细胞学检查联合HPV检测能提高筛查准确性，适合经济条件允许的女性，但流程复杂且费用较高，需医疗机构支持。

**核心观点四**：异常结果需阴道镜检查，直观但操作要求高。

- 观点解读：若细胞学或HPV检测异常，例如高危型HPV16、18型感染或者其他高危HPV型别持续感染超过1年，需用阴道镜直接观察宫颈，必要时取活检，但属于侵入性检查，依赖医生经验，患者可能有不适感。

**核心观点五**：宫颈活检是确诊金标准，不用于常规筛查。

- 观点解读：活检通过取宫颈组织明确病变程度，准确性最高，但因有创且可能出血感染，多用于阴道镜下可疑病变或肉眼可见异常赘生物的情况。

## 03  宫颈癌的常见临床表现有哪些，早期和晚期症状有何区别？

**核心观点一**：早期常见接触性出血及分泌物异常。

- 观点解读：性生活或妇科检查后出血是早期最典型表现，白带可能带血或有异味，或呈稀薄水样、米泔样，但症状轻微易被忽视，需警惕。

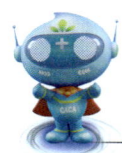

**核心观点二：晚期出现不规则出血和疼痛。**

- 观点解读：晚期患者可能有非月经期出血、绝经后出血，伴随下腹或腰部持续性疼痛，提示肿瘤可能扩散压迫神经。

**核心观点三：晚期侵犯泌尿系统致排尿异常。**

- 观点解读：肿瘤扩散到膀胱或尿道时，会引发血尿、排尿困难或尿频，此时病情已较严重。

**核心观点四：晚期累及肠道引发便血或肠梗阻。**

- 观点解读：肿瘤压迫或侵入直肠、结肠时，可能导致便血、排便困难甚至肠梗阻，需紧急处理。

**核心观点五：晚期全身消耗致消瘦贫血。**

- 观点解读：癌症晚期身体营养被大量消耗，出现体重骤降、乏力、面色苍白等，提示病情恶化。

## 04 早期宫颈癌的首选治疗方法是什么，手术切除的范围如何确定？

**核心观点一：早期宫颈癌可选择手术或根治性放疗，具体方式依据分期、病理特征、年龄等个性化处理。**

- 观点解读：早期宫颈癌未扩散时，可选择手术或根治性放疗。手术可根据肿瘤侵犯深度、宽度及是否有脉管侵犯等，选择宫颈锥切、简单子宫切除或根治性子宫切除联合淋巴结清扫等不同手术范围。

**核心观点二：ⅠA1 期无脉管侵犯者可选择宫颈锥切或全子宫切除。**

- 观点解读：若肿瘤仅侵犯宫颈、浸润深度≤3毫米且无脉管侵犯，属于极早期。此时仅需切除宫颈（锥切）或整个子宫即可根治，创伤小且恢复快。

**核心观点三**：ⅠA1 期伴脉管侵犯至ⅡA2 期可行改良根治或根治性子宫切除 + 盆腔淋巴结清扫。

- 观点解读：当肿瘤侵犯脉管或浸润更深时，需扩大切除范围，包括子宫、部分阴道及周围韧带，同时清扫盆腔淋巴结，防止癌细胞通过淋巴结转移。

**核心观点四**：年轻患者符合条件可保留生育功能，如广泛宫颈切除术。

- 观点解读：对ⅠA1、ⅠA2、ⅠB1 或部分ⅠB2 期的年轻患者，若肿瘤未累及宫颈上段，可仅切除宫颈及周围组织，保留子宫体，术后仍有机会怀孕生育。若为特殊病例类型，需谨慎对待。

**核心观点五**：手术方案需综合年龄、生育需求及肿瘤特征制订。

- 观点解读：医生需评估患者是否绝经、是否想生孩子、配偶生育力，结合肿瘤类型、病灶大小、浸润深度和脉管状态，淋巴结状态、选择既能彻底切除病灶，又尽可能保留功能的手术方式。

## 05 晚期宫颈癌的综合治疗方案有哪些，如何提高患者的生存率？

**核心观点一**：放射治疗是局部晚期宫颈癌的主要治疗手段。

- 观点解读：对于肿瘤较大或位置特殊的患者，采用外照射缩小肿瘤范围，再通过近距离放疗（如腔内照射）精准消灭残留癌细胞。两种放疗方式配合能有效控制局部病灶，降低复发风险。

**核心观点二**：同步放化疗可显著提升疗效。

- 观点解读：在放疗期间同步使用顺铂等化疗药物，能增强放疗对癌细胞的杀伤力，还能消灭潜在转移病灶。这种"1+1 > 2"的模式可使肿瘤缩小更快，生存率提高约 20%。

**核心观点三**：精准筛选患者实施手术切除。

- 观点解读：手术不是晚期宫颈癌的常规治疗，仅适用于放化疗后残留、复发且无远处转移者，以及出现肠瘘等并发症。对符合条件的患者，手术切除病灶后存在复发危险因素的患者，有指征选择辅助放化疗，能达到更彻底的治疗效果。

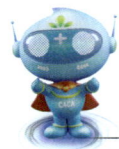

**核心观点四：靶向药物阻断肿瘤生长信号。**

- 观点解读：针对血管生成等特定靶点，使用贝伐珠单抗等药物，能切断肿瘤营养供给。尤其适用于复发或转移患者，临床试验显示联合化疗应用可使生存期延长。

**核心观点五：免疫治疗激活自身抗癌能力。**

- 观点解读：通过PD-1抑制剂等药物解除癌细胞对免疫细胞的"迷惑"，让患者自身免疫系统重新识别并攻击肿瘤。对PD-L1阳性患者效果更明显，部分患者可实现长期带瘤生存。

**核心观点六：多学科协作制订个体化方案。**

- 观点解读：由妇瘤科、放疗科、病理及分子病理科、肿瘤内科、外科等专家共同会诊，根据患者年龄、肿瘤特点、基因检测结果等，组合多种治疗手段。治疗中动态调整方案，并定期复查监测疗效，及时处理副作用，这是提高生存率的关键。

## 06 定期体检在卵巢癌预防中很关键，应包含哪些针对性检查项目？

**核心观点一：妇科检查是卵巢癌筛查的基础项目。**

- 观点解读：通过盆腔触诊，医生能初步判断卵巢是否有异常增大、形态改变或质地变硬等情况。虽然不能单独确诊，但能提示进一步检查的必要性，适合作为常规体检的必查项目。

**核心观点二：CA125检测需结合其他检查综合判断。**

- 观点解读：血液中CA125升高可能与卵巢癌相关，但怀孕、子宫内膜异位症、盆腹腔炎性疾病、宫颈腺癌等疾病也会导致数值异常。单独检测易误判，需结合影像学检查，且更适用于已绝经女性。

**核心观点三：经阴道超声是筛查卵巢结构的首选影像学手段。**

- 观点解读：通过将探头置入阴道近距离观察卵巢，能清晰显示囊肿、肿块等异常结构，无辐射且敏感性高。尤其适用于发现早期体积较小的病变，但对肿块的良恶性鉴别仍需结合其他检查。

**核心观点四：联合检查可提升早期诊断准确性。**

- 观点解读：妇科检查、CA125 和超声三者结合，能弥补单一检查的局限性。例如超声发现肿块后，CA125 持续升高可增加恶性风险提示。但需注意检查间隔和频率，避免过度医疗。目前仍缺乏有询证医学依据的普通人群适用方案。

**核心观点五：个性化筛查需评估家族史等风险因素。**

- 观点解读：有卵巢癌家族史、携带 BRCA 基因突变等高危人群，建议从 30～35 岁开始每年筛查，增加检查频率，符合相应指征的高危人群可在完成生育后行预防性双侧输卵管卵巢切除术。普通人群可每 1～3 年检查一次，绝经后女性需持续关注卵巢状态，避免漏诊。

## 07 肿瘤标志物 CA125 在卵巢癌筛查中的作用如何，有哪些局限性？

**核心观点一：CA125 是常用卵巢癌标志物，晚期升高更明显。**

- 观点解读：CA125 在血液检测中常用，尤其晚期卵巢癌患者数值常明显升高，但早期患者可能不敏感，非上皮来源等特殊类型肿瘤 CA125 可能无异常，需配合其他检查。

**核心观点二：特异性不足，多种疾病可致假阳性。**

- 观点解读：子宫内膜异位症、盆腔炎、肝病等良性疾病，或肺癌、乳腺癌等其他癌症，也可能导致 CA125 升高，易误判为卵巢癌。

**核心观点三：早期敏感性低，易漏诊早期患者。**

- 观点解读：约一半早期患者（尤其Ⅰ-Ⅱ期）CA125 不升高，单独检测可能漏掉病灶，延误治疗时机。

**核心观点四：部分患者 CA125 始终正常，无法单独诊断。**

- 观点解读：约 20% 卵巢癌患者即使病情进展，CA125 仍正常，需结合影像学、HE4 等其他指标综合判断。

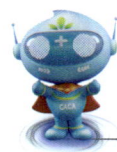

**核心观点五：筛查需结合影像学和其他标志物。**

- 观点解读：联合超声检查、临床评估及 HE4 等标志物，减少误诊和漏诊风险，提高准确性。

## 08 卵巢癌的初始治疗原则是什么，手术和化疗如何配合？

**核心观点一：初始治疗以手术为主，化疗为辅。**

- 观点解读：手术是卵巢癌治疗的第一步，目的是切除肿瘤并进行病情评估。术后化疗用于消灭残余的癌细胞，降低复发风险，两者配合能显著提高治疗效果。

**核心观点二：早期患者做全面分期手术，晚期患者做减瘤手术。**

- 观点解读：早期患者需彻底检查盆腹腔并切除可能转移的组织，行规范的分期手术指导后续治疗；晚期患者则尽可能切除肉眼可见的肿瘤，残留病灶越小越好，为后续化疗创造有利条件。

**核心观点三：术后化疗常规采用 TC 方案，6～8 个周期。**

- 观点解读：上皮性卵巢癌术后化疗多使用紫杉醇联合卡铂（TC 方案）方案（但仍需根据不同的病理类型咨询医生后决定），通过静脉注射，持续半年左右。晚期患者可能加用腹腔化疗，药物直接作用于腹腔内的癌细胞。

**核心观点四：新辅助化疗用于肿瘤范围广或身体不耐受手术者。**

- 观点解读：若肿瘤范围过大或患者体质差，可先通过化疗缩小肿瘤，再手术切除。通常化疗 2～3 次后评估有效，可选择手术，术后继续完成剩余化疗，确保疗效。

**核心观点五：个体化方案需结合分期、体质及病理类型。**

- 观点解读：医生会根据患者肿瘤分期（早/晚期）、身体状况（能否耐受手术）和癌细胞类型（如对化疗的敏感性），灵活调整手术范围和化疗方案，实现精准治疗。

## 09  对于无法手术的卵巢癌患者，有哪些替代治疗方案？

**核心观点一：化疗为首选替代治疗方案。**

- 观点解读：无法手术的患者优先采用化疗。化疗药物通过全身作用杀死癌细胞，控制肿瘤进展，延长生存期。医生会根据患者体质调整药物剂量和疗程。

**核心观点二：基因突变患者可选用靶向治疗。**

- 观点解读：存在 BRCA 等特定基因突变的患者，可使用 PARP 抑制剂（如奥拉帕利）。这类药物能精准阻断癌细胞修复能力，导致癌细胞死亡，且副作用较传统化疗更小，需通过基因检测筛选适用人群。贝伐珠单抗等靶向抗血管生成药物在晚期、复发卵巢癌患者中也有重要应用。

**核心观点三：放疗用于局部病灶控制。**

- 观点解读：对局部复发或转移灶引发疼痛、出血等症状时，可采用放疗缓解症状。虽不是主要治疗手段，但精准的放射线照射可缩小特定部位的肿瘤，改善生活质量。

**核心观点四：激素治疗适合特殊类型患者。**

- 观点解读：仅对激素受体阳性的卵巢癌（如低级别浆液性癌）有效。通过调节雌激素水平抑制肿瘤生长，常用药物包括来曲唑、芳香化酶抑制剂、他莫昔芬等，治疗副作用较小，但适用人群较窄。

**核心观点五：基因检测指导精准用药。**

- 观点解读：治疗前需检测 BRCA 等基因状态，若发现突变，靶向药可有效显著提高。检测还能排除对靶向治疗无效的患者，避免不必要的药物副作用和经济负担。

**核心观点六：治疗方案需多学科综合制订。**

- 观点解读：根据肿瘤分期、基因特征、身体状况等，由妇科肿瘤、放疗科、病理科等专家共同制订方案。例如，体弱患者可能采用低剂量化疗联合靶向治疗，确保疗效与安全性平衡。

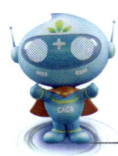

# 10. 子宫内膜癌的筛查手段有哪些，什么情况下需要进一步检查？

**核心观点一：经阴道超声是筛查子宫内膜厚度首选方法。**

- 观点解读：经阴道超声（TVS）通过测量子宫内膜厚度，能快速判断是否异常。绝经后女性正常内膜通常≤4毫米，若厚度超标或伴阴道出血、异常分泌物等，需警惕癌变。这种检查无创、便捷，常作为初步筛查手段。

**核心观点二：高危人群需子宫内膜活检或宫腔镜确诊。**

- 观点解读：对于肥胖、糖尿病、长期使用雌激素等高危人群，若超声发现异常，需通过子宫内膜活检或宫腔镜取组织化验。宫腔镜能直接观察子宫内病变并精准取样，准确性更高，组织病理学依据是诊断金标准。

**核心观点三：绝经后出血或围绝经期月经紊乱必须深入检查。**

- 观点解读：绝经后出血（尤其60岁以上）或更年期月经量突然增多、周期混乱，可能是子宫内膜癌的信号。这类症状需立即做超声或活检，排除恶性病变，避免延误治疗。

**核心观点四：遗传风险（如林奇综合征）需定期监测。**

- 观点解读：家族中有林奇综合征等遗传性癌症综合征的人群，患子宫内膜癌风险显著增高。建议这类人群定期筛查，必要时做基因检测，早发现病变可提高治愈率。

**核心观点五：内膜厚度 > 4毫米且出血需进一步排查。**

- 观点解读：绝经后女性若超声显示内膜厚度大于4毫米，并伴有阴道出血，即使量少也要重视。这种情况约10%可能为癌症，需结合活检或宫腔镜检查明确诊断。

## 11 / 病理检查在子宫内膜癌诊断中的地位如何，有哪些特殊的病理类型？

**核心观点一：病理检查是确诊子宫内膜癌的"金标准"。**

- 观点解读：通过显微镜观察病变组织，能 100% 确认是否癌变，明确癌症具体类型（如腺癌、肉瘤等），还能判断恶性程度高低，是诊断和治疗方案的核心依据。

**核心观点二：病理结果决定癌症分期和治疗方向。**

- 观点解读：检查肿瘤侵犯子宫肌层的深度、是否转移淋巴结、有无特殊基因突变等信息，医生据此判断病情严重程度，选择手术范围或匹配靶向药物，直接影响治疗效果。

**核心观点三：子宫内膜样腺癌最常见且预后较好。**

- 观点解读：约 90% 患者属于此类，高分化型癌细胞接近正常组织，手术易清除；低分化型恶性度较高，需警惕转移风险，术后可能需配合放化疗。

**核心观点四：浆液性癌和透明细胞癌恶性度较高。**

- 观点解读：这两种类型癌细胞生长迅猛，容易早期转移，即使肿瘤很小也可能扩散，需要扩大手术范围并联合术后辅助治疗，常规放化疗敏感性下降，复发风险显著高于普通类型。

**核心观点五：癌肉瘤兼具两种恶性成分，侵袭性强。**

- 观点解读：这类肿瘤同时含有癌细胞和肉瘤细胞，恶性程度极高，手术切除后仍易转移，常需化疗、放疗、靶向治疗等多管齐下，5 年生存率不足 50%。

## 12 / 子宫内膜癌的靶向治疗和免疫治疗效果如何，适用于哪些患者？

**核心观点一：靶向治疗针对存在特定基因突变的晚期 / 复发患者。**

- 观点解读：对于晚期或复发的子宫内膜癌患者，若检测出 PIK3CA、HER2 扩增等特定基因突变，可使用对应的靶向药物（如 PI3K/AKT/mTOR 通路抑制剂）。这类药物通过阻断癌细胞内的异常信号通路，抑制肿瘤生长，延长生存期。

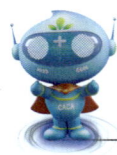

**核心观点二**：免疫治疗对 MSI-H/dMMR 患者效果显著。

- 观点解读：若患者存在微卫星不稳定高（MSI-H）或错配修复缺陷（dMMR），免疫检查点抑制剂（如 PD-1/PD-L⁻ 抑制剂）能激活免疫系统精准攻击癌细胞。这类患者对免疫治疗反应率较高，部分可长期控制病情。

**核心观点三**：推荐晚期/复发患者进行分子检测筛选。

- 观点解读：靶向和免疫治疗需基于分子特征选择适用人群。晚期或复发患者应通过组织学和基因检测确认突变类型或 MSI-H/dMMR 状态，从而匹配最有效的治疗方案，避免盲目用药。

**核心观点四**：适用患者需经病理及分子检测明确特征。

- 观点解读：只有经病理确诊为子宫内膜癌，且通过基因检测明确存在靶向治疗相关突变（如 PIK3CA）或免疫治疗相关标志物（如 MSI-H/dMMR）的患者，才能从相应治疗中获益。未检测者不推荐使用。

## 13. 外阴癌的发病与哪些因素相关，怎样进行针对性预防？

**核心观点一**：HPV 感染是主要致病因素，接种疫苗可有效预防。

- 观点解读：高危型 HPV 长期感染会破坏外阴正常细胞，导致癌变风险升高。接种 HPV 疫苗能预防 90% 以上的相关感染，最佳接种时间为首次性生活前，但即使已有性生活仍可获益。

**核心观点二**：免疫功能低下人群需加强定期筛查。

- 观点解读：HIV 感染者或器官移植患者免疫力弱，难以清除 HPV 病毒。建议每 6~12 个月做外阴专科检查，通过醋酸试验、病理活检等手段早期发现癌前病变。

**核心观点三**：慢性炎症刺激增加癌变风险，保持卫生是关键。

- 观点解读：外阴白斑、反复溃疡等炎症长期刺激会加速细胞变异。日常应选择棉质透气内衣，避免抓挠瘙痒部位，出现异常分泌物及时就医，降低慢性病变风险。

**核心观点四**：吸烟直接损伤外阴组织，戒烟降低致癌风险。

- 观点解读：烟草中的焦油等致癌物会通过血液到达外阴，破坏细胞 DNA。戒烟后局部组织修复能力提升，5 年内外阴癌风险可降低 30%~50%。

## 14 外阴癌的早期症状不明显，有哪些有效的筛查方式？

**核心观点一：高危人群定期妇科检查，视诊触诊结合。**

- 观点解读：有 HPV 感染、免疫力低下等高危人群，建议每年做妇科检查。医生通过肉眼观察外阴颜色变化、皮肤增厚等异常，同时用手触摸检查是否有肿块或硬结，能发现肉眼不易察觉的早期病变。

**核心观点二：醋酸白试验快速初筛可疑病变。**

- 观点解读：用棉签蘸取稀释白醋涂抹外阴，2～5 分钟后观察是否变白。变白区域可能提示癌前病变，但该方法存在假阳性可能，需结合其他检查进一步确认。

**核心观点三：细胞学检查辅助判断异常细胞。**

- 观点解读：用刮片或刷子采集病变表面细胞，显微镜下观察形态。若发现细胞核增大、形态不规则等癌变特征，需进一步做活检确诊，但该检查可能遗漏深层病变。

**核心观点四：组织活检是确诊的金标准。**

- 观点解读：对持续存在的溃疡、肿块或白斑，用活检钳取病灶组织（直径 > 2 厘米）或完整切除病灶（直径 ≤ 2 厘米）送检。病理分析能明确是否癌变及癌变类型，创口小且愈合快，是确诊的最终依据。

**核心观点五：HPV 检测评估病毒感染风险。**

- 观点解读：约 40% 外阴癌与 HPV 病毒相关。通过宫颈或外阴分泌物检测 HPV 分型，尤其关注 16、18 等高危型。阳性者需加强随访，但阴性者仍不能完全排除风险。

## 15 阴道癌的发病风险与哪些因素有关，如何针对性预防？

**核心观点一：高危型 HPV 感染是主因，接种疫苗可有效预防。**

- 观点解读：约 70% 的阴道癌与高危型 HPV（如 HPV-16/18）感染相关。疫苗能预防感染，降低癌变风险，尤其建议青少年和未感染女性尽早接种。

**核心观点二：免疫功能低下人群需加强监测。**

- 观点解读：HIV 感染者或长期使用免疫抑制剂的人，免疫力弱更易癌变。这类人群应定期妇科检查，必要时缩短筛查间隔，早发现病变。

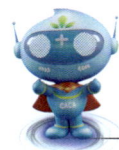

**核心观点三：有宫颈病变史者应定期筛查。**

- 观点解读：曾患宫颈癌或癌前病变的女性，阴道癌风险较高。建议每年做阴道镜和细胞学检查（如 TCT），及时发现异常。

**核心观点四：戒烟和健康生活可降低风险。**

- 观点解读：吸烟会损伤细胞 DNA，增加癌变概率。戒烟限酒、均衡饮食、规律运动能增强免疫力，帮助身体抵御病毒和癌细胞。

**核心观点五：安全性行为减少 HPV 传播。**

- 观点解读：HPV 主要通过性接触传播。使用安全套、固定性伴侣可减少感染风险，同时避免多个性伴侣造成交叉感染。

**核心观点六：高龄人群需警惕。**

- 观点解读：60 岁以上女性发病率较高，可能与免疫力下降相关。

## 16. 子宫肉瘤虽发病原因不明，但已知的相关因素有哪些，据此有哪些预防思路？

**核心观点一：年龄和激素水平是主要风险因素。**

- 观点解读：子宫肉瘤常见于围绝经期和绝经后女性，可能与雌激素长期刺激有关。年轻女性若长期使用含雌激素的药物或补品，也可能增加风险。因此，减少不必要的雌激素暴露，如避免自行服用激素类保健品，更年期女性需在医生指导下进行激素替代治疗。

**核心观点二：健康生活方式可降低发病风险。**

- 观点解读：控制体重、均衡饮食（少吃高脂肪高热量食物）、坚持适度运动，能改善代谢水平，减少肥胖和高血压等潜在危险因素。研究表明，肥胖会导致体内雌激素水平异常，从而可能诱发疾病。

**核心观点三：高危人群需定期筛查和遗传咨询。**

- 观点解读：有家族肿瘤史（如 Li-Fraumeni 综合征）的女性，建议通过基因检测评估遗传风险，并定期做妇科超声检查。普通女性在绝经前后也应每年体检，以便早期发现子宫异常肿块，及时干预。

**核心观点四：严格避免不必要的盆腔放疗。**

- 观点解读：因其他疾病（如宫颈癌）接受过盆腔放疗的患者，后续需密切随访。放疗可能损伤正常细胞，增加肉瘤发生风险。医生应在治疗前充分评估放疗的必要性，治疗后定期复查，警惕异常症状。

**核心观点五：激素替代治疗需个体化评估。**

- 观点解读：更年期女性若需用雌激素缓解症状，必须由医生根据其具体健康状况制订方案，优先选择最低有效剂量和最短疗程，避免长期使用。同时可配合非激素疗法（如钙补充、运动）改善不适。

## 17. 子宫肉瘤的诊断难点是什么，如何提高诊断的准确性？

**核心观点一：症状不典型易误诊，需警惕高危人群。**

- 观点解读：子宫肉瘤早期症状如月经紊乱、腹痛等与良性妇科病相似，容易被忽视。尤其是绝经后女性出现异常出血时，应及时就医排查恶性肿瘤可能，避免延误治疗。对于子宫肌瘤短期内迅速增大，或绝经后继续增大的患者要警惕肌瘤肉瘤恶变的风险。

**核心观点二：影像检查难区分，需联合多种手段。**

- 观点解读：单独的超声或 MRI 检查难以明确肿瘤性质，联合使用肿瘤标志物、CT 和/或 PET-CT 等多种手段，可互相补充信息，提高诊断准确率。

**核心观点三：病理取材不足易误判，需规范多点活检。**

- 观点解读：术前活检可能因取样不足或位置偏差导致误诊。根据病情选择合适的手术路径，对于存在恶变征象的子宫肿瘤，需避免术中旋切或粉碎造成医源性肿瘤播散。术中应多点采集可疑组织，术后全面病理评估，尤其注意肿瘤不同区域差异，降低漏诊风险。

**核心观点四：医生认识不足，多学科协作制订方案。**

- 观点解读：子宫肉瘤罕见，医生经验有限。通过妇科、影像科、病理科等多学科专家协作，综合各方意见，制订个性化诊断策略，减少漏诊误诊。

中国肿瘤防治
核心科普知识

# 腹膜瘤

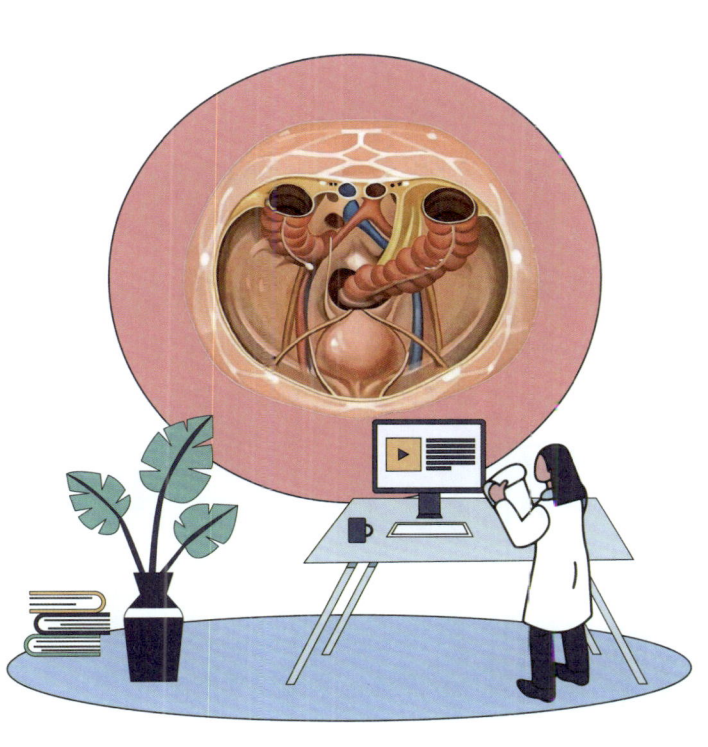

# 腹膜瘤

## 01 / 原发性腹膜瘤病因未完全明确，在日常生活中如何尽量减少接触可能的致癌因素，降低发病风险？

**核心观点一：避免长期接触致癌化学物质。**

- 观点解读：减少接触石棉、工业化学品等明确致癌物，日常注意工作环境防护，必要时穿戴防护装备，降低化学物质通过呼吸道或皮肤进入体内的风险。

**核心观点二：保持健康饮食。**

- 观点解读：多吃蔬菜、水果和全谷物，这些食物富含纤维和抗氧化成分，能帮助身体排毒。少吃高脂肪、高热量食物，避免肥胖和代谢紊乱，从而降低肿瘤发生风险。

**核心观点三：控制体重并规律运动。**

- 观点解读：通过合理饮食和每周至少 150 分钟的中等强度运动（如快走、游泳），维持正常体重指数（BMI），减少体内脂肪堆积导致的慢性炎症，抑制肿瘤生长环境。

**核心观点四：戒烟并限制酒精摄入。**

- 观点解读：烟草烟雾含 70 多种致癌物，可直接损伤细胞 DNA；酒精代谢产物乙醛会破坏基因稳定性。戒烟和每日饮酒量不超 1 标准杯（如啤酒 350ml），可显著降低致癌风险。

**核心观点五：高危人群定期专项体检。**

- 观点解读：有家族史或长期接触高危因素的人群，建议每年做腹部超声或肿瘤标志物筛查，早期发现腹膜异常病变，及时干预可大幅提高治疗效果。

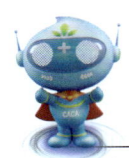

## 02 继发性腹膜瘤多由其他肿瘤转移而来，在治疗原发肿瘤时，怎样严格遵循无瘤原则，避免医源性扩散导致腹膜转移？

**核心观点一：术前精准评估肿瘤，减少穿刺等操作。**

- 观点解读：手术前通过影像学等手段全面检查肿瘤位置、大小及扩散范围，制订详细手术方案。避免不必要的穿刺或触碰肿瘤，防止肿瘤细胞因操作脱落，降低医源性扩散风险。

**核心观点二：术中规范操作隔离肿瘤，锐性分离完整切除。**

- 观点解读：手术中用锋利器械精准剥离肿瘤，避免挤压导致细胞脱落；用保护膜包裹可疑区域，防止癌细胞污染周围组织。完整切除肿瘤时确保不破裂，类似剥完整橘子而不挤破果肉。

**核心观点三：高温化疗药冲洗腹腔灭活残留细胞。**

- 观点解读：术中术后用 42～43℃含化疗药的生理盐水反复冲洗腹腔，高温增强药物渗透性，像用热水加消毒剂冲刷地板缝隙，有效杀死肉眼不可见的脱落肿瘤细胞。

**核心观点四：专用器械处理肿瘤，严防交叉污染。**

- 观点解读：接触肿瘤的器械单独使用并及时更换，如同生熟食刀具分开。污染器械严格消毒，避免带癌细胞的器械误触正常组织引发转移。

**核心观点五：术后辅助治疗联合定期复查监测。**

- 观点解读：术后根据情况使用化疗或靶向药杀灭残余癌细胞，定期做 CT 等检查，像定期排查隐患，早发现复发苗头并及时处理。

## 03 HIPEC 可用于预防腹膜转移，如何根据不同原发肿瘤类型选择最合适的灌注化疗药物和溶剂，以达到最佳预防效果？

**核心观点一：结直肠癌首选奥沙利铂，溶剂为生理盐水或葡萄糖。**

- 观点解读：奥沙利铂在高温环境下对腹膜表面的微小肿瘤细胞有强杀伤作用，适合结直肠癌腹膜转移预防。选择生理盐水或葡萄糖作为溶剂，可保证药物稳定性和渗透性，增强局部治疗效果。

**核心观点二：胃癌多用顺铂或吡柔比星，溶剂同结直肠癌。**

- 观点解读：顺铂和吡柔比星对胃癌细胞敏感，能有效降低术后腹膜种植风险。溶剂使用生理盐水，可维持药物活性，同时减少对正常组织的刺激。

**核心观点三：卵巢癌推荐紫杉醇 + 顺铂组合，溶剂选生理盐水。**

- 观点解读：紫杉醇与顺铂联用可提高药物在腹腔内的浓度，延长作用时间，增强对残留癌细胞的清除效果。生理盐水作为溶剂可确保药物混合均匀，避免沉淀影响疗效。

**核心观点四：阑尾黏液瘤按分级选生理盐水或丝裂霉素 C。**

- 观点解读：低级别病变仅用生理盐水灌洗即可清除游离黏液细胞；高级别病变需加丝裂霉素 C 强化杀伤力，抑制恶性细胞增殖，降低复发风险。

**核心观点五：患者全身状况和病史决定方案调整。**

- 观点解读：需评估患者体能、肝肾功能及既往化疗药物反应，避免使用可能加重毒性的药物。例如，肾功能差者慎用顺铂，过敏者避免奥沙利铂，确保治疗安全。

**核心观点六：专业团队操作是疗效和安全性的基础。**

- 观点解读：HIPEC 需精准控制药物浓度、温度和灌注时间，专业团队能根据术中情况动态调整方案，并处理可能出现的并发症，最大限度提高预防效果。

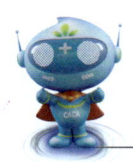

## 04 / 原发性腹膜瘤早期体征不明显，目前的筛查方法中，哪些检查手段的联合应用能更有效地提高早期诊断率？

**核心观点一：高危人群推荐超声+CT/MRI联合肿瘤标志物筛查。**
- 观点解读：腹部超声作为初步筛查，无创便捷；CT或MRI能清晰显示微小病灶位置和范围；肿瘤标志物（如CA125）通过血液检测提示肿瘤风险，三者联合可提高早期检出率。

**核心观点二：疑似病例需腹腔镜联合腹水细胞学检查。**
- 观点解读：腹腔镜可直接观察腹膜表面病变并取活检，腹水检查分析腹水中是否有癌细胞，两者结合能精准确诊，避免漏诊或误诊。

**核心观点三：影像学与肿瘤标志物互补定位及辅助判断。**
- 观点解读：影像学检查定位肿瘤的解剖信息，肿瘤标志物提供生化线索，两者结合可更全面评估病情，弥补单一检查的局限性。

**核心观点四：腹水细胞学检查为腹水患者提供关键证据。**
- 观点解读：若患者存在腹水，抽取少量腹水检测癌细胞，操作简单且结果直观，能直接支持诊断，尤其适用于无法立即进行复杂检查的情况。

**核心观点五：多手段联合应用显著提升诊断准确性。**
- 观点解读：根据患者风险分层，组合影像学、肿瘤标志物、腹腔镜和腹水检查，多种方法相互补充，减少漏检，帮助早期发现和确诊。

## 05 / 肿瘤标志物在腹膜瘤筛查中具有一定参考价值，但存在特异性不高的问题，如何进一步优化肿瘤标志物检测，提高其在腹膜瘤筛查中的可靠性？

**核心观点一：联合检测多种肿瘤标志物提高准确性。**
- 观点解读：单独检测一种指标容易误判，比如CA125可能受其他疾病影响。同时测 CA125、CEA、CYFRA21-1 等指标，通过交叉验证，可减少漏检或假阳性，提升筛查可靠性。

**核心观点二**：动态监测趋势代替单次检测结果。

- 观点解读：肿瘤标志物水平会随时间变化，单次数值可能受干扰（如炎症）。定期追踪数值波动趋势，若持续升高或异常波动，提示需进一步检查，比单次结果更可靠。

**核心观点三**：结合临床特征和影像学综合判断。

- 观点解读：若肿瘤标志物升高，需结合患者症状（如腹痛、腹水）、CT 等影像检查结果，并参考其他化验指标，排除非肿瘤因素干扰，避免盲目依赖单一检测。

**核心观点四**：研发新型生物标志物提升技术。

- 观点解读：传统标志物特异性有限，目前研究中的新技术（如血液中 miRNA、肿瘤 DNA 碎片检测）能更早、更准识别肿瘤信号，未来可弥补现有不足。

## 06 影像学检查在腹膜瘤诊断中起着重要作用，不同影像学检查方法各有优缺点，如何根据患者的具体情况选择最合适的影像学检查手段？

**核心观点一**：CT 扫描是评估腹膜瘤范围的首选，快速且全面。

- 观点解读：CT 能清晰显示肿瘤大小、位置和转移情况，还能发现腹水、淋巴结肿大等问题，适合需要快速明确病情的患者。它操作快、普及率高，但对软组织对比度稍差。

**核心观点二**：MRI 适合评估肿瘤与神经血管的关系。

- 观点解读：当怀疑肿瘤侵犯神经或血管时，MRI 凭借更好的软组织分辨率，能更清楚显示肿瘤与周围重要结构的关系。这对制订手术方案很重要，但检查时间较长且费用较高。

**核心观点三**：超声用于初步筛查，经济便捷但有局限性。

- 观点解读：超声无辐射、价格低，适合体检或初步判断病情。但肠道气体多或肥胖

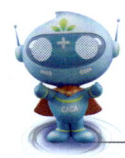

患者成像可能模糊，此时需配合其他检查，必要时可在超声引导下穿刺取组织化验。

### 核心观点四：PET-CT 判断肿瘤活性，用于分期和疗效评估。

- 观点解读：通过追踪代谢活性，PET-CT 能区分肿瘤是否存活，帮助判断化疗效果及全身转移情况。因辐射大、费用高，通常不作为常规检查，仅在需要精准分期时使用。

### 核心观点五：综合病情、设备和费用选择检查手段。

- 观点解读：医生会结合患者症状轻重、是否有基础病、医院设备条件及经济承受力来选检查。例如，急诊优先选 CT，经济困难患者先做超声，复杂病例则可能需联合 MRI 和 PET-CT。

## 07 CRS 联合 HIPEC 是腹膜瘤的重要治疗方式，如何在手术中准确评估肿瘤的可切除性，提高 CRS 的彻底性？

### 核心观点一：术前影像结合 PCI 评分评估肿瘤负荷。

- 观点解读：手术前通过高精度 CT 或 MRI 扫描腹部，明确肿瘤的位置、大小和扩散情况，同时用 PCI 评分系统量化肿瘤分布密度和范围，帮助医生提前规划手术方案，预估肿瘤切除的可行性。

### 核心观点二：术中动态探查调整切除策略。

- 观点解读：手术中医生直接观察、触摸腹腔，实时确认肿瘤实际分布，结合 PCI 评分动态调整切除顺序和范围，优先处理关键区域的肿瘤，避免遗漏重要病灶。

### 核心观点三：多学科协作制订个体化方案。

- 观点解读：对复杂病例，邀请肝胆、泌尿、妇科等专家共同评估肿瘤侵犯的区域，综合患者身体状况和手术风险，确定既能彻底切除又保证安全的个性化方案。

### 核心观点四：辅助技术提升肿瘤清除率。

- 观点解读：对难以切除的肿瘤区域，采用冷冻、射频消融等技术破坏残留癌细胞，确保无肉眼可见的肿瘤残留，达到手术彻底性标准。

**核心观点五**：术后复查并优化手术流程。

- **观点解读**：手术结束后再次检查腹腔，确认无肿瘤残留，总结术中经验并改进后续手术流程，持续提升治疗质量。

## 08 HIPEC 的治疗效果与多种因素相关，如化疗药物的选择、温度和时间的控制等，如何优化这些参数，提高 HIPEC 的疗效？

**核心观点一**：根据肿瘤类型和个体差异选择敏感化疗药物。

- **观点解读**：不同癌症适用的化疗药不同，比如结直肠癌腹膜转移常用奥沙利铂、顺铂等。选对药物能精准杀灭癌细胞，必要时可联合用药增强效果，但要避免毒性叠加损伤身体。

**核心观点二**：严格控制温度在 42 ~ 43℃增强疗效。

- **观点解读**：温度过高（超过 43℃）会烫伤正常组织，太低（低于 40℃）则削弱药物作用。42 ~ 43℃既能提升化疗药杀伤力，又不明显伤害健康组织，类似"高温精准助攻"。

**核心观点三**：治疗时间控制在 60 ~ 120 分钟平衡效果与安全。

- **观点解读**：时间太短药物作用不充分，太长可能引发并发症。例如奥沙利铂建议用 30 分钟，而顺铂需 60 分钟以上。医生需结合药物特性和患者耐受度灵活调整。

**核心观点四**：确保药物在腹腔内均匀分布。

- **观点解读**：通过调整患者体位（如翻身）或改进灌注技术，让药物充分覆盖腹腔表面，避免遗漏死角。这就像刷墙时反复涂抹，让每个角落都被药物渗透。

**核心观点五**：制订个性化治疗方案提升安全性。

- **观点解读**：根据患者年龄、体质、肿瘤分期等调整药物剂量和灌注时间。例如体弱者缩短时间，多次手术者慎用高浓度药物，避免"一刀切"导致过度治疗。

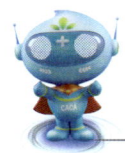

**核心观点六：联合热疗与化疗协同增效。**

- 观点解读：加热能扩张肿瘤血管，促进药物吸收，同时高温本身可破坏癌细胞。类似"热水溶解污垢"，但需精准控温避免烫伤正常组织。

## 09// 靶向治疗和免疫治疗在腹膜瘤治疗中逐渐受到关注，目前这些治疗方法的主要靶点和作用机制是什么，在临床应用中还面临哪些挑战？

**核心观点一：靶向药阻断肿瘤血管生成、增殖信号及DNA修复。**

- 观点解读：靶向药物通过抑制特定分子发挥作用。例如，抗VEGF药物减少肿瘤血管营养供应，PARP抑制剂针对BRCA突变肿瘤破坏其DNA修复能力，直接导致癌细胞死亡。

**核心观点二：靶向治疗需克服耐药性、基因筛选及副作用难题。**

- 观点解读：肿瘤可能"绕开"药物靶点产生耐药，需基因检测确认适用人群；药物可能引发高血压、血液毒性等问题，需密切监测。

**核心观点三：免疫治疗解除T细胞抑制，激活抗肿瘤免疫反应。**

- 观点解读：PD-1/PD-L1抑制剂能解除肿瘤对免疫细胞的"刹车"作用，CAR-T疗法可改造患者自身免疫细胞精准识别并攻击肿瘤。

**核心观点四：免疫治疗受限于低应答率、缺乏标志物及自身毒性。**

- 观点解读：腹膜瘤微环境复杂，仅部分患者有效；目前无法提前筛选受益人群，且可能引发皮疹、肝损伤等免疫过度激活的副作用。

**核心观点五：联合治疗和精准检测是未来突破方向。**

- 观点解读：通过靶向药联合免疫治疗可以增强疗效，同时优化基因检测技术和药物递送方法，能更精准匹配患者需求，减少无效治疗。

## 10 / 中医药治疗在腹膜瘤治疗中具有一定的辅助作用，如何将中医药与西医治疗更好地结合，提高患者的治疗效果和生活质量？

**核心观点一：中医药缓解症状，提升生活质量。**

- 观点解读：中医药能减轻手术、化疗或放疗导致的恶心、呕吐、疲劳等不适，帮助患者更轻松地完成西医治疗，同时改善日常活动能力，提升整体生活质量。

**核心观点二：中医药增强免疫力，促进治疗耐受。**

- 观点解读：通过中药调理身体，增强患者抵抗力，减少放化疗期间的感染风险，帮助患者更好地完成西医治疗疗程，降低治疗中断概率。

**核心观点三：中医药可能延缓疾病进展，改善预后。**

- 观点解读：部分研究表明，合理使用中医药可调节患者身体状态，抑制肿瘤生长或转移，从而延缓病情恶化，延长生存时间。

**核心观点四：个体化中西医结合治疗方案。**

- 观点解读：根据患者肿瘤分期、体质差异和治疗反应，由医生和中医师共同制订方案，例如化疗期间配合止吐中药，康复期用补气调理药物，避免千篇一律。

**核心观点五：多学科协作优化治疗衔接。**

- 观点解读：肿瘤科、中医科、影像科等专家定期讨论，动态调整中西医治疗节奏，例如在化疗间歇期增加中药调理，确保治疗过程连贯、副作用最小化。

**核心观点六：科学监测确保安全协同增效。**

- 观点解读：使用中医药时需定期检查肝肾功能、血常规等指标，避免药物副作用，同时通过影像学评估肿瘤变化，确保中西医治疗相辅相成，不冲突不重复。

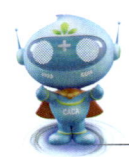

# 11. 对于无法进行手术切除的腹膜瘤患者，有哪些替代治疗方法可以选择，这些方法的疗效和安全性如何？

**核心观点一：腹腔热灌注化疗控制局部病灶，并发症可控。**

- 观点解读：HIPEC 通过加热的化疗药物直接作用于腹腔，能有效控制肿瘤局部生长，延缓疾病发展。虽然可能引发感染或肠梗阻等短期并发症，但总体风险可控，需由专业团队操作。

**核心观点二：全身化疗抑制广泛转移，副作用因人而异。**

- 观点解读：对于癌细胞广泛扩散的患者，全身化疗可抑制肿瘤生长，但效果受肿瘤类型和患者体质影响。常见副作用包括免疫力下降、恶心呕吐等，需定期监测身体指标。

**核心观点三：靶向治疗精准打击癌细胞，需基因检测。**

- 观点解读：针对存在特定基因突变的肿瘤，靶向药可精准阻断癌细胞生长信号，疗效显著且副作用较小。但治疗前需进行基因检测确认适用性，并定期检查肝肾功能。

**核心观点四：免疫治疗激活抗肿瘤免疫，需警惕不良反应。**

- 观点解读：通过 PD-1/PD-L1 抑制剂等药物激活免疫系统攻击肿瘤，对部分腹膜癌有效。虽较少出现副作用，但可能引发免疫相关炎症，需及时处理异常反应。

**核心观点五：放疗缓解局部症状，慎防组织损伤。**

- 观点解读：放射线可缩小肿瘤减轻疼痛等症状，但对周围肠道等正常组织可能造成损伤，通常作为辅助治疗手段，需严格控制照射范围和剂量。

## 12. 在治疗过程中，如何管理 CRS 联合 HIPEC 的并发症，如脏器损伤、血管损伤、胃肠道功能紊乱等，降低并发症的发生率和严重程度？

**核心观点一：术前精准评估和个体化手术方案。**

- 观点解读：通过详细的影像学检查，明确肿瘤范围和位置，提前规划手术路径，避开重要脏器，减少术中误伤风险。例如，针对肠道或肝脏等易损器官，提前制订保护措施。

**核心观点二：术中精细操作与脏器保护技术。**

- 观点解读：医生需熟练掌握腹腔解剖结构，轻柔操作避免过度牵拉器官；使用隔离材料或低温保护液，减少热灌注对正常组织的损伤，同时用止血设备快速处理出血点。

**核心观点三：术后营养支持和胃肠功能恢复管理。**

- 观点解读：术后尽早通过肠内营养补充能量，促进肠道蠕动；若出现肠麻痹，使用胃肠动力药物帮助恢复，并监测电解质水平，及时调整异常情况。

**核心观点四：严格筛选患者并优化围手术期管理。**

- 观点解读：排除身体条件差或肿瘤广泛转移的高风险患者，加强术前心肺功能评估、术中生命体征监测及术后感染预防，从整体降低并发症风险。

**核心观点五：定期随访及并发症预警干预。**

- 观点解读：治疗后定期复查血常规、影像等，及时发现肠梗阻、吻合口瘘等潜在问题，早期干预避免恶化，提高患者生存质量。

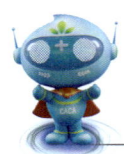

## 13. 多学科整合诊治模式对腹膜瘤患者至关重要，各学科之间应如何紧密协作，为患者制订最佳的治疗方案？

**核心观点一：组建多学科团队，涵盖外科、内科等多专业。**

- 观点解读：腹膜瘤治疗需要外科、肿瘤内科、放射科、病理科等不同领域专家共同参与。例如，外科评估手术可行性，内科制订化疗方案，放射科提供影像支持，病理科分析肿瘤特征。团队协作能全面评估病情，确保治疗方案更科学。

**核心观点二：明确学科分工，协同制订治疗方案。**

- 观点解读：每个科室各司其职，如外科负责手术及热灌注化疗，内科制订全身药物治疗方案，放疗科设计局部放疗计划。分工后，专家发挥各自专业优势，相互配合，确保治疗环节紧密衔接。

**核心观点三：定期多学科会诊，动态调整治疗策略。**

- 观点解读：治疗过程中，团队定期开会讨论患者最新检查结果和身体反应。例如，术后是否需要调整化疗药物，或修改放疗计划，确保治疗方案始终适合患者当前病情。

**核心观点四：建立信息共享机制，确保团队沟通及时。**

- 观点解读：通过共享病例档案和实时更新病情信息，所有专家都能同步了解患者进展。例如，影像报告、病理结果快速共享，避免信息滞后，保障决策基于最新数据。

**核心观点五：以患者为中心，兼顾疗效与生活质量。**

- 观点解读：治疗不仅要消灭肿瘤，还需关注患者营养、心理及社会支持。例如，评估手术对患者恢复能力的影响，化疗期间调整饮食减轻副作用，从而提高整体生活质量。

## 14 / 腹膜瘤患者在治疗后常出现营养不良的情况，如何通过饮食调整和营养支持，改善患者的营养状况，提高身体免疫力？

**核心观点一：个性化营养评估定制方案。**

- 观点解读：在治疗前、中、后期全面评估患者体重、血液指标等，制订针对性饮食计划，动态调整营养摄入量，确保患者各阶段营养需求精准满足。

**核心观点二：高蛋白饮食促进组织修复。**

- 观点解读：每天按体重补充鱼、蛋、豆类等优质蛋白（1.0～1.5克/千克），帮助修复受损组织，提升免疫力，对抗疾病消耗。

**核心观点三：均衡膳食补充必需营养。**

- 观点解读：多吃蔬果、全谷物补充维生素和矿物质，优先选择橄榄油、坚果等健康脂肪，维持代谢平衡，避免营养不良。

**核心观点四：能量充足联合营养剂辅助。**

- 观点解读：确保每日热量达标，食欲差时口服营养剂补充能量，防止体重快速下降，维持身体机能和抗病能力。

**核心观点五：调节肠道菌群改善吸收。**

- 观点解读：补充益生菌和膳食纤维（如酸奶、燕麦），避免辛辣油腻食物，减轻胃肠负担，促进营养吸收效率。

**核心观点六：定期监测与心理支持结合。**

- 观点解读：每月跟踪体重、血液等指标，及时调整饮食或添加肠内营养；通过健康教育和心理疏导缓解焦虑，增强治疗信心，改善食欲。

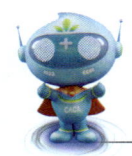

## 15. 腹膜瘤患者康复期间需定期复查，复查结果对于调整治疗方案十分关键，那么如何依据不同复查结果，精准地调整后续治疗和康复计划，以实现最佳康复效果？

**核心观点一：肿瘤标志物动态监测指导治疗方案调整。**

- 观点解读：通过血液中的特定标志物（如 CA125）水平变化判断病情。若指标持续升高，提示肿瘤可能复发，需加强化疗或换药；若指标逐渐恢复正常，说明治疗有效，可维持原方案，定期复查。

**核心观点二：影像检查结果决定治疗强度。**

- 观点解读：CT 或 MRI 显示肿瘤缩小或消失，继续当前治疗；若病灶稳定但无变化，需延长观察或调整药量；若发现新病灶或原病灶增大，说明病情恶化，需手术、放疗或更换全身治疗方案。

**核心观点三：症状变化需及时排查调整方向。**

- 观点解读：患者如出现腹痛、腹胀等新症状，可能是肿瘤进展或并发症，需针对性检查并调整治疗；症状缓解者可在医生指导下优化康复计划，加强营养和心理支持。

**核心观点四：多学科团队评估制订个性化方案。**

- 观点解读：由外科、内科、影像科等多科专家共同分析复查结果，结合患者具体情况，调整药物、手术或康复措施，确保治疗精准有效，降低复发风险。

**中国肿瘤防治**
核心科普知识

# 胆囊癌

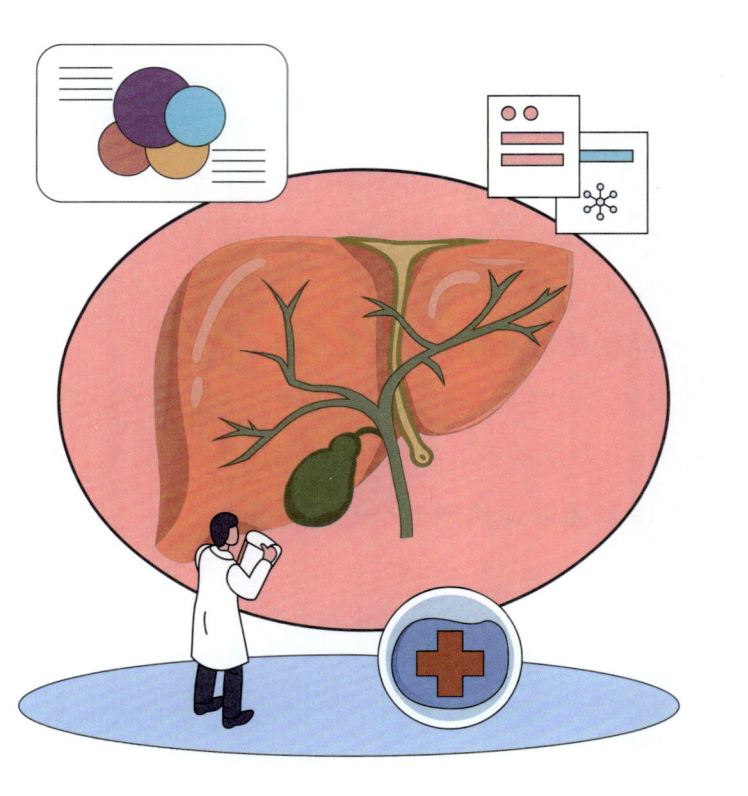

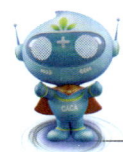

# 胆囊癌

## 01 胆囊慢性炎症是胆囊癌发生的重要危险因素，如何有效预防和治疗胆囊慢性炎症以降低患癌风险？

**核心观点一：高危人群定期超声筛查监测病变。**

- 观点解读：有胆囊炎症病史、结石、胆囊息肉或其他高危因素的人，应定期做超声检查。超声能清晰观察胆囊壁厚度、结石及息肉情况等，帮助早期发现异常变化，及时干预，避免病情恶化发展为癌症。

**核心观点二：调整饮食结构并控制体重。**

- 观点解读：少吃高脂肪、高胆固醇食物，多吃蔬果和全谷物，避免暴饮暴食。肥胖会加重胆囊负担，增加炎症风险。合理饮食和维持健康体重能减少胆囊刺激，降低炎症发生概率。

**核心观点三：药物控制炎症及合并感染。**

- 观点解读：慢性胆囊炎患者可用抗炎药缓解症状，如出现细菌感染需用抗生素。但药物需遵医嘱使用，不能自行滥用，避免掩盖病情或产生耐药性。

**核心观点四：反复发作或结构异常者需手术切除。**

- 观点解读：长期胆囊炎反复发作、胆囊壁增厚或钙化、合并结石的患者，建议手术切除胆囊。微创手术创伤小，既能消除炎症源头，又能显著降低癌变风险。

**核心观点五：控制代谢病并远离有害环境。**

- 观点解读：糖尿病等代谢疾病会增加胆囊疾病风险，需积极治疗。同时避免长期接触化学毒物或被污染的环境，减少对胆囊的慢性损伤，从源头预防炎症发生。

## 02 / 胆囊结石与胆囊癌关系密切，对于无症状的胆囊结石，哪些情况必须进行胆囊切除以预防癌变？

**核心观点一：结石直径 ≥ 3 厘米需切除，癌变风险显著升高。**

- 观点解读：较大的胆囊结石（超过3厘米）长期摩擦胆囊壁，容易引发慢性炎症，导致细胞异常增生，大大增加癌变概率。这类患者即使无症状也应尽早手术。

**核心观点二：瓷化胆囊（胆囊壁钙化）必须手术。**

- 观点解读：胆囊壁像瓷器一样钙化变硬，说明胆囊功能已完全丧失，且这种钙化状态属于癌前病变，约25%可能发展为胆囊癌，发现后需立即切除。

**核心观点三：胆囊萎缩伴结石需切除。**

- 观点解读：胆囊萎缩意味着功能丧失，此时合并结石会持续刺激胆囊壁，导致组织反复损伤修复，癌变概率比正常胆囊高12倍，建议尽早手术干预。

**核心观点四：合并 ≥ 1 厘米息肉需警惕切除。**

- 观点解读：胆囊息肉超过1厘米时，建议手术切除；胆囊息肉合并胆囊结石时，即使息肉不超过1厘米，如果同时存在结石，恶变风险显著增加，也建议手术切除。总体来说，息肉越大，恶性可能性越高，这类患者需密切监测或直接手术。

**核心观点五：病程超 10 年且胆囊炎反复建议手术。**

- 观点解读：长期结石刺激（超过10年）会导致胆囊慢性炎症，反复炎症修复过程中细胞易发生基因突变，累积到一定程度就可能癌变，这类患者建议预防性切除。

## 03 / 除了已知的胆囊结石、胆囊腺瘤性息肉等危险因素，还有哪些潜在因素可能诱发胆囊癌，如何早期察觉并预防？

**核心观点一：慢性胆囊炎长期存在增加癌变风险。**

- 观点解读：胆囊长期发炎会反复刺激胆囊壁，可能引发细胞异常增生，逐渐发展为癌症。有慢性胆囊炎病史的人需定期复查，必要时手术切除胆囊。

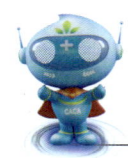

**核心观点二：胆胰管异常汇合及胆囊腺肌症易诱发癌变。**

- 观点解读：胆管和胰管连接异常会导致胆汁与胰液混合，长期刺激胆囊；胆囊腺肌症虽是良性病变，但可能恶变，需通过超声等检查密切监测。

**核心观点三：遗传因素及代谢疾病提升患病风险。**

- 观点解读：家族中有胆囊癌病史的人患病风险较高，肥胖和糖尿病会扰乱代谢功能，间接损伤胆囊。控制体重、监测血糖可降低风险。

**核心观点四：定期体检结合影像检查助力早期发现。**

- 观点解读：高危人群每年做腹部超声筛查，出现腹痛、黄疸或体重骤降时及时做CT/MRI，可发现早期病变或微小肿瘤。

**核心观点五：健康饮食与戒烟限酒降低发病风险。**

- 观点解读：少吃高脂肪、高胆固醇食物，多吃蔬菜、粗粮减轻胆囊负担；戒烟限酒可减少有害物质对胆囊的慢性刺激。

**核心观点六：积极治疗胆囊疾病，必要时手术切除。**

- 观点解读：胆囊结石、胆囊炎等疾病若反复发作或药物无效，或者胆囊息肉持续增大，建议手术切除胆囊，避免长期炎症或病变发展成癌症。

## 04 B超作为胆囊癌筛查的主要手段，在不同人群（如普通人群、高危人群）中的筛查频率应如何确定？

**核心观点一：普通人群建议每年做一次B超筛查。**

- 观点解读：普通人群胆囊癌风险较低，每年做一次常规B超检查，通过观察胆囊是否有结石、息肉等异常，帮助及时发现潜在病变，降低癌变风险。

**核心观点二：高危人群需每6个月做一次B超检查。**

- 观点解读：有胆囊癌高危因素的人群（如慢性胆囊炎、结石＞3厘米、息肉＞1厘米等），癌变概率显著增加。每半年查一次B超，通过高频监测尽早发现癌变迹象，提高治愈机会。

**核心观点三：高危因素明确界定为胆囊疾病及结构异常。**

- 观点解读：高危人群主要包括长期胆囊炎症患者、胆囊结石直径超过 3 厘米、胆囊息肉超过 1 厘米，以及胆囊壁钙化（瓷化胆囊）的人群。这些病变会持续刺激胆囊，易诱发癌变。

**核心观点四：B 超为首选筛查手段，兼顾安全与实用性。**

- 观点解读：B 超无创、操作便捷且费用低，能清晰显示胆囊形态，精准识别结石、息肉等异常，适合大规模筛查。普通和高危人群均可通过 B 超实现有效监测。

## 05 对于 B 超难以明确性质的胆囊息肉样病变，薄层增强 CT 或 MRI 等进一步检查的时机和指征是什么？

**核心观点一：息肉直径 ≥ 1 厘米需立即检查。**

- 观点解读：如果胆囊息肉超过 1 厘米，癌变风险显著增加，此时必须通过薄层增强 CT 或 MRI 进一步排查，避免错过治疗时机。

**核心观点二：形态不规则或基底宽大需警惕。**

- 观点解读：息肉长得"歪歪扭扭"或底部特别宽，比普通息肉更容易癌变，这类情况要尽快做更精准的影像检查确认性质。

**核心观点三：息肉短期快速增大应尽快复查。**

- 观点解读：如果 3~6 个月内息肉明显变大，可能提示恶性变化，即使原本较小，也需要立即复查 CT 或 MRI 排除风险。

**核心观点四：有症状或高危因素者优先检查。**

- 观点解读：出现腹痛、黄疸，或有胆囊癌家族史、长期胆囊炎的人，即使息肉不大，也要尽早检查，这类人群癌变概率更高。

**核心观点五：影像模糊无法判断时需升级手段。**

- 观点解读：B 超看不清息肉细节（如边界模糊、内部结构不明），需换用分辨率更高的 CT 或 MRI，帮助医生明确诊断。

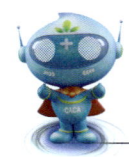

**核心观点六：随访中变化均需及时干预。**

- 观点解读：定期复查时，只要息肉出现大小、形态或症状的任何异常变化，都应升级检查手段，防止漏诊恶性病变。

## 06 // 胆囊癌早期症状不明显，如何提高对早期症状的警惕性，避免漏诊和误诊？

**核心观点一：重点监控胆囊疾病高危人群。**

- 观点解读：胆囊结石（＞3厘米）、长期慢性胆囊炎、胆囊息肉（＞1厘米）等患者是胆囊癌高危人群，需每6～12个月做一次B超检查，及时捕捉癌变信号。

**核心观点二：持续上腹隐痛或消化不良需警惕。**

- 观点解读：如果长期出现右上腹隐隐作痛、饭后胀气、食欲下降等看似普通的症状，特别是高危人群，应及时排查胆囊癌，避免误认为胃病拖延治疗。

**核心观点三：影像学筛查首选超声并灵活升级检查。**

- 观点解读：普通B超是筛查胆囊病变最经济有效的手段，当发现可疑病变时，要立即升级做增强CT、磁共振或超声内镜，更精准判断肿瘤性质。

**核心观点四：医生需提高对胆囊癌的警觉意识。**

- 观点解读：接诊反复腹痛或高危患者时，医生要优先排除胆囊癌可能，而非简单按胃肠炎症治疗，应主动安排针对性检查，减少漏诊风险。

**核心观点五：加强胆囊健康知识科普教育。**

- 观点解读：通过社区宣传让大众知道：胆囊疾病久拖可能癌变，高危人群要规律体检，普通人若长期腹痛服药无效，应主动要求查胆囊。

## 07 多种肿瘤标志物联合应用可提高胆囊癌诊断特异性，各标志物在诊断中的作用及相互关系是怎样的？

**核心观点一：联合检测 CA199、CEA、CA125 提高诊断特异性。**

- 观点解读：这三种标志物各有优缺点，联合检测能相互补充。例如，CA199 敏感但容易受胆道疾病干扰，CEA 和 CA125 可弥补其不足，减少误诊或漏诊，综合判断更准确。

**核心观点二：CA199 敏感性高但特异性低，易受胆道梗阻影响。**

- 观点解读：CA199 在胆囊癌中升高明显，但胆道梗阻（如结石）也会导致其升高，单独使用可能误判病情，需结合其他指标或检查。

**核心观点三：CEA 联合 CA199 可提升诊断准确性。**

- 观点解读：CEA 在部分胆囊癌中也会升高，与 CA199 搭配使用，既能扩大检测范围，又能减少单一指标误差，诊断更可靠。

**核心观点四：CA125 辅助诊断部分胆囊癌患者。**

- 观点解读：CA125 主要用于卵巢癌，但 20%～30% 的胆囊癌患者也会出现升高，作为补充指标可帮助发现更多潜在病例。

**核心观点五：标志物互补关系弥补单一检测不足。**

- 观点解读：每种标志物检测的侧重点不同，联合后既能提高灵敏度（发现更多患者），又能增强特异性（排除非癌症干扰），整体诊断效果更优。

## 08 不同影像学检查（超声、CT、MRI 等）在胆囊癌诊断中的优势和局限性分别是什么，如何合理选择？

**核心观点一：超声是胆囊癌筛查首选，经济无创但易受限。**

- 观点解读：超声无创、价格低、操作方便，适合初步筛查胆囊壁增厚或肿块等病变。但结果受医生经验影响较大，肥胖或肠道气体多的患者成像质量差，且难以评估肿瘤远处转移情况。

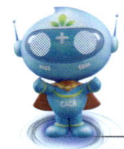

中国肿瘤防治核心科普知识
2025

**核心观点二：CT 精准评估肿瘤分期，辐射风险需注意。**

- 观点解读：CT 能清晰显示肿瘤侵犯周围器官、淋巴结转移及肝脏受累范围，增强 CT 对癌症分期至关重要。但 CT 对小病灶的敏感性不如 MRI，且存在辐射风险，不宜频繁使用。

**核心观点三：MRI 更优显示血管胆管，检查费时费用高。**

- 观点解读：MRI 对软组织分辨率高，可清晰观察肿瘤与血管、胆管的关系，帮助发现小病灶。但检查耗时长、费用高，体内有金属植入物（如心脏支架）的患者无法进行。

**核心观点四：初筛随访用超声，分期手术评估用 CT/MRI。**

- 观点解读：初次检查和病情跟踪优先选择超声。若需明确肿瘤分期或评估手术可行性，推荐增强 CT 或 MRI，以全面了解肿瘤侵犯范围和转移情况。

**核心观点五：血管或胆管侵犯评估优先选 MRI。**

- 观点解读：当需要判断肿瘤是否侵犯血管或肝内胆管时，MRI 因软组织对比度高成为首选，但需考虑患者体内金属植入物和检查费用。

## 09 / 胆囊癌根治性切除的范围和标准是如何确定的，不同分期的手术切除范围有何差异？

**核心观点一：根治性切除需确保切缘阴性，范围依分期而定。**

- 观点解读：手术目标是彻底切除肿瘤且边缘无癌细胞，范围根据肿瘤侵犯深度和扩散程度调整。早期肿瘤切除范围小，晚期需扩大切除周围组织和器官。

**核心观点二：T1a 期仅需单纯胆囊切除，T1b 期加肝床和淋巴结清扫。**

- 观点解读：肿瘤仅侵犯黏膜层时，切胆囊即可；若深入肌层，需额外切除部分肝脏并清扫周围淋巴结，避免残留癌细胞转移。

**核心观点三：T2 期需切除右半肝及系统性淋巴结清扫。**

- 观点解读：肿瘤穿透胆囊壁但未侵犯肝脏时，需切除胆囊周围部分肝脏（右前叶或右半肝），并全面清扫附近淋巴结，降低复发风险。

**核心观点四**：T3-T4 期需扩大根治术或联合脏器切除。

- 观点解读：肿瘤侵犯肝脏、胰头等重要器官时，需扩大切除范围（如右半肝+胰十二指肠），甚至重建血管；若无法切除，则通过姑息治疗缓解症状。

**核心观点五**：淋巴结清扫范围根据分期逐步扩大。

- 观点解读：早期仅清扫胆囊周围淋巴结，中晚期需扩展到肝门、腹主动脉旁等区域，确保彻底清除潜在转移病灶。

**核心观点六**：手术方案需结合患者身体条件个性化制订。

- 观点解读：医生会综合评估患者肿瘤分期、身体状况及器官功能，选择既能彻底切除又保证安全的手术方式，提高治疗效果和生存质量。

## 10 / 术前胆道引流在胆囊癌治疗中具有重要意义，如何根据患者具体情况选择合适的引流方式和时机？

**核心观点一**：明显黄疸或肝功能异常者需优先引流。

- 观点解读：如果患者出现严重黄疸（总胆红素超过 100μmol/L）或肝功能异常、凝血功能差，必须先通过引流解除胆道梗阻，改善肝功能后再手术。这就像疏通堵塞的水管，让肝脏恢复基本功能，才能承受后续手术风险。

**核心观点二**：肿瘤位置决定引流方式，高位梗阻用 PTCD，低位选内镜。

- 观点解读：肿瘤堵在肝门附近的高位胆管时，适合从皮肤穿刺肝脏引流（PTCD）；若堵在靠近肠道的低位胆管，则通过鼻腔插管或放支架引流。就像根据不同楼层的水管堵塞位置，选择从屋顶或地下室维修。

**核心观点三**：身体虚弱者首选微创引流，缩短术前准备时间。

- 观点解读：年老体弱或合并其他疾病的患者，优先选择创伤小的内镜支架置入，就像用最轻柔的方式疏通管道。如果患者体质较好且很快要做手术，引流时间可缩短至 1~2 周，避免长时间带管引发感染。

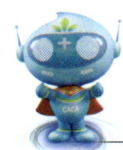

### 核心观点四：术前 1～2 周引流最佳，效果不佳需延长。

- 观点解读：通常提前 1～2 周引流最合适，既能改善身体状况，又不耽误手术时机。但如果引流后黄疸未明显消退或出现感染，就像排水不畅需要多疏通几天，要延长引流时间确保安全。

### 核心观点五：多学科团队评估，个性化制订方案。

- 观点解读：外科、肿瘤科、影像科等专家共同分析患者的肿瘤分期、身体状况和引流效果，制订最适合的方案。如同建筑师、水电工协同设计，既要解决当前堵塞，又要为后续手术打好基础。

## 11 对于进展期胆囊癌，新辅助治疗和转化治疗的有效性和临床价值仍需探索，目前有哪些新的研究方向和进展？

### 核心观点一：靶向特定基因突变的药物进入临床试验。

- 观点解读：研究发现部分胆囊癌患者存在 HER2、FGFR2 等基因突变，针对这些突变的精准靶向药（如 Pemigatinib）正在测试中。这类药物能精准打击癌细胞，可能为特定患者带来新希望。

### 核心观点二：免疫治疗联合疗法成为研究重点。

- 观点解读：PD-1/PD-L1 抑制剂对某些特殊基因特征（如 MSI-H）的患者有效，科学家正在尝试将这类免疫药物与化疗或靶向药联用，通过多途径协同作用增强抗癌效果。

### 核心观点三：基因检测指导个体化精准治疗。

- 观点解读：通过血液或肿瘤组织检测基因变异，医生能根据患者特有的基因异常选择最可能有效的药物，避免无效治疗，类似于"量体裁衣"的治疗策略。

### 核心观点四：探索更有效的新辅助治疗方案。

- 观点解读：在手术前尝试化疗联合靶向治疗或免疫治疗，旨在缩小肿瘤提高手术成功率。研究人员正在优化药物组合，寻找最能帮助患者获得手术机会的方案。

**核心观点五**：转化治疗聚焦生物标志物研究。

- 观点解读：对无法手术的患者，通过系统治疗争取手术机会。科学家正在寻找能预测疗效的血液或影像指标，帮助筛选最可能从转化治疗中获益的人群。

**核心观点六**：多学科协作制订综合治疗方案。

- 观点解读：由外科、肿瘤科、放疗科等多领域专家共同会诊，根据患者具体情况组合手术、药物、放疗等多种治疗手段，制订最适合患者的个性化方案。

## 12/ 化疗是胆囊癌综合治疗的重要组成部分，不同化疗方案的适用人群和疗效有何不同，如何选择最佳方案？

**核心观点一**：身体状况决定化疗方案强度。

- 观点解读：身体条件好的患者优先选择联合化疗（如吉西他滨+顺铂），疗效更强但副作用较大；身体较弱或基础病多的患者建议单药化疗（如吉西他滨），副作用更小但效果略低。

**核心观点二**：吉西他滨联合顺铂是标准一线方案。

- 观点解读：这是晚期胆囊癌最常用的治疗方案，能显著缩小肿瘤并延长生存时间，但需要患者肝肾功能正常且能承受化疗反应。

**核心观点三**：5-FU 联合顺铂等方案可作为替代选择。

- 观点解读：当患者对吉西他滨不耐受或出现耐药时，可改用 5-FU 等其他药物组合，但需根据肿瘤特点和患者耐受性调整。

**核心观点四**：方案选择需综合评估多项指标及患者意愿。

- 观点解读：医生会通过体力评分、肝肾功能等判断患者能否承受化疗，同时结合患者经济能力、治疗目标（延长生存或减轻痛苦）共同制订方案，实现精准治疗。

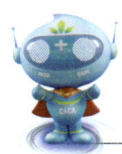

# 13. 放疗在胆囊癌治疗中的价值尚未得到广泛共识，放疗联合化疗的具体方案和疗效如何，有哪些注意事项？

**核心观点一：放疗适用胆囊癌局部晚期或术后高危患者，疗效待验证。**

- 观点解读：放疗主要用于肿瘤范围较大或手术后容易复发的患者，通过联合化疗可能延缓病情进展，但对延长生存期的效果仍需更多研究数据支持。

**核心观点二：同步放化疗常用吉西他滨、5-FU 等药物联合放疗。**

- 观点解读：放疗期间会配合化疗药物如吉西他滨或 5-FU，这类药物能增强放疗对癌细胞的杀伤力，但具体用药方案需根据患者身体情况调整。

**核心观点三：放疗剂量 45～50 Gy 分次进行，需个体化调整。**

- 观点解读：放疗总剂量一般分 20～25 次完成，单次剂量较小，既能减少正常组织损伤，又能累积足够杀伤力，具体方案需结合患者耐受度定制。

**核心观点四：放化疗或可降低局部复发，但对生存期提升有限。**

- 观点解读：研究显示联合治疗能减少肿瘤在原部位的复发概率，但整体生存时间改善不明显，因此需权衡治疗获益与副作用风险。

**核心观点五：严格筛选患者，警惕胃肠反应及骨髓抑制。**

- 观点解读：治疗前需评估患者肝功能、体能状态，避免过度治疗。放化疗可能引发呕吐、腹泻或白细胞下降，需及时对症处理。

**核心观点六：多学科协作制订个体化治疗方案。**

- 观点解读：治疗需外科、肿瘤科、放疗科等多领域专家共同讨论，根据肿瘤分期、患者体质等综合决定最佳方案，确保安全有效。

## 14 / 胆囊癌手术治疗后易出现多种并发症，如何预防和处理这些并发症，提高患者的生活质量和生存率？

**核心观点一：严格消毒与合理用药预防术后感染。**

- 观点解读：手术前对手术区域彻底消毒，术后保持伤口清洁，并按照医生指导使用抗生素，能有效降低感染风险。如果发生感染，及时更换敷料并调整抗生素种类或剂量，帮助控制炎症，促进伤口愈合。

**核心观点二：术中精细止血及术后观察预防出血。**

- 观点解读：手术中医生会仔细止血，减少出血风险。术后医护人员会密切监测患者的血压、心跳等指标，并观察引流液情况。少量出血可通过药物等保守方法处理，大量出血则需再次手术止血。

**核心观点三：妥善处理胆管并引流防治胆漏。**

- 观点解读：手术中确保胆管正确结扎或缝合，并放置引流管。如果术后有胆汁渗漏，保持引流管通畅，必要时通过微创方法（如内镜或穿刺引流）将胆汁引出体外，避免引发更严重的感染。

**核心观点四：术前评估肝功能并保护肝组织。**

- 观点解读：手术前通过检查评估肝脏功能，医生会尽量保留健康的肝组织。术后若出现肝功能异常，通过营养支持、保肝药物等治疗帮助恢复，严重时需转入重症监护室加强监护。

**核心观点五：早期活动加抗凝预防深静脉血栓。**

- 观点解读：术后鼓励患者尽早下床活动，或使用弹力袜、充气加压装置促进血液循环。对于高风险患者，医生会给予预防性抗凝药物。一旦形成血栓，及时用抗凝药物避免血栓扩大，降低肺栓塞风险。

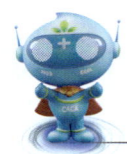

# 15. 胆囊癌患者在康复过程中需要长期随访，随访的内容和频率是怎样的，如何根据随访结果调整治疗方案？

**核心观点一：术后 2 年内每 3～6 个月随访，之后延长至 6～12 个月。**

- 观点解读：手术后前 2 年是复发高风险期，需密切监测，每 3～6 个月检查一次。2 年后风险降低，改为每半年到一年随访一次。这种分阶段的安排既能及时发现问题，又避免过度检查。

**核心观点二：随访必查病史、肿瘤标志物和影像学。**

- 观点解读：每次随访医生会询问症状变化并进行体格检查，同时抽血查 CA199 等肿瘤指标，配合腹部超声、CT 或 MRI 扫描。这三类检查能全面评估身体恢复情况，发现早期复发迹象。

**核心观点三：复发或转移需重新制订治疗方案。**

- 观点解读：若检查发现肿瘤复发或转移，医生会综合评估病情，可能选择二次手术切除病灶，或采用化疗、放疗控制进展。治疗方案根据复发部位、患者身体状况等个体化调整。

**核心观点四：肿瘤标志物异常需调整化疗方案。**

- 观点解读：CA199 等指标持续升高提示可能存在癌细胞活跃，此时可能增加化疗药物剂量，或更换更有效的药物组合。标志物稳定则说明当前治疗有效，可维持原方案。

**核心观点五：影像检查稳定可保持观察。**

- 观点解读：当 CT/MRI 显示肿瘤没有增大、未出现新病灶，说明病情控制良好。此时无须改变治疗，继续定期随访即可，既保证安全又减少不必要的治疗负担。

中国肿瘤防治
核心科普知识

# 胃肠间质瘤

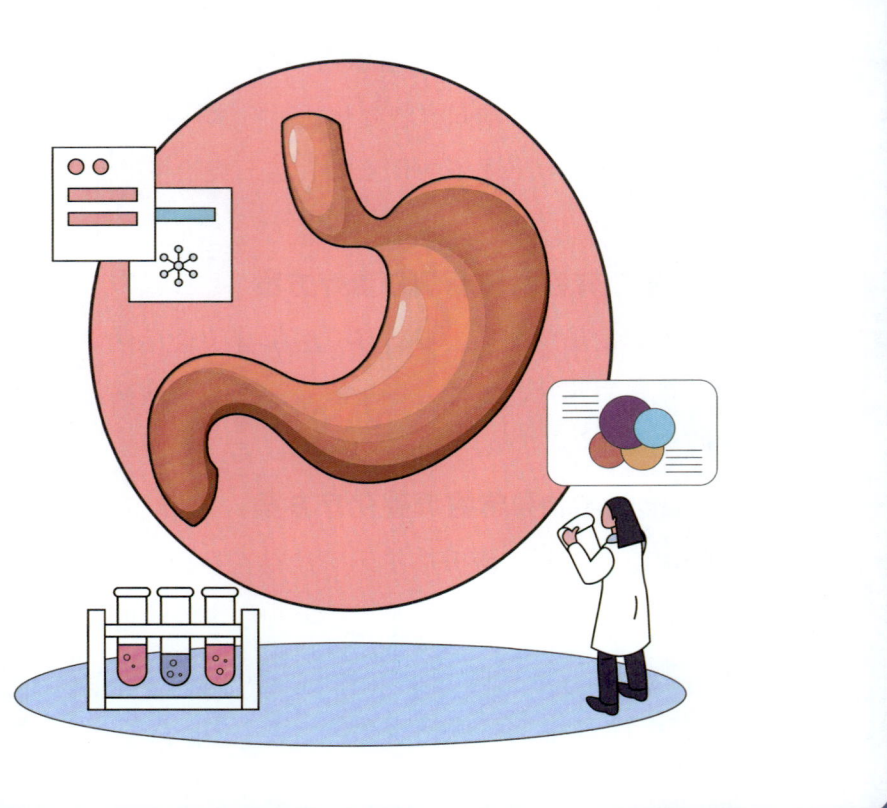

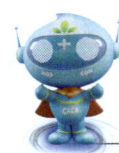

# 胃肠间质瘤

## 01 目前已知多数胃肠间质瘤（GIST）继发于 KIT/PDGFRA 突变，是否有针对这些基因突变的预防性干预措施正在研究中？

**核心观点：研究聚焦靶向药治疗而非预防。**

- 观点解读：当前科研重点放在已确诊患者的治疗上，例如，优化伊马替尼、舒尼替尼等靶向药物的使用方案，这些药物能精准抑制突变基因的作用，但对未发病者无法起到预防作用。

## 02 部分特殊亚型 GIST 如琥珀酸脱氢酶缺陷型发病年龄较低且女性多见，针对这类特定人群，有无针对性的预防建议？

**核心观点：家族史或 SDH 基因突变者需定期随访监测。**

- 观点解读：有家族遗传风险或明确携带 SDH 基因突变的人，即使没有症状，也应定期做胃镜、影像检查等，帮助早期发现病变并及时处理，降低疾病进展风险。

## 03 日常生活中，哪些生活习惯或环境因素可能与 GIST 的发生相关，如何通过改变生活方式降低发病风险？

**核心观点：保持健康饮食结构，多纤维少高脂。**

- 观点解读：日常多吃水果、蔬菜和全谷物等富含纤维的食物，少吃油炸、高热量食物，有助于维持肠道健康。虽然无法直接预防胃肠间质瘤，但能改善消化功能，降低其他慢性病风险。

## 04 对于有 GIST 家族遗传倾向的人群，除了基因检测，还应采取哪些措施进行早期预防和监测？

**核心观点：定期影像学及胃肠镜检查监测腹部异常。**

- 观点解读：建议定期进行腹部超声、CT、MRI、胃肠镜等检查。这些检查能早期、快速地发现胃肠或腹腔内的早期肿瘤或异常增生，便于医生及时干预，防止病情恶化。

## 05 随着内镜检查的普及，偶然发现的小 GIST 增多，对于这些小 GIST，如何在早期进行干预以预防其发展为临床明显的肿瘤？

**核心观点：低危的胃小 GIST 定期随访，高危或特定部位早手术。**

- 观点解读：对于小于 2 厘米且没有高危特征的胃黏膜下小肿瘤，建议定期做内镜超声或 CT 检查，监测变化。其余部位的小 GIST，发现就建议微创手术切除，避免肿瘤进展。

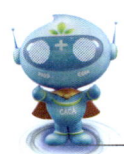

## 06 普通人群是否有必要进行 GIST 的筛查？如果有，应采用何种筛查方法，筛查的频率是怎样的？

**核心观点：普通人群无须常规筛查。但高危人群需个体化监测，如有家族史或遗传风险者。**

- 观点解读：胃肠间质瘤发病率低，早期症状不明显，大规模筛查成本高、收益低，普通人不建议常规查。但家族有遗传病史或特定基因突变的人群，患 GIST 风险高，应通过专业医生制订专属检查计划。

## 07 对于高危人群，如年龄较大、有相关基因突变家族史者，除了常规的内镜、影像检查，是否有更敏感的筛查手段？

**核心观点：常规内镜及影像检查仍是主要筛查手段。**

- 观点解读：胃肠间质瘤高危人群的筛查仍以内镜（如胃镜）和影像检查（如 CT）为基础，尚未推荐更敏感的替代方法。因此，即使风险较高，仍需定期完成这些常规检查，确保及时发现早期病变。

## 08 内镜检查是发现小 GIST 的常用手段，但存在一定局限性，如何提高内镜检查对 GIST 的早期诊断率？

**核心观点：提升内镜医师对 GIST 特征的认识。**

- 观点解读：内镜医生需熟悉胃肠间质瘤的典型表现，如黏膜下隆起、表面光滑或局部溃疡等，通过专业培训提高识别能力，减少漏诊或误诊。内镜疑诊的 GIST，应结合超声内镜精准评估病变性质。超声内镜能观察病变的起源层次、大小和血流信号，帮助区分 GIST 与其他肿瘤，尤其对判断肿瘤是否适合手术或穿刺有重要作用。

## 09 / 影像学检查在 GIST 筛查中具有重要作用，不同影像学检查方法（如 CT、MRI、PET-CT）的优势和局限性是什么，如何选择最适合的检查方法？

**核心观点：增强 CT 是 GIST 首选检查，清晰显示肿瘤位置及侵犯情况。**

- 观点解读：增强 CT 能快速呈现肿瘤大小、形态及与周围器官的关系，帮助判断是否转移，适用于多数患者。但小于 1 厘米的肿瘤可能看不清，需结合其他检查。肝脏和直肠部位 MRI 检查较 CT 更有优势。PET-CT 可全身扫描，发现其他检查难以确定的转移灶，但价格较昂贵，一般作为 CT/MRI 的补充手段。

## 10 / 不同形态的 GIST（梭形细胞型、上皮样型等）在诊断和鉴别诊断上有哪些要点和难点，如何提高诊断的准确性？

**核心观点：不同形态 GIST 需依赖 CD117 和 DOG1 免疫标记确诊。**

- 观点解读：GIST 诊断关键是通过检测 CD117 和 DOG1 两种蛋白是否阳性。例如，梭形细胞型 GIST 若这两个标记阳性，结合形态即可确诊。这能有效区分于其他肿瘤，比如平滑肌瘤则需要看 SMA 和 Desmin 是否阳性。

## 11 / 分子检测在 GIST 诊断和治疗中具有重要意义，如何规范分子检测的操作和报告，以提高其临床应用价值？

**核心观点：选择全面可靠的检测技术。**

- 观点解读：推荐使用 Sanger 测序、实时 PCR 或 NGS 等成熟技术，重点检测与胃肠间质瘤相关的关键基因（如 KIT 和 PDGFRA）突变，确保覆盖常见位点，帮助医生选择精准的靶向药物。分子检测结果需结合病理报告、患者症状等综合判断，通过多学科专家团队讨论，为患者量身定制药物或手术方案，避免单一检测结果的片面性。

## 12. 对于特殊部位（如食管、十二指肠、直肠等）的 GIST，手术难度较大，如何通过多学科协作制订最佳的治疗方案，提高手术成功率和患者的预后？

**核心观点：多学科协作精准评估肿瘤情况。**

- 观点解读：由外科、内科、影像科、病理科等专家共同分析肿瘤的位置、大小及转移情况，结合 CT、MRI 等检查精确定位，明确手术可行性，为制订方案提供可靠依据。对体积大或位置复杂的肿瘤，先用靶向药（如伊马替尼）缩小肿瘤，降低手术切除难度，减少对周围器官的损伤，提高手术安全性。

中国肿瘤防治
核心科普知识

# 头颈肿瘤

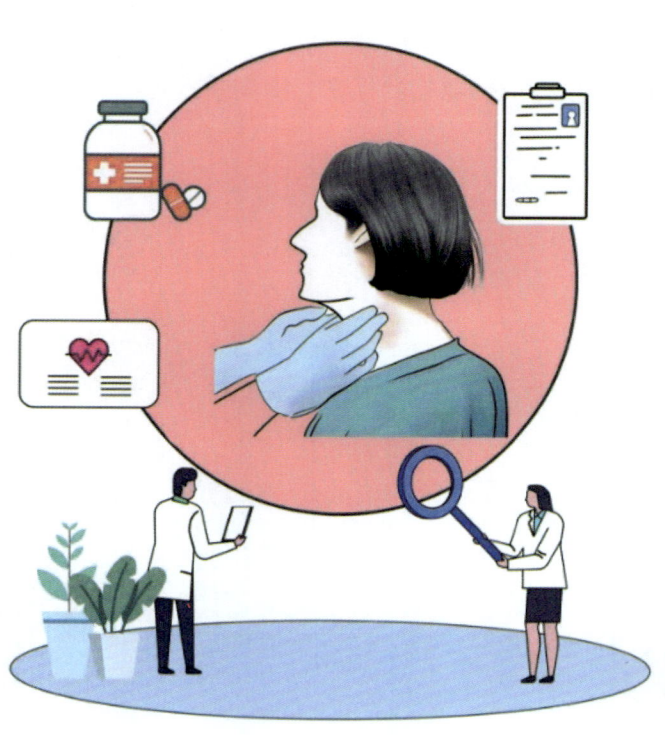

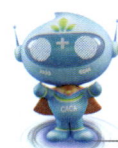

# 头颈肿瘤

## 01 在日常生活中,如何有效避免危险因素,降低喉癌、下咽癌的发病风险?

**核心观点一:戒烟是降低喉癌、下咽癌风险的关键措施。**

- 观点解读:吸烟是喉癌的主要危险因素之一,烟草中的致癌物会直接损伤咽喉黏膜细胞。戒烟后,受损细胞会逐步修复,5年内患癌风险可下降。任何年龄段戒烟都有益,越早戒除效果越显著。

**核心观点二:增加新鲜蔬果摄入,补充抗氧化营养素。**

- 观点解读:西兰花、胡萝卜等深色蔬菜富含维生素A、维生素C、维生素E,能中和自由基,修复DNA损伤。每天摄入400克以上不同种类蔬果,可使咽喉部患癌风险显著降低。同时要少吃腌制、烧烤类含亚硝酸盐食物。

**核心观点三:保持良好口腔卫生习惯,避免咀嚼槟榔。**

- 观点解读:口腔细菌滋生、慢性炎症反复刺激咽喉黏膜,可能诱发癌前病变。每天刷牙2次,使用牙线清洁,定期洗牙,及时治疗龋齿和牙龈炎。

## 02 头颈部肉瘤的发病机制尚不明确,但部分与遗传等因素相关,对于有家族遗传倾向的人群,应采取哪些针对性的预防手段?

**核心观点一:高危人群定期影像学筛查,早发现病变。**

- 观点解读:有家族史的人群需每年做头颈部超声或 MRI 检查,这些无创检查能清晰显示软组织异常,帮助发现早期微小肿瘤,及时干预可大幅提高治愈率。建议检查频率根据医生评估调整,如发现可疑结节需缩短复查间隔。

**核心观点二:异常体征立即就医,警惕早期信号。**

- 观点解读:头颈部出现无痛性肿块、持续 2 周以上的吞咽困难、声音嘶哑或不明原因鼻出血,应尽快就诊。特别是肿块生长较快(每月增大超 1 厘米)、表面皮肤溃烂或伴随神经麻木时,需通过病理活检排除恶性肿瘤。

## 03 肿瘤标志物在头颈肿瘤筛查中具有怎样的价值,哪些肿瘤标志物可用于特定头颈肿瘤的早期筛查?

**核心观点:肿瘤标志物仅辅助筛查,不能单独确诊。**

- 观点解读:肿瘤标志物能提示某些头颈肿瘤风险,尤其对高危人群或有症状患者有帮助,但单独检测可能出现误判。例如,指标升高可能是炎症或其他疾病引起,需结合影像检查(如 CT、B 超)和医生诊断才能明确。

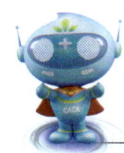

中国肿瘤防治核心科普知识
2025

## 04 / 鼻腔鼻窦恶性肿瘤的早期症状不明显,在临床工作中如何利用鼻内镜等检查手段提高早期筛查的准确性?

**核心观点:高危人群需定期鼻内镜筛查。**

- 观点解读:长期接触木屑粉尘(家具制造业)、镍金属(电镀业)或甲醛(化工行业)的人群,以及有鼻腔癌家族史者,即使没有症状也应每1~2年做鼻内镜检查。这类人群鼻腔黏膜易发生癌前病变,早查早治可显著提高生存率。

## 05 / 随着医学技术的发展,有没有新兴的筛查技术或方法可能用于头颈肿瘤的早期筛查,其应用前景如何?

**核心观点:分子标志物检测实现无创筛查有待确定。**

- 观点解读:通过血液、唾液等体液检测肿瘤相关的DNA、RNA或蛋白质,无须手术即可发现早期病变。这种方法方便且可多次检测,但目前准确性仍需优化,需更多研究验证其可靠性,未来可能成为常规筛查手段。

## 06 / 下咽癌早期症状缺乏特异性,容易误诊,如何通过综合分析症状、体征和检查结果提高早期诊断率?

**核心观点:重视持续性咽喉异物感及吞咽不适。**

- 观点解读:如果喉咙长期有卡着东西的感觉,或者吞咽时明显疼痛不适,特别是找不到感冒、发炎等常见原因时,要高度警惕。这些症状可能被误认为慢性咽炎,但超过2周不缓解就该尽早就医排查。

## 07  喉癌的病理类型多样，在病理诊断中如何准确区分不同类型的喉癌，这对治疗方案的选择有何影响？

**核心观点：病理类型需通过活检、免疫组化和基因检测区分。**

- **观点解读**：取病变组织在显微镜下观察细胞形态（活检），用特殊标志物识别癌细胞来源（免疫组化），结合基因突变分析（分子检测），可精准区分喉癌类型，如鳞癌、腺癌等。

## 08  对于一些难以明确诊断的头颈肿瘤，多学科会诊在诊断过程中发挥着怎样的作用？

**核心观点：多学科综合评估，可提高诊断的准确性。**

- **观点解读**：多学科专家共同分析肿瘤的位置、影像特征和病理结果，从不同角度讨论，减少误诊漏诊。比如放射科看影像判断肿瘤范围，病理科分析组织类型，耳鼻喉科评估解剖影响，综合意见后得出更可靠的结论。

## 09  中医治疗在头颈部恶性肿瘤的综合治疗中发挥哪些作用？

**核心观点：中药汤剂可以缓解放化疗毒副作用。**

- **观点解读**：增液汤、玉屏风散等中药汤剂，可缓解口干、乏力等症状。医生会根据患者体质调整药方，帮助减轻放化疗带来的副作用，提高身体耐受性。

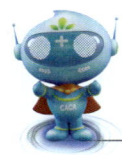

## 10. 头颈部恶性肿瘤患者在康复过程中,如何通过饮食调整来增强身体抵抗力、促进组织修复?

**核心观点:高蛋白饮食可以促进组织修复和免疫恢复。**

- 观点解读:鱼、瘦肉、鸡蛋等优质蛋白能加速受损组织的修复,同时增强免疫力,帮助身体抵抗感染。比如每天吃掌心大小的鱼肉或鸡胸肉,搭配豆腐或牛奶,简单易操作。

## 11. 心理问题在头颈部肿瘤患者康复期间较为常见,如焦虑、抑郁等,如何帮助患者保持积极心态,更好地应对康复过程中的困难?

**核心观点:专业心理干预是调整患者心态的关键手段。**

- 观点解读:患者可通过心理咨询、支持性治疗及团体辅导获得专业帮助。认知行为疗法能纠正负面思维,心理医生会引导患者重建信心,团体活动则通过病友间经验分享减少孤独感,这些方法都能科学缓解焦虑抑郁情绪。

中国肿瘤防治
核心科普知识

# 脑胶质瘤

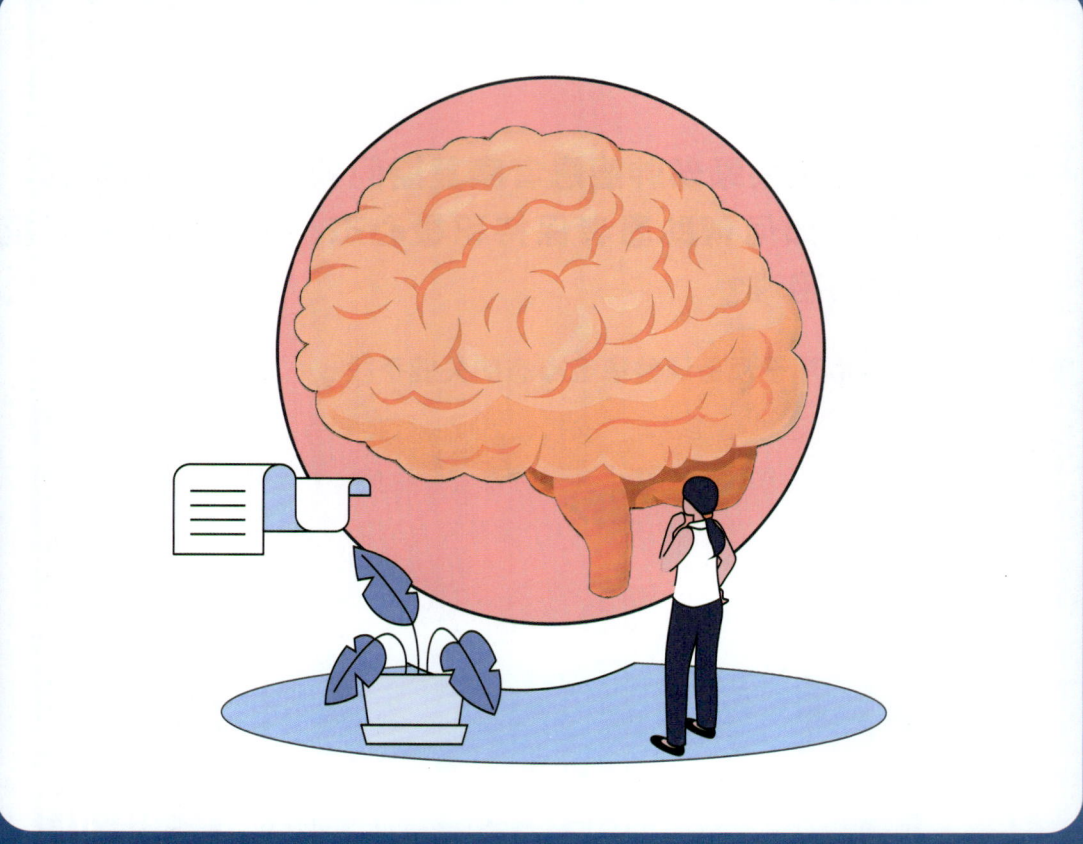

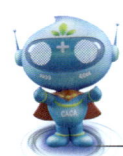

# 脑胶质瘤

## 01 目前是否有可行的医学干预手段来预防脑胶质瘤，如疫苗接种或药物预防，研究进展如何？

**核心观点：尚无疫苗或药物可有效预防脑胶质瘤。**

- 观点解读：目前没有任何疫苗或药物被证明能预防脑胶质瘤。因为其发病机制尚未完全明确，科学家无法针对特定病因开发预防性药物，当前医疗手段仍以治疗为主而非预防。

## 02 组织病理与分子病理整合诊断是脑胶质瘤诊断的重要依据，常用的分子病理检测指标有哪些，其临床意义是什么？

**核心观点一：IDH 基因突变是判断肿瘤类型和预后的关键指标。**

- 观点解读：IDH 基因突变就像肿瘤的"身份标签"，如果检测到突变，说明可能是恶性程度较低的星形细胞瘤或少突胶质细胞瘤，患者生存期相对较长。如果没有突变，则更可能是恶性程度极高的胶质母细胞瘤，生存时间更短。

**核心观点二：1p/19q 共缺失提示化疗敏感和良好预后。**

- 观点解读：1p/19q 染色体同时缺失是少突胶质细胞瘤的"特征密码"，这类患者对放疗、化疗反应更好，治疗效果更持久。医生可根据这个指标选择更适合的治疗方案。

**核心观点三：MGMT 甲基化预测化疗药物效果。**

- 观点解读：MGMT 基因如果发生甲基化（相当于被"锁住"），患者使用替莫唑胺等化疗药效果更好，因为药物能更有效杀死肿瘤细胞。这对制订个体化化疗方案非常重要。

**核心观点四：EGFR 扩增提示肿瘤恶性程度高。**

- 观点解读：EGFR 基因过度扩增就像肿瘤的"加速器"，常见于恶性程度最高的胶质母细胞瘤，这类肿瘤生长快、易复发，但同时也可能成为未来靶向治疗的突破口。

**核心观点五：H3K27M 突变警示高度恶性脑干胶质瘤。**

- 观点解读：H3K27M 突变主要出现在脑干、丘脑等中线部位的胶质瘤，相当于"危险信号灯"，这类肿瘤多见于儿童和青少年，常规治疗反应差，需要更积极的治疗方案。

**核心观点六：BRAF 突变助力儿童胶质瘤靶向治疗。**

- 观点解读：在部分儿童低级别胶质瘤中发现的 BRAF V600E 突变，相当于给肿瘤打了"特殊标记"，使用针对该突变的靶向药物能精准打击癌细胞，为患儿提供新的治疗希望。

## 03 / 在分子病理检测技术中，免疫组化染色、荧光原位杂交等各有什么特点和局限性，如何选择合适的检测技术？

**核心观点一：免疫组化染色简便经济，适合常规蛋白检测，但准确性受抗体影响。**

- 观点解读：免疫组化通过染色直接在组织切片上检测蛋白质，操作简单、成本低，适合医院日常使用。但检测结果可能因抗体质量不稳定或染色条件差异出现误差，且无法检测基因突变等分子层面变化。

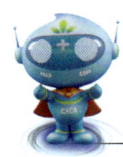

**核心观点二：FISH 精准检测基因异常，但成本高且仅限已知目标。**

- 观点解读：FISH 技术能直接识别基因扩增、缺失或重排，结果更精准。但需要专业设备和技术人员，费用较高，且只能检测已知的特定基因异常，无法发现未知变异。

**核心观点三：检测目标决定技术，蛋白用免疫组化，基因选 FISH。**

- 观点解读：选择技术前需明确检测对象：若测蛋白质（如肿瘤标记物）选免疫组化；若测基因突变、融合等选 FISH。两者检测的分子类型不同，不可互相替代。

**核心观点四：样本质量与实验室条件限制技术选择。**

- 观点解读：样本数量少或质量差（如组织降解）时，优先选操作更简便的免疫组化。若实验室设备齐全、预算充足且技术成熟，可选用 FISH 进行深入基因分析。

**核心观点五：临床需求是技术选择的最终依据。**

- 观点解读：若需快速筛查或常规诊断，选免疫组化；若需指导靶向治疗或判断预后（如检测特定基因突变），即使成本高也需用 FISH。根据治疗决策需求灵活选择。

## 04 如何根据脑胶质瘤的分子分型制订个性化的治疗方案，分子分型对预后评估有何重要意义？

**核心观点一：IDH 突变状态决定治疗方案选择。**

- 观点解读：IDH 基因突变的患者对化疗和放疗更敏感，标准方案是替莫唑胺联合放疗；而 IDH 未突变的患者预后较差，需采用更强治疗策略，如增加化疗剂量或尝试靶向药物。

**核心观点二：1p/19q 共缺失指导化疗方案调整。**

- 观点解读：存在 1p/19q 共缺失的少突胶质细胞瘤患者，推荐 PCV 化疗联合放疗；无此缺失的患者需个体化调整治疗，可能选择其他药物或方案。

**核心观点三：MGMT 甲基化状态影响化疗药物效果。**

- 观点解读：MGMT 启动子甲基化的患者对替莫唑胺反应较好，优先使用；未甲基化的患者可能需尝试其他替代疗法，如免疫治疗或临床试验药物。

**核心观点四：TERT 突变提示需更积极治疗干预。**

- 观点解读：TERT 启动子突变与预后差相关，这类患者需早期强化治疗，如加大放化疗强度或结合新型疗法，以延缓肿瘤进展。

**核心观点五：分子分型精准预测生存期及复发风险。**

- 观点解读：IDH 突变型、1p/19q 共缺失的患者生存期较长；通过分子特征可预估复发时间，帮助制订随访频率和预防措施，如定期影像检查或提前干预。

**核心观点六：综合分析分子特征优化治疗和预后评估。**

- 观点解读：结合 IDH、1p/19q、MGMT 等分子指标，医生能制订针对性治疗方案，同时更准确判断患者生存期、复发可能性和治疗反应，实现精准医疗。

## 05 / 当诊断存在困难时，多学科会诊在脑胶质瘤诊断中如何发挥作用，涉及哪些学科的协作？

**核心观点一：整合多学科信息提升诊断准确性。**

- 观点解读：当诊断困难时，神经外科、放射科和病理科共同分析患者情况。放射科通过 MRI/CT 影像判断肿瘤位置和大小，病理科检查肿瘤组织的类型和恶性程度，神经外科结合手术标本验证，多方数据交叉核对，减少误诊风险。

**核心观点二：多学科协作制订个性化治疗方案。**

- 观点解读：不同专家根据患者具体情况分工协作。例如，肿瘤内科和放疗科评估是否需要化疗或放疗；分子病理团队检测基因突变，指导靶向药物选择；神经外科评估手术可行性，最终综合各方意见形成最适合患者的治疗计划。

**核心观点三：分子检测指导精准治疗方向。**

- 观点解读：分子病理科通过检测肿瘤的基因突变（如 IDH、1p/19q 等），明确胶质瘤的分子分型。这些结果能帮助医生判断肿瘤的恶性程度、预测治疗效果，从而选择靶向药物或调整放化疗方案，避免"一刀切"治疗。

**核心观点四：术后康复与全程护理缺一不可。**

- 观点解读：康复医学科评估患者术后肢体功能、语言能力等，制订康复训练计划；护理团队帮助管理头痛、癫痫等症状，并提供心理疏导。这种协作不仅能提高生活质量，还能及时发现复发迹象。

**核心观点五：多学科决策减少单一视角局限性。**

- 观点解读：单一科室可能侧重自身领域（如外科倾向于手术），而 MDT 通过集体讨论平衡风险与获益。例如，对老年体弱患者，可能放弃高风险手术，改用放疗 + 靶向药的综合方案，确保治疗安全有效。

## 06 / 外科手术是脑胶质瘤的首选治疗方法，如何在保证安全的前提下，最大限度地切除肿瘤，降低复发风险？

**核心观点一：术前精准评估肿瘤位置和生物学特性。**

- 观点解读：手术前通过 MRI、功能 MRI 等影像技术，明确肿瘤范围和周围关键功能区的关系，避免损伤重要脑区。同时检测 IDH 突变等分子标志物，了解肿瘤恶性程度，为制订手术方案提供依据。

**核心观点二：术中实时导航联合显微技术精准切除。**

- 观点解读：手术中使用显微镜精细操作，配合神经导航和术中 MRI/CT 实时更新肿瘤位置，既最大限度切除肿瘤，又减少对正常脑组织的误伤，降低术后功能障碍风险。

**核心观点三**：功能区肿瘤采用清醒手术保护神经功能。

- 观点解读：对涉及语言、运动等功能的肿瘤，术中唤醒患者并监测脑电信号，让患者在清醒状态下配合指令测试功能区域，边测试边切除，既能切干净肿瘤，又能避免损伤功能区。

**核心观点四**：术后综合治疗和定期复查防复发。

- 观点解读：根据肿瘤残留情况和病理报告，针对性使用放疗、化疗等后续治疗。术后定期做影像复查，早发现残留或复发的小病灶，及时干预提高治疗效果。

## 07 不同级别和分子分型的脑胶质瘤，手术切除范围和方式有何差异，如何选择最佳的手术策略？

**核心观点一**：低级别胶质瘤按功能区选切除范围，辅助技术保功能。

- 观点解读：低级别肿瘤若在无功能区，尽量多切；若靠近功能区，需用术中导航、电生理监测等技术辅助，适当减少切除量，避免损伤神经功能，比如语言或运动区域。

**核心观点二**：高级别胶质瘤最大安全切除，荧光技术助精准切除。

- 观点解读：高级别肿瘤恶性度高，手术需在保护功能前提下尽量多切。例如胶质母细胞瘤，可用 5-ALA 荧光技术标记肿瘤边界，切得更干净，减少残留，为放化疗创造更好条件。

**核心观点三**：分子分型影响预后，手术仍以肿瘤位置为主。

- 观点解读：虽然 IDH 突变等分子特征可预测肿瘤生长快慢，但手术切多少主要看肿瘤位置是否影响大脑功能，而非单纯依赖这些分子指标。比如少突胶质细胞瘤即使有基因突变，仍优先考虑位置决定切法。

**核心观点四**：最佳策略需综合肿瘤特征、患者状况及多学科协作。

- 观点解读：手术方案要结合肿瘤大小位置、患者年龄和身体情况，术中实时监测技术（如导航）辅助医生判断，术后联合放化疗等多学科团队制订后续治疗，确保效果和安全性平衡。

## 08 放疗在脑胶质瘤治疗中如何根据患者情况优化剂量和靶区，以提高疗效并减少副作用？

**核心观点一：按肿瘤级别调整放疗剂量，分次精准照射。**

- 观点解读：高级别胶质瘤（如 GBM）恶性程度高，需 60 Gy 分 30 次照射以控制肿瘤；低级别胶质瘤生长较慢，用 50～54 Gy 即可，分次照射能减少对正常脑组织的损伤。剂量选择需结合患者年龄和身体状况，如老年患者可能适当减量。

**核心观点二：靶区覆盖术后瘤腔及周围 2～3 厘米脑组织。**

- 观点解读：手术后需通过 MRI 精确定位残留肿瘤区域，并将照射范围扩大到瘤腔周边 2～3 厘米的脑组织，以消灭可能残留的微小癌细胞，降低复发风险。这一范围需根据肿瘤位置灵活调整，避开重要功能区。

**核心观点三：结合年龄、健康状况和分子特征制订个体化方案。**

- 观点解读：年轻、身体状态好（KPS 评分高）的患者可耐受更强治疗；分子特征（如 IDH 基因突变）提示肿瘤恶性程度低，可适度降低剂量。老年或体弱患者需减少剂量，优先保护神经功能和生活质量。

**核心观点四：使用 IMRT/SRS 技术精准打击肿瘤，保护正常脑区。**

- 观点解读：调强放疗（IMRT）通过计算机精准控制射线角度和剂量，立体定向放疗（SRS）可单次高剂量聚焦肿瘤。两者能最大限度保护语言、运动等关键脑区，减少记忆力下降、肢体无力等副作用。

**核心观点五：定期评估疗效并动态调整治疗计划。**

- 观点解读：治疗中每 2～3 周通过 MRI 和临床症状评估肿瘤变化。若肿瘤缩小明显，可适当降低后续剂量；若进展或耐受性差，则调整照射范围或联合化疗、靶向治疗，在疗效和安全性间取得最佳平衡。

## 09 针对不同类型的脑胶质瘤，如何选择合适的化疗方案，提高化疗效果并减轻不良反应？

**核心观点一：高级别胶质瘤首选 TMZ 同步放化疗，基因特征影响疗效。**

- 观点解读：术后尽早用放疗联合替莫唑胺（TMZ），再辅助化疗 6 个周期。若患者存在 MGMT 基因甲基化（一种特定基因特征），TMZ 效果更显著。医生通过基因检测判断患者是否适合该方案，针对性用药可提升效果。

**核心观点二：低级别胶质瘤根据基因分型选择 PCV 或 TMZ 方案。**

- 观点解读：少突胶质细胞瘤若有 1p/19q 基因共缺失，优先选 PCV 方案（三种药物联合）；若无此基因变异，则选 TMZ。通过基因检测明确类型，避免无效治疗，减少副作用风险。

**核心观点三：儿童用药需避免影响生长发育，优选特定化疗药。**

- 观点解读：儿童身体处于发育阶段，需避开可能损伤器官或骨骼的药物。常用卡莫司汀、TMZ 或长春碱类药物，既控制肿瘤又降低对身高、智力等长期影响。

## 10 肿瘤电场治疗、分子靶向治疗和免疫治疗等新型辅助治疗手段为脑胶质瘤患者带来了新希望，这些治疗方法的作用机制是什么，各自的适用范围和疗效如何？

**核心观点一：电场治疗干扰癌细胞分裂，延长胶质母细胞瘤生存期。**

- 观点解读：这种治疗通过低强度电场破坏肿瘤细胞分裂时的关键结构（纺锤体），让癌细胞无法增殖并死亡。主要用于新确诊或复发的胶质母细胞瘤患者，与常规放化疗配合使用，能明显延缓肿瘤复发时间，提高生存质量。

**核心观点二：靶向治疗需匹配基因突变，多数药物处于试验阶段。**

- 观点解读：针对特定基因突变（如 IDH 突变）设计药物，阻断肿瘤生长信号通路。但这类药物目前适用范围有限，仅在部分患者中有效，且大多数还在临床试验中验证疗效，尚未广泛应用。

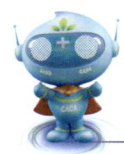

**核心观点三：免疫治疗激活自身免疫系统，但适用人群有限。**

- 观点解读：通过免疫检查点抑制剂、CAR-T 细胞疗法等增强免疫细胞识别肿瘤的能力。目前对脑胶质瘤整体效果一般，仅特定携带免疫相关标志物的患者可能受益，多用于传统治疗失败后的尝试方案。

## 11. 对于复发的脑胶质瘤，应该如何综合评估病情，选择再次手术、放疗、化疗还是其他治疗方法，以延长患者生存期和提高生活质量？

**核心观点一：全面评估复发情况及患者整体状态。**

- 观点解读：通过 MRI 等影像检查明确肿瘤位置和范围，结合患者年龄、身体状态、初次治疗反应及复发时间，判断适合的治疗方向。例如，若患者体能较好且复发灶较局限，可能更适合积极治疗。

**核心观点二：条件允许时优先考虑再次手术。**

- 观点解读：若复发肿瘤范围小、可完全切除，且患者身体能承受手术，优先手术切除可快速减轻肿瘤负担，缓解头痛等症状，还能获取最新病理信息指导后续用药，为延长生存争取机会。

**核心观点三：精准放疗降低脑组织损伤风险。**

- 观点解读：初次未放疗或间隔 1 年以上的复发患者，可采用立体定向放疗等先进技术，用高精度射线集中消灭肿瘤，减少对周围正常脑细胞的伤害，避免记忆力下降等副作用。

**核心观点四：根据耐药情况调整化疗方案。**

- 观点解读：若初次化疗药物（如替莫唑胺）已耐药，可换用贝伐单抗等新药，或调整用药周期。例如，低剂量长期服药可能延缓耐药，需结合患者耐受度制订个性化方案。

**核心观点五：靶向与电场治疗提升疗效。**

- 观点解读：通过基因检测选择匹配的靶向药，如 IDH 突变患者可用特定抑制剂；联合电场治疗（戴设备产生电场干扰癌细胞分裂），能延缓复发且副作用小，适合无法耐受放化疗的患者。

**核心观点六：多学科协作平衡治疗与生活质量。**

- 观点解读：神经外科、肿瘤科等多学科团队根据患者需求，选择既能延长生存又减少副作用的方案，例如高龄体弱者以控制水肿、癫痫为主，而非激进治疗，同时提供心理疏导改善生活信心。

## 12. 在脑胶质瘤的治疗过程中，如何进行有效的症状管理，如控制癫痫发作、缓解颅内压增高等，提高患者的生活质量？

**核心观点一：抗癫痫药需按发作类型选择，无发作史者不预防用药。**

- 观点解读：脑胶质瘤患者若出现癫痫发作，医生会根据发作类型选择卡马西平、左乙拉西坦等药物控制症状。但如果患者从未发生过癫痫，指南不建议提前用这类药物预防，因为可能增加副作用风险且无明确益处。

**核心观点二：多措施降颅压，激素使用需警惕副作用。**

- 观点解读：颅内压增高会引起头痛、呕吐等症状。患者可抬高床头 30° 促进血液回流，减少输液量避免加重脑水肿。医生会短期用地塞米松等激素减轻水肿，但长期用激素可能导致血糖升高、免疫力下降，需密切监测。

**核心观点三：阶梯镇痛管理头痛，非阿片类优先。**

- 观点解读：头痛患者先用布洛芬等非甾体抗炎药缓解，效果不佳时再考虑弱阿片类药物。这种阶梯式用药既能有效止痛，又能减少强效药物成瘾或便秘等副作用。

**核心观点四：心理干预 + 认知训练改善生活质量。**

- 观点解读：脑胶质瘤患者常因疾病产生焦虑、抑郁情绪。心理医生会通过沟通疏导负面情绪，同时指导患者进行记忆、注意力等认知训练，帮助恢复基本生活能力，减轻家庭照护负担。

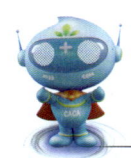

# 13. 多学科整合诊治（MDT to HIM）模式在脑胶质瘤治疗中如何实施，各学科之间如何协作，以制订最佳的治疗方案？

**核心观点一：多学科协作制订手术方案，保护脑功能。**

- 观点解读：神经外科医生在手术前联合其他科室，根据患者肿瘤位置、病理类型和影像结果，共同规划手术切除范围，确保在最大限度切除肿瘤的同时，避免损伤重要脑区功能，如语言或运动区域。

**核心观点二：精准放疗化疗需整合病理及影像数据。**

- 观点解读：放疗科利用影像科提供的肿瘤三维定位信息，精准锁定放疗区域；肿瘤内科根据病理科检测的基因突变结果，选择针对性化疗药物，减少对正常细胞的伤害，提高治疗效果。

**核心观点三：病理影像双支撑奠定治疗基础。**

- 观点解读：病理科通过显微镜和基因检测明确肿瘤恶性程度及分子特征，影像科用核磁共振（MRI）等技术评估肿瘤大小和扩散情况，两者共同为手术、放疗和化疗方案提供关键依据。

**核心观点四：康复护理全程介入提升生存质量。**

- 观点解读：康复科在术后早期介入，通过物理治疗帮助恢复肢体功能；护理团队提供疼痛管理、心理疏导及居家护理指导，减轻治疗副作用对日常生活的影响。

**核心观点五：定期多学科会诊动态调整方案。**

- 观点解读：各科室医生每周召开讨论会，结合患者最新的检查结果和治疗反应，共同调整方案。例如术后发现残留肿瘤，放射科会重新计算放疗剂量，内科同步更新化疗周期。

**核心观点六：以患者为中心整合医疗资源。**

- 观点解读：从确诊到康复，各科室打破专业壁垒，共享患者数据。比如基因检测发现特定突变，内科立即匹配靶向药，护理团队同步指导用药注意事项，确保治疗精准且人性化。

## 14. 临床试验在脑胶质瘤治疗研究中具有重要意义，患者参与临床试验的利弊有哪些，如何选择合适的临床试验？

**核心观点一：参与试验利弊并存，权衡新疗法与未知风险。**

- 观点解读：患者有机会获得前沿治疗方案和更严密的医疗监测，甚至可能延长生存期，但新疗法可能存在未知副作用，且可能被分配到对照组无法使用新药。参与前需综合评估潜在获益与风险。

**核心观点二：优先选择中后期试验，安全有效更有保障。**

- 观点解读：Ⅱ期或Ⅲ期临床试验已通过初期验证，安全性和疗效数据更充分，相较于早期试验风险更低，更适合多数患者参与。

**核心观点三：结合病情和医生建议筛选合适试验。**

- 观点解读：患者需与主治医生充分沟通，根据自身肿瘤类型、身体状况和治疗目标选择匹配的试验，避免盲目参与导致疗效不佳或风险增加。

**核心观点四：审查试验机构资质，确保操作规范性。**

- 观点解读：选择有丰富经验和正规资质的医疗机构参与试验，能保障治疗流程的规范性和数据的可靠性，降低安全隐患。

**核心观点五：全面知情同意是参与必要前提。**

- 观点解读：患者需充分了解试验目的、流程、潜在风险和权益，自愿签署知情同意书，确保自主决策权，避免后续纠纷。

中国肿瘤防治
核心科普知识

# 整体评估

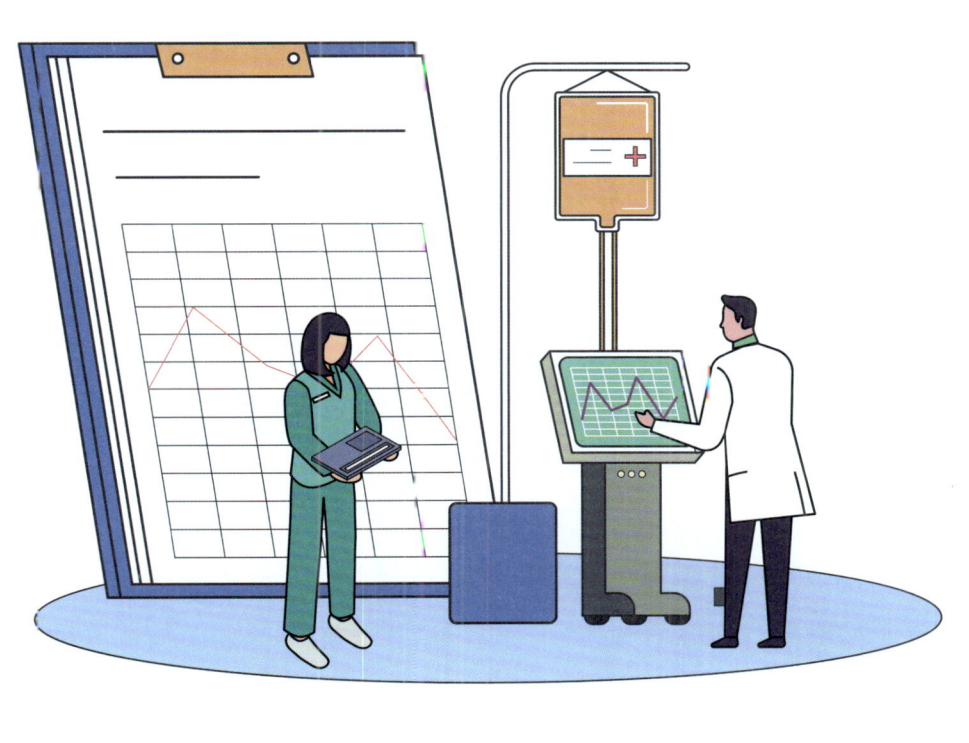

# 整体评估

**01** 对于具有特定遗传易感性的人群（如携带 BRCA1/2 基因突变者），除了定期体检，还应采取哪些针对性的预防措施来降低患癌风险？

**核心观点：强化筛查，早发现肿瘤迹象。调整生活方式，控制体重降低风险。通过遗传咨询和心理支持应对遗传压力。必要时需医生评估进行药物预防和手术预防。**

- 观点解读：具有肿瘤遗传风险的人群比一般人群需要更早期进行规律的肿瘤专科筛查，如 BRCA1/2 基因突变者，女性在 25 岁以后，男性 35 岁以后，每年做乳腺 MRI 和/或乳腺 X 线检查，避免普通体检带来的漏诊风险。

  生活中保持均衡饮食、规律运动，戒烟戒酒，避免肥胖，减少与生活方式相关的癌症风险。携带突变基因可能引发焦虑，遗传咨询能解释风险、指导家庭生育选择，心理辅导帮助缓解恐惧，避免过度担忧影响生活质量。

  高危人群可使用特定药物（如他莫昔芬）或者手术预防，药物能阻断雌激素对乳腺的刺激，无论药物还是手术都可能有副作用，需在医生指导下权衡利弊后选择。

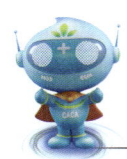

## 02 压力和情绪因素可能影响肿瘤的发生发展，如何通过心理调适和压力管理来预防肿瘤，有哪些有效的方法和策略？

**核心观点：健康生活方式维持身心平衡，放松训练改善身心紧张状态，规律运动增强免疫力和抗压能力。必要时进行心理咨询。**

- 观点解读：每天 7~8 小时睡眠、均衡饮食修复压力损伤细胞。戒烟限酒减少致癌物摄入；深呼吸、冥想、肌肉放松等训练能直接降低身体压力激素（如皮质醇）水平，每天坚持 10~15 分钟练习，可减少慢性炎症反应对细胞的损伤；快走、游泳等中等强度运动能促进内啡肽分泌，增强免疫细胞活性。每周 3~5 次、每次 30 分钟的运动，可降低乳腺癌、肠癌等与压力相关的肿瘤风险。

  心理干预调整负面思维，缓解情绪压力。与亲友分享感受、参加兴趣小组等活动，缓冲压力伤害。严重情绪问题需专业心理咨询。

## 03 目前有多种肿瘤筛查方法，如影像学检查、肿瘤标志物检测等，如何综合运用这些方法，提高筛查的准确性和特异性，减少漏诊和误诊？

**核心观点一：联合影像学与肿瘤标志物检测，互补筛查。**

- 观点解读：单独用一种方法容易漏查，比如肝癌筛查时，腹部超声能直接观察肝脏形态，甲胎蛋白（AFP）检测可提示肿瘤活性，两者结合既能定位病变又能辅助判断性质，准确性更高。医生结合患者年龄、病史、生活习惯等综合判断。

**核心观点二：按高危因素分层选择筛查方法。**

- 观点解读：不同人群患癌风险不同。例如，长期吸烟者肺癌风险高，需用低剂量螺旋 CT 精准筛查；有胃癌家族史的人，应结合胃镜和幽门螺杆菌检测。针对性筛查能减少不必要检查，提高效率。

## 04 在基层医疗机构，由于资源有限，如何开展有效的肿瘤筛查工作？是否有适合基层的低成本、高性价比的筛查技术和方案？

**核心观点**：优选低成本易操作的筛查技术，重点筛查高危人群提升效率，强化防癌教育促进早诊早治。借力远程平台提升诊断水平，建立双向转诊确保规范治疗。

- 观点解读：基层机构选择操作简单、成本低且准确性高的筛查方法。例如，宫颈癌筛查用醋酸染色肉眼观察法（无须复杂设备），乳腺癌用临床触诊结合超声检查（比乳腺X线更经济）。集中资源筛查癌症风险更高的人群，比如年龄大、有家族史或长期吸烟者。针对性筛查可提高阳性检出率。

  通过社区宣传、健康讲座普及癌症早期信号（如异常肿块、长期咳嗽等），鼓励有症状及时就医。教育能提高居民主动筛查意愿，避免因延误导致晚期病例增加治疗负担。

  利用远程会诊系统，基层医生上传检查结果，由上级专家在线指导。基层发现疑难病例后，通过绿色通道转至上级医院确诊；确定治疗方案后患者回基层继续治疗康复随访。这种分级诊疗避免大医院过度拥挤，同时保障患者全程规范管理。

## 05 不同风险的人群如何进行肿瘤筛查？如何平衡筛查的成本效益和潜在风险？

**核心观点**：年龄与性别决定筛查重点，不同癌症需选对应筛查手段，筛查频率因年龄和检测方式调整，高危人群需提前筛查。

- 核心解读：由医生根据年龄、性别、家族史、生活史等综合判断，不同风险人群按风险分级调整筛查方式和频率。肿瘤低危人群主要按照年龄决定筛查策略，而高危人群则需针对性筛查，有明确癌症风险的人要重点查。如吸烟或家族史者。例如，肝癌高危人群（如乙肝患者）每6个月查超声和甲胎蛋白，中低风险者可能只需每年一次，避免"一刀切"浪费资源。

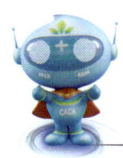

## 06 / 随着人工智能技术的发展，其在肿瘤筛查中的应用前景如何？能否通过人工智能辅助提高筛查效率和准确性，目前有哪些实际应用案例？

**核心观点：** 人工智能发展迅速，已经应用于肿瘤筛查领域，主要体现在：显著提升肿瘤筛查效率，快速分析影像数据。提高病变识别能力，辅助精准诊断。但人工智能仍需医生验证，保障结果可靠性。

- 观点解读：AI 能快速处理 CT、MRI 等大量医学影像，将原本需要数小时的分析缩短至几分钟。例如，自动标记可疑区域甚至评估恶性概率，让医生优先查看高风险病例，减少等待时间，尤其适合大规模人群筛查。如宫颈癌筛查中，AI 自动识别异常细胞，替代人工初筛；结直肠癌筛查中，AI 在结肠镜检查时实时分析息肉形态，提示癌变风险。AI 虽高效，但复杂病例仍需医生结合临床经验判断。目前技术对罕见病变识别有限，需长期跟踪验证效果，同时避免过度依赖 AI，确保诊断安全。

## 07 / 肿瘤的诊断需要综合多种检查手段，如病理检查、影像学检查、基因检测等，如何优化这些检查的流程和顺序，以提高诊断效率，减少患者等待时间和经济负担？

**核心观点：** 分层选择检查手段，先简后繁。病理检查是确诊的核心，对于可疑病变应及早做。基因检测在病理确诊后按需做。

- 观点解读：对疑似患者优先用简单、快速且便宜的检查，比如抽血查肿瘤标志物或做超声，快速排除或缩小范围。确诊需要复杂检查时再安排 CT、MRI，避免一上来就做昂贵项目，既省时间又省钱。高度怀疑肿瘤时，应尽早取组织化验，明确肿瘤类型，避免因误诊耽误治疗。基因检测主要用于指导用药（如靶向药），需先确定是恶性肿瘤，再根据治疗需要选择基因检测项目。

## 08  对于一些罕见肿瘤或临床表现不典型的肿瘤，如何提高诊断的准确性？是否有新的诊断技术或方法正在研究中？

**核心观点：多学科协作综合评估提高诊断准确性。基因测序技术辅助肿瘤分子分型。AI技术正在突破诊断瓶颈。**

- 观点解读：通过病理科、影像科、肿瘤科等多学科专家共同讨论，结合患者症状、影像结果和病理检查，避免单一科室判断偏差，减少误诊漏诊风险。用基因测序（如NGS）检测肿瘤的基因突变或融合特征，帮助区分相似症状的不同肿瘤类型。AI通过大数据学习快速识别罕见肿瘤的影像或病理特征，辅助医生提高诊断效率。目前这些技术已进入研究阶段，未来可能成为重要工具。

## 09  病理诊断是肿瘤诊断的"金标准"，但在实际操作中，如何确保病理标本的质量和检测的准确性？例如，如何规范病理取材、切片制作和诊断报告等环节？

**核心观点：规范病理取材流程，标准化切片制作，确保标本完整性和代表性。诊断报告需完整规范，严格审核制度。建立全流程质控体系，定期培训维护设备。**

- 观点解读：病理取材由经验丰富的医生操作，取材时标注样本来源、部位和方向，避免混淆。严格控制标本固定时间（6~48小时），防止组织损坏。使用精密切片机，将组织切成厚度均匀的3~5微米薄片。严格按标准步骤染色，确保细胞结构清晰可见。报告必须包含患者信息、病变类型、分期等关键内容，特殊检测（如免疫组化）需标明试剂名称和结果判断标准，并由专业医生审核签字。从取材到诊断各环节进行质量监控，更新设备并培训人员，减少操作失误。

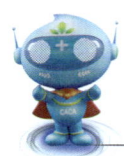

## 10 / 基因检测在肿瘤诊断和治疗中的作用日益重要，如何选择合适的基因检测项目和技术，以实现精准诊断和个体化治疗？不同基因检测方法的优缺点和适用范围是什么？

**核心观点：根据患者病情和治疗目标选择检测项目。**

- 观点解读：医生会根据患者具体情况，选择检测驱动基因、耐药突变或免疫标志物。不同检测方法优缺点互补，按需组合使用。PCR 检测单基因快速但覆盖少，NGS 能查数百个基因但耗时费钱，IHC 看蛋白表达但不能诊断基因突变。PCR 适合少量已知基因突变检测，速度快且便宜；NGS 可查多基因变异，但成本较高；免疫组化是临床最常用的检测手段，简单易行，对确证的蛋白标志物是标准检测手段。

## 11 / 在多学科协作诊断模式下，如何加强各学科之间的沟通与协作，提高诊断的准确性和一致性？例如，病理科、影像科和临床科室之间应如何进行有效的信息共享和讨论？

**核心观点：建立定期多学科会诊机制，促进信息共享，制订标准化流程，明确各学科职责。开展跨学科培训，增进专业理解。**

- 观点解读：通过固定时间组织临床科室、影像科、病理科的专家共同讨论病例，利用信息化系统整合患者的检查报告、影像资料等，让不同科室的医生能随时调阅最新数据，确保各学科专家能及时交流患者的关键信息（如影像报告、病理切片结果），避免因信息滞后或片面判断导致的误诊，提升诊断准确性和协作效率。同时，不同科室医生相互学习，减少因专业壁垒产生的误诊。

## 12. 不同类型和分期的肿瘤治疗方案差异较大，如何根据患者的具体情况，如肿瘤的生物学特征、患者的身体状况、心理状态等，制订个性化的最佳治疗方案？

**核心观点一：肿瘤生物学特征决定治疗方案，不同分期、不同病理类型、不同基因分型的肿瘤选择的治疗策略不同。**

- 观点解读：例如Ⅰ期乳腺癌可以选择直接手术，而淋巴结转移的乳腺癌在手术前进行新辅助化疗有助于判断化疗疗效，争取最大的治愈机会。不同肿瘤的基因突变、分子分型等生物学特性差异显著，需通过检测明确类型。例如乳腺癌患者需检测ER、PR、HER2状态，决定是否能用内分泌治疗或靶向药，避免无效方案。

**核心观点二：根据患者身体状况调整治疗强度，降低风险。心理干预和社会支持提升治疗信心与效果。尊重患者意愿，平衡疗效与生活质量。**

- 观点解读：评估年龄、体能评分、器官功能等，年龄大、身体较差或合并其他疾病的患者可能需减少化疗剂量、选择低毒药物或保守治疗，在控制肿瘤的同时保护身体机能。焦虑、抑郁等负面情绪可能影响治疗依从性，通过心理咨询、家属陪伴或病友互助，帮助患者积极应对治疗副作用，坚持完成疗程。与患者充分沟通治疗目标，如优先延长生存期还是缓解症状，结合其对治疗副作用（如脱发、恶心）的接受度，选择符合其价值观的方案。

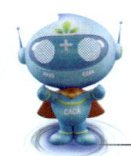

## 13 / 如何合理选择组合手术、放疗、化疗、靶向治疗和免疫治疗等肿瘤治疗手段，以提高治疗效果，减少不良反应？

**核心观点：治疗选择需综合患者情况、肿瘤特点、治疗目标三要素。联合治疗用于单一治疗无法控制的情况。**

- 观点解读：医生会根据患者年龄、身体状态、基因特点，结合肿瘤类型、分期、恶性程度，明确治疗是追求根治、延长生命还是缓解症状。例如年轻体健的早期肺癌患者适合手术根治，而高龄体弱的晚期患者则以改善症状，减轻痛苦，提高生活质量为主。当肿瘤已转移或恶性程度高时，需多种手段联合治疗。比如乳腺癌术后用放疗清除残留癌细胞，配合化疗杀灭转移灶。

## 14 / 肿瘤治疗过程中，如何平衡治疗效果和患者的生活质量？例如，在选择治疗方案时，如何考虑治疗对患者身体功能、心理状态和社会角色的影响？

**核心观点：治疗前全面评估患者身心状况，个性化选择低副作用方案，多学科团队协作全程管理。**

- 观点解读：医生在制订方案前，会通过体检、心理测试、社会支持调查等，全方位了解患者的身体承受力、情绪状态和家庭支持情况。根据患者年龄、肿瘤分期和个人需求，优先选择疗效明确且副作用小的治疗。例如，对需兼顾工作的年轻患者，可调整化疗周期或采用靶向药物，减少脱发、乏力等对日常生活的干扰。肿瘤科医生联合心理、营养、康复专家共同制订计划。化疗期间同步安排心理疏导缓解焦虑，营养师指导饮食改善体能，帮助患者身心平稳度过治疗期。

**中国肿瘤防治**
核心科普知识

# 内科治疗

化学治疗　免疫治疗　靶向治疗　中西医整合治疗

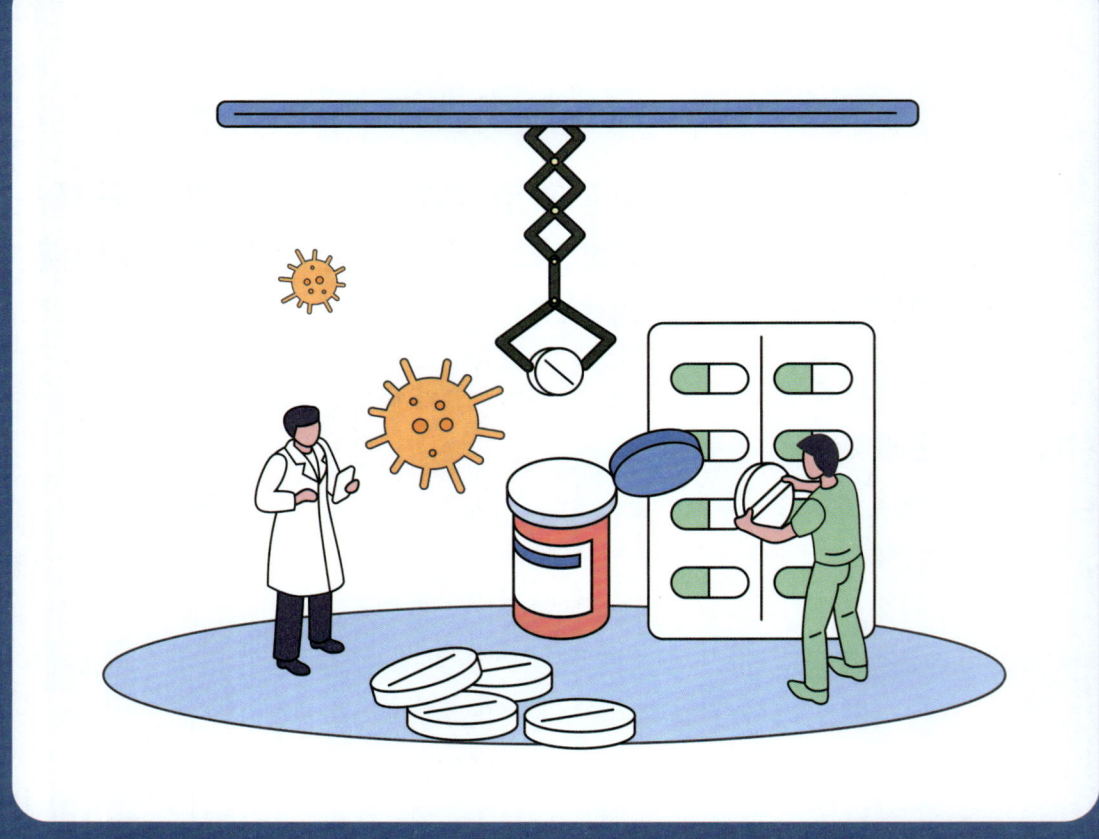

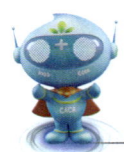

# 化学治疗

## 01 / 如何综合运用病理检查、基因检测等多种诊断手段，提高诊断的准确性，为化疗方案的精准制订提供依据？

**核心观点一：病理检查是肿瘤诊断的"金标准"。**

- 观点解读：通过活检或手术切除的肿瘤样本，用显微镜观察细胞形态和染色特征，需要时借助免疫组化技术，明确肿瘤来源、组织学分型、分子分型和恶性程度判断等。帮助医生选择适合的化疗药物类型，避免盲目用药。

**核心观点二：基因检测指导靶向药物选择。**

- 观点解读：肿瘤组织或血液送检基因检测，识别特定基因改变（如EGFR、ALK）是否突变，扩增或融合等，用以匹配对应的靶向药。比如肺癌患者若存在EGFR突变，使用吉非替尼等靶向药效果更好。

**核心观点三：影像学检查评估肿瘤转移状况和疗效评价。**

- 观点解读：通过CT、MRI或PET-CT等影像检查手段，治疗前评估肿瘤是否转移及转移状况、肿瘤负荷等，帮助医生判断癌症分期，决定化疗适应证，治疗过程中定期影像检查，评估疗效，帮助医生判断治疗方案是否需要调整。避免治疗不足或过度化疗。

**核心观点四：分子标志物动态监测疗效。**

- 观点解读：分子标志物一定程度可协助诊断、反映肿瘤预后和监测治疗反应。建议治疗过程中定期监测，治疗中若指标下降，提示化疗可能有效；若持续升高，提示肿瘤进展，建议及时影像复查评估有无肿瘤进展，及时调整方案。

**核心观点五：多学科协作整合多维诊断数据。**

- 观点解读：由病理科、分子诊断科、影像科等分别出具病理诊断报告、基因检测结果和影像报告等，临床医生结合患者身体状况，制订个性化化疗方案。

## 02 如何选择合适的基因检测项目，以更精准地判断肿瘤的分子特征，指导化疗药物的选择，提高化疗效果？

**核心观点一：检测目的决定基因检测方向。**

- 观点解读：基因检测前需明确是为了协助诊断、评估预后、寻找靶点指导抗肿瘤药物选择等。例如，EGFR基因检测能判断肺癌患者是否适用靶向药，MSI检测判断患者是否优先考虑免疫治疗药物而不是化疗。

**核心观点二：不同癌症需关注特定基因。**

- 观点解读：肿瘤类型决定关注的靶点不同。肺癌重点查EGFR、ALK等基因；结直肠癌重点查KRAS、BRAF等基因；乳腺癌关注HER2扩增和BRCA状态等。针对性检测能快速锁定关键信息，避免无效检测。

**核心观点三：动态监测基因变化优化治疗。**

- 观点解读：肿瘤基因高通量检查对于肿瘤病程监测、寻找潜在特异性治疗靶点等具有重要应用价值。晚期肿瘤易产生耐药性，通过血液ctDNA检测可多次追踪基因变化，及时发现新突变。例如EGFR突变肺癌患者治疗后出现T790M突变时，需更换三代靶向药。

## 03 如何根据肿瘤的具体特征，选择最适宜的化疗药物和方案，以提高治疗效果，减少不良反应？

**核心观点一：依据病理类型选择敏感化疗药物。**

- 观点解读：不同癌症类型对化疗药物的敏感性不一样，所以不同的癌症推荐的化

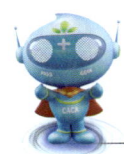

疗方案不一样，医生会根据病理报告结果，选择针对性强的药物，避免无效治疗。例如，小细胞肺癌对铂类联合依托泊苷敏感，而非小细胞肺癌常用紫杉醇或培美曲塞联合铂类。

**核心观点二**：**按肿瘤分期制订化疗策略。**

- 观点解读：不同分期治疗目的不同，化疗推荐级别及方案选择也不同，方案需灵活调整。早期癌症推荐术前化疗或术后化疗主要用于降低复发转移风险，晚期癌症推荐化疗更多是控制肿瘤生长和延长生存。

**核心观点三**：**基因检测指导化疗药物选择。**

- 观点解读：基因检测在指导靶向治疗和化疗药物选择中具有核心作用。部分基因变异可提示化疗药物疗效或毒性风险。

**核心观点四**：**结合患者个体情况调整方案。**

- 观点解读：医生制订化疗方案会综合评估患者年龄、体能状态、脏器功能和并发症等，确保治疗安全性和耐受性。老年或体弱患者需减少药物剂量或选择低毒药物。

**核心观点五**：**提前预防和管理药物副作用。**

- 观点解读：通过科学管理，尽可能降低或避免化疗相关副作用，提高患者治疗的安全性和依从性，保证药物疗效。针对药物常见毒性采取防治措施，例如阿霉素易引起血液问题，需定期验血；紫杉醇可能引发过敏，需提前抗过敏处理。

## 04 化疗过程中，如何确定最佳的化疗剂量和给药方式，在保证治疗效果的同时，最大程度减轻患者的痛苦，提高患者的生活质量？

**核心观点一**：**个体化评估患者因素，确定合适化疗剂量。**

- 观点解读：根据患者体重、体表面积、肝肾功能、基因多态性（如代谢酶活性）等参数调整剂量，以及是否有其他疾病、以前治疗的反应，调整化疗药物剂量，避免"一刀切"用药。例如，肝肾功能差的患者需减少药物剂量，避免药物蓄积引发严重副作用，而年轻体健者可能耐受更高强度的治疗。

**核心观点二：按治疗目标选择剂量强度。**

- 观点解读：早期癌症以"治愈"为目标时，需足量用药；晚期则以控制肿瘤、延长生存为主，剂量可适当降低，优先保证患者生活质量，避免过度治疗。

**核心观点三：动态监测毒性并及时干预。**

- 观点解读：化疗期间定期验血查肝肾功能，用止吐药、升白细胞药物等预防或缓解副作用。若出现严重反应，及时减量或暂停治疗，防止危及生命。

**核心观点四：优化给药方式平衡疗效与安全。**

- 观点解读：联合用药时错开毒性高峰期，减少副作用叠加；根据药物特性选择静脉滴注或口服，比如持续输注可降低心脏毒性，口服药方便居家治疗。

**核心观点五：全程评估调整，提升耐受性。**

- 观点解读：每周期化疗后评估肿瘤缩小程度和患者状态，效果不佳或副作用大时，及时调整方案。例如，改用低毒药物或延长治疗间隔，让患者身体恢复。

## 05 / 如何预防和应对肿瘤细胞的耐药性，延长化疗药物的有效作用时间，提高化疗的整体效果？

**核心观点一：根据基因特征制订个性化化疗方案。**

- 观点解读：每个人的肿瘤基因不同，通过检测肿瘤的基因和病理类型，医生能选择最适合的治疗。比如针对EGFR敏感突变患者，优先推荐奥希替尼或吉非替尼靶向治疗，MSI-I患者优先推荐免疫治疗等。

**核心观点二：联合使用不同机制的化疗药物。**

- 观点解读：单一药物容易让肿瘤细胞"找到漏洞"产生耐药性。联合使用作用原理不同的药物，可多角度攻击肿瘤，降低耐药风险，同时注意控制药物毒性叠加。

**核心观点三：优化药物剂量和给药方式。**

- 观点解读：临床医生根据患者体重、血常规、肝肾功能、身体状况等评估患者身体耐受性给予合适剂量、调整用药频率、剂量或给药途径，比如静脉给药转为口

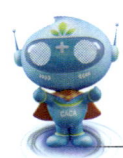

服给药,居家治疗,提升治疗便利性等,改变给药方式,如通过介入技术(如肝动脉灌注化疗)提高肿瘤局部药物浓度,降低全身毒性和提高局部肿瘤杀伤效果等。

### 核心观点四: 动态监测并逆转耐药机制。

- 观点解读:通过实时监控肿瘤耐药性并采取针对性干预措施,以克服耐药性、延长患者生存期并提高治疗效果。临床通过患者症状变化、肿瘤标志物水平监测和CT或MRI影像检查等判断疗效,也可结合通过ctDNA、CTC(循环肿瘤细胞)等新技术实时追踪耐药突变判断疗效,跟进患者及时调整治疗方案逆转耐药。

### 核心观点五: 化疗联合放疗,免疫治疗等多手段协同。

- 观点解读:化疗、放疗与免疫治疗的协同应用是当前肿瘤综合治疗的重要策略,通过不同机制互补增效,发挥协同作用,提高晚期患者总生存率,从而克服单一疗法的局限性。

## 06 如何通过饮食调理和营养支持,帮助患者恢复体力,提高免疫力,减少感染等并发症的发生?

### 核心观点一: 增加优质蛋白摄入,修复组织增强免疫。

- 观点解读:化疗后身体需要大量蛋白质修复受损细胞并提升免疫力。鱼肉、瘦肉、鸡蛋、豆制品等优质蛋白易吸收,能加速体力恢复,降低感染风险。

### 核心观点二: 多食果蔬补充抗氧化维生素。

- 观点解读:新鲜蔬果富含维生素C、维生素E等抗氧化成分,可清除体内有害物质,增强免疫细胞活性。例如柑橘、西兰花等能帮助抵御病菌侵袭。

### 核心观点三: 选择全谷物和健康脂肪,维持能量平衡。

- 观点解读:全谷物(如燕麦、糙米)提供稳定能量,避免血糖剧烈波动;深海鱼、坚果中的不饱和脂肪酸能抗炎护心,减少疲劳感。

### 核心观点四: 少量多餐并足量饮水,促进吸收代谢。

- 观点解读:分多次进食可减轻肠胃负担,提高营养吸收效率;每天饮水1.5~2升,加速排出化疗药物残留,预防脱水和便秘。

**核心观点五：严格饮食卫生，避免生食防感染。**

- 观点解读：化疗后免疫力低，食物需彻底煮熟，不吃生鱼片、半熟蛋等，餐具消毒到位，防止细菌病毒引发严重感染。

**核心观点六：个性化营养支持，遵医嘱调整方案。**

- 观点解读：根据患者消化能力和营养缺失情况，医生可能推荐蛋白粉、营养液等补充剂，甚至通过静脉输液直接补充营养，确保恢复效果。

## 07 // 如何对化疗后的患者进行心理干预，帮助他们更好地适应康复期的生活？

**核心观点一：建立心理支持与定期情绪评估机制。**

- 观点解读：医护人员主动倾听患者感受，通过日常沟通建立信任关系，定期使用专业方法评估患者心理状态，及时发现焦虑或抑郁倾向，提供针对性情感支持，减轻心理负担。

**核心观点二：开展心理教育消除治疗恐惧。**

- 观点解读：用通俗语言向患者及家属讲解化疗流程、副作用和应对方法，强调治疗对控制疾病的积极作用，通过减少未知信息带来的不安，帮助患者树立治疗信心。

**核心观点三：用认知行为疗法改善负面思维。**

- 观点解读：心理医生引导患者识别"化疗无用""疾病必恶化"等消极想法，通过科学分析扭转认知偏差，同时教授深呼吸、冥想等放松技巧，帮助患者以平和心态面对治疗。

**核心观点四：调动社会支持网络增强归属感。**

- 观点解读：组织患者加入病友互助小组，通过分享抗癌经历互相鼓励；指导家属用陪伴、共情等方式表达关心，营造温暖的家庭氛围，减少患者的孤独感和无助感。

**核心观点五：制订个体化干预方案精准施策。**

- 观点解读：根据患者抑郁或焦虑程度、家庭条件等差异，灵活调整干预方式，例

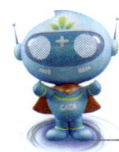

如对严重抑郁患者联合抗抑郁药物，对经济困难者链接公益资源，确保心理支持切实有效。

**核心观点六**：提升生活质量促进身心平衡。

- 观点解读：鼓励患者参与散步、绘画等轻量活动，维持生活规律性；结合营养师建议调整饮食，改善体能状态，通过身体机能恢复带动情绪积极转变，形成良性循环。

## 08 在康复过程中，如何采取针对性的措施缓解这些不良反应，提高患者的生活质量？

**核心观点一**：药物止吐结合饮食调整，减少恶心呕吐。

- 观点解读：化疗引起的恶心呕吐可通过止吐药物阻断呕吐信号，配合少量多餐、清淡饮食减少胃部刺激。医生会根据患者反应调整用药时间，避免油腻辛辣食物加重不适。

**核心观点二**：心理支持与冷帽缓解脱发困扰。

- 观点解读：脱发是化疗常见但可逆的副作用，治疗后头发会再生。建议患者戴假发或帽子增强自信，冷帽通过收缩头皮血管减少药物对毛囊的损伤，但需注意部分人可能出现头痛或寒冷不适。

**核心观点三**：定期检查血常规，升血药应对骨髓抑制。

- 观点解读：化疗会降低白细胞、血小板等血细胞，需每周验血监测。若数值过低，及时打升白针或口服升血小板药，预防感染和出血风险，保障化疗顺利进行。

**核心观点四**：口腔护理加局部止痛，缓解黏膜炎疼痛。

- 观点解读：用淡盐水或专用漱口水轻柔清洁口腔，避免细菌滋生。若口腔溃疡疼痛，可涂抹利多卡因凝胶暂时麻痹神经，严重时口服止痛药，帮助患者正常进食。

**核心观点五**：适度运动改善疲乏，提升体力。

- 观点解读：化疗后疲乏需平衡休息与锻炼，如每天散步20分钟促进血液循环，同时保证高蛋白饮食和充足睡眠，避免长时间卧床导致肌肉萎缩。

## 09 如何根据患者的身体状况和化疗后的恢复情况，制订个性化的运动计划，帮助患者恢复身体功能，提高生活自理能力？

**核心观点一：先评估体能状态，再制订运动方案。**

- 观点解读：运动前必须通过专业评分工具（如体能评分、副作用评估）了解患者当前体力、疲劳程度及化疗后身体损伤情况，比如是否贫血、手脚麻木等，确保运动方案安全可行。

**核心观点二：按疲劳程度分级选择运动强度。**

- 观点解读：体力好的患者可快走、游泳或做弹力带训练，每周3~5次，每次20~30分钟；体力差的患者从床上抬腿、坐位伸展开始，每天少量多次活动，逐渐增加强度。

**核心观点三：有氧 + 力量 + 拉伸三结合最有效。**

- 观点解读：快走、骑车等改善心肺；哑铃、弹力带增强肌肉，预防化疗后肌肉萎缩；瑜伽、拉伸缓解关节僵硬，三种运动搭配效果最佳。

**核心观点四：避开高危时段，严防受伤感染。**

- 观点解读：化疗后如果血常规显示血小板低或白细胞少，避免跑步、跳跃等剧烈运动，防止出血或感染；手脚麻木的患者选择坐位运动，降低跌倒风险。

**核心观点五：动态调整计划，匹配恢复进度。**

- 观点解读：根据每周体能变化，逐步延长运动时间或增加阻力。比如从每天散步10分钟提升到30分钟，或从徒手训练过渡到轻量哑铃，让身体安全适应。

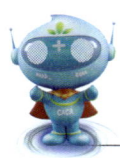

# 10 如何提高医生对于相似肿瘤的鉴别诊断能力，避免误诊，确保患者接受正确的化疗方案？

### 核心观点一：强调病理检查结合分子分型检测。

- 观点解读：通过活检或手术标本进行显微镜观察，并结合免疫组化等技术明确诊断，若存在困难，可进一步行肿瘤组织起源基因检测或基因高通量测序辅助鉴别，治疗前尽可能明确诊断。通过免疫组化等可能区分鳞癌还是腺癌等。

### 核心观点二：综合病史分析结合影像检查结果。

- 观点解读：医生需结合患者症状、疾病发展过程和 CT/MRI/PET–CT 等影像特征综合判断肿瘤原发部位及转移状况，明确肿瘤分期后制订治疗原则。

### 核心观点三：多学科团队协作讨论病例。

- 观点解读：对于病理诊断困难、肿瘤分期难以明确，或者需要多学科治疗等患者，建议病理科、影像科、肿瘤科等医生参加的多学科讨论。比如影像显示肝脏肿块时，病理科明确肿瘤类型，影像科医生判断病变范围。肿瘤明确诊断和分期后，临床上外科医生判断能否手术和手术时机，肿瘤内科决定是否需要化疗等，多方协作减少单一医生判断的局限性。

### 核心观点四：持续更新肿瘤诊疗知识。

- 观点解读：新的诊疗技术不断发展和新药不断获批，治疗理念不断更新，临床医生需要了解诊治进展，和患者沟通提供可能最优的治疗方案。

### 核心观点五：个体化制订化疗方案。

- 观点解读：明确肿瘤类型后，根据分期、基因特征及患者身体状况选择抗肿瘤药物，评估化疗及化疗联合靶向药物或免疫治疗。例如晚期胃癌患者若检测出 PD-L1 高表达，可能优先推荐免疫治疗联合化疗。

## 11 随着免疫治疗、靶向治疗等新兴治疗方法的出现，如何将化疗与这些新疗法合理联合应用，发挥协同作用，提高肿瘤患者的生存率和生活质量？

**核心观点一：化疗可增强免疫治疗对肿瘤的识别攻击能力。**

- 观点解读：化疗不仅能杀死癌细胞，还可诱导肿瘤细胞免疫原性死亡，释放肿瘤抗原及损伤相关分子模式，促进树突细胞提呈抗原，激活 T 细胞应答，部分化疗方案可选择性耗竭免疫抑制性细胞，重塑肿瘤微环境，联合免疫药物（如 PD-1 抑制剂），能帮助免疫细胞更精准找到并消灭残余癌细胞，形成协同作战效果。免疫联合化疗已成为很多实体瘤如肺癌、胃癌、头颈肿瘤等标准治疗，相对比单纯化疗提高疗效和延长患者生存。

**核心观点二：靶向治疗疗效不佳可联合化疗提高疗效。**

- 观点解读：对于存在基因突变的患者，靶向药是首选。但当癌细胞产生耐药或广泛转移时，适当加入化疗能多角度打击肿瘤。例如，对于 HER2 过表达的乳腺癌或胃癌患者，单药效果不佳，联合化疗明显提升疗效，克服耐药，延长肿瘤控制时间和改善预后。

**核心观点三：个体化联合方案需多学科团队制订。**

- 观点解读：每个患者的肿瘤类型、基因特点、身体状态都不同。需要肿瘤内科、放疗科、外科等多学科医生共同评估，制订最适合的联合方案。比如有的患者适合"免疫+化疗"组合，有的需要"靶向+化疗"序贯治疗，确保疗效最大化的同时避免过度治疗。

**核心观点四：联合应用须平衡疗效与毒副作用。**

- 观点解读：化疗、免疫和靶向治疗都可能产生副作用。联合使用时提升疗效也可能增加毒性，需精细调整药物剂量和用药顺序。治疗过程中密切监测肝肾功能、血象等指标，及时处理不良反应，保障患者生活质量。

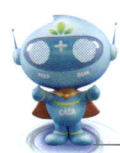

# 免疫治疗

## 01 免疫治疗相关的不良反应对患者影响较大，如何通过饮食、运动、作息等生活方式的调整，增强自身免疫力，降低免疫治疗不良反应发生的风险？

**核心观点：均衡饮食补充营养，保持良好生活习惯。**

- 观点解读：日常饮食应包含瘦肉、鱼类、新鲜蔬果等富含蛋白质和维生素的食物，增强基础免疫力。蓝莓、番茄、绿茶等抗氧化食物能减少炎症反应，同时避免辛辣、过咸等刺激性食物，减轻胃肠道负担，每天喝足水帮助代谢废物排出。适度运动、规律作息、保持乐观心态改善免疫，避免过度消耗。

## 02 环境因素在肿瘤发生中起重要作用，如环境污染、化学物质接触等。如何避免或减少环境中的致癌因素，以降低肿瘤发病风险，进而减少免疫治疗的必要性？

**核心观点：减少空气污染暴露，戒烟限酒，避免接触苯、石棉等致癌化学物质。**

- 观点解读：室内使用空气净化器过滤污染物，尤其雾霾天减少户外活动。吸烟和二手烟是肺癌主因，酒精增加肝癌、胃癌风险。多吃新鲜果蔬补充抗氧化物质，少吃腌渍、烧烤等加工食品，减少亚硝酸盐、苯并芘等致癌物摄入。装修材料、农药、某些工厂环境中可能含有苯、石棉等强致癌物，职业暴露者需戴防护装备。日常减少使用劣质油漆、杀虫剂，新装修房屋充分通风后再入住。

## 03  免疫治疗的疗效与肿瘤的分子特征密切相关，如何更精准地分析肿瘤的分子靶点，为选择合适的免疫治疗方案提供依据？

**核心观点：全面评估病史及基础指标，排除禁忌证。**

- 观点解读：首先要了解患者是否有自身免疫病、慢性感染（如乙肝、艾滋病）或长期使用免疫抑制药物等情况，这些可能引发严重副作用。同时通过血液检查肝肾功能、炎症指标等，判断身体能否承受治疗。有绝对禁忌证（如未控制的感染）的患者不适合免疫治疗。抽血检查淋巴细胞数量、CD4+/CD8+ 细胞比例等，反映免疫系统活跃程度。免疫功能过弱（如老年人）可能疗效差，而过度激活（如自身免疫倾向）可能引发不良反应，需谨慎选择。

  此外，免疫组化检测 PD-L1 的表达水平也可帮助判断免疫治疗的潜在疗效。通过综合分析这些分子特征，医生能够更加精准地制定免疫治疗方案，从而提高疗效并减少不必要的副作用。

## 04  免疫治疗的疗效与肿瘤的分子特征密切相关，在诊断过程中，如何通过基因检测、免疫组化等技术更精准地分析肿瘤的分子靶点，为选择合适的免疫治疗方案提供依据？

**核心观点：通过基因检测、免疫组化等技术手段。**

- 观点解读：通过基因测序技术检测 TMB（肿瘤突变负荷）、微卫星不稳定性（MSI）和错配修复基因（MMR）状态。例如，TMB 高的患者体内肿瘤细胞异常蛋白更多，更容易被免疫系统识别并攻击，因此免疫治疗可能效果更佳。MSI-H 或 dMMR 的肿瘤患者往往对免疫治疗更敏感，帮助医生选择更可能起效的药物。

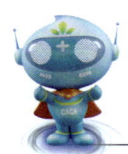

## 05 / 在多学科协作诊断模式下,如何加强病理科、肿瘤科、免疫科等科室之间的沟通与协作,提高免疫治疗相关诊断的准确性和一致性,为患者制订更精准的治疗方案?

**核心观点:建立多学科团队定期讨论病例机制。**

- 观点解读:通过定期组织病理科、肿瘤科、免疫科等专家共同开会,针对复杂病例展开讨论,确保各科室对患者病情的理解一致,并基于不同专业视角制订个性化治疗方案,避免单一科室的局限性,提高治疗方案的全面性和精准性。建立医院内部的信息系统,将患者的病理切片、基因检测结果、治疗方案等资料实时共享,各科室医生可随时调阅,减少重复检查,缩短诊疗时间,同时避免信息传递错误。

## 06 / 肿瘤细胞的异质性和免疫逃逸是免疫治疗面临的难题,如何通过联合治疗克服并增强疗效?

**核心观点:联合化疗。**

- 观点解读:免疫治疗联合化疗:化疗不仅能直接杀死大量肿瘤细胞,还能让剩下的癌细胞暴露出更多特征标记(抗原)。这相当于给免疫系统"指路",让它更容易识别并攻击肿瘤,同时化疗药物还能改善肿瘤周围环境,让免疫细胞更活跃;免疫治疗联用靶向药:靶向药像精准导弹,专门打击让癌细胞耐药或逃逸的关键信号。比如抗血管生成药能让肿瘤血管正常化,相当于修通"高速公路",让免疫细胞(T细胞)顺利到达肿瘤内部作战,还能解除肿瘤微环境的免疫抑制状态;双免疫检查点抑制剂联用,协同激活免疫;免疫治疗联合放疗,触发全身抗瘤效应;免疫治疗联用细胞疗法,精准强化杀伤力。

## 07 免疫治疗的费用较高，部分患者难以承受。如何在保证治疗效果的前提下，优化治疗流程，降低治疗成本，提高免疫治疗的可及性，让更多患者受益？

**核心观点：精准筛选获益患者，优先使用国产替代药物。**

- 观点解读：通过检测患者体内的 PD-L1、TMB 等生物标志物，判断哪些人适合免疫治疗，避免对无效人群用药，既节省费用，又能让真正需要的患者及时获得治疗。国产免疫药疗效和进口药相当，但价格更低，选用国产药能直接降低治疗成本，减轻患者经济负担，同时不影响治疗效果。

## 08 免疫治疗后，患者的免疫系统需要一定时间恢复和调整，如何通过饮食调理和营养支持，帮助患者增强免疫力，促进身体康复，减少感染等并发症的发生？

**核心观点：高蛋白饮食促进组织修复和免疫增强。**

- 观点解读：免疫治疗后，患者需要多吃鱼、瘦肉、蛋、奶及豆制品等优质蛋白。这些食物能加速损伤组织修复，同时帮助生成免疫细胞和抗体，提升身体抗病能力。每天吃足量新鲜蔬果、全谷物，补充维生素 C、维生素 E 及锌等营养素。这些成分能增强免疫细胞活性，调节免疫功能，还能通过膳食纤维维持肠道健康，减少炎症。食物要彻底洗净、煮熟，避免生食。免疫治疗后患者抵抗力弱，不洁饮食易引发肠道感染，增加并发症风险。若患者食欲差或营养不良，可在医生指导下使用肠内营养粉或口服营养剂。这类补充剂能快速提供能量和营养，避免体重下降影响免疫力。

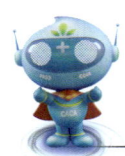

## 09  免疫治疗可能会对患者的心理造成一定影响，如焦虑、抑郁等。怎样对患者进行有效的心理干预和支持，帮助他们应对疾病和治疗带来的心理压力，积极面对康复过程?

**核心观点：定期心理评估筛查焦虑抑郁情绪，必要时药物干预。**

- 观点解读：治疗过程中通过定期心理检查，识别患者是否有紧张、害怕或情绪低落等问题，找到压力来源（如担心副作用），早发现早干预，避免负面情绪加重。若焦虑、抑郁已严重影响生活（如失眠、食欲不振），在医生指导下使用抗焦虑或抗抑郁药物，快速缓解症状，为心理疏导争取时间。

## 10  如何制订个性化的复查和监测方案，确保患者康复进程顺利?

**核心观点：定期以及多模态动态监测体系。**

- 观点解读：通过 CT、MRI 看肿瘤变化，验血查肿瘤标志物和三大常规，需定期查甲状腺功能、心肌酶等。提供心理支持，帮助适应康复生活，避免因疏忽延误病情。

## 11  对于免疫治疗后病情缓解的患者，如何进行长期的康复管理，预防肿瘤复发，提高患者的生活质量?

**核心观点：定期的随访以及监测。**

- 观点解读：定期复查，患者需每 3~6 个月复查影像、血液指标和临床评估，医生根据病情调整频率，便于早期发现复发或转移，及时干预；同时可以对毒副反应做全程管理。健康生活方式干预，降低复发风险，营养均衡。

# 靶向治疗

**01** 部分肿瘤具有遗传易感性，对于有特定肿瘤家族遗传史的人群，除了定期体检，是否有针对性的预防措施可以降低患癌风险，避免或延缓靶向治疗的必要性？

**核心观点：** 通过基因检测评估，可以判断遗传性肿瘤风险，医生可综合特定人群的个体情况，针对性采取药物预防、手术切除或强化监测等干预措施，并结合医生指导和个体化决策，有效降低患癌风险并避免晚期需靶向治疗的情况。

- 观点解读：通过检测 BRCA1/2 等特定基因突变，能判断癌症遗传风险高低。明确风险后，医生可针对性建议药物预防、手术或监测方案，提前干预，降低发病可能。如携带 BRCA 基因突变的女性，使用他莫昔芬等药物可降低乳腺癌风险达 50%。但需医生评估药物利弊，避免自行用药。

  对于遗传性乳腺癌、卵巢癌高危人群，切除乳腺或卵巢可使发病风险降低 90% 以上。但需综合年龄、生育需求等因素慎重选择。高危人群需增加肠镜、乳腺 MRI 等检查频次。如林奇综合征患者每年做肠镜，可发现癌前病变并及时处理，避免发展到需靶向治疗的晚期阶段。

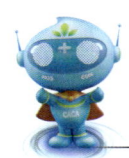

## 02 对于常见肿瘤，如何优化现有的筛查方法，提高早期肿瘤的检出率，以便在更早期阶段应用靶向治疗，提高患者生存率？

**核心观点：优化常见肿瘤筛查，需在个体风险评估后进行针对性筛查，结合基因及蛋白质等分子检测、AI 影像分析、高危人群宣教及多学科协作（影像－病理－肿瘤科联动），提高早期检出率，为靶向治疗创造时机，从而提升患者生存率。**

- 观点解读：每个人的罹患肿瘤的风险不同，比如长期吸烟者易患肺癌，有家族史的人可能遗传风险高。根据年龄、生活习惯、遗传等因素制订筛查计划，例如肺癌高危人群用低剂量 CT 筛查，宫颈癌高危女性定期做 HPV 检测，让筛查更精准有效。

  通过分析血液或体液中的基因、蛋白质等分子变化，能更早发现肿瘤迹象。例如，肝癌高风险人群可检测特定基因突变，胃癌高危者通过代谢产物异常预警，这类技术比传统方法更灵敏，帮助识别早期病变。

  AI 能快速处理大量 CT、MRI 等医学影像，标记出人眼难以察觉的微小病变。例如，在乳腺钼靶片中自动识别可疑钙化点，或在病理切片中发现早期癌细胞，减少漏诊误诊，大幅提升筛查速度和准确性。

  许多肿瘤早期无症状，公众常因不了解而错过最佳筛查时机。通过社区宣传、科普活动等方式，让高危人群（如长期饮酒者查肝癌、肥胖人群查肠癌）主动参与筛查，避免拖延至中晚期。

  从筛查到确诊需多个环节配合。例如，影像科发现肺结节后，病理科快速活检，肿瘤科评估治疗方案。多学科团队协作能缩短诊断时间，确保患者尽早接受靶向治疗，提高治愈机会。

## 03 / 液体活检在肿瘤精准医疗中具有重要价值，如何进一步完善液体活检技术，使其在肿瘤筛查中更准确地检测出肿瘤相关标志物，为靶向治疗提供更可靠的依据？

**核心观点**：通过技术升级、标准化操作流程、多维度数据整合分析及大规模临床验证，能够完善液体活检技术，提升肿瘤标志物检测准确性，为靶向治疗提供精准依据。

- 观点解读：通过技术升级，让液体活检能更敏锐地捕捉到血液中极微量的肿瘤信号（如 ctDNA），并减少误判。就像用更精密的筛子筛选出真正的"目标颗粒"，避免漏掉早期肿瘤或误判健康细胞为癌细胞，提高检测准确性。

    统一操作规范和质量标准，比如规定血液采集、保存和分析的步骤，让不同医院或实验室的检测结果可互相验证。这类似于制订"检测说明书"，减少人为操作差异，确保患者在不同机构复查时结果一致可信。

    将基因突变、蛋白质变化等多维度信息综合分析，像拼图一样还原肿瘤全貌。例如，结合 ctDNA 和蛋白质标志物，不仅能发现肿瘤存在，还能判断其恶性程度和药物敏感性，为治疗提供更全面的依据。

    通过大规模临床试验，明确液体活检在不同癌症中的适用场景。例如，验证它在肺癌早期筛查比传统方法更灵敏，或在乳腺癌中能精准筛选适合靶向药的患者，最终让医生根据检测结果为患者"量身定制"治疗方案。

## 04 / 精准的靶点检测是靶向治疗的前提，目前的靶点检测技术存在哪些局限性，如何改进和创新检测技术，提高靶点检测的准确性和全面性？

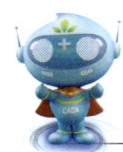

**核心观点**：当前靶点检测技术存在样本处理流程不足、技术覆盖局限、肿瘤异质性干扰、算法分析能力弱、检测成本高及标准化缺失等局限性。通过优化样本处理流程、联合多技术平台检测、引入液体活检、应用 AI 算法分析、降低检测成本及建立标准化数据库，可系统性提升靶点检测的准确性和全面性，为靶向治疗提供更精准、动态且可及性强的科学依据。

- 观点解读：样本质量影响检测结果，需优化处理流程。检测结果可能因样本采集不规范或保存不当出现误差。比如血液或组织样本在运输中变质，会导致数据不准。改进方法包括制订严格采集标准、使用防降解保存技术，减少人为失误，确保样本从获取到检测全程可靠。

    技术覆盖不全，需联合多平台检测。现有技术可能漏掉罕见基因变异（如融合基因）。单一技术如 PCR 只能查已知突变，而 NGS 虽全面但成本高。通过结合 PCR、FISH、NGS 等多技术，取长补短，既能提高检测范围，又能验证结果准确性，减少漏检风险。

    肿瘤异质性干扰，可引入液体活检。肿瘤不同部位或不同时间的基因特征可能不同，单次组织活检无法反映全貌。液体活检通过检测血液中的肿瘤 DNA 或外泌体，能动态监测整体变化，避免反复穿刺，更适合追踪治疗反应和耐药情况。

    算法分析能力不足，用 AI 提升准确性。低频突变或复杂数据易出现假阳性、假阴性。人工智能能快速分析海量数据，识别肉眼难辨的变异模式，还能学习最新医学证据优化解读，帮助医生更准确定位治疗靶点，减少误判。

    检测成本高，需开发快速低价技术。精准检测（如 NGS）费用高、耗时长，许多患者用不起。通过简化流程、国产化试剂、自动化设备等降低成本和耗时，让更多患者受益于靶向治疗，避免因经济原因放弃精准医疗。

    缺乏统一标准，应建标准化数据库。不同机构对同一变异的解读可能不一致。建立共享数据库，统一变异分类、临床意义等标准，可减少人为误差。比如明确某基因突变对应哪类靶向药有效，让检测结果更可靠，治疗选择更精准。

## 05 在诊断过程中，如何更准确地判断肿瘤的类型、分期以及靶点状态，为制订靶向治疗方案提供更可靠的依据？

**核心观点**：可以通过整合病理检查、基因检测、影像学评估等多种诊断方法及多学科协作，结合动态监测，实现精准分型、分期与靶点识别，为靶向治疗提供个体化方案并实时优化。

▶ 观点解读：病理检查是确诊肿瘤类型和分级的核心基础。医生在显微镜下观察肿瘤组织的细胞形态，判断肿瘤的恶性程度和来源。结合免疫组化技术，还能检测特定蛋白标志物，帮助确认肿瘤类型及潜在治疗靶点，相当于给肿瘤"贴标签"，为后续治疗提供方向。

基因检测全面筛查，锁定治疗靶点。肿瘤细胞的基因突变就像"密码"，基因检测（如NGS技术）能破译这些密码，找出导致肿瘤生长的关键基因异常（如EGFR突变）。根据检测结果匹配对应的靶向药物，例如，针对EGFR突变的肺癌患者使用吉非替尼，实现"钥匙开锁"式的精准打击。

影像学检查，明确肿瘤分期及转移范围。CT、MRI等影像相当于给身体拍"立体地图"，直观显示肿瘤大小、位置和是否转移。PET-CT还能观察肿瘤代谢活性，比如高代谢区域可能提示活跃的癌细胞。这些信息帮助医生判断肿瘤是早期还是晚期，制订手术或全身治疗方案。

多学科协作整合信息，避免单一检查误差。病理、影像和基因检测结果可能各有局限，例如影像无法区分炎症和肿瘤，基因检测可能有漏检。多学科团队（MDT）由不同领域专家共同分析，互相验证结果，结合患者具体情况制订个体化方案，相当于"多方会审"，确保诊断更全面。

动态监测跟踪变化，及时调整治疗方案。治疗过程中，定期用影像复查肿瘤大小，通过血液检测ctDNA（肿瘤释放的DNA碎片）监控基因变化。如果发现肿瘤缩小或耐药突变（如肺癌EGFR-T790M突变），可及时更换药物，避免盲目治疗，像"GPS导航"一样动态优化路径。

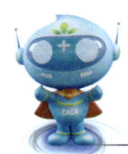

## 06 / 对于一些罕见肿瘤或少见靶点突变的肿瘤，如何加强研究和诊断经验积累，提高诊断水平？

**核心观点**：可以通过建立多中心协作网络整合病例数据、储备标准化生物样本库、普及高通量测序技术、推动科研成果临床转化、加强国际经验共享及定期医生培训，系统性提升罕见肿瘤的突变识别能力、诊疗经验积累和治疗策略开发，解决诊断难题并拓展靶向治疗机会。

- 观点解读：通过建立多中心协作网络，全国多家医院合作，共享病例数据，汇总罕见肿瘤病例信息，整合临床、病理及基因数据，能够帮助医生更全面了解这类肿瘤的特点，减少因病例少导致的诊断困难，为研究提供基础。

    系统收集肿瘤组织和血液样本，建立标准化样本库，储备高质量生物样本。这些样本可用于检测罕见突变、寻找新药物靶点，验证现有靶向药是否有效，为患者争取更多治疗机会。

    普及高通量测序，精准识别突变。推广基因检测技术（如 NGS），能快速检测肿瘤中的少见基因突变，明确病因。就像用"分子显微镜"定位癌细胞弱点，帮助制订个性化治疗方案。

    推动实验室成果向临床转化，加强基础科研与临床协作，实验室发现的肿瘤机制快速转化为治疗方法。例如，发现某个基因突变后，能针对性筛选或开发靶向药物。

    开展国际交流共享诊疗经验，与国外专家合作，学习先进技术（如新型检测手段），同时分享中国病例数据，共同建立全球罕见肿瘤数据库，提升整体诊疗水平。

    定期培训更新罕见肿瘤知识，通过学术会议、病例讨论等形式，帮助医生掌握最新诊疗方案。比如培训如何解读复杂基因报告，制订靶向治疗策略，避免漏诊误诊。

## 07 在多学科协作诊断模式下，如何加强各科室之间的沟通与协作，提高诊断的一致性和准确性，确保靶向治疗方案的精准制订？

**核心观点：** 可以通过定期多学科会诊整合专家意见、统一诊疗标准减少差异、信息化平台实时共享数据、跨学科培训提升协作默契，并建立质量评估闭环，持续优化流程，从而强化科室间协作效能，提升诊断一致性及靶向治疗方案的精准性。

- 观点解读：多学科团队协作定期会诊。由肿瘤内外科、病理科、影像科等专家组成团队，定期共同讨论患者病情，综合不同学科的专业意见，减少单一科室的误判风险，确保诊断和治疗方案更全面、更精准。

  统一诊疗标准减少差异。制订全科室通用的诊断流程和治疗规范，比如病理检测方法和影像评估标准，避免因不同科室标准不一导致结果偏差，从而提高诊断的一致性和治疗方案的科学性。

  信息化共享患者数据。通过电子平台实时同步患者的病历、检查报告等重要信息，各科室医生可随时调阅最新资料，减少信息传递延迟或遗漏，提高协作效率和决策准确性。

  跨学科培训提升协作能力。定期组织各科室医生学习其他领域的基础知识，比如外科医生了解靶向药原理，病理科熟悉影像特征，促进团队相互理解，减少沟通障碍，增强合作默契。

  定期评估诊疗效果并优化。建立质量监督机制，定期分析诊断准确率、治疗方案效果等数据，发现问题后及时调整流程或标准，形成"发现问题—改进—再评估"的良性循环，持续提升整体诊疗水平。

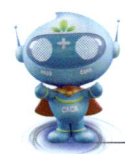

## 08 / 不同类型的肿瘤对靶向药物的敏感性不同,如何根据肿瘤的分子特征、基因变异情况等,精准选择最适合的靶向药物,提高治疗效果,减少无效治疗?

**核心观点:** 通过基因检测锁定驱动基因突变,通过生物标志物锁定敏感人群,结合液体活检动态监测耐药性变化,并在多学科协作下综合分子特征与临床实际,实现靶向药物的精准匹配与动态调整,从而提高疗效并规避无效治疗。

- 观点解读:用药前必查基因突变等分子特征。靶向药不是对所有肿瘤都有效,必须通过基因检测明确特定分子特征。例如,肺癌患者若有 EGFR 基因突变,使用对应的 EGFR-TKI 药物(如吉非替尼)效果显著;若无突变而盲目用药,可能延误治疗且增加副作用风险。

  全面筛查驱动基因指导用药。通过基因测序技术找出导致肿瘤生长的关键基因(即驱动基因)。例如,乳腺癌患者若存在 HER2 基因扩增,使用曲妥珠单抗能精准阻断癌细胞生长信号;若无该基因异常,则不需要用这类药物。

  生物标志物锁定敏感人群。某些特定分子指标可预测药物效果。例如,结直肠癌患者若存在 RAS 或 BRAF 基因突变,使用西妥昔单抗可能无效甚至加速恶化,此时需改用其他靶向药或化疗方案。

  治疗中动态监测基因变化。肿瘤基因会随治疗发生改变。通过血液检测(液体活检)实时追踪突变情况,若发现耐药基因(如 EGFR-T790M 突变),可及时更换第三代靶向药(如奥希替尼),避免无效治疗。

  多学科协作制订个体化方案。由病理科、肿瘤科、基因检测专家等共同分析患者分子特征,综合制订方案。例如,肺癌合并脑转移患者,需同时考虑靶向药能否穿透血脑屏障,而非仅凭基因检测结果选择药物。

## 09. 靶向治疗过程中，耐药性是常见问题，如何预防和克服肿瘤细胞的耐药性，延长靶向药物的有效治疗时间？

**核心观点**：可通过联合治疗、交替治疗等方式延长靶向药物的有效治疗时间。

- 观点解读：联合不同机制药物，阻断多通路防耐药。同时使用作用机制不同的靶向药，比如抗血管生成药联合 EGFR 抑制剂，能同时打击肿瘤细胞多条生存路径。就像打仗时多路包抄，让癌细胞更难找到逃跑路线，延缓耐药发生。

  轮换用药避免长期单一使用。根据基因检测结果定期更换药物。比如先用 A 药 3 个月，发现耐药迹象后换 B 药，就像庄稼轮作防止土壤贫瘠，防止癌细胞适应单一药物环境。

  动态监测早发现耐药苗头。通过血液检测肿瘤 DNA 变化，比传统 CT 更早发现耐药信号。就像汽车仪表盘提前预警，医生能及时调整方案，在癌细胞全面反扑前更换武器。

  研发新药攻克耐药突变。针对特定耐药基因开发升级版药物。比如第三代 EGFR 抑制剂能精准打击第一代药物失效后的 T790M 突变，如同制造更先进的钥匙打开变异的锁。

  免疫联合靶向双管齐下。靶向药杀死癌细胞时释放抗原，联合 PD-1 抑制剂可激活免疫系统"打扫战场"。相当于特种部队（靶向药）突击后，大部队（免疫细胞）持续清剿残余敌人。

  个体化调整用药方案。根据患者体重、副作用等情况灵活调整剂量。比如分次给药或间歇给药，在维持疗效的同时减少癌细胞适应机会，像游击战般让肿瘤措手不及。

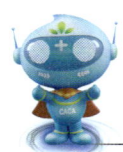

## 10. 靶向药物的不良反应会影响患者的生活质量和治疗依从性，如何在治疗过程中更好地管理不良反应，减轻患者痛苦，提高治疗的耐受性？

**核心观点**：通过调整药物剂量、联合使用辅助药物及患者教育等方法，实现副作用个体化管理，平衡疗效与耐受性，保障治疗持续性。

- 观点解读：按需调整药物剂量平衡疗效与副作用。如果患者出现严重副作用，医生会根据情况适当减少药量，既能缓解不适，又避免因剂量过低导致抗癌效果减弱。治疗期间需密切观察患者反应，确保剂量调整后依然有效控制病情。

  联用辅助药物精准缓解不良反应。针对不同副作用快速"对症下药"，例如，用抗过敏药缓解皮疹、止泻药控制腹泻。这些辅助药物能直接减轻患者的痛苦，避免因副作用被迫中断抗癌治疗，保障靶向药物持续发挥作用。

  个体化管理提升患者耐受性。根据患者年龄、健康状况等差异，制订个性化的副作用应对方案。比如定期评估患者体力、生活质量，灵活调整用药策略，让治疗强度与患者承受能力相匹配，减轻身心负担。

  教育患者早识别、早报告副作用。教会患者识别常见副作用的早期信号（如轻微皮疹、乏力），及时向医生反馈。患者了解应对方法后，能主动配合处理小问题，防止恶化成严重并发症，从而提高治疗信心和坚持度。

## 11. 对于一些晚期肿瘤患者，单一靶向治疗可能效果不佳，如何探索更有效的联合治疗方案，提高患者的生存率和生活质量？

**核心观点：可根据个体实际情况，联合靶向、免疫治疗或化疗等多种疗法，提高肿瘤患者生存率和生活质量。**

- 观点解读：靶向药精准抑制肿瘤生长信号，免疫药激活自身免疫系统共同杀灭癌细胞。例如，某些肺癌患者使用EGFR靶向药联合PD-1抑制剂，能延缓耐药并延长生存期。但需注意免疫相关副作用，需医生评估后使用。

  化疗快速杀灭分裂活跃的癌细胞，靶向药阻断特定分子靶点抑制复发。例如，HER2阳性乳腺癌，曲妥珠单抗联合化疗可显著提高疗效，成为国际标准方案。两者结合需关注患者耐受性，避免毒性叠加。

  通过检测肿瘤基因突变和微环境特征，选择最匹配的联合方案。例如，BRAF突变肠癌患者可采用靶向药联合免疫治疗，而KRAS突变患者可能更适合靶向药联合化疗。个体化治疗能减少无效用药风险。

  新型联合疗法需通过临床试验验证安全性和效果。例如，双靶向药联用、靶向药联合新型免疫制剂等，患者参与研究可提前获得前沿治疗机会，但需充分了解潜在风险并在医生指导下决策。

  治疗中需结合患者身体状态、副作用及最新研究数据优化方案。例如，若出现严重耐药，可及时切换为靶向药联合放疗或介入治疗；若耐受良好，可尝试阶梯式加强治疗强度，平衡疗效与生活质量。

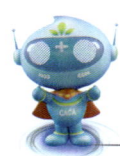

## 12  靶向治疗后如何通过饮食调理增强体质、减少并发症？

**核心观点：要均衡营养，严格限制高盐、高糖及油炸食品，在不同的治疗阶段制订个性化营养方案，增强个人体质，减少治疗相关并发症。**

- 观点解读：每天要均衡搭配蛋白质（鱼、蛋、豆类）、碳水化合物（主食）和健康脂肪（坚果、橄榄油）。蛋白质是细胞修复的"建筑材料"，能帮助受损组织再生，同时增强免疫细胞活性。比如术后伤口愈合期，每天可吃 1 个鸡蛋 +2 两鱼肉 +1 杯豆浆。维生素 C（柑橘、猕猴桃）和维生素 E（坚果、菠菜）能清除治疗产生的自由基，保护正常细胞。锌（牡蛎、瘦肉）促进免疫细胞增殖，硒（蘑菇、海产品）增强抗体产生。建议每天吃 300 克深色蔬菜 +200 克水果 + 适量海产品。

加工食品中的亚硝酸盐（如火腿肠）可能刺激肠胃，高糖饮食会抑制白细胞活性。建议用天然香料（葱姜、香菇）代替盐调味，用蒸煮替代油炸。若嘴馋可吃原味坚果、无糖酸奶等健康零食。

不同治疗阶段需求不同，如口腔溃疡期需流质饮食（米糊、肉粥），腹泻期要低纤维饮食。建议在营养师指导下，根据血常规等指标调整食谱，必要时补充乳清蛋白粉或特殊医学配方食品，确保营养精准供给。

## 13. 康复期间，患者如何制订个性化复查监测方案？

**核心观点**：根据个体评估与治疗反应情况，制订动态复查计划，结合多学科干预与心理支持，实现精准康复管理。

- 观点解读：不同患者的癌症类型、基因突变、治疗效果等差异大，需结合年龄、健康状况等调整检查项目。例如，年轻患者可能需更密集监测，有肝病的患者需重点检查肝功能。

  不同药物副作用差异大，如 EGFR 靶向药易引起皮疹和肝损伤，ALK 抑制剂可能引发肺炎。定期查血、影像等能及时发现药物不良反应或耐药信号，调整用药剂量或更换药物。

  每 6~12 周做 CT、MRI 等检查，对比肿瘤大小判断治疗效果。若肿瘤缩小可维持原方案，若增大或转移则需调整治疗，检查间隔根据病情紧急程度灵活缩短或延长。

  肺癌等患者可通过 CEA 等指标变化预判复发，ctDNA 检测能比影像更早发现耐药迹象。例如 ctDNA 浓度突然升高时，提示可能需要更换靶向药。

  若检查发现肿瘤进展，可改用其他靶向药或联合化疗、放疗；若出现严重副作用，需减量或暂停用药，必要时加入护肝、抗炎等支持治疗。

  癌症患者易焦虑抑郁，通过心理咨询、病友交流等活动缓解压力。良好的心态能增强治疗依从性，同时鼓励适度运动、均衡饮食帮助身体恢复。

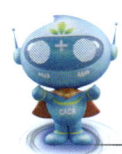

中国肿瘤防治核心科普知识
2025

# 中西医整合治疗

## 01 中医如何通过调节患者的整体体质，如改善气血、阴阳平衡等，降低肿瘤的发生风险？

**核心观点：调理气血与调和阴阳，维持体内环境稳定。**

- 观点解读：中医认为气血不足或运行不畅、阴阳失衡会引发身体内环境紊乱，增加肿瘤风险。通过黄芪、当归等补气血，生地、附子等调阴阳的中药，帮助恢复身体平衡状态，增强抗病能力。

## 02 在肿瘤治疗过程中，如何运用中医理念预防放化疗、靶向及免疫治疗等引起的并发症？

**核心观点：个体化辨证施治制订调理方案。**

- 观点解读：中医通过望闻问切判断患者体质类型，如气血两虚用八珍汤，脾肾阳虚用金匮肾气丸，一人一方精准调理，避免"千人一药"。

## 03 中医的饮食养生和生活方式指导在肿瘤预防中具有重要作用。如何根据不同体质和肿瘤类型，制订个性化的饮食和生活方式方案，以预防肿瘤的发生或复发？

**核心观点：个性化方案需综合体质、癌种和生活方式。**

- 观点解读：例如，痰湿体质且有肺癌风险者，需同时健脾祛湿（如薏苡仁）和清肺饮食（如枇杷），配合早睡早起和情绪管理，形成多维度防癌策略，比单一干预更有效。

## 04 / 中医的情志调节对肿瘤预防有何影响？

**核心观点：情志调节维持气机平衡，降低肿瘤风险。**

- 观点解读：中医认为情绪失常会导致体内气机（能量运行）紊乱，进而影响脏腑功能，长期失衡可能诱发肿瘤。通过调节情绪，保持气机通畅，可减少体内环境异常，从而预防肿瘤。

## 05 / 对于肿瘤高危人群，中医如何进行风险评估？是否能通过中医体质辨识、经络检测等方法，提前发现潜在的肿瘤风险，以便及时采取干预措施？

**核心观点：中医需结合现代医学共同决策。**

- 观点解读：中医体质和经络检测属于风险评估手段，不能替代CT、病理等现代检查。发现异常时，应配合胃肠镜、肿瘤标志物等西医检测，中西医结合才能更准确判断风险。

## 06 / 在肿瘤筛查过程中，如何发挥中医整体观念的优势，综合评估患者的身体状况、生活习惯、情志状态等因素，为肿瘤的早期诊断提供更全面的依据？

**核心观点：整体评估制订个性筛查方案。**

- 观点解读：综合患者体质、生活环境、季节气候等因素，制订差异化的筛查策略。如南方湿热地区痰湿体质者，可能需加强胃肠镜等针对性检查，提高早筛精准度。

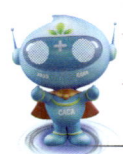

## 07 中医的舌诊、脉诊等传统诊断方法在肿瘤筛查中能起到什么作用？能否通过这些方法发现一些肿瘤的早期迹象，辅助现代医学检查进行肿瘤筛查？

**核心观点：中医与现代医学结合提高筛查准确性。**

- 观点解读：中医预警信号与现代医学精准检查结合，既能早期发现潜在风险，又能明确诊断，减少漏诊误诊，实现更全面的肿瘤筛查和干预。

## 08 中医治疗肿瘤的方法多样，如中药内服、外治、针灸等。在实际应用中，如何根据肿瘤的类型、分期和患者的身体状况，选择最合适的治疗方法或综合治疗方案？

**核心观点：综合方案需分期制订，早期调理、中期控病、晚期减痛。**

- 观点解读：早期肿瘤术后用中药加速恢复；中期患者联合中药和针灸控制肿瘤发展；晚期则以中药内服、外治和针灸结合，减轻痛苦，延长生存时间。

## 09 中药在肿瘤治疗中发挥着重要作用，如何提高中药治疗肿瘤的疗效？例如，在中药的炮制、配伍、剂量等方面，有哪些关键因素需要考虑，以增强中药的抗肿瘤效果？

**核心观点：联合现代医学手段增效减毒。**

- 观点解读：中药与手术、放化疗结合可互补优势。例如，化疗期间用补气养血类中药减轻呕吐、脱发等副作用，同时增强免疫力；术后用活血化瘀类中药促进恢复，降低复发风险。

## 10 / 如何优化针灸治疗方案以提高其对肿瘤疼痛、恶心呕吐等症状的缓解效果？

**核心观点：个体化选穴与针灸方案。**

- 观点解读：根据患者体质和症状选择不同穴位。比如肿瘤疼痛优先刺激阿是穴（疼痛部位）和夹脊穴（脊柱旁穴位），恶心呕吐则重点按压内关（手腕内侧）和足三里（膝盖外侧下方）。不同患者需"量身定制"治疗策略。

## 11 / 中医强调"扶正祛邪"，在肿瘤治疗过程中，如何平衡"扶正"与"祛邪"的关系，既有效抑制肿瘤生长，又能保护患者的正气，提高患者的生活质量和生存期？

**核心观点：动态监测病情，灵活调整治疗方案。**

- 观点解读：治疗中定期评估效果。若肿瘤缩小但体虚加重，减少祛邪药用量；若体质恢复但肿瘤活跃，则增加抗癌药比例。通过动态平衡，始终维持治疗安全有效。

## 12 / 中医康复疗法在肿瘤患者康复过程中具有重要意义，如何根据患者的具体情况，制订个性化的中医康复方案，促进患者身体功能的恢复和生活质量的提高？

**核心观点：动态跟踪调整实现精准康复。**

- 观点解读：每2～4周复诊，根据症状变化调整药方和针灸穴位。比如，患者从化疗期进入康复期，中药从止吐为主转为补气养血为主；出现失眠新增安眠穴针灸。要求患者记录每日症状，方便医生快速发现问题。

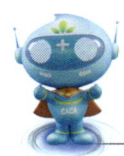

## 13 / 中医的饮食调理和药膳在肿瘤康复中如何应用？如何根据患者的体质和康复阶段，制订合理的饮食计划，帮助患者补充营养，增强体质，预防肿瘤复发？

**核心观点：饮食计划需个体化，动态调整并保证营养均衡。**

- 观点解读：根据患者年龄、体质和治疗阶段制订个性化方案，并随恢复情况调整。注重蛋白质、维生素等均衡摄入，如鱼、豆制品搭配蔬菜水果，满足身体需求，促进康复。

## 14 / 肿瘤患者在康复过程中常面临心理压力，中医情志疗法如何帮助患者缓解焦虑、抑郁等不良情绪，促进心理康复？

**核心观点：中药安神解郁辅助情绪调理。**

- 观点解读：使用酸枣仁安神助眠，合欢皮解郁宁心，百合清热除烦，这些药材配伍可调节神经递质平衡，缓解情绪波动。与心理疗法协同作用，帮助患者稳定情绪，加速康复。

## 15 / 中医的运动养生，如太极拳、八段锦等，对肿瘤患者的康复有何益处？如何指导患者正确进行运动锻炼，以达到最佳的康复效果？

**核心观点：中医的运动养生可改善体质，增强免疫力。**

- 观点解读：太极拳、八段锦等传统运动能提升患者体能和抗病能力。通过规律练习，患者的肌肉力量、心肺功能得到锻炼，免疫力逐步提高，有助于减少感染风险，促进术后或放化疗后的身体恢复。

中国肿瘤防治
核心科普知识

# 外科治疗

| 机器人外科 | 整形重建 | NOSES 技术 | ICG 导航技术 | 微创诊疗 |

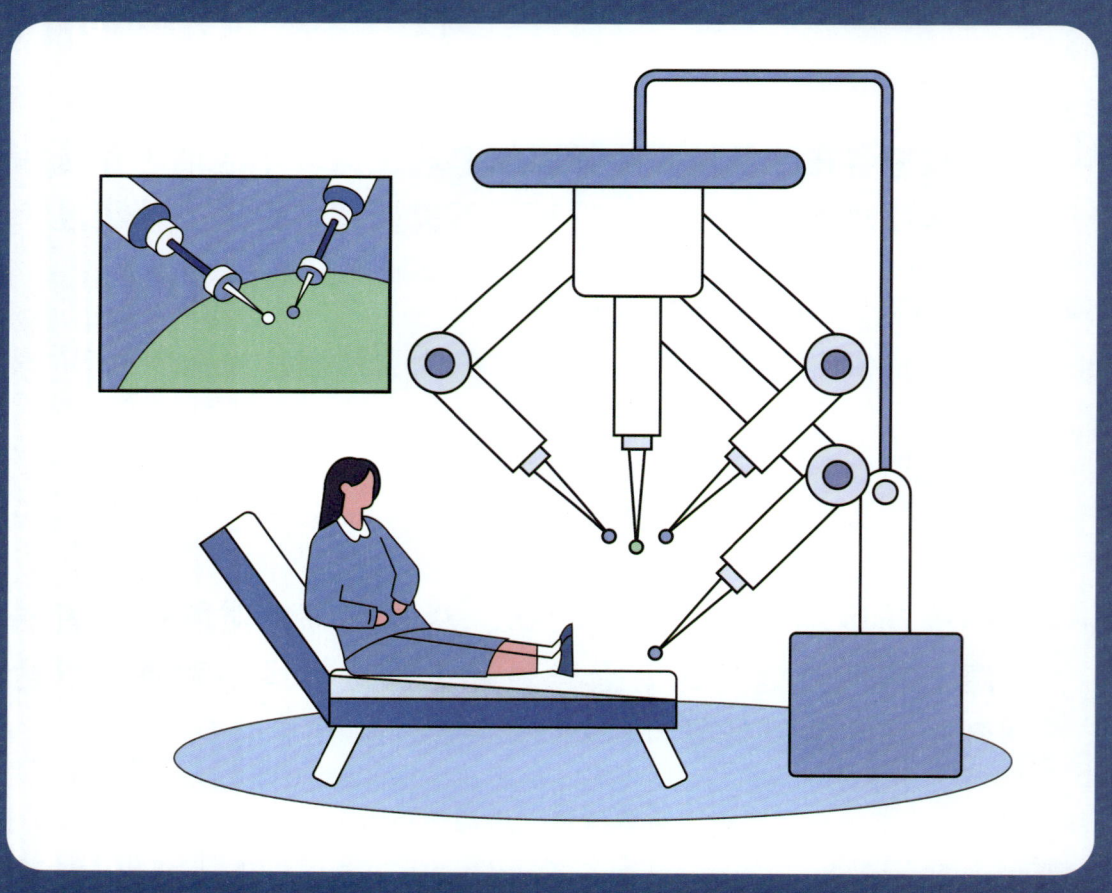

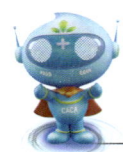

# 机器人外科

## 01 机器人手术设备昂贵且操作复杂,如何在术前通过精准评估患者病情,避免不必要的机器人手术,降低医疗成本和患者负担?

**核心观点:术前需精准评估患者,严格筛选机器人手术适应证。**

- 观点解读:对于常规或易操作手术,应优先选择传统方式,避免资源浪费。通过CT、PET-CT等明确肿瘤分期,避免不可手术患者盲目接受手术。术前需排查基础疾病,优先保证患者安全。多学科团队(MDT)会诊决策,综合影像、肿瘤科及麻醉评估,优选性价比高的方案,仅在合适的病例中应用机器人,以降低医疗成本,提升手术效益。

## 02 机器人手术存在器械故障风险,如何保障患者安全?

**核心观点:通过严格术前设备检查维护、应急预案准备及团队模拟演练,确保机器人手术安全实施,降低术中故障风险并保障患者安全。**

- 观点解读:术前严格检查机器人系统关键部件,定期维护校准手术器械,确保设备精确运行。同时,制订应急方案并备好传统腹腔镜设备,以防术中突发故障。通过模拟演练提升团队应急处理能力,确保遇到设备问题时能迅速应对,避免手术中断或转开放手术,保障患者安全。

## 03 手术部位感染是术后常见并发症，在机器人手术中，如何降低感染风险？

**核心观点：优化术前准备（如皮肤准备、肠道准备等）、合理应用抗生素、调整患者自身状态等综合措施，可有效降低机器人手术感染风险。**

- 观点解读：采用氯己定－酒精消毒术区，确保持久抗菌；消化道手术前低渣饮食结合泻剂清洁，减少污染风险；合理使用抗生素，避免耐药；控制血糖、改善营养，提高免疫力；术中尽可能减少皮肤损伤。综合措施可最大程度预防术后感染，保障患者安全。

## 04 对于拟行机器人手术的患者，目前的术前评估指标是否足够全面，能否准确筛选出适合机器人手术的患者，是否需要增加新的评估指标？

**核心观点：还需不断优化评估体系，提高精准患者筛选能力。**

- 观点解读：机器人手术术前评估涵盖患者全身状况、肿瘤特征和手术史，可基本筛选适合病例。但部分特殊情况需个性化判断，如高龄患者的骨质疏松可能影响体位摆放，肿瘤包绕血管程度决定手术可行性。营养状态等新指标正在探索，如低白蛋白患者术后风险增加，但其对手术方式选择的影响仍缺乏确切证据。此外，心理状态可能影响康复，但相关数据尚不足。未来需依循循证医学，不断优化评估体系，提高精准筛选能力。

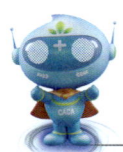

## 05 在临床实践中，如何更好地利用影像学检查、实验室检查等手段，为机器人手术方案的制订提供可靠依据？

**核心观点：通过多模态影像融合与三维重建技术等精准影像学检查，联合多学科协作，结合术前动态监测实现精准手术规划，提升机器人手术的安全性和成功率。**

- 观点解读：精准影像学检查对机器人手术至关重要。多模态影像融合（CT、MR等）结合三维重建，可直观展示肿瘤形态（位置、大小、浸润范围）及与周围结构的关系，帮助规划最佳手术路径。高分辨率影像能清晰界定肿瘤边界，避免误切或遗漏。多学科团队会诊（外科、影像科、病理科）综合评估病情，确保精准手术决策。术前定期动态监测病灶变化，及时调整方案，提高手术的精准性和安全性。

## 06 机器人手术有其特定的适应证和禁忌证，如何加强对患者的筛查，确保符合手术条件的患者得到及时治疗，同时避免不适合的患者接受手术带来的风险？

**核心观点：机器人手术适用于特定疾病，术前需严格筛选适应证与禁忌证，如肿瘤大小、分期及患者健康状况，避免高风险人群（严重凝血功能障碍、无法耐受麻醉者等）。**

- 观点解读：多学科团队（MDT）评估，结合影像、血液检查等全面判断手术可行性。建立标准化筛查流程，减少主观误差，提高筛选准确度。同时，向患者充分告知手术优劣势，确保其在知情前提下选择最适合的治疗方式，降低术后纠纷风险。

## 07 / 对于一些复杂病例，如何组织多学科团队进行综合评估，准确判断机器人手术的可行性，提高手术成功率和患者预后？

**核心观点：** 复杂病例需多学科团队（MDT）协作，根据患者情况制订个性化治疗方案，确保手术安全性；术前、术后充分结合辅助治疗，提高患者的恢复质量。

- 观点解读：复杂病例需多学科团队（MDT）协作，包括外科、肿瘤科、影像科等专家，综合评估患者病史、肿瘤特征及身体条件，确保手术安全性。机器人手术适用于精细操作，但费用高、耗时长，需权衡利弊制订个性化方案。结合术前、术后辅助治疗，以及康复和心理支持，提高患者恢复质量。定期随访、总结经验，不断优化评估流程，提升未来手术决策的精准度和成功率。

## 08 / 术后病理诊断是评估手术效果的重要依据，如何加强与病理科的协作，确保手术标本的准确取材和病理分析，为后续治疗提供可靠的诊断支持？

**核心观点：** 通过术前信息共享、术中标本规范处理与快速检测、术后病理－临床反馈机制及多学科协作，构建全流程标准化病理协作体系，以提升诊断准确性并优化治疗效果。

- 观点解读：术后病理诊断需与病理科密切协作。术前应共享肿瘤位置等关键信息，便于病理科重点分析。手术标本需规范处理，并标记关键区域（如切缘、淋巴结）。术中可行快速冰冻检测，判断是否需扩大切除范围。术后建立反馈机制，对照病理与术中预判，持续优化协作流程，提升诊断质量与后续治疗效果。定期开展多学科讨论，提升疑难病例的诊断准确性。

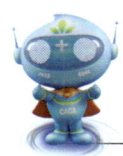

## 09 机器人手术中，如何优化操作技巧，减少对周围组织和器官的损伤，降低术中出血、脏器损伤等并发症的发生率？

**核心观点**：通过术前精准规划、术中精细操作（如分层解剖、血管神经保护、能量器械合理使用）及团队高效协作，可最大限度降低机器人手术对组织的损伤风险，减少出血和器官损伤并发症。

- 观点解读：为减少机器人手术中对组织的损伤，术前应精准规划切口和路径，避开重要结构。利用高清视野和灵活机械臂，精准操作避免牵拉。灵活使用能量器械，降低热损伤风险。术中标记和隔离血管神经，确保安全。团队密切配合，缩短操作时间。分层解剖、避免粗暴拉扯，能有效预防出血和器官损伤。

## 10 对于一些复杂的肿瘤手术，如联合脏器切除、血管重建等，如何在机器人手术中更好地协调各机械臂的操作，提高手术的流畅性和成功率？

**核心观点**：通过术前三维影像建模指导规划、系统化团队协作、机械臂布局优化及高清精准操控技术结合高精度缝合，实现机器人手术的精细化操作，提高手术的流畅性和成功率。

- 观点解读：术前三维影像建模可用于指导手术规划，团队需接受系统培训确保熟练操作。主刀医生统一指挥，优化团队协作。合理规划机械臂布局，避免术中干扰。借助高清放大视野和防抖机械臂，医生能精准操控细小血管，提高手术精度。高精度缝合技术降低渗血风险，提升术后安全性。

## 11 / 机器人手术的学习曲线相对较长，如何加强对手术团队的培训和考核，提高手术医生的操作熟练度和经验积累，确保手术质量的稳定性？

**核心观点**：机器人手术团队需分阶段培训，结合理论学习、模拟实操和观摩实战，逐步掌握技术。

- 观点解读：通过多维技能考核和晋级机制，确保医生具备独立操作能力。高年资医生带教、学术交流能加速成长。建立完整质控体系，记录并分析每台手术关键数据，持续改进操作流程，保障手术安全与质量。

## 12 / 机器人手术后，如何根据不同手术类型和患者个体差异，制订个性化的康复计划，促进患者身体功能的恢复，提高生活质量？

**核心观点**：术后康复应全面评估患者身体与心理状态，制订明确目标。

- 观点解读：根据手术类型安排饮食调整、呼吸训练或功能锻炼。结合营养补充、运动计划和心理干预，多维度促进恢复。康复过程中定期评估进展，灵活调整方案，同时鼓励家属参与照护，提高患者配合度和康复效果。

## 13 / 机器人手术虽然创伤相对较小，但仍可能引发一些并发症，如感染、吻合口瘘等，如何在康复过程中早期识别并及时处理这些并发症，避免病情恶化？

**核心观点**：术后应密切观察引流情况、体温及化验指标，及时识别感染迹象。

- 观点解读：注意引流液是否异常、有无疼痛发热，警惕吻合口瘘。监测血压、心率和引流量，快速判断是否出血。长期卧床患者需预防下肢血栓，如发现单腿肿胀、疼痛应及时处理。通过早发现、早干预，能有效避免术后并发症，保障康复安全。出院后需按医生要求复查，及时调整治疗方案，促进康复。

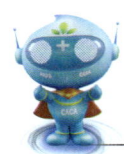

## 14. 部分患者在机器人手术后可能会出现心理问题,如焦虑、抑郁等,怎样对患者进行有效的心理干预,帮助他们树立信心,积极配合康复治疗?

**核心观点**:术前用通俗语言向患者充分解释手术流程和预期,缓解恐惧。术后定期评估心理状态,及早发现焦虑或抑郁。

- **观点解读**:根据患者个体情况进行放松训练或认知干预,帮助患者调整情绪。鼓励家属陪伴、病友互助。必要时由心理医生等多学科协作制订干预方案,严重者可短期辅助药物治疗,确保患者身心同步康复。

## 15. 康复期间,如何指导患者进行合理的饮食和运动,促进伤口愈合,增强机体免疫力,预防疾病复发?

**核心观点**:术后康复应注重营养与运动结合。

- **观点解读**:多摄入富含蛋白与维生素的食物,促进组织修复和免疫力提升。保持膳食纤维摄入和饮水量,预防便秘、促进代谢。减少加工食品摄入,降低炎症风险。合理安排有氧与力量训练,增强体力,运动强度需根据恢复情况个性化调整。定期复查、戒烟限酒、保持良好心态,有助于巩固康复成果,预防疾病复发。

# 整形重建

**01** 对于有家族遗传倾向的乳腺肿瘤患者，除基因检测外，在日常生活和体检方面，应采取哪些措施预防肿瘤发生，降低后续整形重建手术的需求？

**核心观点一：保持健康体重，规律运动及均衡饮食。**

- 观点解读：肥胖会增加乳腺肿瘤风险，建议每周至少运动180分钟（如快走、游泳），多吃高纤维食物（如蔬菜、全谷物），少吃高脂肪、高糖食物，通过控制体重和健康饮食调节激素水平，降低肿瘤发生概率。

**核心观点二：定期乳腺自查及影像检查。**

- 观点解读：每月自我检查乳房是否有肿块、皮肤异常等变化；每年到专业机构做乳腺超声或钼靶检查，早发现早干预，避免肿瘤进展到需要切除乳房的阶段，减少因肿瘤做整形重建需求。

**核心观点三：医生指导下使用化学预防药物。**

- 观点解读：高风险人群（如基因突变携带者）可在医生评估后服用他莫昔芬等药物，这类药物能阻断雌激素对乳腺的作用，降低肿瘤发生风险，但需严格遵循医嘱以避免副作用。

**核心观点四：远离致癌物及心理减压并重。**

- 观点解读：减少接触污染物（如二手烟、工业化学品），同时通过心理咨询、社交活动等方式缓解压力，长期压力和毒素暴露会破坏免疫系统，增加肿瘤风险。

**核心观点五：重视心理健康，避免焦虑长期化。**

- 观点解读：家族遗传史可能带来心理负担，及时寻求心理支持可调节情绪，改善身体抗病能力，避免因长期焦虑导致内分泌紊乱，进一步诱发肿瘤。

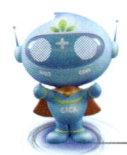

## 02 骨肿瘤的发生与生活环境、生活习惯等因素相关，如何通过改变生活方式和环境因素，降低骨肿瘤的发病风险？

**核心观点一：均衡饮食，避免高脂高糖防肥胖。**

- 观点解读：多吃牛奶、深绿色蔬菜、鱼类等富含钙和维生素 D 的食物，多晒太阳和力量训练能增强骨骼健康；减少高脂肪、高糖分的摄入可降低肥胖风险，肥胖可能诱发某些骨肿瘤。强健的骨骼和合理体重有助于预防骨肿瘤发生，减少术后骨缺损风险。

**核心观点二：适度锻炼强骨骼，避免过度运动损伤。**

- 观点解读：日常适度运动（如慢跑、游泳）能提升骨骼强度，但剧烈运动或不当训练可能造成骨骼损伤，增加病变隐患。科学锻炼既能预防骨肿瘤，也能减少因运动不当导致骨骼病变后的重建需求。

**核心观点三：远离辐射化学毒物，职业防护减少暴露。**

- 观点解读：放射性物质（如 X 射线）、工业化学品等是骨肿瘤潜在诱因。工作中接触有害物质的人群需严格佩戴防护设备，日常生活中减少暴露，可显著降低致癌风险，从源头预防骨肿瘤。

**核心观点四：戒烟限酒护骨骼，降低肿瘤风险。**

- 观点解读：吸烟会破坏骨骼细胞修复能力，酒精过量影响钙吸收，两者均可能诱发骨肿瘤。戒烟和限制酒精摄入能维持骨骼正常代谢功能，从而减少肿瘤发生及后续骨切除重建的可能。

**核心观点五：高危人群定期筛查，早发现异常。**

- 观点解读：有骨肿瘤家族史或长期接触致癌物的人群，需定期进行骨密度检测和影像学检查。早期发现骨骼病变可及时干预，避免肿瘤恶化导致大面积骨切除，降低复杂重建手术的概率。

## 03 对于接受放疗的肿瘤患者，如何提前预防放疗对正常组织的损伤，减少因放疗导致的组织坏死、纤维化等问题，避免后续复杂的整形重建手术？

**核心观点一：采用精准放疗技术减少周围组织损伤。**

- 观点解读：通过调强放疗、质子治疗等先进技术，能精准定位肿瘤，避开周围健康组织，降低不必要的辐射。医生会根据患者肿瘤位置和身体结构制订个性化放疗方案，既保证疗效又保护重要器官。

**核心观点二：优化放疗剂量降低对正常器官的影响。**

- 观点解读：根据患者肿瘤大小、位置和身体状况调整放疗剂量。比如头颈部放疗时，通过剂量优化减少对唾液腺的损伤，避免长期口干等问题，降低纤维化风险。

**核心观点三：加强皮肤护理和营养支持促进修复。**

- 观点解读：放疗期间保持照射部位皮肤清洁，穿柔软衣物减少摩擦，避免使用刺激性护肤品。同时补充高蛋白、维生素，增强免疫力，帮助受损组织更快恢复。

**核心观点四：合理使用药物预防放疗副作用。**

- 观点解读：医生会指导使用抗氧化剂等药物，减轻放疗引起的炎症反应。对骨坏死高风险患者，提前用双膦酸盐类药物保护骨骼，减少严重并发症发生。

**核心观点五：定期复查监测早期干预并发症。**

- 观点解读：放疗后定期检查皮肤、黏膜等反应，发现红肿、溃疡等问题及时处理。通过早期干预水肿或炎症，避免发展成难治的纤维化或坏死，减少后期修复手术需求。

## 04 在肿瘤治疗过程中，如何通过合理的药物干预和营养支持，预防手术部位的感染和并发症，保障整形重建手术的顺利进行，降低手术风险？

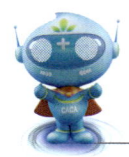

**核心观点一：术前精准预防使用抗生素，糖尿病患者控血糖。**
- 观点解读：术前半小时至一小时，根据患者情况选择合适抗生素，提前杀灭可能引发感染的细菌。糖尿病患者需通过药物将血糖控制在安全范围，避免高血糖削弱免疫力，减少感染风险。

**核心观点二：全面营养评估，个性化补充关键营养素。**
- 观点解读：术前评估患者营养状况，针对蛋白质、维生素C、锌等缺乏情况，制订口服营养剂或静脉注射方案，加速伤口愈合，降低术后并发症。

**核心观点三：高风险患者使用免疫增强型营养剂。**
- 观点解读：身体虚弱或感染风险高的患者，可通过含精氨酸、ω-3脂肪酸的营养制剂提升免疫力，帮助对抗感染，促进术后恢复。

**核心观点四：术前彻底清洁备皮，术后保持引流通畅。**
- 观点解读：术前清洁手术部位皮肤，必要时剃除毛发减少细菌残留。术后密切观察伤口，及时处理渗液、红肿，确保引流管通畅，避免积液引发感染。

**核心观点五：多措施联合降低感染和并发症风险。**
- 观点解读：通过药物控制、营养支持、术前术后护理等综合手段，改善患者身体状态，减少手术部位感染和愈合不良等问题，确保整形重建效果。

## 05 除了现有的影像学检查手段，是否有新的技术或方法可用于早期筛查乳腺、颌骨及四肢骨肿瘤，以便在肿瘤较小时进行切除，减少对组织的破坏，降低整形重建的难度？

**核心观点一：分子影像技术通过代谢追踪提升微小肿瘤检出率。**
- 观点解读：这种技术用特殊标志物（示踪剂）配合PET等设备，能捕捉到肿瘤细胞早期的异常代谢活动。比如注射含示踪剂的药物后，肿瘤细胞会优先吸收并显像，帮助医生发现传统影像难以察觉的微小病灶，比普通检查早数月发现病变。

**核心观点二：液体活检无创检测血液中的肿瘤信号。**

- 观点解读：通过抽血分析血液里的肿瘤细胞碎片（ctDNA）、完整肿瘤细胞（CTC）或外泌体，能间接判断体内是否有肿瘤。比如乳腺癌患者血液中若检出特定基因突变的 ctDNA，提示可能存在早期肿瘤，无须穿刺即可预警。

**核心观点三：人工智能辅助影像识别提高诊断精准度。**

- 观点解读：AI 通过分析大量影像数据，能快速标记可疑病灶并判断良恶性。例如在乳腺 X 线片中，AI 可识别出人眼难以察觉的细微钙化灶或结构扭曲，减少漏诊误诊，帮助医生更快锁定早期肿瘤。

**核心观点四：超声弹性成像通过组织硬度区分肿瘤性质。**

- 观点解读：恶性肿瘤通常比良性肿瘤更硬。这种技术通过超声波探测组织受压后的变形程度，生成"软硬分布图"。例如，乳腺肿块若在弹性成像中显示为坚硬区域，则恶性可能性高，能帮助决定是否需要尽早切除。

**核心观点五：磁共振波谱分析检测肿瘤代谢物异常。**

- 观点解读：利用磁共振技术分析组织内的化学成分，比如胆碱（肿瘤代谢活跃时增高）和肌酸的水平变化。适用于颌骨或四肢骨肿瘤筛查，能在骨质破坏前发现代谢异常，比常规 MRI 更早预警骨内微小肿瘤。

**核心观点六：光学相干成像实现浅表肿瘤高精度探查。**

- 观点解读：类似用超精密光学显微镜扫描体表组织，对乳腺或颌面部浅表肿瘤可生成毫米级分辨率的 3D 图像。能清晰显示肿瘤边界和浸润深度，帮助医生规划精准切除范围，减少对正常组织的损伤。

## 06 / 对于乳腺肿瘤，如何通过乳腺自查、临床检查和影像学检查的有效结合，提高早期诊断率，为保乳手术和乳房再造提供更多机会，改善患者预后？

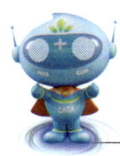

## 中国肿瘤防治核心科普知识 2025

**核心观点一：每月月经后 7~10 天自查乳房及腋窝。**

- 观点解读：女性每月固定时间自查，能及时发现乳房外形、皮肤或触感异常。月经后乳房状态稳定，自查更准确，发现肿块、皮肤橘皮样变或乳头凹陷等异常，需尽快就医。

**核心观点二：每年由医生进行专业视诊和触诊。**

- 观点解读：医生通过观察乳房对称性、乳头溢液，触摸肿块或增厚区域，能发现自查遗漏的早期病变。专业检查可评估风险，指导后续筛查方案。

**核心观点三：超声、钼靶、MRI 联合筛查不同人群。**

- 观点解读：年轻女性乳腺致密，超声更敏感；40 岁以上每年钼靶筛查钙化灶；高危人群或疑难病例用 MRI 明确病变。三者互补，减少漏诊。

## 07 在颌骨肿瘤筛查中，如何综合运用口腔检查、影像学检查和血清学指标，提高早期诊断的准确性，避免肿瘤发展到晚期，增加颌骨缺损重建的复杂性和风险？

**核心观点一：全面口腔触诊结合观察，发现早期异常。**

- 观点解读：医生通过肉眼观察口腔黏膜颜色、牙齿排列是否异常，并用手触摸颌骨区域，检查是否有肿块、硬块或压痛。这些简单的方法能快速发现溃疡、麻木等容易被忽视的早期症状，为后续检查提供线索。

**核心观点二：影像学分层检查，精准评估肿瘤范围。**

- 观点解读：先拍 X 光片初步筛查骨质破坏，再用 CT 详细看骨头结构，判断肿瘤大小；MRI 重点观察肿瘤是否压迫神经血管，PET-CT 则排查全身转移。不同影像技术层层递进，避免漏诊晚期病变。

**核心观点三：血清学指标辅助筛查，需结合其他结果。**

- 观点解读：通过抽血检测碱性磷酸酶等肿瘤标志物，数值异常可能提示肿瘤活跃度。

但这类指标不能单独确诊，需与口腔检查、影像结果对照，比如肿块伴随标志物升高时需高度警惕。

**核心观点四：多手段联合 + 病理活检，避免误诊漏诊。**

- 观点解读：若检查发现可疑病变，需取少量组织做病理活检，这是确诊的"金标准"。例如，CT 显示骨质破坏且活检发现癌细胞，即可明确肿瘤性质，避免误判为普通炎症或囊肿。

**核心观点五：高危人群定期随访，阻断肿瘤晚期进展。**

- 观点解读：对有家族史、长期口腔溃疡不愈等高危人群，每半年到一年复查口腔检查、CT 和血液指标，能及早发现癌变倾向。早期干预可避免肿瘤扩散，大幅降低颌骨大面积切除和复杂修复的风险。

## 08 / 针对四肢骨肿瘤，如何优化现有的筛查流程，提高对无症状或症状不明显的早期肿瘤的发现率，及时进行干预，减少骨缺损和肢体功能障碍的发生？

**核心观点一：高危人群定期影像学筛查。**

- 观点解读：有骨肿瘤家族史或高风险因素的人，建议定期做 X 光、MRI 或 CT 检查。这些影像技术能发现肉眼看不见的早期病变，尤其 MRI 对骨髓和软组织异常更敏感，帮助提前发现问题。

**核心观点二：医生需警惕不典型症状。**

- 观点解读：早期骨肿瘤可能只有轻微疼痛、关节活动受限或无痛肿块，容易被忽视。医生遇到这类症状时，应优先安排影像检查，避免漏诊，尤其是年轻患者或高危人群。

**核心观点三：优选 MRI 结合 PET-CT 精准诊断。**

- 观点解读：MRI 能清晰显示骨髓和软组织病变，适合作为初步筛查；若发现可疑病灶，再用 PET-CT 扫描评估代谢活跃程度，区分肿瘤性质，减少误诊和过度治疗。

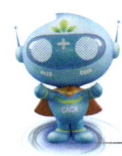

### 核心观点四：多学科团队协作制订筛查计划。

- 观点解读：骨科、肿瘤科和影像科医生共同评估高危人群，设计个性化检查频率和方案。例如，遗传性骨肿瘤患者可能需要每半年做一次MRI，确保早发现早处理。

### 核心观点五：加强公众对早期症状的认知。

- 观点解读：通过宣传让大众了解骨肿瘤的早期信号，如不明原因骨痛、肿块或关节僵硬，鼓励及时就医。早诊早治能最大限度保留肢体功能，降低手术损伤风险。

## 09 / 如何通过多学科协作，综合运用病理学、影像学、遗传学等多种诊断方法，提高肿瘤诊断的精准度，为制订个性化的整形重建手术方案提供更可靠的依据？

### 核心观点一：病理诊断是肿瘤分型的"金标准"。

- 观点解读：通过活检或手术切下的肿瘤组织，用显微镜观察细胞形态，结合特殊染色技术，明确肿瘤类型和恶性程度。例如，免疫组化能识别特定蛋白标记，帮助区分不同癌种，为后续治疗和修复方案提供基础依据。

### 核心观点二：影像学精准定位肿瘤范围。

- 观点解读：CT、MRI等检查能清晰显示肿瘤大小、位置及周围组织受侵情况，术前模拟手术路径，预估切除后缺损区域。例如，MRI可区分肿瘤与正常组织边界，帮助医生设计修复所需的皮瓣或假体形状。

### 核心观点三：遗传检测指导个性化治疗。

- 观点解读：通过基因检测发现肿瘤的特定突变或遗传风险，例如，乳腺癌BRCA基因突变患者可能需要更广泛地切除，同时为后续靶向药物选择提供依据。遗传咨询还能帮助家族成员筛查潜在风险。

### 核心观点四：多学科团队协作制订方案。

- 观点解读：由肿瘤外科、整形外科、影像科等多领域专家共同讨论，例如，肿瘤医生确定切除范围，整形医生同步设计修复方案，避免二次手术。团队协作能兼顾肿瘤根治和外观修复的双重需求。

343

**核心观点五：数据整合提升诊断效率。**

- 观点解读：将病理、影像等数据汇总到统一平台，利用 AI 分析肿瘤特征和手术模拟。例如，结合患者年龄、生活习惯等信息，智能推荐创伤小、恢复快的修复方案，提高诊疗精准度。

## 10/ 在乳腺肿瘤诊断中，如何准确判断肿瘤的位置、大小、侵袭范围以及与周围组织的关系，以确定最佳的手术方式，在保证肿瘤切除彻底的同时，最大程度保留乳房的外观和功能？

**核心观点一：综合影像检查精准定位肿瘤特征。**

- 观点解读：通过超声、钼靶和 MRI 三种检查相互配合，分别观察肿块结构、微小钙化灶和软组织细节，全面掌握肿瘤的位置、大小及与周围组织的关系，避免单一检查的局限性，为手术方案提供可靠依据。

**核心观点二：病理活检明确肿瘤性质及侵袭性。**

- 观点解读：用细针或空芯针穿刺取出肿瘤组织，结合免疫组化分析，判断肿瘤是良性还是恶性、生长速度快慢以及对周围组织的破坏程度，为选择手术方式或辅助治疗提供关键证据。

**核心观点三：个体化手术方案平衡切除与美观。**

- 观点解读：根据肿瘤大小和位置灵活选择手术方式。例如，早期小肿瘤可做保乳手术加放疗；较大肿瘤或广泛的钙化病灶需全乳切除并立即重建乳房，既彻底清除病灶又减少外观损伤。

**核心观点四：三维技术模拟优化切缘设计。**

- 观点解读：术前用三维重建技术模拟切除效果，精准规划肿瘤切除范围，既能保证完整切除病灶，又能尽量保留正常乳腺组织，降低术后乳房变形风险。

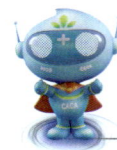

**核心观点五：术后病理确认切缘避免残留。**

- 观点解读：切除的肿瘤标本需全面检查边缘是否有癌细胞，确保无残留，这是防止复发的重要步骤。若发现切缘阳性，须及时补充治疗。

**核心观点六：多手段联合评估确保治疗效果。**

- 观点解读：影像检查定位、病理明确性质、查体评估侵犯程度三者结合，加上术中精细操作和术后病理验证，形成完整诊疗链，在根治肿瘤的同时最大限度保护乳房功能与外观。

## 11. 对于颌骨缺损重建患者，如何精确评估颌骨缺损的范围、剩余骨量以及咬合关系，为选择合适的重建材料和手术方式提供关键信息，提高重建效果？

**核心观点一：数字化建模定制个性化修复方案。**

- 观点解读：借助计算机辅助设计（CAD/CAM）技术，将患者颌骨数据转化为3D数字模型，精确测量缺损尺寸。这种技术类似"3D打印建模"，能模拟不同修复材料的匹配度，为制作个性化骨移植体或种植体提供数据支持。

**核心观点二：咬合模型分析确保功能恢复。**

- 观点解读：通过制作患者牙齿的石膏模型并记录咬合痕迹，像"模拟拼图"一样还原上下牙的咬合关系。医生能直观看到缺损对咀嚼的影响，比如牙齿是否错位、咬合力是否失衡，从而选择能恢复正常咬合功能的重建方式。

**核心观点三：临床功能评估指导手术选择。**

- 观点解读：医生通过观察患者张口幅度、触摸缺损部位硬度，并测试说话清晰度和吞咽能力，判断缺损对生活的影响程度。例如，开口困难的患者更适合稳定性强的自体骨移植，而吞咽障碍者需优先修复支撑结构。

**核心观点四：多学科会诊制订整合方案。**

- 观点解读：由颌面外科、修复科、放射科等多领域专家共同会诊，像"团队作战"一样综合评估。例如，修复科关注咬合重建效果，放射科分析骨融合可能性，最终确定最适合患者的手术方式（如自体骨移植或人工材料填充）和康复计划。

## 12. 在骨肿瘤诊断中，如何利用先进的影像学技术，如 3D 打印辅助的影像学评估，更直观地了解肿瘤与周围血管、神经的关系，制订更安全、有效的手术计划，减少手术并发症？

**核心观点一：三维模型直观显示肿瘤与血管神经关系。**

- 观点解读：通过 CT、MRI 扫描数据生成 3D 打印模型，能立体呈现肿瘤和周围血管、神经的位置关系。医生能像看实物一样观察病变结构，避免传统平面影像的误判，明确哪些区域需要保护。

**核心观点二：术前模拟明确切除范围及保护结构。**

- 观点解读：医生在 3D 模型上反复演练手术，提前确定肿瘤该切多少、如何避开重要血管神经，就像飞行员用模拟器训练。这样实际手术时路径更精准，既彻底清除肿瘤又减少误伤风险。

**核心观点三：精准评估预判风险，降低术后并发症。**

- 观点解读：通过模型提前发现可能大出血或神经损伤的位置，制订应急预案。比如某条血管被肿瘤包裹时，可预先设计替代供血方案，避免术中出现意外再临时处理。

**核心观点四：3D 模型助力多学科协作和患者沟通。**

- 观点解读：模型让骨科、血管外科等不同科室医生能拿着同一个立体模型讨论方案。同时用实物模型向患者解释手术方案，比抽象 CT 片更易懂，患者对治疗更有信心。

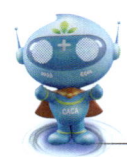

## 13 / 在乳腺肿瘤整形保乳手术中，如何根据肿瘤的具体情况和患者的身体条件，选择最合适的容积移位或替代技术，实现良好的乳房外观和功能？

**核心观点一：肿瘤位置和大小是技术选择的首要依据。**

- 观点解读：如果肿瘤长在乳房边缘且体积小，医生会用附近腺体组织直接填补缺损；但如果肿瘤在乳头附近或很大，可能需要抽自身脂肪或移植背部肌肉来修复，避免术后凹陷变形。

**核心观点二：乳房体积决定修复方式，量体裁衣是关键。**

- 观点解读：乳房小的患者适合用自身松弛的皮肤或腺体调整；乳房较大的患者可利用下部组织上提或背部肌肉转移修复，既能填补缺损，又能维持对称自然的外形。

**核心观点三：皮肤状态直接影响手术方案选择。**

- 观点解读：皮肤健康有弹性的可以保留更多，通过内部组织移动塑形；皮肤紧绷或受肿瘤影响的，需要切除部分皮肤降低张力，同时用脂肪或假体补充体积。

**核心观点四：安全切除是底线，放疗辅助不可少。**

- 观点解读：无论用哪种修复技术，必须保证肿瘤切干净，显微镜下看不到残留癌细胞。对于复发风险高的患者，术后要配合放疗，既保命又保乳房。

**核心观点五：容积移位更自然，替代技术补充大块缺失。**

- 观点解读：用自身腺体悬吊或转移修复，外观更接近原样，适合普通缺损；而脂肪移植或假体能补充大块缺失，但需多次注射或考虑皮瓣转移的创伤。

**核心观点六：多学科协作制订个性化方案。**

- 观点解读：术前需肿瘤科、整形科、放疗科等专家共同评估，综合患者肿瘤特点、身体条件及美观需求，选择最适合的修复技术，确保治疗安全且效果满意。

## 14. 对于颌骨缺损重建，如何在多种重建方法（如血管化自体骨移植、赝复治疗等）中进行选择，以达到最佳的修复效果，恢复患者的咀嚼、语言等功能？

**核心观点一：大范围缺损首选血管化自体骨移植。**

- 观点解读：当颌骨缺损较大且需要恢复咬合功能时，优先选择从患者自身其他部位（如小腿腓骨）取带有血管的骨头进行移植。这种骨头存活率高，能支撑后续种牙，但需患者身体状况较好，且取骨部位可能有一定风险。

**核心观点二：赝复治疗适合无法或不愿手术的患者。**

- 观点解读：对于高龄、体质弱或拒绝手术的患者，可采用定制假体修复缺损。这种方法不开刀，能快速改善面部外形和说话能力，但假体无法恢复正常咀嚼功能，需定期调整维护，适合临时或低功能需求的情况。

**核心观点三：非血管化骨移植用于小型低需求缺损。**

- 观点解读：如果缺损较小且对咀嚼要求不高，可从患者其他部位（如肋骨）取小块骨头直接填补。手术简单，但移植骨存活率较低，多用于修复外观或辅助支撑，不适合承受较大咬合力。

**核心观点四：患者全身状况与功能需求决定方案。**

- 观点解读：年轻患者优先考虑功能恢复（如选骨移植），而体质差或经济困难者可选择假体。需平衡手术风险、费用和患者对生活质量的要求，如是否接受多次手术或定期维护。

**核心观点五：多学科团队协作制订个体化方案。**

- 观点解读：颌骨修复需外科、口腔科、康复科等专家共同讨论，根据缺损大小、患者健康、功能需求等综合评估，选择最适合的方案，避免单一方法局限，确保安全与效果兼顾。

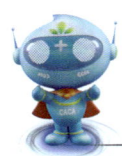

## 15 在3D打印假体用于长骨大段骨与关节缺损重建时,如何确保假体的精确设计和良好的骨整合,提高假体的稳定性和使用寿命,减少术后并发症?

**核心观点一:术前高精度影像评估,定制假体设计。**

- 观点解读:通过CT、MRI等检查获取患者骨骼的详细三维数据,像"量身裁衣"一样设计假体。这能确保假体形状与缺损部位完全贴合,减少安装时的误差,为后续稳定固定打好基础。

**核心观点二:个性化假体匹配骨骼形态,确保稳定固定。**

- 观点解读:利用计算机技术,根据患者骨骼数据设计专属假体。假体边缘与患者骨头接触面高度吻合,就像拼图一样严丝合缝,既能避免晃动,又能分散受力,防止松动脱落。

**核心观点三:表面处理增强生物活性,促进骨骼生长。**

- 观点解读:假体表面喷涂羟基磷灰石等材料,使其变得粗糙且有"吸引力"。骨头细胞更容易附着在假体表面生长,逐步将假体和自身骨骼融合,就像水泥加固钢筋一样提高结合强度。

**核心观点四:假体材料力学匹配,避免应力损伤。**

- 观点解读:假体材料的硬度和弹性与真实骨头接近,避免因"过硬"导致周围骨头承受压力不均而变脆或萎缩。这种力学适配能延长假体使用寿命,降低断裂风险。

**核心观点五:术后分阶段康复训练,恢复功能防并发症。**

- 观点解读:术后逐步进行关节活动、肌肉力量训练,比如从轻微屈伸到负重锻炼。科学康复能防止关节僵硬、肌肉萎缩等问题,同时帮助患者更快适应假体,恢复正常行动能力。

## 16 / 针对不同部位的骨肿瘤（如股骨近端、肱骨近端、胫骨近端等），如何优化手术操作流程，提高肿瘤切除的彻底性和假体重建的成功率，同时减少对周围正常组织的损伤，促进患者术后恢复？

**核心观点一：术前精准评估肿瘤范围，个性化制订手术方案。**

- 观点解读：通过CT、MRI等影像技术，提前明确肿瘤位置、大小及周围组织受影响情况，针对不同部位（如股骨近端、肱骨近端）制订具体手术计划。比如股骨需重点评估髋关节功能保留可能性，确保假体匹配度，为手术成功打下基础。

**核心观点二：术中彻底切除肿瘤并保护关键血管神经。**

- 观点解读：手术时严格按安全范围切除肿瘤，避免残留导致复发；使用显微外科技术精细分离血管神经，减少正常组织损伤。例如，在肱骨手术中保护肩关节周围神经，避免术后手臂功能受损。

**核心观点三：按部位选择假体重建策略，恢复关节功能。**

- 观点解读：不同部位需匹配不同假体设计：股骨近端用稳定型髋关节假体，肱骨优先恢复肩关节旋转能力，胫骨注重膝关节活动度和下肢承重力线。定制化假体能更好贴合解剖结构，降低术后松动风险。

**核心观点四：术后早期康复结合长期监测防复发。**

- 观点解读：术后尽快开始肌肉训练和关节活动，比如髋关节置换后早期下床锻炼；定期复查假体位置及肿瘤标志物，既能加速恢复，又能及时发现复发迹象，确保治疗效果持久。

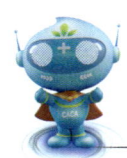

## 17 // 乳腺肿瘤整形重建术后，如何通过康复训练和物理治疗，帮助患者尽快恢复乳房及上肢的功能，减少术后并发症，提高患者的生活质量？

**核心观点一：术后早期活动促进血液循环，预防血栓。**

- 观点解读：手术后 1~2 天内，患者可在医生指导下进行手指伸展、握拳等轻微上肢活动，促进血液流动，避免血栓形成。随着恢复，逐步增加肩部、腕部的活动范围，但需注意动作轻柔，避免拉扯伤口。

**核心观点二：分阶段肩关节锻炼恢复上肢功能。**

- 观点解读：术后 1~2 周以肩部前后摆动为主，3~4 周逐渐增加外展和旋转动作，比如抬手、画圈等。锻炼需循序渐进，避免过度用力影响伤口愈合，帮助恢复肩关节灵活性和肌肉力量。

**核心观点三：淋巴水肿管理减少术后肿胀。**

- 观点解读：通过佩戴弹力袖套或绷带，配合轻柔的按摩手法（如从手臂向肩部方向按摩），促进淋巴液回流，减轻肿胀。日常注意避免患侧提重物或长时间下垂，降低水肿风险。

**核心观点四：物理治疗缓解疼痛和僵硬。**

- 观点解读：使用低频电刺激放松肌肉，超声波治疗软化瘢痕组织，冷敷或热敷缓解局部疼痛。这些方法能改善术后肌肉紧绷和关节僵硬，加速功能恢复。

**核心观点五：心理支持与教育提升康复信心。**

- 观点解读：医护人员会指导患者正确认识术后恢复过程，比如水肿、活动受限是暂时现象。通过心理疏导缓解焦虑情绪，帮助患者积极坚持锻炼，更快回归正常生活。

**核心观点六：个性化康复计划确保恢复效果。**

- 观点解读：根据手术方式（如保乳或全切）、患者年龄和身体状况，制订针对性锻炼方案。例如，淋巴水肿高风险者侧重水肿预防，肌肉力量差者加强渐进式抗阻训练，确保安全有效。

## 18. 颌骨缺损重建患者在术后康复过程中，如何进行口腔护理和功能锻炼，促进移植骨的愈合，恢复正常的咀嚼和语言功能，同时预防感染和其他并发症？

**核心观点一：每日清洁口腔，使用生理盐水或漱口水。**

- 观点解读：术后每天用生理盐水或医生推荐的漱口水漱口 3~4 次，清除食物残渣和细菌，减少口腔感染风险，为移植骨愈合创造清洁环境。

**核心观点二：避免辛辣、过烫或坚硬食物。**

- 观点解读：术后初期选择温软食物，避免辛辣、过烫或过硬食物刺激伤口和移植骨，降低损伤风险，保护口腔黏膜和骨骼愈合过程。

**核心观点三：早期轻柔锻炼咀嚼肌和下颌。**

- 观点解读：术后早期从轻柔的张闭口运动开始，逐步增加强度，帮助恢复咀嚼肌力量；医生指导下进行下颌前伸、侧方运动，改善关节活动范围。

**核心观点四：舌部多向运动恢复语言功能。**

- 观点解读：通过舌头前后伸缩、左右摆动等锻炼，增强舌部灵活性，促进语言和吞咽功能恢复，减少术后语言障碍。

**核心观点五：定期复查并规范使用抗生素。**

- 观点解读：按医嘱定期检查移植骨愈合情况，及时发现问题；按时服用抗生素预防感染，避免因感染导致手术失败或并发症。

**核心观点六：控制全身疾病如糖尿病血糖。**

- 观点解读：糖尿病患者需严格监测血糖，高血糖会延缓伤口愈合、增加感染风险，控制血糖可优化身体状态，促进术后恢复。

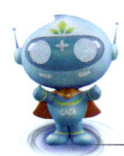

## 19. 骨肿瘤切除假体重建术后，如何指导患者进行合理的康复锻炼，促进肢体功能的恢复，避免假体松动、移位等并发症，提高假体的保有率？

**核心观点一：术后早期轻柔活动促进恢复。**

- 观点解读：手术后 1~2 周内，在医生指导下进行简单的关节活动和肌肉收缩（如勾脚、绷腿动作），能加速血液循环，减轻肿胀，防止关节僵硬，为后续锻炼打下基础。

**核心观点二：逐步负重防止假体损伤。**

- 观点解读：术后 4~6 周开始轻踩地（部分负重），8~12 周后可慢慢增加重量。具体时间需结合拍片结果和医生建议，避免过早施压导致假体松动。

**核心观点三：关节锻炼恢复活动能力。**

- 观点解读：通过主动屈伸关节（如抬腿、弯膝）或借助器械（如关节活动训练仪），逐步扩大关节活动范围，避免肌肉萎缩和关节僵硬。

**核心观点四：避免高冲击动作防假体移位。**

- 观点解读：术后半年内禁止深蹲、跳跃、剧烈扭转等动作，这些动作会增加假体承受的压力，容易导致假体移位或周围骨骼损伤。

**核心观点五：定期复查调整康复计划。**

- 观点解读：术后需按时拍片检查，医生通过观察假体位置和骨骼愈合情况，及时调整锻炼强度或负重方案，确保康复过程安全有效。

**核心观点六：心理支持增强康复信心。**

- 观点解读：通过科普假体保护知识、指导正确使用拐杖等方法，帮助患者消除焦虑，主动配合锻炼，同时减少日常活动中意外损伤的风险。

## 20. 对于接受整形重建手术的患者，如何进行心理康复干预，帮助患者应对手术带来的身体和心理变化，树立积极的心态，更好地适应术后生活？

**核心观点一：术前全面心理评估与教育。**

- 观点解读：术前通过评估患者的心理状态和认知水平，了解其情绪及对手术的预期。同时详细讲解手术过程、效果和风险，帮助患者建立合理期望，减少术前焦虑。

**核心观点二：术后个性化心理咨询疏导。**

- 观点解读：针对患者术后可能出现的焦虑、抑郁或自我形象问题，提供一对一心理支持，鼓励患者表达真实感受，倾听并给予积极反馈，缓解心理压力。

**核心观点三：认知行为疗法改善负面思维。**

- 观点解读：通过引导患者识别并调整对身体变化的消极想法，帮助其关注自身优势，建立积极自我评价，增强应对术后变化的心理适应能力。

**核心观点四：构建社会支持网络。**

- 观点解读：组织患者加入支持小组，与经历相似的人交流经验，同时动员家人朋友提供情感陪伴，营造包容关爱的环境，减轻患者的孤独感。

**核心观点五：提升自我效能促进康复信心。**

- 观点解读：通过设定日常生活小目标和冥想等放松技巧，逐步恢复患者自理能力，增强其自信心，帮助缓解术后压力。

**核心观点六：长期随访监测心理状态。**

- 观点解读：术后定期跟踪患者身心状态，及时发现焦虑、抑郁等问题并调整干预措施，确保患者持续适应术后生活，维持心理健康。

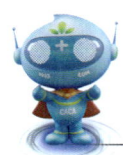

# NOSES 技术

## 01 NOSES 技术如何提升术后恢复效率与生活质量？

**核心观点**：NOSES 是微创手术的革命性进步，实现"无切口"肿瘤切除。

- 观点解读：NOSES（经自然腔道取标本手术）结合腹腔镜或机器人技术，通过腹部仅有的微小穿刺孔（直径 5~12 毫米）完成肿瘤切除，并利用人体自然腔道（如直肠、阴道或口腔）取出标本，从而避免传统腹壁辅助切口，达到"无切口"微创手术的效果。目前，该技术广泛应用于结直肠癌、胃癌、妇科肿瘤、泌尿系统肿瘤、肝胆胰肿瘤等领域，并逐步拓展至多脏器切除术，为复杂手术提供更微创的解决方案。相比传统开腹手术或普通腹腔镜手术，NOSES 手术创伤更小，术后疼痛显著减轻，住院时间缩短。同时，术后腹部仅留数个微小穿刺孔疤痕，几乎无可见疤痕，极大提升了术后美观性和患者生活质量。

## 02 NOSES 技术的适合人群以及如何降低并发症风险？

**核心观点**：NOSES 技术适合对外观要求较高的患者，且该技术能显著降低术后疼痛，加速康复兼顾功能保护。

- 观点解读：NOSES 技术特别适合对外观要求较高的患者（如年轻女性、瘢痕体质者）。由于 NOSES 手术无须腹壁辅助切口，仅通过腹腔镜或机器人微创方式完成，术后疼痛明显减轻。自然腔道取标本的方式降低了腹壁肌肉和神经损伤的风险，有助于术后更快恢复肠道功能，同时减少术后腹壁粘连的发生率，提高患者术后生活质量。患者术后可更早下床活动，进食时间提前，加快术后康复进程。此外，术后腹部仅留数个微小穿刺孔，避免传统开腹手术留下明显疤痕，同时减少切口并发症（如切口感染、切口疝）。

## 03 NOSES 技术如何筛选病例以及如何制订个体化方案？

**核心观点：NOSES 适用于良性及早期和中期肿瘤，需严格筛选病例。**

- 观点解读：NOSES 手术一般适用于肿瘤直径 ≤ 5 厘米、未侵犯周围器官、无远处转移的患者，同时需排除严重盆腔粘连或重度肥胖者，以确保手术顺利进行。

  影像学检查（如高分辨率 CT 三维重建）可明确肿瘤位置、浸润深度及淋巴结转移情况，并结合组织学分级及分子检测（如 MSI、KRAS 突变）进行精准诊断。

  多学科协作会诊，由外科、影像科、病理科专家联合讨论，综合影像评估与病理学特征（如脉管侵犯、神经侵犯），制订个体化手术方案，确保在根治肿瘤的同时最大限度保留器官功能，提升 NOSES 手术的安全性和疗效。

## 04 结直肠癌 NOSES 手术如何制订个体化取标本方案？

**核心观点：在结直肠癌 NOSES 手术中，可以根据肿瘤的位置和患者的个体差异，选择不同取标本的方式。**

- 观点解读：NOSES 手术方案需基于解剖与个体特征，在取标本方式上，右半结肠癌优先选择经阴道（女性）或经直肠（男性）取出；左半结肠及直肠癌则利用肛门自然腔道（如经肛内镜微创手术），尤其低位直肠癌（距肛缘 <5 厘米）通过超低位吻合技术实现保肛。

  手术需综合考虑患者性别（女性可选择阴道途径）、体型（肥胖者可优先考虑经肛门取标本），以及既往手术史（避免盆腔粘连影响手术操作）。

  最终由多学科团队综合肿瘤分期、患者意愿及功能需求，制订兼顾根治性与生活质量的个体化方案。

## 05 NOSES 手术如何降低围术期感染风险？

**核心观点：NOSES 手术需多环节协同控制感染风险。**

- 观点解读：术前肠道准备采用低渣饮食+泻剂（如聚乙二醇电解质散）清理肠道，减少术中污染，同时可根据患者情况选择性口服抗生素，降低术后感染风险。

  经阴道取标本的患者术前需碘伏冲洗阴道，并可局部使用抗菌药物，确保无潜在感染源进入腹腔。

  对于免疫功能低下、糖尿病或长期应用免疫抑制剂的患者，术前可考虑静脉注射广谱抗生素，加强围术期感染防控。

## 06 NOSES 手术如何进行肿瘤细胞防控措施？

**核心观点：肿瘤细胞防控需贯穿 NOSES 手术全程。**

- 观点解读：术前需严格筛选患者，排除肿瘤过大、侵犯邻近器官或存在转移风险的患者，以避免因勉强选择 NOSES 术式而导致癌细胞扩散，确保术中无瘤操作。影像学检查（如 CT、MRI）应明确肿瘤位置、浸润范围及与自然腔道的解剖关系，以制订合理的标本取出路径。

  术中须严格遵守无瘤操作原则。使用专用无菌器械（如隔离钳、电刀等）对"接触肿瘤"与"未接触肿瘤"的操作区域严格区分，防止交叉污染。操作过程中应尽量减少肿瘤组织的牵拉与挤压，避免因组织破裂造成癌细胞扩散风险。

  对于特殊病例（如肿瘤贴近自然腔道或局部浸润），术前需规划远离肿瘤的标本取出路径（如经阴道或直肠），同时制订备用开放手术方案，以应对意外情况。手术过程中应配备防护装置（如一次性取瘤袋），确保在标本取出时全程密闭隔离，防止癌细胞接触切口或体腔，最大限度降低种植风险。术后密切监测患者病情变化，及时发现潜在并发症，确保术后康复效果。

## 07 经阴道 NOSES 手术如何降低并发症风险？

**核心观点：经阴道取标本的 NOSES 手术需精细化围术期管理。**

- **观点解读**：术前应采取双重感染防控措施。患者需彻底清洁阴道（如碘伏冲洗），并局部使用抗菌药物（如甲硝唑凝胶）以降低阴道内细菌负荷。对存在炎症或感染（如细菌性阴道病）的患者需提前治疗，消除潜在感染灶。对于糖尿病、免疫力低下等高危患者，术前可考虑静脉注射广谱抗生素（如头孢曲松），以建立全身性抗感染屏障。

  术中应严格遵守无菌操作原则。手术操作时使用钝性分离技术，轻柔牵拉阴道壁，避免锐器或暴力操作对组织造成损伤。术中若发现出血情况，应及时电凝止血或缝合处理，防止血肿形成，进一步降低术后感染及并发症的发生率。

  术后应采用可吸收缝线分层缝合阴道切口，确保黏膜对齐、张力适中，以减少死腔和渗漏风险。必要时可放置引流管观察渗出情况，及时干预。通过精细化管理，患者术后恢复时间明显缩短，感染、瘘管等并发症风险显著降低。

## 08 肿瘤功能外科理念（FPOSC）如何通过 NOSES 手术实现根治与功能保留？

**核心观点：FPOSC 理念强调在根治肿瘤的同时，最大限度保留患者正常生理功能。**

- **观点解读**：FPOSC 理念是现代结直肠外科治疗的重要转变，强调在确保肿瘤根治的同时，最大限度地保留患者的正常组织和器官功能，以减少术后功能损害，提高生活质量。传统结直肠外科手术多以扩大切除为主，忽视患者术后的生理功能及生活质量。盲目扩大切除范围虽有助于彻底清除肿瘤，但也会造成不必要的创伤，影响患者的术后恢复和长期健康。FPOSC 理念的提出，使外科医生在切除肿瘤时，更加注重患者的整体健康状况及术后生活质量。NOSES 手术是 FPOSC 理念在临床中的具体实践。

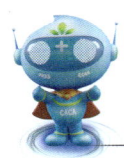

FPOSC 强调的不仅是肿瘤的彻底切除，还关注患者的长期健康和生活质量。通过在手术中平衡根治与保留，为结直肠外科提供了更人性化的治疗思路，进一步推动了外科治疗模式的优化。

## 09 手术损伤效益比理念（SRBBC）如何实现治疗获益最大化？

**核心观点：SRBBC 理念强调平衡手术创伤与治疗获益，以实现最佳治疗效果。**

- **观点解读**：SRBBC 理念是一种强调个体化治疗的全新手术理念，要求外科医生在制订手术方案时，充分权衡手术创伤与患者获得的治疗效益。

  随着微创手术技术的进步，手术创伤已显著降低，但在复杂病例中，外科医生仍需根据患者的具体病情、年龄、身体状况等因素，仔细评估手术风险与获益，以制订最合适的治疗方案。

  传统开腹手术虽然在某些情况下能够彻底切除肿瘤，但创伤较大，恢复时间长，且并发症发生率较高。相比之下，现代微创技术（如机器人辅助手术、腹腔镜手术）通过小切口完成精细操作，不仅提高了手术的精准度和安全性，还显著降低了并发症发生率并加速患者康复。

  SRBBC 理念还强调因人施治。对于高龄患者或伴有基础疾病的患者，医生应根据患者的整体健康状况选择最佳治疗方案。对于体弱患者，微创手术更有助于减少术后并发症并加速恢复。SRBBC 理念以科学评估为依据，平衡创伤与治疗效果，强调以最小创伤实现最大治疗获益，从而提升患者的生存质量和整体治疗效益。

## 10 NOSES 术后如何通过饮食调整降低并发症风险？

**核心观点：NOSES 手术后，结合合理饮食和营养支持，能进一步加速患者康复。**

- **观点解读**：术后 24~48 小时尽早启动肠内营养，通过鼻胃管或口服短肽型营养剂提供易吸收的能量，保护肠道黏膜屏障并减少感染风险。初期（1 周内）以清流质饮食为主（如米汤、过滤菜汤），逐步过渡至低渣流质（如稀藕粉、肠内营养粉冲泡液）。

1~2周后，根据具体情况改为半流质饮食，添加软烂鱼肉泥、蒸蛋羹等优质蛋白食物（每日蛋白质摄入量≥1.2g/kg），配合维生素C（如猕猴桃汁）、锌（如南瓜泥）以促进胶原合成和组织修复。

3周起逐步引入低纤维普食（如去皮鸡肉、嫩叶蔬菜），严格避免粗纤维（如全麦、芹菜）及产气食物（如豆类、碳酸饮料），以防止吻合口机械性损伤。

对于存在吻合口漏高风险患者，推荐采用"三明治法"营养支持：肠内营养为主，联合静脉补充白蛋白及微量元素（如硒、维生素E）。每周监测体重、前白蛋白及淋巴细胞计数，动态调整方案，确保营养达标（BMI≥18.5kg/m$^2$，血清白蛋白≥35g/L），以加速组织修复，降低并发症风险。

## 11 NOSES术后如何通过心理干预促进患者身心同步康复？

**核心解读：对于接受NOSES手术的患者，有效的心理康复干预，可帮助患者更好地适应术后生活。**

- 观点解读：心理康复需构建全周期支持体系。术前阶段应通过焦虑量表（如HADS）评估患者心理状态，并针对患者对"无切口"手术的疑虑进行科普解释，帮助其建立合理预期，缓解焦虑情绪。

  术后早期，应由心理治疗师开展个体化疏导，重点干预因身体形象改变或功能适应（如排便频率变化）引发的焦虑。可引入正念减压训练（MBSR）及渐进式肌肉放松技巧，帮助患者减轻紧张情绪。同时，对家属进行沟通培训（如共情倾听、避免过度保护性语言），制订合理的陪伴计划，营造积极、温暖的家庭氛围。

  术后长期干预中，可组织每周一次的病友团体活动，采用"叙事疗法"分享康复故事，增强社会归属感。术后1、3、6个月随访时，采用PHQ-9量表筛查抑郁倾向。对中重度焦虑患者，建议联合精神科开展认知行为疗法，帮助患者调整"疾病耻辱感"等错误认知，最终实现身心同步康复。

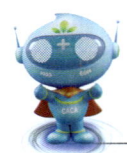

## 12 NOSES 术后如何通过运动实现功能恢复与并发症预防的双重目标?

**核心观点**:在 NOSES 术后康复过程中,可进行适当的运动和功能锻炼,促进身体机能的恢复。

- 观点解读:术后 24~48 小时应鼓励患者床边站立及短距离行走(每次 5~10 分钟,每日 3~4 次),以促进肠蠕动恢复并预防深静脉血栓的发生。

  术后 1 周内,开展腹式呼吸训练(吸气时腹壁隆起维持 3 秒,缓慢呼气收缩腹部,每日 3 组 ×10 次)及凯格尔运动(收缩盆底肌 5 秒→放松 10 秒,每日 5 组 ×15 次),以增强核心力量、改善盆底肌肉功能。同时需密切监测伤口愈合情况,避免腹压骤增动作(如弯腰提重物)。

  术后 2~4 周,逐步增加低强度有氧运动,并加入改良桥式运动强化核心肌群。

  康复全程可结合健康教育视频、康复日记记录等方式提升患者依从性,并结合每月 1 次的 SF-36 生活质量量表评估,动态调整运动处方,实现功能恢复与并发症预防的双重目标。

# ICG 导航技术

## 01 如何在术前评估中，更准确地判断患者对 ICG 的过敏风险，避免因使用 ICG 而引发严重过敏反应？

**核心观点一：全面筛查过敏史，重点药物、染料类过敏。**

- 观点解读：术前需详细询问患者是否有药物、食物或染料（如亚甲蓝）过敏史，尤其关注是否曾出现皮肤红肿、瘙痒等症状。这类人群对 ICG 过敏风险更高，筛查能提前识别高危患者，针对性采取预防措施。

**核心观点二：高危患者进行 ICG 皮肤试验。**

- 观点解读：对过敏史不明确或存在可疑过敏的高危患者，可将稀释的 ICG 注射到前臂皮下，观察 24 小时。若注射部位红肿、发痒，说明可能过敏，需避免使用 ICG，改用其他替代方案。

**核心观点三：严格把控禁忌证，高危人群慎用。**

- 观点解读：明确对 ICG 成分过敏或肝肾功能严重异常的患者禁用。这类人群使用 ICG 易引发严重过敏反应，需提前评估其身体状态，必要时选择其他安全替代技术。

**核心观点四：术前备好急救药品及设备。**

- 观点解读：即使评估无风险，术中仍需准备肾上腺素、抗过敏药等急救物资。一旦患者出现呼吸困难、皮疹等过敏症状，可立即用药抢救，最大限度降低危害。

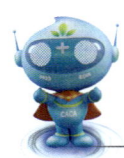

## 02 对于口腔癌患者,是否有基于 ICG 导航技术的早期筛查方法,以提高口腔癌的早期诊断率?

**核心观点一:ICG 导航技术未作为口腔癌常规早期筛查手段。**

- 观点解读:ICG 荧光技术主要用于手术中定位肿瘤边界和淋巴结转移情况,而不是日常体检或早期筛查。口腔癌早期筛查仍依赖医生肉眼观察、手部触诊和内镜检查。

**核心观点二:ICG 技术通过术前评估间接辅助诊断。**

- 观点解读:在确诊后手术前,ICG 荧光成像可清晰显示肿瘤范围,帮助医生制订更精准的手术方案。这种成像能力虽然不直接用于筛查,但能为已发现的可疑病灶提供更详细的信息。

**核心观点三:ICG 可检测传统影像难发现的小病灶。**

- 观点解读:ICG 荧光能显示普通检查可能漏掉的微小肿瘤或浅表病变。例如,在手术中,医生通过荧光显影可发现肉眼难辨的癌变组织,这种能力对减少术后残留有帮助,但需先通过常规筛查发现初步病灶。

**核心观点四:现有筛查仍以临床检查 + 活检为核心。**

- 观点解读:口腔癌早期诊断主要靠医生观察口腔黏膜颜色变化、触摸异常肿块,配合内镜放大观察可疑区域,最终通过切取组织化验(活检)确认是否癌变。这些传统方法仍是目前最可靠的筛查流程。

**核心观点五:ICG 技术应用场景集中于手术阶段。**

- 观点解读:该技术最大价值体现在肿瘤切除手术中,实时导航帮助精准切除癌组织,同时检查周边淋巴结是否转移。这种术中应用可提高手术彻底性,但与筛查阶段的早诊无直接关联。

**核心观点六:技术潜力需更多研究验证。**

- 观点解读:ICG 在发现微小病灶方面有潜力,但需要更多临床研究证明其在筛查中的价值。未来可能发展出结合 ICG 的特种内镜筛查技术,但目前尚未达到推广标准。

## 03 如何通过 ICG 荧光成像技术更精准地判断肿瘤的边界，避免手术切除范围不足或过度切除正常组织？

**核心观点一：术前精准规划 ICG 注射方式及时间。**

- 观点解读：根据肿瘤位置和血供特点选择静脉或局部注射，确保 ICG 在肿瘤内充分扩散。例如肝癌多用静脉注射，注射后需等待 15~30 分钟让药物被肿瘤细胞吸收，这样术中才能通过荧光准确显示肿瘤范围。

**核心观点二：实时荧光成像对比肿瘤与正常组织差异。**

- 观点解读：肿瘤因血管异常会呈现特殊荧光信号。手术中用荧光设备照射，肿瘤区域会亮起明显荧光，而正常组织荧光较弱或快速消退，这种明暗差异帮助医生直观判断边界，减少肉眼误判。

**核心观点三：动态监测荧光信号清除速率。**

- 观点解读：正常组织代谢快，荧光消退迅速；肿瘤组织代谢异常，荧光滞留更久。术中持续观察荧光消失速度，若某区域长时间发亮，则高度提示肿瘤残留，需扩大切除范围。

**核心观点四：多技术联合验证边界精准性。**

- 观点解读：对荧光模糊区域，结合术中超声或快速病理检查。例如，肝癌边缘若荧光显示不清，可用超声确认血管走向，或取少量组织化验，双重验证避免切多或切少。

**核心观点五：术后标本荧光复检杜绝残留。**

- 观点解读：切除肿瘤后立即对标本进行荧光扫描，若边缘仍有亮斑，说明残留需补充切除。这种方法能将微小残留检出率提高 20% 以上，显著降低复发风险。

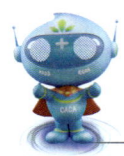

## 04 在判断肿瘤淋巴结转移方面，ICG 示踪的准确性受哪些因素影响，如何提高其诊断的可靠性？

**核心观点一：注射剂量和方式影响示踪效果，需优化方案。**

- 观点解读：ICG 注射量不足或方法不当会导致淋巴结显示不清。根据肿瘤位置和大小调整注射剂量和注射方法（如分点注射），确保药物充分覆盖目标区域，从而提高示踪效果。

**核心观点二：个体差异导致 ICG 分布不同，需规范操作。**

- 观点解读：不同患者代谢快慢、淋巴结构差异会影响 ICG 流动路径。通过统一操作步骤（如注射时间、深度）和医生培训，减少人为误差，提升结果稳定性。

**核心观点三：医生经验和设备性能直接影响判断准确性。**

- 观点解读：经验不足的医生可能误判微弱信号，低分辨率设备也会漏检。加强技术培训，使用高灵敏度成像仪器，能更精准识别淋巴结中的 ICG 信号。

**核心观点四：多模态技术联合其他检查可互补验证。**

- 观点解读：单独 ICG 成像可能遗漏部分转移灶，结合超声、CT 等检查，从不同角度观察淋巴结形态和结构，综合判断可减少误诊风险。

## 05 对于口腔癌患者，ICG 导航技术在判断肿瘤浸润深度方面有哪些优势和局限性，如何与其他诊断方法互补？

**核心观点一：实时成像精准评估肿瘤浸润深度。**

- 观点解读：ICG 技术能像"实时直播"一样在手术中显示肿瘤动态，帮助医生更精准判断癌细胞向深层侵犯的程度，提升手术切除的准确性。

**核心观点二：高灵敏度识别细微组织差异。**

- 观点解读：ICG 对血流变化极其敏感，即使肿瘤和正常组织只有微小差异（如血管分布不同），也能通过荧光信号清晰标记，辅助医生快速定位病变区域。

**核心观点三：无创操作减少患者痛苦。**

- 观点解读：检查时只需静脉注射少量荧光染料，无需开刀或穿刺，患者几乎无创伤，术后恢复更快。

**核心观点四：穿透有限难测深层肿瘤。**

- 观点解读：ICG 荧光信号只能穿透浅表组织（约 1 厘米），若肿瘤位于口腔深层或骨骼附近，可能因信号衰减导致判断误差。

**核心观点五：依赖高端设备和专业团队。**

- 观点解读：ICG 技术需搭配专用荧光成像设备，且对操作医生经验要求高，部分基层医院可能因条件不足而无法开展。

**核心观点六：联合影像 + 病理互补诊断。**

- 观点解读：超声/CT/MRI 能弥补 ICG 穿透力不足的问题，提供肿瘤整体结构信息；而病理活检是确诊"金标准"，最终验证 ICG 的实时判断结果，多技术联合可降低误诊风险。

## 06. 在肝脏肿瘤诊断中，ICG15min 血液滞留率（ICG-R15）等指标如何与其他肝功能评估指标结合，更准确地评估肝脏储备功能和手术风险？

**核心观点一：联合 Child-Pugh 评分动态评估肝功能。**

- 观点解读：Child-Pugh 评分通过胆红素、白蛋白等血液指标反映肝功能，而 ICG-R15 能动态显示肝脏处理毒素的效率。两者结合可发现隐藏问题，比如评分正常但 ICG-R15 高，提示实际肝功能可能受损，需谨慎手术。

**核心观点二：结合 ICG 清除试验细化肝功能分级。**

- 观点解读：ICG 清除试验通过测量血液中染料滞留率，直接反映肝脏排毒能力。若 ICG-R15 > 40%，说明肝脏损伤严重，可能无法承受大范围切除手术，需调整治疗方案。

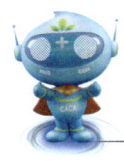

**核心观点三：残余肝体积与 ICG-R15 比值预测术后风险。**

- 观点解读：手术前计算剩余肝脏体积与 ICG-R15 的比值。若比值低，说明剩余肝脏可能无法承担代谢需求，术后易出现肝衰竭，需分阶段手术或缩小切除范围。

**核心观点四：结合肝纤维化标志物综合评估肝状态。**

- 观点解读：肝纤维化标志物（如透明质酸）反映肝脏硬化程度，结合 ICG-R15 的功能数据，能同时评估肝脏结构和功能损伤，更精准判断手术可行性。

**核心观点五：多指标联合构建多维评估体系。**

- 观点解读：单独指标可能片面，综合 Child-Pugh 评分、残余肝体积、纤维化指标和 ICG-R15，从结构、功能、代谢多角度分析，减少误判，确保手术安全。

## 07 在口腔癌手术中，如何根据 ICG 荧光成像结果，制订更精准的手术切除方案，提高肿瘤的根治率？

**核心观点一：术前 ICG 荧光成像明确肿瘤边界及血管分布。**

- 观点解读：手术前注射荧光显影剂 ICG，通过成像技术观察肿瘤区域的血流和血管异常，能清晰显示肿瘤范围和周围潜在转移区，帮助医生提前规划切除区域，减少遗漏风险。

**核心观点二：术中实时荧光定位肿瘤与正常组织界限。**

- 观点解读：手术中通过荧光成像设备，肿瘤组织会发出荧光，与正常组织形成鲜明对比。医生能实时看清肿瘤边界，避免肉眼误判，既确保彻底切除又减少健康组织损伤。

**核心观点三：ICG 标记淋巴路径精准定位哨淋巴结。**

- 观点解读：ICG 会沿淋巴管流动并标记出最先转移的"哨淋巴结"。医生只需精准清除这些关键淋巴结，无需大面积清扫，降低术后并发症风险，同时保证转移灶清除效果。

**核心观点四**：术中荧光检测残余病灶降低复发风险。

- 观点解读：肿瘤切除后，用荧光成像快速扫描手术区域，残留的微小癌变组织会显示荧光信号，提示医生及时补切，避免遗漏肉眼难见的病灶，减少术后复发可能。

**核心观点五**：术后荧光复查确认切缘无肿瘤残留。

- 观点解读：手术结束前再次用荧光成像检查切除边缘，确保无荧光信号（即无癌细胞残留）。这种双重验证大幅提升手术安全性，让患者术后恢复更安心。

## 08 肝脏肿瘤手术中，ICG 导航技术在指导肝段切除时，如何更好地与三维可视化技术结合，实现更精准的手术操作？

**核心观点一**：三维重建术前精准规划肝段切除范围。

- 观点解读：手术前用三维技术把患者的肝脏血管、胆管和肿瘤位置还原成立体模型，医生在模型上标出需要切除的部分，并提前设计好手术路线，就像用导航地图规划路线一样，确保手术时能精准避开重要结构。

**核心观点二**：ICG 荧光与三维模型实时叠加导航。

- 观点解读：手术中给患者注射荧光染料 ICG，用特殊设备让肝脏表面发光，同时把发光的图像和术前做好的三维模型"对齐"叠加。医生能通过屏幕同时看到实际器官和虚拟模型，相当于给手术视野加了"透视挂"，定位更准。

**核心观点三**：动态追踪肝段边界及血管结构。

- 观点解读：ICG 荧光会随着血流分布到特定肝段，结合三维模型数据，手术中能实时显示肝段的分界线以及血管、胆管的位置。医生切割时就像跟着"荧光路标"走，既能完整切掉肿瘤，又能保护正常组织和重要管道，减少出血风险。

**核心观点四**：术后对比验证切除精准度。

- 观点解读：手术后把实际切下来的肝组织和术前规划的模型做对比，检查是否完全切除了目标区域，有没有误伤正常肝组织。这相当于用"实景照片"回看导航路线，帮助医生总结经验，提升下次手术的精确度。

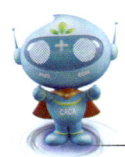

# 微创诊疗

## 01 对于有创的微创诊疗操作，如何在术前精准评估患者的凝血功能，以预防术中及术后出血等并发症？例如，除了常规的凝血指标检查，是否有更敏感的检测方法？

**核心观点**：常规凝血指标是评估基础，血栓弹力图可动态监测凝血全过程，抗凝/抗血小板患者需个体化调整用药。

- 观点解读：术前必查PT、APTT、血小板等常规指标，能初步发现凝血异常，比如血友病或肝病导致的凝血因子缺乏。但这些检测只能反映部分凝血环节，可能漏诊隐性凝血问题。血栓弹力图（TEG）像"凝血过程录像"，能实时显示血液从凝固到溶解的全过程，比传统检测更精准。长期服用阿司匹林或华法林的患者，凝血功能可能被药物抑制。需根据手术出血风险调整用药方案，例如，术前5天停用阿司匹林，改用低分子肝素桥接治疗，同时密切监测凝血指标。

## 02 不同部位的穿刺活检存在不同风险，如何根据患者情况提前制订个性化预防方案？

**核心观点**：根据患者具体情况设定预案，比如肺活检、肝活检和骨活检风险各不相同，所产生的并发症也不同，术前应该相应地重点防范不同的并发症；根据病灶位置不同术前要选择安全的进针途径，影像实时导航精准避开危险结构；穿刺针和针道封堵在不同活检脏器也不同，总之要个体化设置穿刺预案，提升安全性。

- 观点解读：每一个患者和每一个脏器及部位的病灶穿刺活检技术都是不同的，不可采用一种方法去进行全部病灶的活检，个体化设计非常重要，这需要经过系统正规培训来掌握。

## 03 纳米刀消融等新技术在治疗特殊部位肿瘤时有独特优势，但也可能引发心律失常等并发症。在术前，怎样评估患者的心脏功能等基础状况，预防此类并发症的发生？

**核心观点：全面筛查心脏病史及用药史，心电图＋超声心动图精准评估心脏，多学科定制方案降低风险。**

- 观点解读：术前需详细询问患者是否有心律失常、心梗等心脏疾病，并记录抗凝药、心脏药物使用情况，心电图能捕捉心律失常等异常电信号，超声心动图可直观查看心脏结构（如心室收缩能力），提前规避药物冲突或术中突发心脏问题的风险。两者结合能明确心脏能否承受手术刺激，尤其是射血分数低于正常值时需谨慎。请心脏科、肿瘤科、麻醉科专家共同讨论，根据患者情况调整用药（如术前停用抗凝药）、优化心脏功能，并制订术中突发心律失常等情况的应急处理流程，确保手术安全。

## 04 放射性粒子植入治疗后，粒子移位可能导致辐射安全问题及治疗效果不佳。在植入过程中，采取哪些措施可以有效预防粒子移位？

**核心观点：实时影像引导确保粒子精准植入靶区，使用专用植入针提高操作精准度。**

- 观点解读：手术中通过超声、CT 或 MRI 实时观察，像"导航"一样帮助医生精准放置粒子到肿瘤部位，避免因位置偏差导致后续移位，提高治疗安全性。术中使用特制的粒子植入针或导管，这类工具比普通器械更精细，能更精准控制粒子植入深度和间距。

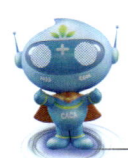

## 05 对于一些早期难以发现的肿瘤，如微小肺癌、肝癌等，如何利用微创诊疗技术进行更有效的早期筛查和早期诊断？

**核心观点：高危人群优先使用高分辨率影像筛查，影像引导穿刺活检精准获取病理证据，动态监测微小病灶变化，及时干预。**

- 观点解读：肺癌高危人群（如长期吸烟者）应定期做低剂量螺旋CT，辐射低且能发现微小病灶。肝癌筛查则推荐超声联合血液AFP检测，发现异常时再用增强MRI或CT确认，既能减少漏诊，又避免过度检查。需要活检时，在CT或超声实时监控下，用细针穿刺到病灶内部取样，直接判断是否为癌症。对暂时无法确诊的微小病变（如肺小结节），通过定期低剂量CT或MR跟踪大小变化。若发现增长或形态异常，再及时穿刺或治疗，避免延误病情。

## 06 在全身多发占位性病变的筛查中，如何选择合适的微创诊疗手段，准确判断原发灶及转移瘤，避免漏诊和误诊？

**核心观点：分子诊断技术鉴别肿瘤来源，综合病史和多部位活检避免漏诊。**

- 观点解读：用免疫组化、基因检测等技术分析活检组织，明确肿瘤的分子特征。例如通过特定标志物对比，判断是原发肿瘤还是转移瘤，并推测可能的原发部位，减少误诊。若原发灶不明，需对多个可疑部位同时活检，避免单一取样误差，提高诊断全面性。

## 07 随着人工智能技术的发展，能否将其融入微创诊疗的筛查环节，如辅助影像诊断，提高对肿瘤的筛查效率和准确性？

**核心观点：AI可辅助影像诊断，提升筛查效率与准确性。**

- 观点解读：人工智能通过深度学习技术，能快速处理大量医学影像，自动标记可疑病灶，帮助医生更快完成筛查，减少漏诊或误诊的可能性，尤其对早期肿瘤识别更敏感，能发现人眼难以察觉的微小肿瘤或早期病变特征。

## 08 纳米刀消融治疗后，如何通过影像学检查和病理评估，准确判断肿瘤的消融效果，为后续治疗提供指导？

**核心观点**：**影像学分阶段评估，观察消融效果。完全消融定期随访，不完全需补充治疗。**

- 观点解读：术后1~2周用增强CT或MRI检查肿瘤是否无强化、边界清晰，此时轻微水肿属正常；1~3个月需警惕新强化灶，可能提示残留或复发；6个月后定期复查，若消融区域稳定或缩小，则说明消融成功。分阶段评估能动态追踪治疗效果。完全消融的患者只需按计划复查影像即可；若评估为不完全消融，需根据情况选择再次消融、放疗或化疗等，防止肿瘤进展。病理和影像结果共同指导后续方案选择。

## 09 不同的消融技术（如射频、微波、冷冻、纳米刀）各有优缺点，在临床实践中，如何根据肿瘤的类型、位置、大小以及患者的身体状况等因素，精准选择最适合的消融技术？

**核心观点**：**根据肿瘤类型和位置匹配消融技术，小肝癌选射频，大肿瘤存在可能出现的热沉降效应者用微波，重要器官旁优先冷冻或纳米刀。**

- 观点解读：不同肿瘤适用技术不同。肝癌等3厘米以下的小肿瘤适合射频消融，创伤小且精准；体积大或血供丰富的肿瘤（如大肝癌）更适合微波消融，因其穿透力强，消融范围大。冷冻消融适合靠近肠道、神经的肿瘤，能避免热辐射损伤周围器官；纳米刀适合贴着血管或胆管的肿瘤，不破坏脉管等重要结构。

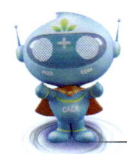

## 10. 微波消融治疗子宫肌瘤等良性疾病时,如何在保证治疗效果的前提下,最大程度地保护子宫的正常功能,减少对患者生育能力等方面的影响?

**核心观点:影像精准定位病灶,限定消融范围,动态调节消融参数、实时影像监控,确保操作安全。**

- 观点解读:通过超声或 MRI 等影像技术,精确定位肌瘤的位置、大小及周围结构,确保微波能量仅作用于病变区域,避免误伤正常子宫组织,尤其是子宫内膜和肌层的关键部分。精准设置微波功率、作用时间和温度阈值,就像"精准控温烤箱",既能有效消融肌瘤,又能防止过热损伤周围正常组织,降低子宫瘢痕形成的风险。

## 11. 微创诊疗术后,患者可能会出现不同程度的疼痛、发热等症状。如何通过有效的护理和药物干预,缓解这些症状,提高患者的舒适度,促进身体恢复?

**核心观点:阶梯式镇痛,按疼痛程度选药;严格排查感染,规范使用抗生素。**

- 观点解读:根据疼痛轻重选择不同药物:轻度疼痛用非阿片类药(如布洛芬),中度加弱阿片类(如曲马多),重度用强效药(如吗啡)。既能精准止痛,又能减少药物依赖风险。持续高热或反复发热时,需通过血常规、血培养等检查确认是否感染。抗生素需按医生指导使用,避免滥用导致耐药性。

## 12 / 对于接受消融治疗的患者，如何进行康复期的饮食指导和营养支持，帮助患者增强体质，提高免疫力，预防感染和其他并发症的发生？

**核心观点：高蛋白饮食促进组织修复和免疫提升，维生素 C、维生素 E 和锌强化免疫力，个性化营养方案精准适配。**

- 观点解读：鱼、鸡肉、豆腐等优质蛋白质能加速身体受损组织修复，同时增强免疫细胞活性，帮助抵抗感染风险。例如，术后每天可安排鸡蛋、牛奶等易吸收的蛋白来源。柑橘类水果中的维生素 C 促进胶原蛋白生成，帮助伤口愈合；坚果中的维生素 E 和锌能提升白细胞功能，建议每日摄入猕猴桃、菠菜等新鲜蔬果，搭配适量杏仁等坚果。避免辣椒、炸鸡等刺激性食物引发腹泻，推荐清蒸、炖煮等烹饪方式，如南瓜粥、清蒸鱼等易消化菜品。

## 13 / 康复期间，患者需要定期进行复查和监测。如何制订个性化的复查计划？

**核心观点一：依据肿瘤类型、分期及治疗效果调整复查频率，高危患者需增加影像检查频率，常规体检联合肿瘤专项检测全面评估。**

- 观点解读：不同癌症的发展速度和复发风险不同，早期患者复查间隔可适当延长，而晚期或治疗反应不佳的患者需缩短复查间隔，确保及时发现异常。存在肿瘤残留、淋巴结转移或标志物升高等高危因素的患者，需每 3 个月做一次 CT/MRI，必要时用 PET-CT 精准排查微小病灶。术后前 2 年复发风险最高，需每 3～6 个月复查一次；若病情稳定，2 年后可逐步延长至 6～12 个月复查一次，既保障安全又减少过度检查。每次复查需测量体重、查体触诊，结合肿瘤标志物等血液指标；按需安排超声、CT 等影像检查，平衡监测效果与医疗成本。

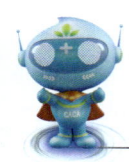

**核心观点二：术后复查频率随时间递减，长期稳定后延长间隔。**

- 观点解读：术后前 2 年复发风险最高，需每 3～6 个月复查一次；若病情稳定，2 年后可逐步延长至 6～12 个月复查一次，既保障安全又减少过度检查。

**核心观点三：结合年龄及健康状况选择适宜检查项目。**

- 观点解读：年轻患者可耐受 CT 等影像检查，但老年人或体弱者优先选择血液检测等低风险项目；合并高血压、糖尿病者需同步监测基础疾病。

**核心观点四：高危患者需增加影像检查频率。**

- 观点解读：存在肿瘤残留、淋巴结转移或标志物升高等高危因素的患者，需每 3 个月做一次 CT/MRI，必要时用 PET-CT 精准排查微小病灶。

**核心观点五：常规体检联合肿瘤专项检测全面评估。**

- 观点解读：每次复查需测量体重、查体触诊，结合肿瘤标志物等血液指标；按需安排超声、CT 等影像检查，平衡监测效果与医疗成本。

**核心观点六：医生动态调整计划并重视心理支持。**

- 观点解读：主治医生根据每次复查结果更新后续方案。例如，稳定时减少检查，异常时启动深入排查。同时关注患者焦虑情绪，提供康复指导。

中国肿瘤防治
核心科普知识

# 放射治疗

放射治疗　核素治疗　粒子治疗

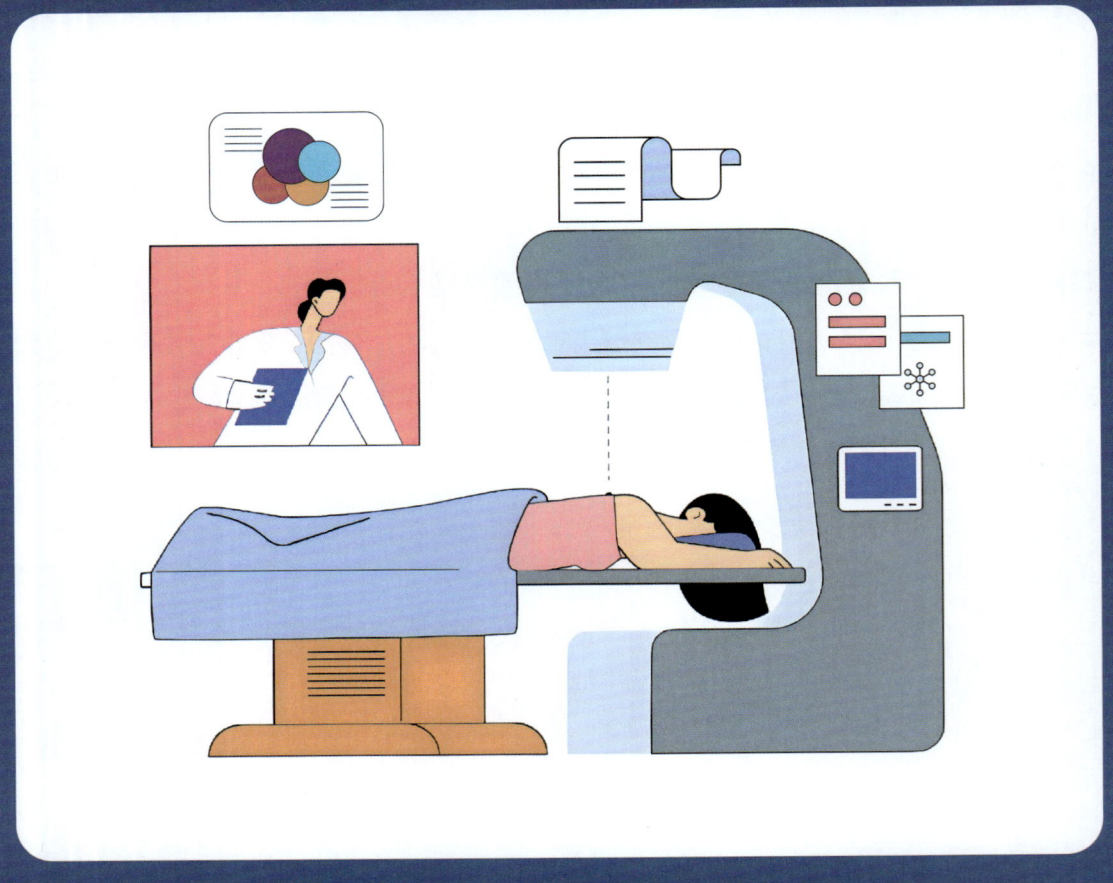

# 放射治疗

## 01 / 如何通过优化放疗计划设计，有效预防正常组织的放射性损伤，降低放疗副作用的发生风险？

**核心观点一：根据肿瘤深浅选择射线能量，减少周围组织损伤。**

- 观点解读：浅表肿瘤用低能射线（如电子束），仅穿透表层，避免伤到深部器官；深部肿瘤用高能 X 线，穿透力强，既能直达病灶又减少对皮肤和浅层组织的伤害，类似"精准打靶"。

**核心观点二：优化射野角度避开重要器官。**

- 观点解读：通过调整照射方向，让射线绕过心脏、脊髓等关键部位。例如用多角度非共面照射或智能逆向计划系统，像"绕开地雷阵"一样保护敏感组织。

**核心观点三：先进技术实现剂量精准分布。**

- 观点解读：IMRT（调强放疗）、VMAT（旋转调强）和质子治疗等技术，能像"雕刻刀"一样精细调整剂量，让肿瘤区域剂量充足均匀，周围正常组织剂量降到最低。

**核心观点四：个性化设计结合实时影像调整。**

- 观点解读：根据患者体型、肿瘤位置甚至呼吸运动定制计划，治疗时用影像实时监控，像"GPS 导航"一样动态修正照射位置，避免误伤移动的器官。

**核心观点五：严格限制关键器官受照剂量。**

- 观点解读：提前设定心脏、肺等重要器官的最高安全剂量，通过剂量计算确保不超标，类似"设定安全红线"，从根源预防放射性肺炎、心肌损伤等副作用。

## 02 对于不同部位的肿瘤放疗，如头颈部、胸部、腹部等，应采取哪些针对性的预防措施，减少特定并发症的发生？

**核心观点一：** 头颈部放疗使用精准技术保护唾液腺及神经。

- 观点解读：头颈部放疗时，采用调强放疗（IMRT）等精准技术，可减少对唾液腺、脑干和脊髓的辐射损伤。同时要求患者保持口腔卫生，例如，用漱口水清洁、避免硬物划伤口腔黏膜，降低因免疫力下降引发的感染风险。

**核心观点二：** 胸部放疗控制肺部照射范围，联合呼吸调控。

- 观点解读：肺癌放疗时，医生会通过计算确保肺部受辐射的范围（V20 指标）不超过 30%，避免过量辐射引发肺炎。采用呼吸门控技术，让患者在特定呼吸阶段接受照射，减少因呼吸移动导致的误差，保护健康肺组织。

**核心观点三：** 腹部放疗避开肠道，优选先进放疗手段。

- 观点解读：对胰腺癌、肝癌等腹部肿瘤，设计放疗方案时会尽量避开小肠等敏感器官，避免放射性肠炎。调强放疗（IMRT）或质子治疗能精准聚焦肿瘤区域，减少对周围肠道、肾脏的辐射，降低腹泻、腹痛等并发症风险。

**核心观点四：** 所有放疗需个体化设计，平衡疗效与安全。

- 观点解读：医生会根据肿瘤位置、患者身体状况调整方案。例如，老人或肺功能差者，胸部放疗剂量会适当降低；头颈部肿瘤患者若已存在口腔溃疡，需先控制感染再放疗。通过动态评估，最大限度杀灭肿瘤的同时保护正常组织。

## 03 在放疗过程中，怎样利用先进的影像引导技术和运动管理技术，避免因靶区移位导致正常组织受到不必要的照射，从而降低放疗并发症的发生率？

**核心观点一：** 使用 4D-CT 扫描追踪呼吸运动，精确定义肿瘤动态靶区。

- 观点解读：4D-CT 能捕捉患者呼吸时肿瘤移动的轨迹，生成多张不同呼吸阶段的图像。医生根据这些图像确定肿瘤实际活动范围，画出更精准的靶区，避免因呼吸导致照射时肿瘤"跑出"射野，也减少对周围健康组织的误伤。

**核心观点二**：呼吸门控技术锁定特定呼吸相位精准照射。

- 观点解读：通过监测患者呼吸节律，只在呼气末或吸气末等肿瘤位置最稳定的阶段开启放射线。比如，每次只在呼气末的3秒内照射，就像给移动的靶子按下"暂停键"，确保射线只打中肿瘤，避开随呼吸起伏的肺、肝等器官。

**核心观点三**：影像引导技术实时校准患者摆位误差。

- 观点解读：每次放疗前用CBCT（类似迷你CT）扫描患者，对比治疗床的位置与计划是否一致。如有偏差，立即调整治疗床角度或让患者变换姿势，保证肿瘤始终对准射线，误差可控制在毫米级，类似给照射野装上"实时导航"。

**核心观点四**：主动呼吸控制装置限制器官移动幅度。

- 观点解读：让患者通过呼吸阀控制呼吸深度，比如吸气后屏气固定胸腔位置，或用腹带压迫限制膈肌活动。这种"呼吸塑形"能减少肿瘤移动范围，就像给晃动的器官加上"安全带"，使靶区更稳定，便于集中照射。

**核心观点五**：多技术联用实现动态靶区全程管理。

- 观点解读：从定位时的4D-CT勾画靶区，到治疗时用呼吸门控和影像引导实时追踪，形成完整闭环。相当于用"动态地图 + 智能追踪器"全程监控肿瘤位置，即便器官移动也能及时调整射线方向，最大限度保护正常组织。

## 04 从患者自身角度出发，如何通过加强营养支持、提高免疫力等方式，增强对放疗的耐受性，预防放疗相关不良反应的发生？

**核心观点一**：均衡高蛋白饮食配合营养补充剂。

- 观点解读：放疗期间要多吃鱼、瘦肉、鸡蛋等高蛋白食物，帮助修复组织和增强免疫力。如果吃不下饭或消化能力差，可在医生指导下使用肠内营养粉或输液补充营养，保证身体有足够能量应对治疗。

**核心观点二：规律作息结合免疫营养素补充。**

- 观点解读：每天保证7~8小时睡眠，适当散步等轻度运动。戒烟、戒酒减轻身体负担。根据医生建议补充维生素C、维生素D或益生菌，这些营养素能帮助提高抵抗力，但不要自行乱补。

**核心观点三：保持积极心态缓解压力。**

- 观点解读：焦虑紧张会影响治疗效果，可通过心理咨询倾诉烦恼，学习深呼吸、冥想等放松技巧。家人陪伴和病友交流也有助于建立抗癌信心，良好的心态能间接提升身体机能。

**核心观点四：定期监测体重和营养指标。**

- 观点解读：每周称体重并记录饮食情况，如果体重持续下降或出现严重口腔溃疡、腹泻，要及时告诉医生。通过血液检查了解营养状况，让医生调整饮食方案或开具营养补充剂，预防营养不良加重放疗副作用。

## 05 目前有哪些先进的检查手段或技术，能够更精准地筛查出适合放射治疗的患者，提高放疗的针对性和有效性？

**核心观点一：影像学技术精准定位肿瘤及周围组织关系。**

- 观点解读：通过PET-CT、MRI等影像技术，能清晰显示肿瘤的位置、大小和扩散范围，帮助医生准确判断肿瘤与周围健康组织的关系，从而制订更精确的放疗计划，减少对正常组织的损伤。

**核心观点二：分子检测评估肿瘤对放疗的敏感性。**

- 观点解读：利用基因测序或蛋白质组学分析，检测肿瘤的生物标志物，可预测患者对放疗的反应。例如，某些基因突变可能提示肿瘤对放射线敏感，从而筛选出更适合放疗的患者，避免无效治疗。

**核心观点三：病理学分析明确肿瘤类型及分期。**

- 观点解读：通过显微镜观察肿瘤组织切片，确定肿瘤的恶性程度、类型和分期。

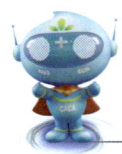

这些信息是制订个性化放疗方案的基础，确保治疗强度与患者实际病情匹配。

### 核心观点四：功能性 MRI 技术动态监测肿瘤活性。

- 观点解读：功能性 MRI（如弥散加权成像）能反映肿瘤内部血流、代谢等动态变化，帮助判断肿瘤是否活跃或已坏死，辅助医生调整放疗策略，针对性更强。

### 核心观点五：基因检测可筛选放疗敏感或抵抗人群。

- 观点解读：通过检测患者体内特定基因的突变情况，能提前判断哪些人对放疗反应好、哪些人可能无效。例如，某些基因异常会导致癌细胞修复能力差，这类患者放疗杀伤效果更显著，而携带耐药基因的患者则需调整方案。

### 核心观点六：多技术整合提升放疗筛选全面性。

- 观点解读：综合影像学、分子检测和病理学结果，全方位评估肿瘤特性、患者身体状况及治疗预期效果，最终筛选出放疗受益最大的人群，提高整体治疗成功率。

## 06. 对于一些难以发现的微小肿瘤或隐匿性肿瘤，如何利用影像引导技术（如 PET-CT、MRI 等）进行早期筛查，以便及时进行放疗干预？

### 核心观点一：PET-CT 通过代谢活性检测微小肿瘤，辅助放疗定位。

- 观点解读：PET-CT 能发现肿瘤代谢异常活跃的区域，即使肿瘤很小或位置隐蔽。比如，某些低分化肿瘤代谢率高，PET-CT 可显示为"热点"，帮助医生确定放疗靶区，减少遗漏病灶的风险。

### 核心观点二：MRI 高分辨率识别软组织肿瘤，辅助判断性质。

- 观点解读：MRI 对脑部、前列腺等软组织显示更清晰，能发现常规检查漏诊的肿瘤。功能性 MRI 还能分析肿瘤内部结构，例如，通过血流变化判断肿瘤是否恶性，为放疗方案提供生物学依据。

### 核心观点三：融合影像技术结合代谢与解剖信息精准定位。

- 观点解读：将 PET-CT 的代谢数据和 MRI 的解剖图像融合，既能看清肿瘤位置，又能了解其活跃程度。例如，前列腺癌放疗前通过融合影像，可精准区分肿瘤与正常组织，减少误伤风险。

**核心观点四**：**按肿瘤类型和高危人群选择筛查手段**。

- 观点解读：不同肿瘤适用不同检查，如脑瘤首选 MRI，肺癌高危人群用 PET-CT。有家族史或特定症状者定期筛查，能在肿瘤早期及时发现，为放疗争取最佳时机。

**核心观点五**：**影像引导技术提升放疗精准度与干预效果**。

- 观点解读：通过精确定位肿瘤边界和活性区域，放疗可精准覆盖病灶，同时保护周围正常组织。例如，乳腺癌微小转移灶经 PET-CT 定位后，可针对性调强放疗，提高疗效并降低副作用。

## 07  在筛查过程中，如何综合考虑患者的年龄、身体状况、肿瘤类型和分期等因素，准确评估患者是否适合放疗，避免不必要的治疗和潜在风险？

**核心观点一**：**年龄非绝对禁忌，但需评估耐受性及发育影响**。

- 观点解读：老年人可能有其他疾病或器官功能下降，需谨慎评估身体能否承受放疗。儿童因器官未发育成熟，放疗可能影响生长，需严格衡量利弊。

**核心观点二**：**体能评分及合并症决定放疗耐受性**。

- 观点解读：用体能评分（如 ECOG 评分）判断患者能否耐受放疗；评分差（如 ≥3 分）的患者需调整方案。同时，若有心脏病、肺病等健康问题，可能需减少放疗剂量或缩小照射范围。

**核心观点三**：**肿瘤放射敏感性决定治疗价值**。

- 观点解读：不同癌症对放疗反应差异大。例如鼻咽癌、淋巴瘤放疗效果显著，而胰腺癌、脑胶质瘤效果差，需根据肿瘤类型选择是否放疗。

**核心观点四**：**早期以根治为主，晚期以缓解症状为目标**。

- 观点解读：早期肿瘤可通过精准放疗争取治愈；晚期或转移性肿瘤放疗主要用于

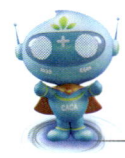

减轻疼痛、出血等，需优先考虑患者生活质量。

**核心观点五**：精准放疗技术降低正常组织损伤风险。

- 观点解读：采用调强放疗（IMRT）、立体定向放疗（SBRT）等新技术，可精准打击肿瘤，减少对周围器官的损伤，降低副作用风险。

**核心观点六**：多学科团队评估制订个体化方案。

- 观点解读：放疗前需肿瘤科、放疗科、外科等多学科医生共同讨论，结合患者年龄、健康状况、肿瘤特点等制订最适合的方案，避免过度治疗或遗漏关键问题。

## 08 如何通过多种影像检查手段（如 CT、MRI、PET-CT 等）的联合应用，更准确地确定肿瘤的位置、大小、形态以及与周围组织的关系，为放疗计划的制订提供更可靠的依据？

**核心观点一**：CT 定位肿瘤形态及骨性结构，奠定放疗基础。

- 观点解读：CT 能清晰显示肿瘤的大小、形状和具体位置，尤其是与骨骼等硬组织的关系。它的高空间分辨率可帮助医生在制订放疗计划时，初步划定需要照射的范围，避免损伤周围重要骨性器官。

**核心观点二**：MRI 增强软组织分辨，精准显示神经血管。

- 观点解读：MRI 对肌肉、神经、血管等软组织的成像效果优于 CT，特别适合脑部、头颈部等复杂区域。它能更清楚地分辨肿瘤与周围神经、血管的界限，避免放疗误伤关键组织，减少并发症风险。

**核心观点三**：PET-CT 识别活性肿瘤，区分瘢痕和转移灶。

- 观点解读：PET-CT 通过检测肿瘤细胞的高代谢活性，能分辨出真正的癌组织和治疗后形成的瘢痕或坏死组织。同时可发现全身潜在的微小转移灶，确保放疗范围覆盖所有需要治疗的区域。

**核心观点四：多模态融合整合影像优势，制订个体化方案。**

- 观点解读：利用软件将 CT、MRI、PET-CT 等不同影像叠加融合，既能保留各检查的优点，又能弥补单一技术的不足，立体呈现肿瘤全貌。医生可据此精准勾画放疗靶区，量身定制最适合患者的治疗计划。

## 09 / 在诊断过程中，怎样利用病理检查和分子生物学检测，明确肿瘤的病理类型和分子特征，以指导放疗方案的选择？

**核心观点一：病理检查明确肿瘤类型及范围，指导放疗方案制订。**

- 观点解读：通过活检或手术标本在显微镜下观察肿瘤细胞形态，判断肿瘤属于哪种类型（如肺癌或头颈部癌）、恶性程度及是否侵犯周围组织。这些信息是设计放疗照射范围、剂量和方式的核心依据，确保精准覆盖肿瘤区域。

**核心观点二：分子检测识别基因突变，评估放疗敏感性及联合治疗需求。**

- 观点解读：检测肿瘤中的特定基因（如 EGFR）或蛋白表达（如 HPV），可预测放疗效果。例如 EGFR 突变肺癌对靶向药更敏感，可能优先选择靶向治疗＋放疗；HPV 阳性头颈癌对放化疗反应更好，联合治疗可提高治愈率。

**核心观点三：特定分子标志物决定是否联合化疗或靶向治疗。**

- 观点解读：根据基因检测结果调整治疗策略。例如，若肿瘤存在放疗抵抗相关基因，需增加化疗提高疗效；若检测到 PD-L1 高表达，可能联合免疫治疗增强放疗效果，减少复发风险。

**核心观点四：整合病理与分子特征，制订个体化精准放疗策略。**

- 观点解读：综合病理类型和基因检测结果，量身定制方案。例如低分化癌侵袭性强，需扩大放疗范围；若肿瘤携带放疗敏感基因，可适当降低剂量以减少副作用，同时联合靶向药精准杀灭癌细胞。

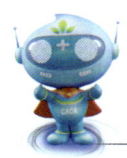

## 10. 对于一些复杂的肿瘤病例，如何借助多学科团队（MDT）的力量，综合肿瘤内科、外科、放疗科等专业意见，做出更准确的诊断和治疗决策？

**核心观点一：多学科专家协作，覆盖诊疗全环节。**

- 观点解读：MDT团队需包含肿瘤内科、外科、放疗科、病理科等不同领域的医生，每个专家从自身专业角度分析病情，例如外科评估手术可行性，放疗科设计照射范围，避免单一科室决策的局限性，确保治疗方案更全面。

**核心观点二：全面共享病例信息，定期集体讨论。**

- 观点解读：治疗前需汇总患者所有资料，包括病理报告、影像片等，通过定期会议让所有专家同步信息。例如影像科指出肿瘤侵犯范围，病理科确认癌症类型，为制订方案提供精准依据。

**核心观点三：综合评估制订个性化治疗方案。**

- 观点解读：根据患者肿瘤分期、身体条件等，整合各科意见。比如晚期患者若手术风险高，可能采用放疗+化疗；若患者年轻且肿瘤局限，优先考虑手术切除，再配合辅助治疗，确保方案量身定制。

**核心观点四：动态调整策略，全程跟踪疗效。**

- 观点解读：治疗中密切监测效果，如化疗后肿瘤未缩小，MDT团队需重新评估：改用靶向药？调整放疗剂量？通过持续跟踪和灵活调整，最大限度控制肿瘤进展，减少副作用。

**核心观点五：明确治疗目标，平衡疗效与生活质量。**

- 观点解读：早期患者以根治为目标，多学科协作提高治愈率；晚期患者侧重延长生存和缓解症状，例如用姑息放疗止痛，避免过度治疗，让患者在有质量的生活中获益。

## 11. 如何利用人工智能技术（AI）辅助诊断，提高对肿瘤靶区和危及器官的识别精度，减少人为误差，确保放疗计划的准确性？

**核心观点一：深度学习分析医学影像，精准识别肿瘤及周边器官。**

- 观点解读：AI通过分析大量CT、MRI等医学影像，自动定位肿瘤和周围重要器官的位置，帮助医生快速识别复杂病灶，减少肉眼判断可能出现的遗漏或误判，尤其对微小病灶识别更敏感。

**核心观点二：AI自动勾画靶区，减少人为操作误差。**

- 观点解读：利用卷积神经网络（CNN）等模型，AI能自动标记需要放疗的肿瘤区域（靶区）和需要保护的器官（如心脏、肺），避免人工勾画时因经验不足、疲劳等导致的不一致或偏差。

**核心观点三：大数据优化放疗计划，精准控制辐射剂量。**

- 观点解读：AI通过分析历史治疗数据，结合患者个体情况，自动生成或优化放疗方案，确保高剂量辐射精准覆盖肿瘤，同时最大限度减少对健康组织的损伤。

**核心观点四：AI辅助降低副作用，提升治疗效果。**

- 观点解读：AI通过精准的剂量计算和靶区定位，既提高肿瘤杀灭效果，又避免误伤重要器官，从而减少患者治疗后恶心、器官功能损伤等副作用风险。

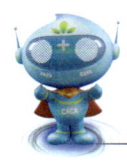

## 12. 不同的放疗技术（如三维适形放疗、容积旋转调强术、螺旋断层放疗等）各有优缺点，在临床实践中，如何根据患者的具体病情和肿瘤特点，选择最适宜的放疗技术？

**核心观点一：根据肿瘤形状和位置选择放疗技术。**

- 观点解读：形状规则的肿瘤适合三维适形放疗（3D-CRT），能精准覆盖靶区。复杂形状或长条状肿瘤（如全中枢神经病变）推荐容积旋转调强（VMAT）或螺旋断层放疗（TOMO），前者快速完成治疗，后者适合多病灶和延伸性肿瘤。

**核心观点二：邻近敏感器官优先选择高精度放疗技术。**

- 观点解读：若肿瘤靠近脊髓、眼睛等关键器官，调强放疗（IMRT）或质子治疗能减少对正常组织的损伤。VMAT 和 TOMO 也能通过调整射线角度和强度，保护重要器官功能。

**核心观点三：患者身体状态影响技术选择。**

- 观点解读：老年或体弱者应选治疗时间短的技术（如 VMAT），减少体力消耗。需保持体位稳定的技术（如立体定向放疗 SBRT），需评估患者能否配合，无法配合则改用其他方案。

**核心观点四：治疗目标决定技术精度与经济性。**

- 观点解读：根治性治疗需高精度技术（如 IMRT/VMAT）提高肿瘤控制率；姑息治疗以缓解症状为主，可选用常规放疗或 3D-CRT，兼顾效果和经济性。

**核心观点五：设备条件和费用是选择技术的前提。**

- 观点解读：医院是否配备先进设备（如 TOMO）直接影响可选方案。若患者经济有限，需在疗效和成本间权衡，避免因费用影响治疗连续性。

**核心观点六：多因素整合制订个性化方案。**

- 观点解读：需综合肿瘤特点、患者身体、设备条件和治疗目标，由医生团队评估最优方案。例如，复杂肿瘤但经济受限时，可能选择 VMAT 而非 TOMO，平衡效果与可行性。

## 13. 对于一些局部晚期或转移性肿瘤，如何联合放疗与其他治疗方法（如化疗、靶向治疗、免疫治疗等），发挥协同作用，提高肿瘤的控制率和患者的生存率？

**核心观点一：同步放化疗增强局部晚期肿瘤控制率。**

- 观点解读：放疗和化疗同时进行，化疗药物能提高肿瘤对放疗的敏感性，尤其适用于头颈部、肺、食管等局部晚期肿瘤。例如，化疗可破坏肿瘤细胞DNA，使其更容易被射线杀死，但需注意同步治疗可能增加副作用，需患者身体条件允许。

**核心观点二：靶向治疗抑制肿瘤修复，提升放疗效果。**

- 观点解读：靶向药能精准阻断肿瘤生长信号，减少癌细胞修复能力。例如肺癌患者使用EGFR靶向药联合放疗，可更有效杀灭肿瘤，但需警惕药物可能对正常组织（如皮肤、肠道）的毒性反应。

**核心观点三：放疗联合免疫治疗激活全身抗肿瘤反应。**

- 观点解读：放疗杀死部分肿瘤细胞时会释放抗原，激活免疫系统；联合免疫药物（如PD-1抑制剂）可放大这种效应，甚至攻击远处转移灶（即"远隔效应"），已在黑色素瘤、肺癌中应用，但需密切监测免疫相关炎症风险。

**核心观点四：序贯治疗减轻患者耐受压力。**

- 观点解读：体质较弱患者可先化疗缩小肿瘤体积，再放疗巩固疗效。例如，先通过化疗使肿瘤缩小，降低放疗范围，减少对正常组织的损伤，提高治疗安全性。

**核心观点五：个体化治疗策略平衡疗效与副作用。**

- 观点解读：根据肿瘤类型、基因特征、患者身体状况定制方案。例如，某些基因突变的肺癌患者优先选择靶向+放疗，而老年体弱患者可能采用低剂量放疗联合温和化疗，以兼顾效果和耐受性。

**核心观点六：多学科评估确保治疗安全有效。**

- 观点解读：由放疗科、肿瘤内科、外科等专家共同制订方案，动态评估患者反应，及时调整药物剂量或放疗范围，在控制肿瘤的同时最大限度减少副作用，延长生存期。

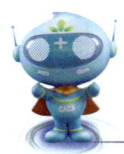

## 14 在实施放疗时,如何优化放疗流程,提高治疗效率,减少患者的等待时间和治疗次数,同时保证治疗质量?

**核心观点一:精准定位结合先进放疗技术减少副作用。**

- 观点解读:通过 CT、MR 等影像技术精准定位肿瘤位置,采用 IMRT、VMAT 等技术调节放射剂量,让高剂量射线精准打击肿瘤,同时减少对周围健康组织的损伤,既保证疗效又降低并发症风险。

**核心观点二:短程放疗方案缩短总治疗时间。**

- 观点解读:对符合条件的患者(如部分乳腺癌),使用加速部分乳腺照射(APBI)或高剂量率放疗,将原本需要数周的治疗压缩到几天完成,总次数减少一半以上,疗效相当但患者负担大幅降低。

**核心观点三:多学科协作优化全流程管理。**

- 观点解读:由放疗科、影像科等团队共同制订方案,减少重复检查;通过智能预约系统,让患者检查、定位、治疗各环节无缝衔接,避免无效等待,最快 1 周内可开始治疗。

**核心观点四:升级设备并应用自适应放疗技术。**

- 观点解读:使用新型直线加速器,单次治疗时间缩短 30%;在线自适应放疗能根据肿瘤变化实时调整计划,避免因身体变化导致的重复定位,治疗精度提高 20% 以上。

**核心观点五:加强患者指导提升配合效率。**

- 观点解读:治疗前通过动画、手册等通俗讲解流程,让患者提前了解注意事项,减少因紧张或操作失误导致的治疗中断,同时心理支持可降低 10% 以上的治疗延迟风险。

## 15. 放疗后，如何通过有效的护理措施和康复训练，帮助患者缓解放疗引起的疲劳、乏力等症状，促进身体功能的恢复，提高患者的生活质量？

**核心观点一：心理支持结合健康教育缓解焦虑。**

- 观点解读：放疗后患者容易因疲劳产生焦虑或抑郁情绪。护理时需主动倾听患者感受，引导其表达压力，同时向家属解释疲劳是正常反应，减少过度担忧。通过科普放疗恢复知识，帮助患者建立积极心态，提升自我调节能力。

**核心观点二：个性化高蛋白饮食促进体力恢复。**

- 观点解读：制订少食多餐的营养方案，重点补充鱼肉蛋奶等高蛋白食物，搭配新鲜果蔬保证维生素摄入。避免辛辣油腻食物刺激肠胃，通过科学饮食改善营养状态，为身体修复提供足够能量，逐步改善乏力症状。

**核心观点三：低强度运动循序渐进恢复体能。**

- 观点解读：推荐从每天散步10分钟开始，逐渐增加瑜伽、太极等低耗能运动。根据体力调整强度，运动后微出汗但不气喘为佳。既能锻炼肌肉防止萎缩，又不会过度消耗体力，帮助患者重建身体机能和信心。

**核心观点四：规律作息结合助眠干预改善睡眠。**

- 观点解读：固定每天起床和入睡时间，白天避免长时间卧床。通过听轻音乐、泡脚等方式放松身心，若持续失眠可在医生指导下短期使用助眠药物。良好的睡眠能加速疲劳恢复，打破"越累越睡不着"的恶性循环。

**核心观点五：症状分级管理提高生活质量。**

- 观点解读：用评分表定期记录疲劳程度，轻度时通过冥想、按摩等放松缓解；重度疲劳需及时就医，可能联合药物治疗。同时监测其他异常症状，早发现早处理，避免小问题发展成严重并发症。

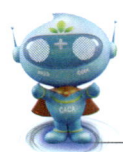

**核心观点六：针对性康复训练恢复身体功能。**

- 观点解读：针对放疗部位定制训练方案，如胸部放疗患者进行呼吸操改善肺活量，颈部放疗患者做肩颈拉伸防僵硬。通过物理治疗增强肌肉力量，逐步恢复日常活动能力，最终实现生活自理。

## 16. 对于放疗后出现的放射性损伤，如放射性皮肤损伤、放射性肺炎等，应采取哪些针对性的康复治疗方法，加速损伤的修复，减轻患者的痛苦？

**核心观点一：放射性皮肤损伤需清洁保湿，严重时抗感染促愈合。**

- 观点解读：放疗后皮肤受损部位要保持清洁干燥，避免摩擦或化学刺激。日常可涂抹温和的保湿剂或医生推荐的药膏，保护皮肤屏障。如果出现溃烂、渗液等严重损伤，需在医生指导下使用抗菌药膏或促进愈合的敷料，防止感染并加速修复。

**核心观点二：放射性肺炎应避免刺激，药物消炎并供氧。**

- 观点解读：放射性肺炎患者需远离烟草、粉尘等有害物质，减少呼吸道刺激。医生可能开具激素类药物减轻肺部炎症反应，同时通过吸氧改善呼吸困难的症状，帮助受损的肺组织逐步恢复功能。

**核心观点三：定期随访监测恢复，专业指导个体化康复。**

- 观点解读：患者需按时复查，通过影像检查或症状评估明确损伤恢复进展。医生会根据皮肤、肺部的具体问题调整治疗方案，比如调整药物剂量或增加物理治疗，确保康复措施安全有效，减少并发症风险。

## 17. 如何帮助患者解决放疗后出现的心理问题，如焦虑、抑郁等，帮助他们树立信心，积极面对疾病和康复过程？

**核心观点一：定期筛查焦虑抑郁，早发现早干预。**

- 观点解读：医护人员需通过专业量表定期评估患者心理状态，及时发现焦虑、抑郁等情绪问题。早期干预能避免心理问题加重，帮助患者更快调整心态，配合后续治疗。

**核心观点二：医患沟通 + 信息透明化缓解恐惧。**

- 观点解读：医生要耐心倾听患者对放疗副作用的担忧，用通俗语言解释治疗原理和可能反应。消除信息差能减少患者因未知产生的恐惧感，建立治疗信心。

**核心观点三：认知行为疗法改善负面思维。**

- 观点解读：专业心理咨询师通过认知行为疗法，帮助患者识别放疗后的消极想法（如"病好不了"），教会用积极视角看待康复过程，逐步建立正向思维模式。

**核心观点四：家庭支持与病友互助双管齐下。**

- 观点解读：家属需主动陪伴并理解患者情绪波动，给予情感支持。同时鼓励患者加入抗癌互助小组，通过分享治疗经验获得同伴支持，减轻孤独感。

**核心观点五：呼吸训练 + 肌肉放松应对焦虑。**

- 观点解读：教会患者简单的呼吸技巧（如吸气4秒、屏息4秒、呼气6秒）和渐进式肌肉放松法。每天练习10~15分钟能快速缓解紧张情绪，增强自我调节能力。

**核心观点六：必要时合理使用抗焦虑药物。**

- 观点解读：对于中重度焦虑抑郁患者，在心理干预基础上，由精神科医生评估后开具抗抑郁药物。药物能调节脑内神经递质，配合心理治疗加速情绪改善。

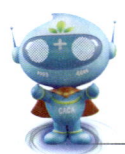

## 18. 康复期间，如何指导患者进行合理的饮食和营养管理，补充身体所需的营养物质，增强机体免疫力，预防肿瘤的复发和转移？

**核心观点一：均衡饮食，多样化摄入高蛋白和蔬果。**

- 观点解读：多吃鱼、瘦肉、蛋类、豆制品等优质蛋白，帮助修复组织，提升免疫力。蔬菜水果提供维生素和抗氧化物质，助力身体恢复，降低肿瘤复发风险。

**核心观点二：控制热量，避免高糖高脂防肥胖。**

- 观点解读：减少甜食、油炸食品等摄入，防止肥胖。肥胖可能增加肿瘤复发风险，合理控制热量有助于维持健康体重，促进长期康复。

**核心观点三：个性化营养计划，按需调整饮食。**

- 观点解读：根据患者体重、活动量等制订饮食方案。例如，消瘦者需增加营养摄入，肥胖者需控制热量，确保营养充足且不超标。

**核心观点四：限制加工食品、红肉及腌制食品。**

- 观点解读：加工肉、腌制品含亚硝酸盐等致癌物，红肉过量不利健康。建议用鱼、豆类替代部分红肉，减少潜在致癌风险。

**核心观点五：补充关键营养素，增强免疫功能。**

- 观点解读：在医生指导下，适当补充维生素 D、维生素 B 族及锌、硒等微量元素，帮助强化免疫系统，但避免自行过量补充。

**核心观点六：定期监测营养，及时调整方案。**

- 观点解读：通过体重、血液指标等跟踪营养状况，发现异常及时调整饮食，预防营养不良或过剩，保障康复效果。

# 核素治疗

## 01 如何建立有效的肿瘤筛查体系，提高对特定肿瘤（如神经内分泌肿瘤、前列腺癌等）的筛查敏感度，使更多潜在适合核素治疗的患者被及时发现？

**核心观点一：强化高危群体早筛意识。**

- 观点解读：通过科普宣传让大众了解"早发现可治愈"，比如前列腺癌早期治愈率超95%。同时培训基层医生识别疑似症状（如阵发性面红、腹泻提示神经内分泌肿瘤），促使高危者主动参与筛查，打通早诊"最后一公里"。

**核心观点二：建立标准化多学科筛查流程。**

- 观点解读：制订从初筛到确诊的明确路径，比如PSA异常→MRI→穿刺活检。同时组建包含影像科、肿瘤科等多领域医生的团队，快速分析复杂病例，避免患者在不同科室间反复奔波，缩短确诊时间。

**核心观点三：精准锁定高危人群筛查。**

- 观点解读：针对不同癌症特点，明确筛查重点人群。例如，前列腺癌关注中老年男性，神经内分泌肿瘤结合家族史及激素异常症状。通过年龄、性别、遗传等风险分层，减少盲目筛查，优先覆盖最可能患病群体。

**核心观点四：分层使用针对性筛查工具。**

- 观点解读：不同癌症采用不同筛查组合。前列腺癌先用PSA血液检测和直肠指检，异常者进一步用精准核医学检查（比如PSMAPET-CT）；神经内分泌肿瘤通过血液指标初筛，再结合生长抑素受体PET-CT显像。阶梯式筛查既节省资源又提高准确性。

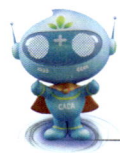

**核心观点五：普及核素显像等精准技术。**

- 观点解读：推广 68Ga-DOTATATEPET-CT 等"肿瘤追踪"技术，这类检查能通过标志物让癌细胞在影像中显形，尤其适合检测神经内分泌肿瘤等隐匿病灶。加强基层医院培训，让更多医务工作者了解核素显像等精准技术适应证及价值（基层医院无核医学科，需要考虑可行性）。

## 02 在诊断过程中，如何准确评估肿瘤细胞对放射性核素的摄取能力，以便选择最合适的核素治疗方案，提高治疗效果？

**核心观点：核医学检查直观评估肿瘤摄取核素能力。**

- 观点解读：通过 PET 或 SPECT 等影像技术，结合放射性示踪剂（如 $^{18}$F-FDG，$^{68}$Ga-DOTATATE 等），能直接看到肿瘤摄取核素示踪剂的情况。比如 PET-CT 可同时显示肿瘤位置和代谢活性，帮助判断哪些区域适合核素治疗，减少误判。结合核医学检查、受体检测、生物标志物，全面分析肿瘤特性。比如神经内分泌肿瘤需同时看 $^{68}$Ga-DOTATATEPET 结果和生长抑素受体表达，确保核素治疗精准有效，减少对正常组织的损伤。

## 03 如何借助先进的诊断设备和技术，对肿瘤的代谢状态进行评估，为核素治疗的疗效预测提供更可靠的依据？

**核心观点：SPECT/CT、PET-CT、PET-MR 评估肿瘤代谢活性，预测核素治疗反应。**

- 观点解读：PET-CT 通过注射含放射性糖类的示踪剂（如 $^{18}$F-FDG），能清晰显示肿瘤消耗葡萄糖的活跃程度。代谢越高的病灶对核素治疗可能更敏感，治疗后若代谢值（SUVmax）下降，提示治疗有效。甲状腺癌常用放射性碘治疗。SPECT/

CT 可同时观察肿瘤形态和摄碘功能,若病灶摄碘能力较强,说明适合核素治疗;反之则需调整方案。针对特定肿瘤开发核医学分子探针(如前列腺癌 $^{18}$F/$^{68}$Ga-PSMA 探针),能精准标记癌细胞表面的靶点。这类影像可筛选适合核素治疗的患者,并预测药物能否准确作用于肿瘤。

## 04 / 不同的放射性核素(如 $^{131}$I、$^{89}$Sr、$^{223}$Ra 等)具有不同的特性,在临床应用中,如何根据患者的具体病情(如肿瘤类型、分期、转移情况等)和身体状况,精准选择最适宜的放射性核素进行治疗?

**核心观点:根据肿瘤类型选择核素,甲状腺癌用 $^{131}$I,恶性肿瘤骨转移选 $^{89}$Sr 或 $^{223}$Ra。**

- 观点解读:分化型甲状腺癌细胞能特异性吸收碘,因此 $^{131}$I 可精准摧毁病灶;恶性肿瘤骨转移(如前列腺癌、乳腺癌)中,$^{89}$Sr 能缓解骨痛的同时抗骨转移,$^{223}$Ra 则能延长前列腺癌患者生存期,两者各有侧重。

## 05 / 放射性粒子植入治疗时,怎样确保粒子的植入位置和剂量精确符合治疗计划,提高肿瘤局部控制率,减少对正常组织的损伤?

**核心观点一:量身定制治疗计划,软件优化剂量覆盖。**

- 观点解读:根据肿瘤大小、形状和周围器官分布,用 3D 建模技术设计专属治疗方案。通过专用软件模拟粒子分布,确保放射剂量既能完全覆盖肿瘤又快速衰减,在杀死癌细胞的同时最大限度保护健康组织。

**核心观点二：影像实时引导植入，术中调整确保精准。**

- 观点解读：手术中通过 CT、超声等影像设备实时监控粒子植入过程，就像"导航"一样精确定位肿瘤位置。如果发现粒子位置偏移，医生能立刻调整植入方向或深度，确保每颗粒子都准确到达肿瘤内部，避免误伤周围正常器官。

**核心观点三：术后即刻扫描验证，动态修正治疗方案。**

- 观点解读：植入完成后立即进行 CT 扫描，将实际粒子分布与计划图对比。发现剂量不足区域可及时补种粒子，过量区域则标记观察，如同"施工验收"般严格把关，确保治疗效果并降低并发症风险。

## 06. 对于一些对射线相对不敏感的肿瘤，如何联合其他治疗方法（如化疗、放疗、靶向治疗等）与核素治疗，增强治疗效果，提高患者的生存率？

**核心观点一：核素联合化疗提升肿瘤辐射敏感性。**

- 观点解读：化疗药物能改变肿瘤细胞状态，让它们更容易被核素释放的射线杀伤。比如化疗先缩小甲状腺癌或骨转移瘤体积，减少肿瘤"挡板"，后续核素药物就能更集中作用于剩余癌细胞，提升杀伤效率。

**核心观点二：核素联合放疗缩小病灶促吸收。**

- 观点解读：对体积大的肿瘤，先用外照射放疗缩小肿块，改善内部血流。后续核素药从分子水平清除残余病灶，增强整体疗效。

**核心观点三：核素联合靶向药精准调控微环境。**

- 观点解读：靶向药可抑制肿瘤血管生成，改变癌细胞周围环境。例如，神经内分泌肿瘤用 PRRT 核素治疗时，配合生长抑素类似物，能让核素在肿瘤内停留更久，延长杀伤时间，相当于"精准锁敌 + 延长火力"。

**核心观点四**：核素联合免疫治疗激活全身防御。

- 观点解读：核素杀死癌细胞时会释放抗原，相当于给免疫系统"报点"。此时用 PD-1 抑制剂解除免疫细胞的"刹车"，让它们更高效清除残余肿瘤，形成局部治疗 + 全身免疫响应的双重打击。

**核心观点五**：个体化组合方案匹配不同肿瘤特性。

- 观点解读：根据肿瘤类型和患者情况灵活搭配疗法。例如，前列腺癌骨转移患者，用 $^{223}$Ra 核素靶向骨病灶，同时用雄激素阻断药物抑制全身癌细胞生长，形成"多线围剿"策略，提升生存率并改善生活质量。

## 07 在核素治疗过程中，如何实时监测放射性药物在体内的分布和代谢情况，根据监测结果及时调整治疗方案，实现个体化治疗？

**核心观点**：核医学显像动态追踪药物分布。

- 观点解读：通过 SPECT 或 PET 技术，像"实时摄像头"一样观察药物在体内的流动路径。这些成像能清晰显示药物是否精准聚集在病灶部位，还是误入其他器官，帮助医生判断药物代谢是否正常，及时调整后续用药策略。

## 08 核素治疗后，患者可能会出现各种不良反应，如骨髓抑制、消化道反应等。如何通过有效的护理和药物干预，促进患者身体恢复，减轻不良反应的影响？

**核心观点一**：定期监测血常规，必要时用升血药。

- 观点解读：核素治疗可能影响骨髓造血功能，导致白细胞、红细胞或血小板减少。需每周抽血检查，若数值过低，医生会开具升血细胞药物（如"升白针"），同时患者需住消毒病房、减少探视，避免感染风险。

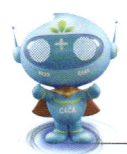

**核心观点二：消化道反应用止吐药 + 调整饮食。**

- 观点解读：恶心呕吐是常见反应，医生会开具止吐药（如昂丹司琼）。饮食建议少食多餐，选择粥、面条等清淡食物，避免油腻或刺激性食物，减轻肠胃负担。

## 09 对于接受放射性粒子植入治疗的患者，康复期间如何进行辐射防护，避免对周围人群造成不必要的辐射危害？

**核心观点一：单独居住并保持安全距离。**

- 观点解读：患者应单独住一间房，尤其要远离孕妇和儿童。接触他人时保持1米以上距离，避免长时间近距离接触。因为治疗后短期内体内放射性物质可能通过辐射影响他人，安全距离能有效减少辐射传递。

**核心观点二：避免去人群密集场所并定期复查。**

- 观点解读：治疗后1个月内尽量少去商场、医院候诊区等人多场所。同时需定期检查体内粒子活性和分布，医生会根据结果调整防护措施，确保辐射量始终在安全范围内。

## 10 部分患者在核素治疗后可能会出现心理问题，如焦虑、恐惧等。怎样对患者进行有效的心理干预，帮助他们树立积极的心态，更好地应对疾病和康复过程？

**核心观点一：普及核素治疗知识，提升患者对核素治疗的认知。**

- 观点解读：通过图文手册或视频，向患者说明治疗原理、预期效果和常见不良反应。比如解释"辐射主要作用于病灶，对其他器官影响小"，让患者了解科学原理，知道如何配合防护措施，减少因误解产生的恐慌。

**核心观点二：医护人员主动沟通，提供心理支持。**

- 观点解读：医护人员主动关心患者，耐心倾听他们的担忧，用通俗的语言解释治疗过程和可能出现的副作用，消除患者对未知的恐惧。比如告诉患者"治疗后的乏力是正常反应，一周左右会缓解"，能有效减轻焦虑，增强治疗信心。

## 11. 在筛查过程中，如何综合运用多种检查手段准确判断肿瘤性质、分期及转移情况，以确定是否适合核素治疗？

**核心观点一：综合影像学检查定位肿瘤及转移情况。**

- 观点解读：通过 CT、MRI、PET-CT 或 $^{131}$I 显像等特殊手段等明确肿瘤位置和大小、制订分期，同时指导活检穿刺部位。例如甲状腺癌用 $^{131}$I 显像，既能发现原发病灶，还能探测转移灶，为后续治疗提供依据。

**核心观点二：实验室指标辅助判断肿瘤特性。**

- 观点解读：根据影像学检查结果指导生化指标的选择，如血液检测肿瘤标志物（如 AFP 提示肝癌，CEA 提示肠癌）和激素水平（如甲状腺功能指标），帮助判断肿瘤类型和进展程度。指标异常可提示肿瘤活跃性，但需结合其他检查综合判断。

**核心观点三：病理活检是核素治疗的必要依据。**

- 观点解读：穿刺或手术获取肿瘤组织，明确肿瘤类型和恶性程度。例如，低分化癌可能对核素不敏感，而高分化甲状腺癌常适合 $^{131}$I 治疗。病理结果直接决定能否采用核素治疗。

**核心观点四：多学科评估制订个性化方案。**

- 观点解读：由影像科、病理科、核医学科等多领域专家共同分析检查结果，评估肿瘤分期、转移范围及患者身体条件。例如，肺癌骨转移患者需判断转移灶数量和位置，再决定是否用核素靶向治疗。

**核心观点五：全面评估肿瘤生物学行为。**

- 观点解读：需综合肿瘤生长速度、核素摄取能力、基因特征等生物学特性。例如，神经内分泌肿瘤若表达生长抑素受体，则适合 $^{177}$Lu-DOTATATE 等治疗。

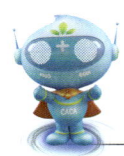

## 12. 针对不同类型的核素治疗（如 $^{131}I$ 治疗分化型甲状腺癌、$^{89}Sr$ 治疗骨转移等），如何提前预防可能出现的特殊并发症，如 $^{131}I$ 治疗后的唾液腺损伤、$^{89}Sr$ 治疗后的骨髓抑制等？

**核心观点**：严格评估病情，精准控制核素剂量。医生根据患者肿瘤大小、转移情况等制订个性化剂量方案。

- 观点解读：①$^{131}I$ 治疗分化型甲状腺癌并发症的预防：刺激唾液分泌保护腺体。治疗前含柠檬片或嚼无糖口香糖，能促进唾液分泌，形成"冲刷效应"减少放射性碘在唾液腺的沉积，预防口干、味觉改变等问题。②多喝水促排泄，减少辐射损伤：接受 $^{131}I$ 治疗后，患者需大量饮水并频繁排尿，通过尿液快速排出多余的放射性物质，降低对膀胱、肠道等器官的辐射伤害，类似"冲刷排毒"。③高风险人群重点监测器官功能：有肺病者用 $^{131}I$ 时需定期查肺功能，发现纤维化迹象及时干预。④治疗前查血常规，用药预防骨髓抑制：使用 $^{89}Sr$ 前需检查血常规，骨髓功能差者需调整剂量。治疗后若白细胞或血小板减少，可提前使用升白针（G-CSF）促进造血，同时补充高蛋白饮食增强免疫力。骨转移患者用 $^{89}Sr$ 后每周验血，发现血细胞骤降立即输血或暂停治疗。⑤全程动态调整治疗方案。从用药前的全面体检到治疗中的副作用监测，医生会根据患者实时反应调整策略。例如出现严重骨髓抑制时，下一疗程可能减少剂量或延长间隔。

## 13 目前哪些先进的检查技术可以更高效地筛查出适合核素治疗的肿瘤患者,为核素治疗争取最佳疗效?

**核心观点:SPECT/CT 和 PET-CT 精准评估肿瘤生物学行为筛选适用患者及特定核素治疗的靶向筛选。**

- 观点解读:SPECT/CT 和 PET-CT 既能显示肿瘤代谢活跃程度,又能看清具体位置,帮助医生快速锁定适合核素治疗的病灶。通过检测 PSMA(前列腺癌标志物)、HER2(乳腺癌标志物)等靶点,分子影像技术能判断肿瘤是否携带核素药物可攻击的"弱点"。例如 PSMAPET 检查可筛选适合 $^{177}$Lu 治疗的前列腺癌患者,大幅提升治疗针对性。

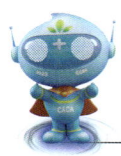

# 粒子治疗

## 01 如何通过优化粒子治疗计划，如调整照射剂量、射野角度等，有效预防正常组织的放射性损伤，降低如放射性肺炎、放射性肠炎等并发症的发生风险？

**核心观点：精确计算肿瘤剂量，减少正常组织照射。**

- 观点解读：通过先进算法将高剂量精准集中在肿瘤区域，避免误伤周围正常组织。例如用蒙特卡洛模拟技术，确保杀死癌细胞的同时保护健康组织，降低损伤风险。必要时根据患者体形、呼吸定制方案，用四维CT/MRI追踪器官移动，动态调整照射区域，避免因身体活动导致的误照。

## 02 在粒子治疗前，怎样对患者进行全面的身体评估，包括基础疾病、器官功能等，以筛选出适合治疗的患者，避免因患者自身状况导致治疗过程中出现严重不良反应？

**核心观点：全面采集病史和体检，评估基础疾病及耐受性，影像学精确定位肿瘤与周围器官关系，建议进行包括医学物理师在内的多学科会诊。**

- 观点解读：医生会详细询问患者是否有心脏病、糖尿病等基础疾病，了解当前用药情况，并通过体检重点检查心肺、肝脏等关键器官。这能提前发现可能影响治疗安全的问题，例如心脏功能差的患者可能无法承受治疗负荷。用CT、MRI等技术明确肿瘤位置、大小及是否靠近重要器官。医生据此判断能否安全实施粒子治疗，例如，肿瘤紧贴大血管时需调整方案，避免误伤正常组织。联合医学物理师等相关学科专家进行多学科会诊。

## 03 粒子治疗可能会引起一些远期不良反应，如诱发第二肿瘤等。如何通过长期的随访和监测，建立完善的不良反应预警机制，早期发现并干预这些潜在风险？

**核心观点：建立长期数据库，开发风险评估模型。**

- 观点解读：收集患者的治疗参数和随访结果，形成数据库。利用大数据分析技术，找出可能导致第二肿瘤的高危因素，建立预测模型，提前预警风险较高的患者群体。

## 04 目前有哪些先进的检查技术或方法，能够在治疗前更精准地判断肿瘤对粒子治疗的敏感性，筛选出最有可能从粒子治疗中获益的患者？

**核心观点：人工智能分析大数据辅助筛选。**

- 观点解读：通过机器学习分析历史病例，建立预测模型。输入患者年龄、肿瘤特征、基因检测结果等多维度数据后，AI 会自动评估粒子治疗的成功概率，帮助医生快速锁定最适合的患者群体。

## 05 对于一些难以发现的微小肿瘤或隐匿性肿瘤，如何利用影像学检查（如 PET-CT、MRI 等）与粒子治疗相关的特殊检测手段相结合，提高肿瘤的早期筛查率？

**核心观点：多模态影像融合提升粒子治疗精准度。**

- 观点解读：治疗前结合 PET-MRI、SPECT-CT 等技术，多角度呈现肿瘤形态和代谢信息，精确定位肿瘤范围和大小，制订个性化粒子治疗方案，减少对正常组织的损伤。

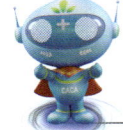

## 06 能否通过基因检测或生物标志物分析，提前预测粒子治疗的不良反应？

**核心观点：个性化方案依赖综合医学判断。**

- 观点解读：粒子治疗的方案调整主要基于患者当前健康状况、肿瘤特征等临床信息，而非基因或生物标志物。医生会整合多维度数据，确保治疗安全有效。

## 07 对于一些复杂的肿瘤病例，如何借助多学科团队（MDT）的力量，综合肿瘤内科、外科、放疗科等专业意见，做出更准确的诊断和治疗决策？

**核心观点：组建多学科团队，涵盖肿瘤内外科、放疗及影像病理等专科。**

- 观点解读：MDT团队需要包含肿瘤内科、外科、放疗科、影像科和病理科医生，必要时加入介入科或核医学科专家。各科医生从不同专业角度分析病情，比如外科评估手术可行性，放疗科制订粒子治疗计划，影像科解读检查结果，确保诊断和治疗方案更全面。

## 08 不同的粒子治疗技术（如质子治疗、碳离子治疗、硼中子俘获治疗）各有优缺点，在临床实践中，如何根据患者的具体病情、肿瘤部位和类型，精准选择最适宜的粒子治疗技术？

**核心观点：需综合评估医院设备与患者身体状况。**

- 观点解读：不同医院配备的粒子设备不同，选择时需考虑治疗可及性。例如身体虚弱的老人可能无法承受多次治疗，需评估耐受性；同时要结合肿瘤位置深浅、病理类型等综合判断，不能单纯追求技术先进性。

## 09 粒子治疗过程中，如何精准控制粒子的剂量和照射范围，确保肿瘤靶区得到足够的照射剂量，同时最大限度地减少对周围正常组织的损伤，提高治疗的安全性和有效性？

**核心观点一：先进影像精准定位，计算机优化粒子分布。**

- 观点解读：通过 CT、MRI 等高清影像技术精确定位肿瘤位置，再用计算机模拟计算出最合适的粒子束能量和照射角度，让高剂量区域精准覆盖肿瘤，避免误伤周围正常组织。

**核心观点二：实时追踪肿瘤位置，动态调整照射路径。**

- 观点解读：用呼吸门控和四维成像技术实时监测肿瘤移动（如呼吸引起的位移），治疗中自动调整粒子束方向，像"追踪导弹"一样始终对准肿瘤靶区，防止脱靶。

**核心观点三：利用布拉格峰特性，精准聚焦高剂量区域。**

- 观点解读：粒子束在到达肿瘤深度时会突然释放最大能量（布拉格峰），肿瘤后方组织几乎不受影响。通过控制粒子能量，能让这个能量高峰完全覆盖肿瘤区域，形成"靶内爆破"效果。

**核心观点四：严格质量验证，确保剂量准确无误。**

- 观点解读：治疗前用模拟设备验证剂量是否达标，治疗中实时监测实际照射情况，一旦发现误差立即修正。这种双重保险机制就像给治疗过程装上"纠错警报器"，最大限度保障安全。

## 10 对于一些局部晚期或转移性肿瘤，如何联合粒子治疗与其他治疗方法（如化疗、靶向治疗、免疫治疗等），发挥协同作用，提高肿瘤的控制率和患者的生存率？

**核心观点：粒子联合化疗增强局部敏感性与全身控制，粒子联合靶向治疗双机制精准打击肿瘤。**

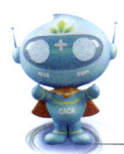

- 观点解读：粒子治疗通过高精度放疗杀灭肿瘤，化疗药物能同时提高肿瘤对放射的敏感性，并消灭远处微小转移灶。例如肺癌、胰腺癌患者，两者联用既能加强局部杀伤，又能预防肿瘤全身扩散。靶向药针对特定基因突变精准抑制肿瘤生长，而粒子治疗通过高能射线直接破坏肿瘤细胞 DNA。例如 EGFR 突变的肺癌患者，联用可同时阻断基因信号和物理摧毁癌细胞，疗效更显著。

## 11 / 在实施粒子治疗时，如何优化治疗流程，提高治疗效率，减少患者的等待时间和治疗次数，同时保证治疗质量？

**核心观点：精准评估制订个性化方案，多学科团队协作实时调整治疗。**

- 观点解读：治疗前通过详细影像检查确定肿瘤位置和大小，结合患者身体情况设计专属治疗计划。使用先进软件精准计算粒子束的分布，既能有效覆盖肿瘤，又最大限度保护周围正常组织，避免因剂量偏差导致重复治疗。由放射科医生、物理师、技师等组成团队共同制订方案，遇到复杂病例时及时讨论调整。比如患者体位变化或肿瘤缩小，团队能快速优化治疗参数，减少因方案不合理导致的等待或返工。

## 12 / 粒子治疗后，如何通过有效的护理措施和康复训练，帮助患者缓解治疗引起的疲劳、乏力等症状，促进身体功能的恢复，提高患者的生活质量？

**核心观点：保证充足休息，优化睡眠质量；高蛋白饮食搭配，按需调整营养；心理疏导结合放松疗法，增强信心。**

- 观点解读：患者需要规律作息，每天安排足够的休息时间。若睡眠质量差，可通过放松训练（如冥想、音乐疗法）或调整睡眠环境（如减少噪音）改善，避免过度依赖药物，帮助身体自然恢复精力。治疗后身体修复需大量营养，建议多吃鸡蛋、鱼肉等高蛋白食物，搭配新鲜蔬果补充维生素。避免辛辣、油腻食物刺激肠胃，并根据体重变化和消化能力灵活调整饮食方案。通过心理咨询或病友互助，帮助患者释放焦虑情绪；学习深呼吸、正念冥想等技巧缓解压力，建立积极心态，从而更好地配合康复计划，提升生活质量。

## 13/ 部分患者在粒子治疗后可能会出现心理问题，如焦虑、抑郁等。怎样对患者进行有效的心理干预，帮助他们树立信心，积极面对疾病和康复过程？

**核心观点：必要时科学使用辅助药物。**

- 观点解读：对于持续失眠、情绪低落的患者，建议去心灵关怀门诊进行心理疏导，必要时医生可能会开短期抗焦虑药物，就像发烧时用退烧药缓解症状一样。但药物需严格遵医嘱使用，同时配合心理疏导，避免依赖。

## 14/ 康复期间，如何指导患者进行合理的饮食和营养管理，补充身体所需的营养物质，增强机体免疫力，预防肿瘤的复发和转移？

**核心观点：均衡饮食多样化，控制脂肪摄入。重点补充蛋白质和抗氧化营养素。**

- 观点解读：患者需摄入鱼、瘦肉、蛋类、豆制品等优质蛋白，搭配新鲜蔬果和全谷物。控制脂肪时优先选植物油，减少油炸食品和肥肉，既能保证营养全面，又避免肥胖或炎症加重，降低肿瘤复发风险。每天按体重补充蛋白质（如 1.0～1.5g/kg），帮助修复组织和增强免疫力。维生素C、维生素E及锌、硒等抗氧化物质，可通过橙子、坚果等食物获取，能清除体内有害物质，保护细胞健康，抑制癌细胞生长。

中国肿瘤防治
核心科普知识

# 综合治疗

HIFU（高强度聚焦超声）治疗 | 肠道微生态医学技术 | 光动力疗法 | 腔镜技术 | 热疗技术 | 血管介入治疗 | ASCT技术

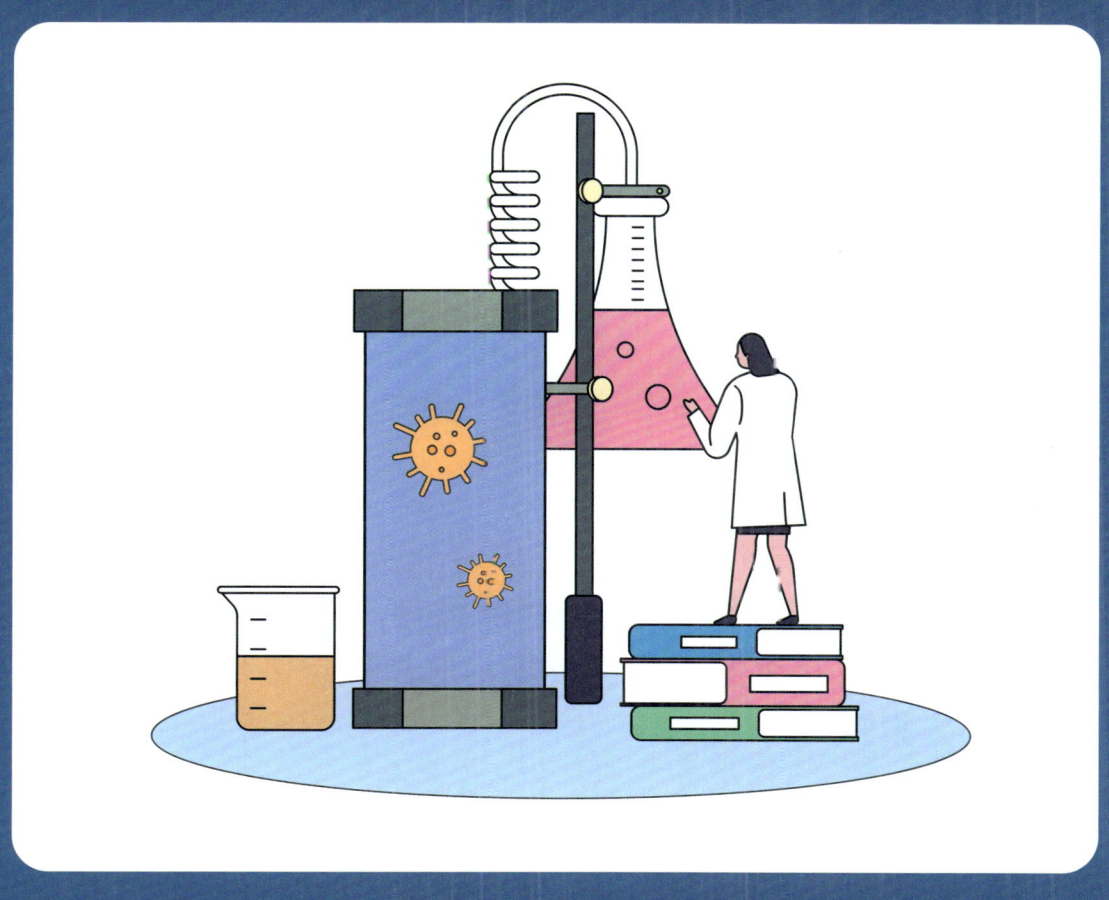

# HIFU（高强度聚焦超声）治疗

### 01 如何在 HIFU 治疗前，通过优化患者的身体状况，降低治疗过程中并发症的发生风险？

**核心观点：改善营养状态，控制基础疾病，建立心理预期。**

- 观点解读：治疗前需评估患者营养状况，对存在营养不良或恶病质的患者进行营养筛查，提供高蛋白、高热量饮食或肠内/肠外营养支持，增强免疫力及组织修复能力，为治疗提供身体保障。同时需要控制基础疾病，如改善肝功能状况，纠正异常凝血状态，控制血糖，控制血压，纠正心衰或慢性阻塞性肺病（COPD）急性发作，确保治疗时身体状态平稳，减少突发风险。通过沟通缓解患者对治疗的恐惧，帮助其保持积极心态，对需清醒治疗的患者，提前解释治疗中可能出现的疼痛，必要时预服镇痛药，提高配合度。

### 02 对于具有潜在转移风险的肿瘤患者，HIFU 治疗能否作为预防肿瘤转移的手段？若能，怎样确定最佳的治疗时机和方案？

**核心观点：HIFU 不直接预防转移，重点在局部热处理。**

- 观点解读：HIFU 通过高温和机械效应或空化效应破坏肿瘤，主要用于控制目标病灶，减少肿瘤细胞脱落进入血液的可能，理论上可以降低转移的概率，但无法阻止已进入血液或者淋巴液的癌细胞转移。肿瘤转移是全身性问题。预防转移更依赖药物直接杀灭潜伏癌细胞或激活免疫系统清除癌细胞。

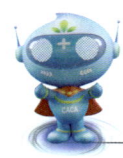

## 03 在 HIFU 治疗前,怎样评估患者的心理状态,预防患者因过度焦虑或恐惧影响治疗配合度和治疗效果?

**核心观点:通过多维心理评估与个性化干预策略,提升患者心理准备和 HIFU 治疗依从性。**

- 观点解读:治疗前识别高风险人群,针对性制订心理干预计划,避免因过度紧张导致治疗中断或体位移动风险。通过三维动画、治疗案例视频等可视化工具,向患者解释 HIFU 原理、流程及可能的不适感(如皮肤灼热、局部疼痛),消除信息不对称导致的"未知恐惧",建立合理治疗预期,减少因误解引发的抗拒行为。邀请家属参与术前沟通,培训其提供情感支持技巧(如共情倾听、非评判性鼓励),增强患者安全感。模拟体验与渐进式脱敏,可以让患者提前体验治疗体位(如俯卧位),适应 15~30 分钟 / 次。并通过触摸 HIFU 治疗床、听设备运行声音,进而降低对医疗环境的陌生感。对中重度焦虑患者(HADS ≥ 15 分),术前 30 分钟给予短效镇静药物,但需避免药物过量导致体位保持困难,需联合麻醉科评估药物以及体位安全性。

## 04 目前有哪些先进的检查方法,能够更精准地筛查出适合 HIFU 治疗的患者,避免对不适合的患者进行无效治疗?

**核心观点:多模态影像评估肿瘤形态与周围关系,以及肿瘤的血供,PET-CT 检测肿瘤活性范围。**

- 观点解读:通过超声、MR 或 CT 三种影像技术,全面观察肿瘤的位置、大小、边界以及与周围脏器的毗邻关系。超声评估上层组织器官是否干扰治疗,确保 HIFU 能安全聚焦肿瘤。PET-CT 结合代谢与解剖信息,判断肿瘤中的高代谢区域。

## 05/ 如何利用现有的影像学检查技术与 HIFU 治疗，提高早期筛查的准确性？

**核心观点：通过超声造影、MRI、分子影像等多模态影像技术融合，结合实时动态监测，形成"精准定位 – 实时调控 – 全面评估"的诊疗闭环。**

- 观点解读：超声造影通过注射特殊显影剂，让肿瘤的轮廓和血流更清晰，医生能更准确地找到微小肿瘤的位置和范围，为后续高强度聚焦超声（HIFU）治疗锁定目标区域，避免误伤正常组织。MRI 能显示高清的软组织图像，帮助检查微小的肿瘤。MRI 引导 HIFU 治疗时，还能实时监控肿瘤部位的温度变化，确保焦点处的治疗温度，同时防止周围器官被烫伤。将不同影像技术（如 CT、PET-CT、超声）的优势结合起来，虽然能提升微小肿瘤的检出率，但在 HIFU 治疗时，还是要求通过超声内探头或 MRI 监控定位系统清楚地定位肿瘤。

## 06/ 在前期准备过程中，如何确定患者适合 HIFU 治疗？

**核心观点：建立多维评估体系确保 HIFU 治疗精准安全。**

- 观点解读：全面了解患者腹部手术、放疗等病史以及糖尿病、心脏病等慢性病，因其可能+干扰治疗效果与增加风险，需提前调整方案；明确症状与肿瘤的关联性，依据症状严重程度判断干预紧迫性；借助超声、CT、MRI 等影像手段精准定位肿瘤位置、大小，明确其与周围器官距离，同时通过增强 CT 查看血供状态，因血供丰富会影响消融效果；排除如肿瘤广泛转移、紧贴重要器官等禁忌证，若肿瘤已广泛转移或紧贴重要器官（如紧贴肠道的子宫肌瘤），过度使用 HIFU 可能引发肠穿孔。医生需综合判断是否存在这些危险因素，确保治疗区域在安全范围内。依据肿瘤位置选择超声或 MRI 等合适的影像引导方式，以此保障治疗在安全范围内达到高精度、高疗效。

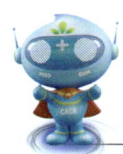

## 07 能否通过基因检测或生物标志物分析，筛选出对HIFU治疗敏感的肿瘤患者，从而提高治疗的针对性和有效性？

**核心观点：目前无明确基因检测或标志物可筛选HIFU敏感患者，临床决策需综合肿瘤特征和患者个体情况。**

- 观点解读：现有医学技术中，还没有公认的基因检测或生物标志物能直接判断患者是否适合HIFU治疗。但科学家正在研究可能与HIFU治疗效果相关的生物学指标，例如，肿瘤细胞的特定基因表达或蛋白质特征。未来若发现有效标志物，可帮助精准筛选适合HIFU治疗的患者。现阶段是否选择HIFU治疗，主要依据肿瘤的位置、大小、类型以及患者一般健康状态，而非依赖基因检测结果。医生需全面评估这些因素，制订个性化方案。

## 08 如何利用多种影像学检查（如超声、MRI、CT等）的优势，为HIFU治疗方案的制订提供可靠依据？

**核心观点：多模态影像学检查的联合应用可实现肿瘤精准评估，为HIFU治疗提供三维空间定位依据。**

- 观点解读：超声以其实时无创优势作为浅表肿瘤初步定位的首选（如乳房/甲状腺肿瘤），MRI凭借高软组织分辨率精确显示肿瘤内部结构和周围血管神经的关系。通过不同成像模式，可区分肿瘤和正常组织边界，避免治疗时损伤重要器官，特别适合腹部、盆腔等复杂部位的肿瘤评估。CT则擅长钙化灶及骨结构成像并通过增强扫描识别肿瘤活性区域。通过影像融合技术将三者数据进行三维重建，既能快速确定治疗靶区（超声），又能清晰区分肿瘤与正常组织边界（MRI），同时明确肿瘤内部活性分布（PET-CT）。这种互补性检查模式可全面获取肿瘤位置、大小、形态及血供特征，为制订个性化HIFU方案提供完整数据支持，显著提升能量聚焦的精准度和治疗安全性。

## 09  如何根据肿瘤的病理类型、大小、位置等因素，制订个性化的 HIFU 治疗方案，以提高治疗效果？

**核心观点：基于肿瘤病理特征与解剖结构的精准分析可实现 HIFU 治疗方案的个性化设计。**

- 观点解读：不同性质的肿瘤对 HIFU 治疗的反应不同，通过病理活检明确肿瘤类型及分化程度，结合多模态影像（CT/MRI/ 超声）三维重建技术，获取肿瘤大小、位置及与血管神经的空间关系数据，可实现 HIFU 治疗方案的个性化设计，比如针对直径不大于 3 厘米的肿瘤实施单次精准消融，对大于 5 厘米病灶采用分阶段治疗（如先栓塞血供再分次治疗）。在毗邻重要器官的危险区域，利用影像融合技术规划无血管神经损伤的安全路径。治疗参数根据患者年龄、基础疾病进行动态调整，治疗过程中，通过 MRI 温度监控实时修正聚焦位置。治疗后建立包含影像学复查、肿瘤标志物检测及 ctDNA 监测的评估体系，对残留病灶及时实施补充消融或联合其他治疗，确保治疗全程的精准性与有效性。

## 10  在实施 HIFU 治疗时，如何优化操作流程，提高治疗效率，减少治疗时间和患者的痛苦，同时保证治疗质量？

**核心观点：构建全流程精细化 HIFU 操作体系实现高效低损治疗。**

- 观点解读：治疗前通过超声、MRI 等影像技术精确定位病灶，制订个性化方案。这样既能减少治疗中反复扫描的时间，又能避免损伤周围正常组织，提高整体效率。提前校准设备并预设治疗参数（如功率、频率），确保设备运行稳定。这能缩短操作时间，减少因设备问题导致的治疗中断，提升治疗流畅度。治疗时通过实时影像监控焦点位置，确保能量精准作用在病灶上。既减少重复操作次数和患者疼痛，又能降低皮肤灼伤等并发症风险。对复杂病灶分阶段治疗，并根据患者反应调整后续方案，避免单次治疗强度过高导致的不适。设计舒适体位确保病灶充分暴露，

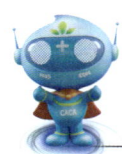

配合镇静或止痛措施缓解患者紧张情绪,既能减少患者因移动导致的治疗偏差,又能提升治疗耐受性。明确医生、技师等分工,定期培训设备操作和应急处理。通过高效协作减少流程卡顿,提升操作熟练度,这样就可以提高治疗效率,减少治疗时间和患者的痛苦,同时保证治疗质量。

## 11 / HIFU 治疗后,如何通过有效的护理措施和康复训练,帮助患者尽快恢复身体功能?

**核心观点:系统化术后护理和康复体系可有效促进功能恢复并预防并发症。**

- 观点解读:治疗后可通过多种措施帮助患者尽快恢复身体功能。①分阶段饮食调整,避免产气食物。胃肠道肿瘤患者治疗后先从流食(如米汤、粥)开始,逐渐过渡到半流食(如面条)和普通饮食。避免吃豆类、碳酸饮料等易胀气的食物,减少肠胃负担。每餐少量多餐,防止一次性吃太多引发消化不良,帮助肠胃逐步适应。②尽早下床活动,床上运动辅助。鼓励患者术后尽早下床慢走,通过身体活动刺激肠道蠕动。如果暂时无法下床,可在床上翻身、屈伸双腿,或由家属协助按摩腿部,促进血液循环,防止血栓。③腹部按摩结合深呼吸训练。家属用掌心顺时针轻轻按摩患者腹部,每天多次,每次5~10分钟,帮助肠道"动起来"。同时指导患者用腹部深呼吸,通过膈肌运动间接推动肠胃恢复功能。④疼痛管理+心理支持双管齐下。按医生建议使用止痛药,缓解术后不适,让患者更愿意配合活动。同时多与患者沟通,减轻焦虑情绪,增强康复信心,避免因心理压力影响身体恢复。⑤密切观察症状,保证水分摄入。每天留意患者是否腹胀、恶心,及时告知医生处理。鼓励患者多喝水,保持肠道湿润,预防便秘和脱水,进一步降低肠梗阻风险。

## 12 / 对于 HIFU 治疗后出现的不良反应，如何减轻痛苦，提高患者生活质量？

**核心观点：对于不良反应，尽早采取针对性措施，可减轻患者的痛苦，提高患者的生活质量。**

- 观点解读：对于HIFU治疗后出现的不良反应，需尽早进行处理，通常处理方法如下：①发热分级处理，高热及时用药补液。体温轻度升高（未超38.5℃）时无须用药，多喝水观察即可；若超过38.5℃，需服用退烧药并多喝温水，避免脱水。高热可能提示炎症反应，及时处理可预防病情加重。②按疼痛程度选择药物，遵循三阶梯原则。轻微疼痛可用布洛芬等普通止痛药；若疼痛剧烈，需在医生指导下使用强效止痛药。不同疼痛等级对应不同药物，既能缓解症状，又能减少药物滥用风险。③皮肤损伤分情况处理，预防感染是关键。轻微红肿时保持皮肤清洁，避免摩擦；若起水疱或破皮，需用无菌纱布覆盖，并在医生指导下涂抹抗菌药膏。及时保护创面可降低感染风险，加速愈合。④心理与活动支持结合，定期随访调整方案。治疗后的焦虑情绪可通过沟通疏导缓解；适当活动（如散步）促进血液循环，帮助恢复。医生定期回访能监测不良反应变化，及时优化治疗措施，提升康复效果。

## 13 / HIFU 治疗过程中，如何精准控制超声能量的聚焦和投放，确保肿瘤组织得到有效消融，同时最大限度地减少对周围正常组织的损伤？

**核心观点：通过影像精确引导定位，动态调整参数，实时检测等多技术协同，可实现 HIFU 治疗能量精准聚焦与安全调控。**

- 观点解读：治疗前通过超声、MRI等影像技术精准勾画肿瘤位置，清晰区分肿瘤和正常组织的边界，确保能量只针对病灶区域，避免误伤健康组织。根据肿瘤大小和深度，实时调整超声波的频率、强度等参数，让能量像"放大镜聚光"一样准确集中在肿瘤内部，既能高效消融病灶，又避免能量外溢损伤周围器官。治疗

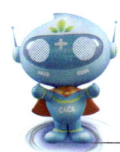

中用成像技术全程监测肿瘤区域的温度变化和图像反应，一旦发现异常（如温度过高或波及正常组织），立即暂停并调整能量强度或作用时间，保障治疗安全。根据肿瘤血流情况分层释放能量。血流多的区域增加能量，确保消融彻底；血流少的区域减少能量，避免过度加热损伤周围血管和神经，提高治疗精准度。

## 14. 对于一些局部晚期或复发性肿瘤，如何联合 HIFU 与其他治疗方法（如手术、放疗、化疗、免疫治疗等），发挥协同效应，提高肿瘤的控制率和患者的生存率？

**核心观点：HIFU 与其他手段联合治疗可增强肿瘤杀伤效能，发挥协同效应，提高肿瘤的控制率和患者的生存率。**

- 观点解读：通过术前 HIFU 消融缩小肿瘤体积让手术更容易操作；手术（减瘤）后使用 HIFU 能清除残留的瘤体组织。比如胰腺癌患者术前用 HIFU 缩小病灶，可提高手术切除成功率。HIFU 治疗能多改变肿瘤的乏氧状态，使肿瘤组织对放疗更敏感。两者配合能增强放疗效果，尤其适合宫颈癌等放疗敏感肿瘤，可减少放射剂量并提高病灶清除率。HIFU 通过物理作用打开肿瘤血管屏障，让化疗药物更多聚集在肿瘤区域。例如，肝癌患者联合治疗时，既能增强化疗药对癌细胞的杀伤力，又能减少药物对其他器官的损伤。HIFU 治疗还可以改变肿瘤的免疫微环境。配合免疫药物治疗时，可帮助免疫细胞更精准识别并攻击癌细胞，对黑色素瘤等免疫治疗敏感肿瘤效果显著。根据肿瘤类型、位置及患者身体状态，灵活选择 HIFU 搭配手术、放疗、化疗、免疫治疗中的一种或多种。可增强肿瘤杀伤效能，发挥协同效应，提高肿瘤的控制率和患者的生存率。

## 15. 部分患者在 HIFU 治疗后可能会出现心理问题，如何对患者进行有效的心理干预，帮助他们树立信心？

**核心观点：系统化心理干预体系可有效改善患者治疗依从性与生存质量。**

- 观点解读：构建"认知 – 情感 – 行为"三维心理支持模型。①普及治疗知识，消除未知恐惧，实施分阶段健康教育（治疗前讲解原理、治疗中指导配合、治疗后说明反应），通过动画演示治疗过程降低认知偏差；②建立多学科心理干预团队，提供心理咨询服务，鼓励患者表达内心感受，倾听并给予积极反馈。若患者出现严重焦虑或抑郁，及时转介心理科进行专业治疗，确保心理问题得到有效干预；③创建"家庭治疗模式"，引导家属主动陪伴患者，给予情感关怀和日常照料，帮助患者建立更强大的社会支持系统。家人的理解和鼓励能显著缓解患者的孤独感，增强治疗信心；④指导放松训练，缓解情绪压力，教会患者使用深呼吸、冥想等简单放松技巧，帮助他们在焦虑时快速平复情绪。这些方法操作简便，可随时应用，有效减轻心理负担；⑤建立治疗成功案例库，通过匿名视频访谈展示相似病例康复过程，增强患者治疗信心；⑥定期随访跟踪，动态调整干预。治疗后定期回访患者，观察心理状态变化，及时调整心理疏导方案或治疗计划。这种动态监测能确保干预措施始终贴合患者需求，保障康复效果。

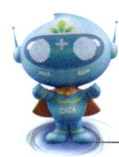

## 16. 康复期间，如何指导患者进行合理的饮食和营养管理预防肿瘤的复发和转移？

**核心观点：基于循证医学构建个体化营养干预体系，通过膳食结构优化降低肿瘤复发风险。**

- 观点解读：基于循证医学构建个体化营养干预体系，补充身体所需的营养物质，增强机体免疫力，可以有效预防肿瘤的复发和转移。①构建全营养均衡膳食模式，每天需摄入蛋白质、碳水化合物、脂肪、维生素和矿物质等多种营养素。多吃新鲜蔬果、全谷物及鱼、瘦肉、蛋类等优质蛋白，帮助修复身体组织，增强免疫力，减少肿瘤复发风险。②建立加工食品预警机制，加工食品含大量糖、脂肪及添加剂，可能含有致癌物质。减少这类食物摄入可降低肥胖风险，减轻代谢负担，同时避免有害物质刺激癌细胞生长。③实施体重动态管理，过胖或过瘦都不利于康复。通过均衡饮食和适度运动维持体重，既能改善体质，又能避免肥胖引起的慢性炎症或代谢异常，降低肿瘤转移可能性。④建立戒烟限酒监督体系，烟酒会损伤细胞DNA，增加癌症复发和转移风险。康复期间彻底戒烟戒酒，有助于提升免疫力，为身体恢复创造良好环境。⑤个性化饮食计划。根据患者消化功能、治疗副作用等情况调整饮食。例如术后可选择易消化食物，或补充特定营养素。专业营养师能制订针对性方案，确保营养吸收最大化。

# 肠道微生态医学技术

## 01 / 如何通过调整饮食结构和生活方式，维持肠道微生态平衡，预防肿瘤的发生？

**核心观点一：多吃膳食纤维食物，促进有益菌生长。**

- 观点解读：全谷物、蔬菜水果等富含膳食纤维，被肠道菌群发酵后产生丁酸等短链脂肪酸，能修复肠道屏障、抑制炎症，从而降低肠癌等肿瘤风险。

**核心观点二：补充益生元和益生菌改善菌群结构。**

- 观点解读：益生元（如菊粉）是"有益菌的粮食"，帮助其繁殖；益生菌（如乳酸杆菌）直接增加肠道菌群数量，增强免疫力，抑制致病菌生长。

**核心观点三：减少红肉及加工肉类摄入，降低肿瘤风险。**

- 观点解读：红肉和加工肉类在肠道内易产生亚硝胺等致癌物，破坏菌群平衡，建议用鱼肉、豆类等替代，减少结直肠癌风险。

**核心观点四：限制高脂饮食，优选健康脂肪来源。**

- 观点解读：油炸食品、动物脂肪易引发菌群失调和慢性炎症，而橄榄油、鱼油中的不饱和脂肪酸能减少炎症，维护肠道环境稳定。

**核心观点五：规律作息和运动维持菌群稳定。**

- 观点解读：熬夜、久坐会扰乱肠道菌群节律，每天30分钟快走等运动结合早睡早起，可促进菌群多样性，增强抗癌能力。

**核心观点六：避免滥用抗生素，保护菌群多样性。**

- 观点解读：抗生素会无差别杀死有益菌，导致菌群失衡。感冒等小病不随意用抗生素，必须使用时需遵医嘱并及时补充益生菌。

## 02  在肿瘤治疗前，如何利用肠道微生态检测评估患者的肠道健康状况，提前采取干预措施预防治疗相关的肠道微生态损伤？

**核心观点一：肠道菌群检测还不能用于指导临床决策。**

- 观点解读：肠道菌群的检测和分析是一项有前途的科学研究和手段。但是，目前还没有足够的证据支持将其用于临床决策。

**核心观点二：评估肠道屏障功能指标。**

- 观点解读：检测血液中的毒素（如脂多糖）和有益物质（如丁酸盐）水平，判断肠道屏障是否"漏了"。肠道屏障损伤时，毒素容易进入血液引发炎症，提前干预可加固屏障，减少健康风险。

## 03  目前基于肠道微生物群标志物的肿瘤筛查方法准确性如何，怎样进一步提高其筛查的可靠性和灵敏度？

**核心观点一：现有筛查准确性有限，需提升可靠性和灵敏度。**

- 观点解读：目前通过检测肠道微生物能发现部分肿瘤（如肠癌）的早期信号，但不同研究中检测结果差异较大。比如有的方法漏检率高，有的可能误判，这和技术不统一、样本质量参差不齐有关，整体可靠性还需优化。

**核心观点二：人工智能挖掘复杂微生物特征。**

- 观点解读：肠道微生物包含成千上万种细菌，人工难以分析复杂关联。用AI技术（如深度学习）可快速找出特定细菌组合模式，就像用智能算法从海量监控视频中锁定嫌疑人，显著提升预测肿瘤的能力。

**核心观点三：个性化筛查策略提升适用性。**

- 观点解读：考虑个人基因、饮食等差异调整筛查标准。例如，爱吃高纤维食物的人肠道菌群本就不同，制订筛查指标时需针对性修正，避免"一刀切"导致误诊，类似体检报告会根据年龄、性别调整参考值范围。

## 04 如何将肠道微生物检测与传统肿瘤筛查方法相结合，提高早期肿瘤的筛查效率？

**核心观点一：联合微生物与肿瘤标志物检测，提升准确性。**

- 观点解读：传统的肿瘤标志物检测（如 CEA、CA199）有时可能漏检，而肠道微生物检测能补充这一不足。通过同时分析两种数据，可以更全面地捕捉肿瘤信号，减少误诊或漏诊的概率，提高早期发现的概率。

**核心观点二：动态跟踪菌群变化，预警肿瘤进展。**

- 观点解读：肠道微生物会随肿瘤发展而变化。定期检测菌群状态，结合传统筛查结果，可更灵敏地评估肿瘤风险趋势。比如某些有害菌持续增多时，即使当前指标正常，也能提示医生加强监测或干预。

## 05 如何利用肠道微生物组检测结果更准确地判断肿瘤的分期和预后，为制订个性化治疗方案提供依据？

**核心观点：检测特定微生物标志物评估肿瘤进展。**

- 观点解读：通过分析肠道内某些特殊微生物或其代谢物的含量，可以判断肿瘤是否处于活跃期或早期。例如，某些有害菌增多可能提示肿瘤恶化风险高，而益生菌减少可能反映患者免疫力下降，这些信息帮助医生更精准判断病情阶段。

## 06 不同种类的益生菌在肿瘤治疗中发挥的作用有何差异，如何根据患者的具体情况选择最有效的益生菌？

**核心观点：医生综合评估制订个性化方案。**

- 观点解读：患者年龄、饮食、药物（如抗生素）等差异会影响益生菌效果，需医生结合检测结果和个体情况制订方案。

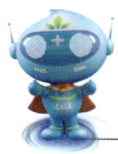

## 07 洗涤菌群移植（WMT）在肿瘤治疗中的最佳应用时机是什么，怎样提高其治疗效果和安全性？

**核心观点一：用于标准治疗无效或肠道菌群严重紊乱的肿瘤患者。**

- 观点解读：当常规疗法（如化疗、免疫治疗）无效，或患者因治疗出现严重肠道菌群失衡（如免疫治疗引发的肠炎、化疗后反复感染等），应考虑使用 WMT。

**核心观点二：严格筛选健康供体保障菌群安全有效。**

- 观点解读：供体需通过多项健康检查，确保其肠道菌群种类丰富且无致病菌（如沙门氏菌）。移植前对供体粪便进行洗涤处理，去除杂质保留有益菌，降低感染风险。

**核心观点三：联合饮食和益生菌巩固疗效。**

- 观点解读：移植后配合高纤维饮食（如全谷物、蔬菜）帮助有益菌定植，或补充特定益生菌（如双歧杆菌）增强效果。这种组合能延长菌群改善作用，减少肠道问题复发。

**核心观点四：多学科协作降低治疗风险。**

- 观点解读：由肿瘤科、消化科和微生物学专家共同制订方案，例如免疫治疗患者需评估肠炎严重程度后再决定是否移植。团队协作能平衡疗效与安全性，避免过度治疗。

## 08 对于治疗后出现肠道微生态失调相关并发症（如腹泻、感染等）的患者，有哪些针对性的康复措施？

**核心观点一：针对性补充益生菌恢复菌群平衡。**

- 观点解读：通过服用乳酸杆菌、双歧杆菌等特定益生菌，直接增加肠道有益菌数量，抑制有害菌过度繁殖，缓解腹泻和感染。这类制剂需在医生指导下使用，避免盲目选择。

**核心观点二：饮食调整促进肠道菌群修复。**

- 观点解读：多吃全谷物、蔬菜等富含膳食纤维的食物，这类食物是益生菌的"养料"；同时减少高糖高脂饮食，避免加重菌群失衡。通过合理膳食为肠道菌群恢复提供良好环境。

**核心观点三：严重患者可采用洗涤菌群移植重建菌群。**

- 观点解读：当常规治疗无效时，将健康人粪便中的有益菌群移植到患者肠道内，能快速恢复菌群平衡。这种方法需严格筛选供体并在专业机构实施，确保安全有效。

**核心观点四：合理抗感染治疗结合菌群调节。**

- 观点解读：针对感染症状需谨慎使用抗生素，既要控制感染又要避免破坏正常菌群。治疗期间同步使用益生菌或益生元，减少抗生素对肠道环境的二次伤害。

## 09 心理因素对肠道微生态有一定影响，在肿瘤患者康复期间，如何进行心理干预以改善肠道微生态，促进整体康复？

**核心观点一：认知行为疗法改善负面情绪，调节菌群平衡。**

- 观点解读：通过帮助患者调整对疾病的消极想法，减少焦虑、抑郁等情绪，降低心理压力对肠道菌群的破坏，从而促进有益菌的生长，改善消化和免疫功能。

**核心观点二：正念减压缓解压力，减少菌群失调风险。**

- 观点解读：冥想、深呼吸等练习能降低应激激素水平，减轻肠道炎症反应，避免因长期压力导致有害菌过度繁殖，维持肠道菌群多样性。

**核心观点三：个性化心理支持增强抗癌信心。**

- 观点解读：一对一心理咨询帮助患者建立积极心态，主动配合治疗和饮食调整，间接优化肠道环境，加速身体康复。

**核心观点四：团体互助减轻孤独感，稳定心理状态。**

- 观点解读：患者通过小组分享获得情感共鸣，减少孤独带来的心理负担，稳定的情绪有助于肠道菌群恢复平衡，降低复发风险。

### 核心观点五：家庭社会支持营造康复安全感。

- 观点解读：家人陪伴和社会关爱能缓解患者的焦虑，安全感促进副交感神经活跃，改善肠道蠕动和菌群代谢功能。

### 核心观点六：健康教育提升患者自主调节能力。

- 观点解读：普及心理与肠道健康的知识，让患者理解情绪管理的重要性，主动参与心理干预和饮食调理，形成良性循环。

# 光动力疗法

## 01 光动力治疗的原理是什么？

**核心观点：光动力治疗兼具高效性和低毒性，已成为癌症、癌前病变及部分良性疾病的革新性疗法。**

- 观点解读：光动力治疗通过光敏剂、光源与氧气的协同作用，产生氧自由基和单线态氧，实现精准的细胞级杀伤，兼具高效性和低毒性。其核心优势在于选择性破坏病变组织，同时通过免疫激活和血管阻断实现多维度治疗法。

## 02 光动力治疗有哪些优势？

**核心观点：光动力疗法具有精准靶向性、微创性与安全性、重复治疗可行性、适用于姑息治疗、与其他疗法联合协同增效的优势。**

- 观点解读：①精准靶向性：光敏剂选择性聚集于肿瘤组织，杀伤范围精确至细胞水平，正常组织损伤极微；②微创性与安全性：无须开刀，无热损伤和骨髓抑制，治疗毒副作用低；③重复治疗可行性：癌细胞对光敏剂无耐药性，可多次治疗且不增加毒性反应；④姑息治疗价值：适用于高龄、器官功能不全患者，改善晚期癌症患者生活质量并延长生存期；⑤协同增效作用：与手术联合可清除残留病灶（如膀胱癌术后复发率降低50%~70%），与放化疗、免疫治疗联用可增强疗效。

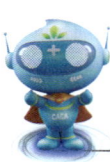

## 03/ 光动力治疗适用于哪些疾病的治疗?

**核心观点：光动力治疗适应证广泛覆盖肿瘤性疾病、癌前病变及部分良性病变。**

● 观点解读：

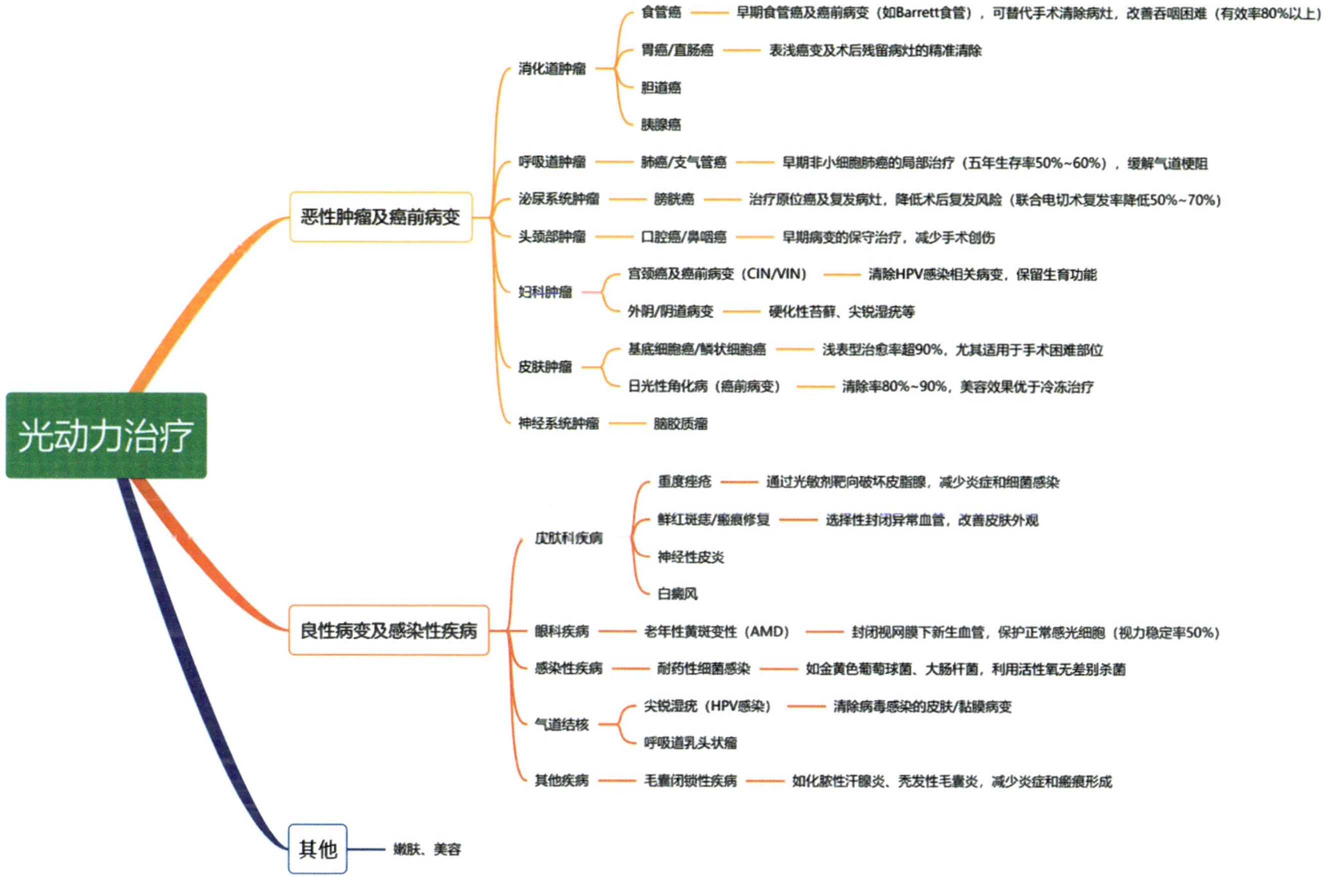
光动力治疗
恶性肿瘤及癌前病变
消化道肿瘤
食管癌 —— 早期食管癌及癌前病变（如Barrett食管），可替代手术清除病灶，改善吞咽困难（有效率80%以上）
胃癌/直肠癌 —— 表浅癌变及术后残留病灶的精准清除
胆道癌
胰腺癌
呼吸道肿瘤 —— 肺癌/支气管癌 —— 早期非小细胞肺癌的局部治疗（五年生存率50%~60%），缓解气道梗阻
泌尿系统肿瘤 —— 膀胱癌 —— 治疗原位癌及复发病灶，降低术后复发风险（联合电切术复发率降低50%~70%）
头颈部肿瘤 —— 口腔癌/鼻咽癌 —— 早期病变的保守治疗，减少手术创伤
妇科肿瘤
宫颈癌及癌前病变（CIN/VIN） —— 清除HPV感染相关病变，保留生育功能
外阴/阴道病变 —— 硬化性苔藓、尖锐湿疣等
皮肤肿瘤
基底细胞癌/鳞状细胞癌 —— 浅表型治愈率超90%，尤其适用于手术困难部位
日光性角化病（癌前病变） —— 清除率80%~90%，美容效果优于冷冻治疗
神经系统肿瘤 —— 脑胶质瘤
良性病变及感染性疾病
皮肤科疾病
重度痤疮 —— 通过光敏剂靶向破坏皮脂腺，减少炎症和细菌感染
鲜红斑痣/瘢痕修复 —— 选择性封闭异常血管，改善皮肤外观
神经性皮炎
白癜风
眼科疾病 —— 老年性黄斑变性（AMD） —— 封闭视网膜下新生血管，保护正常感光细胞（视力稳定率50%）
感染性疾病 —— 耐药性细菌感染 —— 如金黄色葡萄球菌、大肠杆菌，利用活性氧无差别杀菌
气道结核
尖锐湿疣（HPV感染） —— 清除病毒感染的皮肤/黏膜病变
呼吸道乳头状瘤
其他疾病 —— 毛囊闭锁性疾病 —— 如化脓性汗腺炎、秃发性毛囊炎，减少炎症和瘢痕形成
其他 —— 嫩肤、美容

## 04  对于有肿瘤家族史或其他高危因素的人群，能否提前进行光动力相关的预防干预，若可以，应如何实施？

**核心观点一：光动力疗法不用于肿瘤高危人群预防。**

- 观点解读：光动力疗法仅用于治疗已确诊的肿瘤，目前没有证据支持其用于预防有家族史或高危因素的人群发生肿瘤，因此不推荐作为预防手段。

**核心观点二：癌前病变应定期监测随访。**

- 观点解读：对已发现的癌前病变（如息肉、不典型增生等），需定期复查和跟踪，及时处理异常变化，防止发展为恶性肿瘤。亦可早期应用光动力治疗，可达治愈效果，预防癌变。例如，食管癌的 Barrett 食管、皮肤癌的光化性角化病、宫颈癌的 CIN 病变等，可通过光动力治疗阻止其发展为恶性肿瘤，间接降低发病率。

## 05  在光动力治疗前，怎样评估患者发生光敏反应的风险，提前采取哪些措施预防光敏反应的发生？

**核心观点一：全面评估过敏史、皮肤病史及光敏药物使用。**

- 观点解读：通过询问患者是否有过敏、皮肤病（如红斑狼疮），以及是否服用可能增加光敏反应的药物（如四环素类抗生素），提前识别高风险人群，避免因药物或疾病加重光敏反应。

**核心观点二：根据皮肤类型判断光敏风险等级。**

- 观点解读：浅色皮肤（如白皙、易晒伤）患者对光更敏感，光敏反应风险高；深色皮肤患者耐受性较好。医生通过皮肤分型评估风险，针对性制订防护方案。

**核心观点三：确保治疗前后环境严格避光。**

- 观点解读：患者需在治疗后数天至数周内避免阳光直射，居家或工作环境需用窗帘遮挡强光，减少外出，防止皮肤接触紫外线或强光源引发光敏损伤。

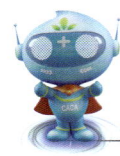

**核心观点四：指导遮光防护与高 SPF 防晒霜使用。**

- 观点解读：帮助患者了解光敏反应症状和应对方法，可有效缓解患者紧张情绪。治疗周期内患者需穿戴长袖衣物、帽子、墨镜遮挡皮肤，暴露部位涂抹 SPF ≥ 50 的防晒霜。

**核心观点五：高风险患者个体化调整治疗方案。**

- 观点解读：对皮肤敏感或免疫力低下的患者，医生可能减少光敏剂用量，或选择代谢更快、光敏期更短的药物，从而降低光敏反应的发生率和严重程度。

## 06 光动力诊断能否与其他传统筛查手段联合使用以提高早期肿瘤筛查效率？如何优化联合方案？

**核心观点一：光动力诊断可补充影像学检查，提高病灶确认率。**

- 观点解读：当 CT 或 MRI 发现异常但无法确定是良性还是恶性时，光动力诊断能进一步观察病灶的细胞活性，帮助医生更准确定位可疑区域，减少漏诊误诊。例如肺部阴影性质不明时，光动力可辅助判断是否为早期肺癌。

**核心观点二：联合肿瘤标志物检测，降低假阳性风险。**

- 观点解读：肿瘤标志物检测（如 PSA、CA199 等）可能出现假阳性，导致健康人群误判。此时用光动力诊断对标志物异常者进行针对性检查，既能快速定位可疑病灶，又能排除非肿瘤因素导致的指标异常，避免过度治疗。

**核心观点三：多方法组合形成个性化筛查方案。**

- 观点解读：根据患者风险等级灵活搭配筛查手段。如吸烟者先做低剂量 CT 初筛，发现结节再结合光动力诊断；有家族史者先查肿瘤标志物，异常时用光动力精查。这种阶梯式筛查既保证效率，又减少不必要的侵入性检查。

**核心观点四：通过多模态联合提升早筛精准度。**

- 观点解读：将无创检查（如血液检测、B 超）与有创检查分步骤实施。先用无创方法筛选高危人群，再用光动力对有需要者进行精准检查。这种组合既能覆盖大规模人群，又能集中资源深入检查可疑病例，实现敏感性和特异性的平衡。

## 07 对于一些难以发现的微小肿瘤或隐匿性肿瘤，光动力技术在筛查方面如何发挥独特优势？

**核心观点一：荧光显影定位肿瘤组织。**

- 观点解读：光敏剂被肿瘤细胞吸收后，在特定光线照射下会发出荧光，像"荧光标记"一样让肿瘤显形。这种显影效果能帮助医生发现肉眼或普通影像难以识别的小肿瘤或隐藏的病灶，尤其适合寻找早期病变。

**核心观点二：联合影像提升筛查灵敏度。**

- 观点解读：将光动力诊断（PDD）技术与内镜等检查结合，相当于给常规检查装上"放大镜"。光敏剂的荧光信号能增强肿瘤与正常组织的对比度，让微小病灶更容易被识别，提高早期癌症的检出率。现在已有自发荧光内镜，可能不需要再注射光敏剂，使用更方便。

**核心观点三：术中实时导航精准切除。**

- 观点解读：手术时通过光敏剂荧光实时显示肿瘤边界，就像给手术刀装上"GPS导航"。不仅能准确定位肿瘤边缘，还能发现传统方法可能遗漏的隐蔽病灶，减少肿瘤残留风险，同时保护更多正常组织。

**核心观点四：滞留效应增强肿瘤对比。**

- 观点解读：肿瘤细胞对光敏剂的吸收量和滞留时间都远超正常细胞。这种特性让肿瘤在光动力检查中形成更明显的信号差异，特别适合检测普通检查容易漏诊的早期癌变或复发病灶。

**核心观点五：多手段联合确保筛查精准。**

- 观点解读：虽然光动力筛查优势明显，但需与病理活检、CT等常规检查配合使用。通过多技术互相验证，既能发挥荧光显影的高灵敏度，又能避免单一方法可能出现的误判，确保诊断结果更可靠。

## 08 不同类型的光敏剂在光动力治疗中的效果和安全性存在差异，如何根据患者的具体情况（如肿瘤类型、部位、身体状况等）选择最适宜的光敏剂？

**根据光敏剂的作用机制和研发时间，可分为三代。**

第一代光敏剂，代表物质：血卟啉衍生物（HpD）、卟吩姆钠（Photofrin）。特点：混合制剂，光毒性强，需避光4周以上，主要用于浅表肿瘤治疗。

第二代光敏剂，代表物质：5-ALA、二氢卟吩（如替莫泊芬）、酞菁类（如磺化铝酞菁），特点：分子结构明确，吸收波长更长（650～800纳米），皮肤光敏期缩短至24～48小时，靶向性更优。

第三代光敏剂，代表物质：纳米载体结合型（如金纳米颗粒-酞菁复合物）、靶向修饰型（如抗体偶联光敏剂）。特点：通过功能化修饰增强肿瘤选择性，结合多模态成像技术实现诊疗一体化。表浅肿瘤选穿透力强、代谢快的光敏剂，深部肿瘤需长波长激活型。目前我国批准临床用于恶性肿瘤治疗的光敏剂只有喜泊分（血卟啉衍生物），另一种是5-ALA，只批准用于皮肤及管腔内良性肿瘤或病变的治疗。

**核心观点一：肿瘤部位决定用药方式，表浅用局部药，深部用静脉注射药。**

- 观点解读：皮肤、膀胱等表浅部位可用涂抹或局部注射的ALA，药物集中在肿瘤处，全身影响小。深部或内脏肿瘤需静脉注射喜泊芬等药物，这些药能随血液到达病灶，配合光纤精准照射。

**核心观点二：肝肾功能差者避开代谢依赖型，光敏感者选短效药。**

- 观点解读：肝肾功能不全的患者，如果用需肝脏分解的光敏剂，易蓄积中毒，应选代谢不依赖肝肾的药物。对光敏感人群（如皮肤易过敏），选ALA等几小时就失效的药，降低治疗后长期怕光的风险。

**核心观点三：体弱患者优先短效低毒药，复发肿瘤可试新型或联合方案。**

- 观点解读：老年人或身体差的患者，能快速完成光动力治疗且副作用少。对放化疗无效的复发肿瘤，可尝试新型光敏剂或联合用药，提高杀伤力。

**核心观点四：个性化选择需平衡疗效与安全，综合评估患者情况。**

- 观点解读：医生需结合肿瘤类型、位置、患者年龄、健康状态等，选择既能有效灭癌又对身体伤害最小的光敏剂。例如，食管癌患者若同时有肝病，会避开伤肝的药物，改用其他类型。

## 09 / 光动力治疗中，如何精准控制光源的参数（如波长、功率、照射时间等），以达到最佳的治疗效果，同时减少对正常组织的损伤？

**核心观点一：波长匹配光敏剂吸收峰，优先选红光或近红外光。**

- 观点解读：不同光敏剂对光的吸收能力不同，选对波长就像给钥匙配锁，能让光敏剂高效激活。目前临床应用的喜泊分只能选用红光（630纳米），穿透力强，适合表浅或深部肿瘤，既能充分激活药物，又能减少表面组织损伤。

**核心观点二：功率密度控制在 120 ~ 200 mW/cm$^2$ 范围。**

- 观点解读：功率太低像小火慢炖，药物无法有效激活；太高则像大火爆炒，会灼伤正常组织。这个安全范围既能保证光敏剂反应充分，又能避免高温伤害周边健康细胞。

**核心观点三：总能量剂量保持 120 ~ 200 J/cm$^2$，动态调整照射时间。**

- 观点解读：总能量 = 功率 × 时间，就像阳光晒皮肤，时间太长会晒伤，太短没效果。医生会根据肿瘤大小、深度，像调闹钟一样精准控制照射时间，确保能量刚好足够杀死癌细胞。

**核心观点四：个性化方案结合患者病情和实时监测技术。**

- 观点解读：每个患者肿瘤位置、药物分布不同，治疗前用成像设备模拟照射效果，术中通过光纤探头实时监控，像导航系统一样动态调整参数，实现精准打击肿瘤。

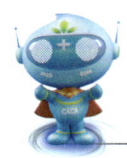

**核心观点五：遮挡防护结合药物浓度控制保护正常组织。**

- 观点解读：用遮光片挡住健康部位，就像给眼睛戴墨镜防晒。同时控制光敏剂浓度，让药物更多集中在肿瘤区域，减少正常组织吸收，双重保障降低副作用风险。

## 10. 对于一些局部晚期或复发性肿瘤，如何联合光动力治疗与其他治疗方法（如手术、化疗、放疗、免疫治疗等），发挥协同效应，提高肿瘤的控制率和患者的生存率？

**核心观点一：光动力联合手术清除残留肿瘤，降低复发风险。**

- 观点解读：手术中或术后用光动力治疗，可精准消灭肉眼看不见的残留癌细胞。对于难切除的肿瘤，术前用光动力缩小肿瘤体积，让手术更容易操作，既提高切除率又减少癌细胞残留。

**核心观点二：光动力与化疗协同增强肿瘤杀伤效果。**

- 观点解读：化疗药能帮助光敏剂更多进入肿瘤组织，同时化疗和光动力双重攻击可引发癌细胞自毁。例如顺铂等药物会放大光动力的毒性作用，两者配合能更彻底消灭癌细胞。

**核心观点三：光动力联合放疗双重氧化应激杀伤。**

- 观点解读：放疗和光动力都会让癌细胞产生大量有害氧化物，联合使用时杀伤力叠加。但需注意两者间隔时间，避免正常组织因氧化损伤过重出现溃烂等副作用。

**核心观点四：光动力激活免疫，联合免疫治疗增效。**

- 观点解读：光动力治疗后，死亡的癌细胞会释放"危险信号"，激活免疫系统识别肿瘤。此时再用 PD-1 抑制剂等免疫药物，可解除癌细胞对免疫细胞的抑制，形成长效抗癌保护。

**核心观点五：个体化设计联合方案，动态调整保安全。**

- 观点解读：根据肿瘤类型、位置和患者身体情况，灵活组合光动力与手术、放化疗、免疫治疗。治疗中密切监测皮肤光敏反应、器官损伤等风险，及时优化方案，在抗癌效果和安全性间取得平衡。

## 11. 在光动力治疗过程中，如何实时监测治疗效果，及时调整治疗方案，以确保治疗的有效性和安全性？

**核心观点一：影像学实时监测肿瘤变化和药物分布。**

- 观点解读：通过荧光成像技术观察药物在肿瘤内的吸收和代谢情况，同时用CT、MRI等设备动态监测肿瘤体积缩小或血流变化，帮助医生判断治疗效果。影像数据能直观显示病灶反应，指导后续治疗重点区域。

**核心观点二：个性化调整光剂量参数。**

- 观点解读：根据患者体型、肿瘤位置深浅等差异，灵活调节激光照射的强度和时间。比如皮肤薄的部位减少光照时间，深层肿瘤适当增加剂量，在有效杀灭癌细胞的同时保护正常组织不被灼伤。

**核心观点三：监测临床指标评估耐受性。**

- 观点解读：治疗中持续监测心率、血压等生命体征，观察治疗部位是否出现异常红肿或剧痛。定期抽血检查肝肾功能、血细胞数量，发现药物毒性迹象时及时干预，避免发生严重副作用。

**核心观点四：动态检测治疗区氧气含量。**

- 观点解读：光动力疗法需要氧气参与化学反应，用脉搏氧饱和度仪或近红外设备实时监测肿瘤部位的含氧量。当发现缺氧时，可暂停治疗或调整光照节奏，保证足够的活性氧生成来杀灭肿瘤。

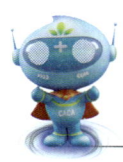

**核心观点五：即时反馈优化治疗方案。**

- 观点解读：若监测显示治疗效果不佳或出现不良反应，立即暂停治疗并重新评估。可能调整药物浓度、更换照射模式，或联合其他治疗手段（如化疗）。每次治疗都会根据实时数据微调方案，实现精准治疗。

## 12. 光动力治疗后，如何通过饮食和营养支持促进患者身体的恢复，增强机体免疫力，预防肿瘤复发？

**核心观点一：高蛋白饮食促进组织修复和免疫提升。**

- 观点解读：蛋白质是细胞修复的关键材料，术后多吃鱼、瘦肉、鸡蛋、豆制品等优质蛋白，能加速伤口愈合，同时增强免疫细胞活性，帮助身体抵抗病原体，降低感染风险。

**核心观点二：多摄入抗氧化维生素和微量元素。**

- 观点解读：维生素C、维生素E和β-胡萝卜素（如柑橘、菠菜、胡萝卜）能清除体内有害自由基，保护细胞；锌、硒（如坚果、海鲜）可激活免疫系统功能，两者结合能增强整体抗病能力，预防肿瘤复发。

**核心观点三：低脂饮食选择健康油脂。**

- 观点解读：减少动物油、油炸食品等饱和脂肪，改用橄榄油、亚麻籽油等富含不饱和脂肪酸的油脂，既能减轻消化负担，又能降低炎症反应，对心血管和免疫系统有益。

**核心观点四：充足饮水并远离刺激性食物。**

- 观点解读：每天多喝水能加速代谢废物排出，维持身体正常运作；避免烟酒、辛辣或过甜食物，可减少胃肠道刺激，防止术后因消化问题影响营养吸收。

**核心观点五：个性化营养方案按需调整。**

- 观点解读：根据患者体重、消化能力等情况，由医生或营养师制订专属饮食计划，严重营养不良时可通过口服营养剂或静脉输液补充营养，确保恢复效率。

## 13. 针对光动力治疗后可能出现的不良反应（如光敏反应、局部炎症等），有哪些有效的康复措施和治疗方法？

**核心观点一：避光防护结合皮肤护理应对光敏反应。**

- 观点解读：治疗后皮肤对光敏感，需严格避免阳光直射和强光源，外出穿长袖衣物、戴帽子和墨镜，并使用 SPF ≥ 30 的防晒霜。若出现红肿或瘙痒，可通过冷敷或医生开具的抗过敏药物缓解症状，保护皮肤并减轻不适。

**核心观点二：局部清洁与抗炎药物控制炎症。**

- 观点解读：保持治疗部位清洁，用温和消毒剂湿敷防止感染。根据炎症程度，医生可能开具非甾体抗炎药（如布洛芬）或局部激素药膏，帮助减轻红肿、疼痛，促进伤口恢复。

**核心观点三：分级止痛策略缓解疼痛。**

- 观点解读：轻度疼痛可通过冰敷或口服普通止痛药（如对乙酰氨基酚）缓解；中重度疼痛需遵医嘱使用更强效的镇痛药物，避免自行用药过量或错误处理。

**核心观点四：心理疏导减轻治疗焦虑。**

- 观点解读：不良反应可能引发患者焦虑或情绪低落，医护人员或心理咨询师通过心理疏导帮助患者调整心态，减少心理压力，增强康复信心。

**核心观点五：专业医疗指导确保措施安全。**

- 观点解读：所有康复措施需在医生指导下进行，例如抗炎药物和镇痛药的剂量需根据个体情况调整，避免自行用药导致副作用或延误病情。

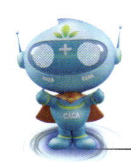

## 14. 部分患者在光动力治疗后可能会出现心理问题，如焦虑、抑郁等。怎样对患者进行有效的心理干预，帮助他们树立信心，积极面对疾病和康复过程？

**核心观点一：健康教育减少治疗未知恐惧。**

- 观点解读：通过讲解治疗原理和副作用，让患者清楚每个步骤和可能出现的情况。比如提前告知治疗后皮肤避光期，患者就不会因突发红肿而慌乱，减少因"不了解"产生的焦虑，增强治疗配合度。

**核心观点二：心理支持疏导负面情绪。**

- 观点解读：专业心理咨询师帮助患者说出内心的害怕或担忧，家属多陪伴倾听，医护人员用鼓励的话语安抚情绪。这些支持能让患者感到被关心，缓解孤独无助感，建立安全感。

**核心观点三：认知行为疗法调整消极心态。**

- 观点解读：引导患者纠正"治不好"等错误观念，例如用成功康复案例鼓励患者，教他们记录每天好转的小细节（如疼痛减轻），把注意力从疾病转移到积极变化上，逐步建立信心。

**核心观点四：放松训练缓解身心压力。**

- 观点解读：教患者简单的放松技巧，比如吸气 4 秒、屏住呼吸 4 秒、呼气 6 秒的深呼吸法，或逐步放松手部、肩颈肌肉。每天练习 10 分钟，能快速降低心率和焦虑感，改善睡眠质量。

**核心观点五：社会支持减轻孤独感。**

- 观点解读：让患者加入病友群，互相分享康复经验，比如如何护理光敏感皮肤。家人陪同散步、聊天，让患者感受到自己不是独自面对困难，从而更有勇气坚持治疗。

**核心观点六：个体化方案提升干预效果。**

- 观点解读：针对不同情况灵活调整方法，比如对严重失眠患者，短期使用助眠药物。量身定制的干预能精准解决患者痛点，加速心理康复。

## 15 / 康复期间，如何制订合理的随访计划，通过定期的检查和评估（如影像学检查、实验室检查等），及时发现肿瘤的复发或转移，以及治疗后的远期并发症？

**核心观点一：随访频率分阶段调整，前 2 年最密集，5 年后每年一次。**

- 观点解读：治疗后前 2 年复发风险较高，需每 3~6 个月检查一次；3~5 年风险降低，改为半年到一年一次；5 年后保持每年复查。这种阶梯式安排既避免过度检查，又能及时发现问题。

**核心观点二：每次随访必须包含病史询问和体格检查。**

- 观点解读：医生会详细询问身体变化、生活状态和心理情况，配合全身检查（如触诊、听诊）。这些简单操作能快速发现异常症状（如疼痛、体重下降），为后续检查提供方向。

**核心观点三：实验室和影像学检查需定期交替进行。**

- 观点解读：血常规、肿瘤标志物等抽血项目每次随访都要做，能反映身体代谢和肿瘤活动。影像检查（如 CT、超声）每年至少做一次，相当于给身体拍"全景照"，精准定位可疑病灶。

**核心观点四：重点监测光动力治疗相关皮肤反应和器官损伤。**

- 观点解读：治疗后皮肤可能对阳光敏感，需定期检查红斑或瘢痕情况；部分患者可能出现肺纤维化等深层损伤，需联合专科医生评估呼吸功能，及时干预防止恶化。

**核心观点五：根据原发肿瘤类型定制个性化检查方案。**

- 观点解读：不同肿瘤的复发特征不同，例如肝癌需重点查甲胎蛋白和腹部增强 CT，肺癌则需关注胸部 CT 和特定基因突变。医生会根据最初病情组合最有效的检查"套餐"。

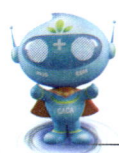

# 腔镜技术

## 01 如何通过优化术前评估流程，更精准地筛选出适合腔镜手术的患者，降低手术风险，预防术后并发症的发生？

**核心观点：全面评估，排除禁忌。**

- 观点解读：通过详细询问患者过去的疾病、手术经历，并检查身体功能，快速发现糖尿病、心血管疾病等可能增加手术风险的隐患，提前干预，为手术安全打好基础。用高分辨率 CT、MRI 等清晰显示肿瘤位置、大小及周围血管、器官分布，提前发现血管走行异常等解剖变异，避免手术中误伤重要组织，降低操作风险。通过心电图、肺功能检查确认患者能否承受麻醉和手术压力；结合血液指标评估营养和炎症水平，确保患者有足够的体能储备，减少术后感染或恢复慢的问题。术前缓解患者焦虑情绪，明确告知手术流程和风险；由外科、麻醉科、影像科等多领域专家共同讨论复杂病例，排除严重心肺疾病、广泛粘连等禁忌情况，确保手术方案安全可行。

## 02 在手术团队层面，怎样加强培训与协作，提高手术操作的规范性和精准度，从而预防术中意外损伤和肿瘤播散？

**核心观点：建立标准化手术流程。**

- 观点解读：制订详细的手术操作规范，明确每一步骤的关键要求。严格遵循无瘤技术原则，例如，避免直接触碰肿瘤、完整切除及时冲洗器械等，从流程上减少肿瘤细胞扩散的风险。

## 03 / 在临床实践中，如何结合患者的病史、症状和体征，合理运用影像学检查（如 CT、MRI 等）和实验室检查，更准确地判断患者是否适合腔镜手术？

**核心观点**：多学科团队讨论制订个体化方案。

- 观点解读：外科、影像科、麻醉科等专家，结合患者的病史、症状、体征及有关辅助检查，共同分析共商决策。例如，若 CT 显示肿瘤较大但未转移，MDT 团队可能建议先化疗缩小肿瘤，再评估腔镜手术可行性，确保治疗安全有效。

## 04 / 对于一些难以发现的微小或隐匿性肿瘤，腔镜技术在筛查方面是否具有独特优势？若有，如何进一步发挥这些优势，提高筛查的准确性？

**核心观点**：多学科多手段协作综合诊断。

- 观点解读：腔镜发现可疑病灶后，可结合高清成像、染色荧光、窄带成像（NBI）技术，并联合影像科分析 CT、MRI 结果、病理科进行快速活检，多角度验证筛查结果，避免单一技术导致的误判。

## 05 / 如何利用影像检查手段（如 CT、MRI、PET-CT 等），更准确地确定肿瘤的位置、大小、形态以及与周围组织的关系，为腔镜手术方案的制订提供更可靠的依据？

**核心观点**：影像检查手段各有优劣，互补利用可精预判。

- 观点解读：结合 CT 的解剖定位、MRI 的软组织细节和 PET-CT 的全身评估，医生能立体掌握肿瘤特征，制订个性化腔镜手术方案，减少术中意外出血或残留，提高切除成功率。

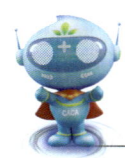

## 06 对于一些复杂的肿瘤病例,如何借助多学科团队(MDT)的力量,做出更准确的诊断和治疗决策?

**核心观点:组建多学科团队,覆盖诊疗全链条。**

- 观点解读:由肿瘤内科、外科、放疗科、病理科等专家共同组成团队,确保从诊断、治疗到护理各环节都有专业支持。例如,外科医生评估手术可行性,内科医生规划化疗方案,病理科确认肿瘤类型,避免单一视角的局限。

## 07 腔镜手术中,如何精准控制手术操作,确保肿瘤的完整切除,同时最大限度地减少对周围正常组织的损伤?

**核心观点:术前精准评估肿瘤,手术精准操作。**

- 观点解读:手术前通过影像检查明确肿瘤的位置、大小及与周围血管、器官的关系,规划手术入路和切除范围,就像提前绘制"作战地图",确保手术每一步都有明确目标,避免盲目操作。医生规范掌握超声刀、电凝钩等工具,主刀与助手默契配合,"清清楚楚解剖,明明白白手术",减少对周围正常组织的损伤。

## 08 对于一些局部晚期或转移性肿瘤,如何联合腔镜手术与其他治疗方法(如化疗、放疗、靶向治疗等),发挥协同作用,提高肿瘤的控制率和患者的生存率?

**核心观点:新辅助治疗与术后辅助治疗相结合,提高腔镜手术切除率,降低术后复发率。**

- 观点解读:手术前通过化疗、放疗或靶向治疗缩小肿瘤体积,降低肿瘤分期,让原本难以切除的肿瘤变得更适合腔镜手术。例如,化疗可能让肿瘤边界更清晰,降低手术难度,同时减少术中癌细胞扩散风险。手术后配合化疗、放疗或靶向治疗,重点消灭肉眼看不见的残留癌细胞。放疗可针对手术区域进行精准照射，靶向药能识别特定基因突变的癌细胞，两者结合可降低肿瘤复发概率。根据肿瘤类型、基因检测结果和患者身体条件，制订专属方案。例如，基因突变患者优先用靶向治疗，年轻体强者可承受更强效的化疗联合手术，确保治疗安全有效。

## 09 在实施腔镜手术时，如何优化手术流程，提高手术效率，减少患者的手术时间和创伤，同时保证手术质量？

**核心观点：腔镜技术需全链条贯穿快速康复理念。**

- 观点解读：手术前医生需详细分析患者病情，制订个性化方案，同时提前检查腔镜设备是否正常，避免术中因器械故障耽误时间，确保手术顺利开展。外科、麻醉、护理团队术前明确分工，按统一操作步骤配合，减少重复动作和沟通成本，缩短手术时间。医生需熟练掌握腔镜技术，操作时动作精准、层次分明，同时根据手术需求选择最合适的切口位置和大小，最大限度减少对患者的损伤。术后采用科学措施，如早期进食、下床活动等，帮助患者减轻疼痛，加快身体恢复，减少住院天数并降低并发症风险。

## 10 对于腔镜手术后可能出现的并发症，如出血、感染、吻合口漏等，应采取哪些针对性的康复治疗方法，加速患者的康复进程，减轻患者的痛苦？

**核心观点一：出血分轻重，保守或手术止血。**

- 观点解读：轻微出血可通过止血药、补液等非手术方式控制；若出血量大或持续不止，需密切监测血压、心率等指标，必要时再次手术止血，避免危及生命。

**核心观点二：感染防控需药物、护理双管齐下。**

- 观点解读：术后使用针对性的抗生素预防感染，同时保持伤口清洁和引流管通畅，

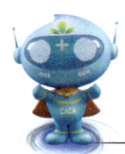

减少积液风险。合理补充营养增强免疫力,帮助身体更快恢复。

**核心观点三**:吻合口漏早干预,引流营养是关键。

- 观点解读:一旦发现吻合口漏(手术连接处未愈合),需及时加强局部引流、控制感染,并通过静脉或肠内营养支持。严重者需二次手术修补或临时造瘘,避免进一步恶化。

**核心观点四**:术后多维度管理减轻痛苦。

- 观点解读:通过药物控制疼痛,鼓励患者早期下床活动,促进胃肠功能恢复;同时提供心理疏导缓解焦虑,减少因恐惧导致的康复延迟,全方位加速恢复。

**核心观点五**:呼吸锻炼防肺部并发症。

- 观点解读:术后指导患者深呼吸、有效咳嗽排痰,预防肺部感染或肺不张。尤其对吻合口漏患者,呼吸训练可降低因疼痛限制呼吸导致的并发症风险。

## 11. 部分患者在腔镜手术后可能会出现心理问题,如焦虑、抑郁等。怎样对患者进行有效的心理干预,帮助他们树立信心,积极面对疾病和康复过程?

**核心观点**:加强沟通,进行个体化心理评估和干预,建立家属参与的多学科协作支持。

- 观点解读:手术前医生用通俗语言讲解手术过程、可能的风险和预期效果,避免患者因未知而恐惧。同时分享成功案例,让患者看到希望,减少焦虑,增强治疗信心;手术后通过简单问卷或谈话,快速识别患者焦虑、抑郁情绪。医护人员耐心倾听患者担忧,用共情和安慰帮助患者释放压力,避免负面情绪积压。根据患者性格和需求,选择适合的心理调节方法。例如,教患者深呼吸、冥想放松身心,或通过认知训练纠正"手术失败"等消极想法,帮助积极面对恢复过程。教会家属用陪伴、鼓励代替过度保护,营造温暖的家庭氛围。心理医生、护士和康复师共同制订计划,解决患者身体恢复和心理困扰,形成全面支持网络。

# 热疗技术

## 01 热疗是一项怎样的治疗技术？如何发挥控制肿瘤作用？

**核心观点一：热疗是各种热源能量传递至机体治疗疾病的一类物理疗法。**

- 观点解读：热疗利用的是不产生电离辐射的物理能量，如射频、微波、超声和激光等，在病变组织和正常组织传递过程中所产生的温度学变化及继发生物学效应的差异来治疗疾病。广泛应用于良性疾病和恶性肿瘤的治疗。与放射治疗所用射线通过电离辐射激发分子畸变不同，通过精准控制温度，热疗对正常组织几乎无损伤，有"绿色疗法"的美誉。根据治疗温度不同，热疗分为毕其功于一役的热消融治疗（≥50℃）和需要多程治疗的温热热疗（39~43℃）。临床上，热消融治疗隶属于介入消融范畴，我们常说的热疗指的是温热热疗。

**核心观点二：热疗针对肿瘤发病、进展及治疗特点发挥控瘤作用。**

- 观点解读：恶性肿瘤组织自身结构不健全、血管杂乱无章，加温时较正常组织散热慢易积热形成"热岛"；恶性肿瘤细胞对高热敏感，更易产生热损伤；热疗可缓解恶性肿瘤组织酸性、缺氧、高间质压的免疫抑制微环境，与化疗、免疫治疗、放疗、介入栓塞等联用有协同增效作用；热疗还可通过改善机体抑郁状态、消除炎症加速感染控制、增强基础代谢率纠正糖脂代谢利于肿瘤的代谢重编程等来预防肿瘤发生、促进肿瘤康复。

**核心观点三：热疗需要多程治疗方能达效。**

- 观点解读：热疗是一种温和物理治疗手段，单次治疗效果可逆而不持久，需要多程治疗才能产生显著生物学效应，故热疗是一种需要"滴水穿石"达到"长治久安"的物理治疗康复技术。

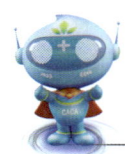

## 02 对于具有肿瘤家族遗传倾向的人群，热疗能否作为一种预防性手段？若可以，应如何制订个性化的预防方案？

**核心观点一：热疗不是肿瘤遗传倾向人群的主要预防手段，但可通过减缓后续促癌因素影响发挥预防作用。**

- 观点解读：家族遗传性肿瘤是由特定基因突变通过遗传方式传递给后代，显著增加家族内个体患病风险的一类疾病，其主要的预防策略为高危人群的基因监测筛查。虽基因突变完成"第一次打击"增加了肿瘤易感性，但后续环境因素（如辐射、感染、吸烟等）造成的"第二次打击"则促成了肿瘤的发生。故针对肿瘤遗传高危人群环境因素及生活方式造成的不良因素进行有效的热疗干预，则可减缓恶性肿瘤的发生。如肝癌，应用热疗提高肝炎病毒控制效率、预防及减轻酒精肝、脂肪肝、药物肝、病毒肝等长期炎症所致的肝纤维化，可发挥很好地预防肝癌发生。

**核心观点二：肿瘤遗传高危人群肿瘤预防应基于基因筛查、早期发现、早期干预。**

- 观点解读：建议根据家族肿瘤类型制订基因筛查计划。通过 BRCA、APC 等肿瘤易感基因检测，可明确遗传风险等级。检测阳性者需专业遗传咨询，如 BRCA1 突变携带者，医生可能建议预防性乳腺切除或密切随访。但检测需在专业机构进行，避免误读报告造成恐慌。直系亲属有肠癌史，建议 40 岁前开始肠镜检查；乳腺癌高危女性可提前乳腺超声和钼靶检查频率。特定人群可使用药物降低风险。如林奇综合征患者服用阿司匹林可降低肠癌发生率，乳腺癌高危女性使用他莫昔芬可降低 50% 发病风险。

**核心观点三：环境生活因素的干预亦极其重要，热疗可在其中发挥作用。**

- 观点解读：健康生活方式和良好情绪调节是预防肿瘤的基石。保持每周 150 分钟中等强度运动，饮食遵循"彩虹原则"摄入多种果蔬，避免加工肉制品。戒烟并限制酒精摄入（男性 < 25g/ 天，女性 < 15g/ 天），保持 BMI 在 18.5~24 之间，这些措施可降低 30%~50% 的患癌风险。而对于过劳、肥胖、抑郁、炎症等，可通过热疗干预得以减缓。

## 03. 在热疗前，怎样评估患者的身体状况，提前发现可能存在的潜在风险因素，采取针对性措施预防热疗并发症的发生？

**核心观点一：全面采集病史，筛查热疗风险因素。**

- 观点解读：需要了解患者是否有活动性出血、躁狂类精神疾病等热疗绝对禁忌，是否患有高血压病、心脏病、糖尿病等及其控制情况，了解患者是否有起搏器、金属器物等植入病史，了解女性是否怀孕或在经期，这些均可影响热疗安全性。同时记录近期用药，尤其是抗凝血药或免疫抑制剂，这些药物可能增加出血或感染风险，需提前调整治疗方案。

**核心观点二：详细体格检查，排除恶病质、孕妇患者，明确皮肤、造瘘、植入物等情况。**

- 观点解读：通过体格检查，明确患者皮肤是否有破损、严重感染或瘢痕；体温、脉搏、呼吸、血压等生命体征是否稳定，体表是否有造瘘口、体内是否有金属假体、起搏器等电子医疗器件等植入物。因瘢痕或金属器件可能引发烫伤，电子植入物在射频、微波热疗时会因异常电流损坏，故需提前采取措施加以预防干预。

**核心观点三：实验室及心电图等检查以评估患者有无热疗禁忌及热疗时耐受性。**

- 观点解读：通过血常规、肝肾功能、血凝、大小便常规等实验室检查以及心电图、女性子宫附件超声检查等，判断患者是否存在随时威胁生命的重要脏器病变、严重感染、中重度水电解质紊乱、大出血及倾向、妊娠等热疗绝对禁忌，能否承受热疗。老年或体弱患者需综合评价，避免治疗中出现意外。

**核心观点四：热疗前精神心理评估。**

- 观点解读：判断患者是否患有躁狂类等精神类疾病；了解患者心理状态，确认其对治疗的担忧和期望，提供心理疏导。

**核心观点五：做好热疗前个性化防护，预防不良事件发生。**

- 观点解读：根据风险调整方案，例如心肺功能差者降低温度，皮肤敏感者加强保护，做好热敏感组织保护，如脑组织、晶体、睾丸等，肥胖病人选择射频以外热疗技术等，从而预防烫伤等并发症。

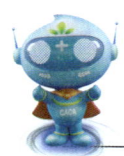

## 04 不同类型的热疗技术（如射频热疗、微波热疗、超声热疗等）各有优缺点，在临床实践中，如何根据患者的具体病情（如肿瘤类型、部位、分期等）和身体状况，精准选择最适宜的热疗技术？

**核心观点一：肿瘤类型和部位决定热疗技术选择。**

- 观点解读：浅表肿瘤（如乳腺癌）优先选用局部微波热疗以及高频电场热疗，因其适合浅表肿瘤加热；深部肿瘤（如肝癌）则可选射频内生场热疗、大功率微波或超声热疗，穿透力更强，能精准加热深部病灶。例如，胰腺癌位置深且靠近脏器，超声热疗可聚焦加热，减少周围损伤。

**核心观点二：肿瘤分期影响热疗应用方式。**

- 观点解读：早期肿瘤用局部热疗增强局部控制效果，比如配合手术减少复发，配合放疗已增加局控率；中晚期肿瘤往往存在全身播散或转移倾向，需全身热疗联合放化疗及免疫治疗，同时加强肿瘤局部热疗，例如晚期肺癌用微波全身热疗或全身红外热疗升温，提高化疗及免疫药物对癌细胞的杀伤力，同时缓解疼痛等症状。

**核心观点三：患者身体耐受性是技术选择关键。**

- 观点解读：体质弱或心肺功能差的患者，选副作用小的局部射频或微波热疗；体内有金属支架或心脏起搏器的人局部禁用射频（可能干扰设备）和微波热疗，这类人群可选光波或超声热疗。

**核心观点四：设备条件及医生经验影响最终疗效。**

- 观点解读：不同医院设备不同，医生擅长技术也有差异。例如，基层医院若只有射频设备，即使深部肿瘤也可能仅用射频结合其他疗法；而经验丰富的团队可能针对复杂病例，联合多种热疗技术提升疗效。

**核心观点五：合并症需规避热疗风险。**

- 观点解读：有出血倾向或严重感染的患者，避免高强度热疗；靠近重要器官（如心脏）的肿瘤，需选精准控温的超声热疗，防止高温损伤正常组织。例如，肝癌靠近大血管时，优先微波精准加热，降低出血风险。

## 05. 热疗过程中，如何精准控制温度和时间，以确保既能有效杀灭肿瘤细胞，又能最大限度地减少对正常组织的损伤？有没有新的测温技术或控温方法正在研究或应用？

**核心观点一：根据热疗目的，温度精准控制在 39~45℃，时间一般 30~60 分钟，或更长。**

- 观点解读：热疗能安全有效进行，必须有精准实时测控温技术保证。深部热疗设备均配备了测控温系统，传统的为侵入性测温，有热电偶测温、热敏电阻测温以及光纤、渗碳聚四氟乙烯测温。这个温度范围既能通过高温破坏肿瘤细胞结构，又不会过度损伤正常组织。治疗时间根据肿瘤大小、患者耐受度以及是否联用放化疗进行调整。热疗作为放化疗增敏时，往往采用亚高温热疗（39~41.5℃），以改善循环，增加血流量，改善氧供和局部代谢，增加局部营养和正向免疫。和放疗联用时，时间 30 分钟即可；和化疗和免疫联用，则需较长时间。而作为局部控瘤手段时，则采用高温热疗（42~45℃），不同瘤体大小，采用不同治疗时间。

**核心观点二：实时测温设备 + 冷却系统双重保护。**

- 观点解读：用热敏电阻、光纤探头等设备持续监测肿瘤区域温度，一旦过热立即调整。同时用循环水或冷风冷却周围健康组织，相当于给正常细胞"吹空调"，避免被高温误伤。

**核心观点三：磁共振实时成像指导精准控温。**

- 观点解读：MRgHT 技术就像给热疗装上了"温度监控摄像头"，通过磁共振扫描生成实时温度分布图，医生能清楚看到哪里温度达标、哪里需要调整，特别适合形状复杂的肿瘤。

**核心观点四：超声波"隔山打牛"加热深部肿瘤。**

- 观点解读：HIFU 技术利用超声波穿透皮肤，像用放大镜聚光一样把能量集中到深部肿瘤，实现精准加热。这种方式无须开刀，还能通过调整超声参数控制加热范围和深度。在磁共振引导下，在 MRgHT 技术保障下，HIFU 可实现对脑部及体部深部肿瘤如胰腺癌实现精准毁灭打击。

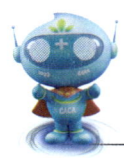

## 06 / 热疗常与其他治疗方法（如手术、放疗、化疗、免疫治疗等）联合使用，如何优化联合治疗方案，发挥不同治疗方法的协同作用，提高肿瘤的治疗效果？

**核心观点一：根据肿瘤类型和分期选择多学科协作的联合策略。**

- 观点解读：不同肿瘤的恶性程度、发展阶段及患者身体条件差异较大。肿瘤科、外科、影像科等专家共同制订方案，例如，外科医生评估手术可行性，放疗科规划照射范围，肿瘤科制订药物治疗方案，热疗团队把控温度参数及治疗顺序，确保各疗法精准配合，减少副作用。

**核心观点二：合理安排治疗顺序和时间间隔。**

- 观点解读：热疗与放疗配合时，放疗前后1小时，均可增效放疗效果：先加热改善肿瘤缺氧再放疗，能增强射线对癌细胞的破坏；放疗后热疗可增加肿瘤DNA损伤并抑制其修复。热疗与化疗同步，可提高药物在肿瘤内的浓度；热疗联合免疫治疗时，先加热释放肿瘤抗原，再激活免疫细胞精准攻击癌细胞。

**核心观点三：根据治疗目标，精准控制热疗温度与时间。**

- 观点解读：热疗作为放化疗增敏时，往往采用亚高温热疗（39~41.5℃），以改善循环，增加血流量，改善氧供和局部代谢，增加局部营养和正向免疫。和放疗联用时，时间30分钟即可；和化疗或免疫联用，则需较长时间。而作为局部控瘤手段时，则采用高温热疗（42~45℃），不同瘤体大小，采用不同治疗时间。

**核心观点四：个体化方案动态调整。**

- 观点解读：需结合患者年龄、体质及治疗反应制订计划。例如，体弱者缩短热疗时长，耐药患者调整联合用药类型。治疗中定期复查，根据肿瘤变化及时优化方案。

## 07 对于一些特殊部位的肿瘤（如脑部、胸部、腹部等），热疗在实施过程中需要注意哪些问题？如何避免热疗对周围重要器官和组织的损伤？

**核心观点一：脑部热疗需精准控温，避免正常脑组织损伤。**

- 观点解读：脑组织对温度极其敏感，且空间狭小，在使用高温热疗时，必须使用磁共振引导的、并可实时无创测温的聚焦超声等精确设备，将热量集中在肿瘤区域，防止高温波及周围的正常脑组织，造成不可逆损伤。

**核心观点二：胸部热疗需保护心肺功能，选择非侵入方式。**

- 观点解读：胸部有心肺等重要器官，治疗前充分评估心肺功能，治疗时优先选择微波或射频等非侵入热疗技术，动态调整加热范围和温度，防止高温导致心律失常或肺功能异常。如有起搏器、冠脉支架等植入物，则禁用胸部射频及微波热疗，改用红外光波热疗。

**核心观点三：腹部热疗需隔离敏感器官，防止肠道损伤。**

- 观点解读：针对肝、胃等腹部肿瘤，采用腹腔灌注热疗技术，通过向腹腔循环加热药液精准升温。同时用冷却装置保护肠道等空腔脏器，避免高温引发腹泻、穿孔等并发症。亦可选用体外射频内生场热疗、微波热疗、超声热疗及光波热疗。

**核心观点四：治疗前影像评估明确肿瘤边界。**

- 观点解读：通过CT、MRI等检查清晰标注肿瘤位置、大小及周围器官的距离，制订加热路径。比如肠道肿瘤需避开输尿管，胰腺肿瘤需绕开大血管，确保热疗精准覆盖目标区域。

**核心观点五：个性化方案控制温度和时间。**

- 观点解读：根据患者年龄、体质及治疗目标制订个体化治疗计划，精确控制治疗温度、治疗时序及维持时间。

**核心观点六：实时监测生命体征调整治疗参数。**

- 观点解读：治疗中全程监测体温、心率、血压等指标。如患者出现心慌、出汗等异常，立即暂停并降低温度。治疗后复查影像，确认无出血、水肿等并发症。

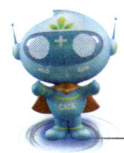

## 08 / 热疗后，如何通过饮食和营养支持促进患者身体的恢复，增强机体免疫力，预防肿瘤的复发和转移？有没有特定的饮食建议或营养补充剂推荐？

**核心观点一：立即补充电解质溶液或汤水，防止热疗诱发脱水及电解质紊乱。**

- 观点解读：热疗时，随着温度升高，部分人体会大量出汗，导致水及盐分丧失，所以，在热疗后，及时补充含有盐分的电解质溶液如糖盐水等，可预防患者虚脱。

**核心观点二：确保足够热量，选用全谷物、坚果等健康来源。**

- 观点解读：热疗时，机体基础代谢率明显升高，会消耗大量体力，需通过全谷物、坚果、橄榄油等补充能量，避免身体虚弱影响恢复。

**核心观点三：补充益生菌增强免疫。**

- 观点解读：热疗可改变肠道微生态，热疗后应用益生菌调节肠道，促进肠道正常菌群重建，可间接增强免疫系统。

**核心观点四：均衡摄入高蛋白、低脂肪食物，并补充维生素 D、Omega-3、硒等促进康复。**

- 观点解读：热疗后需要多吃鱼、瘦肉、蛋类、豆制品等优质蛋白帮助修复组织，搭配菠菜、蓝莓，补充维生素 D、Omega-3、硒等抗氧化食物减少体内有害物质，增强抵抗力。

**核心观点五：避免高糖高脂加工食品，限制酒精。**

- 观点解读：高糖高盐食物会加重炎症，酒精可能损伤肝脏并增加肿瘤复发风险，尤其是热疗期间更需严格限制以促进康复。

**核心观点六：个性化饮食计划，定期监测体重及营养指标调整方案。**

- 观点解读：食欲差或消化弱的患者可少食多餐，必要时在医生指导下用营养粉等补充营养，避免营养不良。定期检查体重、血液蛋白等指标，及时调整饮食，确保营养充足，降低肿瘤复发风险。

## 09 针对热疗后可能出现的不良反应（如皮肤烫伤、脂肪硬结、虚脱等），有哪些有效的康复措施和治疗方法？如何进行个性化的康复护理？

**核心观点一：皮肤烫伤按轻重分层处理，避免感染促愈合。**

- 观点解读：轻度烫伤需清洁后涂抹无刺激药膏（如烧伤膏），防止感染；中重度则需立即就医，由医护人员换药、抗感染，必要时用生长因子加速愈合。

**核心观点二：脂肪硬结用热敷、药物及物理治疗缓解。**

- 观点解读：早期热敷或按摩促进血液循环，医生指导下使用活血化瘀药物，结合超声波、红外线等物理治疗，能有效改善硬结问题。

**核心观点三：虚脱时紧急补液并监测生命体征。**

- 观点解读：发生虚脱应立刻让患者平躺、抬高下肢，补充生理盐水或葡萄糖，保持患者周围气流通畅、环境温度降低，并密切观察体温、心率、血压等指标，避免短期内高强度热疗。

**核心观点四：个性化护理方案需综合评估与动态调整。**

- 观点解读：根据患者年龄、病情及热疗部位制订护理计划，定期随访观察反应变化，及时调整治疗措施，确保安全性和恢复效果。

**核心观点五：健康教育与心理支持提升康复效果。**

- 观点解读：向患者及家属普及热疗知识，教会识别烫伤、硬结等早期信号，同时通过心理疏导减轻焦虑，增强治疗信心和依从性。

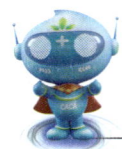

## 10. 部分患者在热疗后可能会出现心理问题，如焦虑、抑郁等。怎样对患者进行有效的心理干预，帮助他们树立信心，积极面对疾病和康复过程？

**核心观点一：治疗前后定期心理评估，针对性疏导。**

- 观点解读：在热疗开始前和治疗后定期评估患者的心理状态，通过问卷或交流识别焦虑、抑郁等问题。发现情绪异常时，及时提供个性化疏导，例如耐心倾听患者的担忧，理解他们的感受，帮助稳定情绪。

**核心观点二：讲解热疗知识，消除恐惧误解。**

- 观点解读：用通俗语言向患者和家属解释热疗的原理、可能出现的正常反应（如局部发热）及应对方法。让他们明白副作用可控，减少因不了解而产生的恐慌，增强对治疗的信任。

**核心观点三：教放松技巧，缓解身心压力。**

- 观点解读：指导患者通过深呼吸、肌肉放松训练或冥想等简单方法，缓解紧张情绪。例如吸气4秒、屏住2秒、呼气6秒的呼吸法，每天练习10分钟，可快速降低焦虑感。

**核心观点四：鼓励加入病友互助群体。**

- 观点解读：组织患者参加癌症康复小组，与其他治疗经历相似的人交流经验。通过分享成功案例和相互鼓励，帮助患者减轻孤独感，树立"别人能康复，我也能"的信心。

**核心观点五：严重情绪问题需药物辅助治疗。**

- 观点解读：对持续失眠、情绪低落超过2周的重度焦虑或抑郁患者，由心理医生评估后开具抗抑郁药物。药物能快速调节大脑神经递质，配合心理疏导效果更佳，但需严格遵医嘱使用。

**核心观点六：全程跟踪随访，动态调整方案。**

- 观点解读：治疗后每月电话或面访，关注患者情绪变化和生活质量。根据反馈灵活调整心理支持方式，例如增加放松训练频次、推荐更适合的互助活动，确保持续获得有效帮助。

## 11. 康复期间，如何制订合理的随访计划，通过定期的检查和评估（如影像学检查、实验室检查等），及时发现肿瘤的复发或转移，以及治疗的远期并发症？随访的频率和具体检查项目应如何确定？

**核心观点一：随访频率分阶段调整，前密后疏。**

- 观点解读：治疗后前 2~3 年复发风险较高，需每 3~6 个月复查一次；第 4~5 年风险降低，每 6~12 个月复查一次；5 年后每年复查一次即可。时间越久，检查间隔越长，但需结合个人情况灵活调整。

**核心观点二：检查项目分三类：影像、血液、体格，针对性监测。**

- 观点解读：影像检查（如 CT、MRI）用于发现肿瘤变化；血液检查监测肿瘤标志物（如 CEA）和器官功能；每次随访时医生会做详细身体检查，重点查看易复发部位或异常表现。

**核心观点三：关注热疗后远期损伤，定期检查早处理。**

- 观点解读：热疗可能遗留皮肤损伤、神经问题或深部组织损伤，即使治疗后多年也可能出现。通过定期影像和身体检查，能及时发现异常，避免并发症恶化。

**核心观点四：随访计划个体化，医生据情调整。**

- 观点解读：每位患者病情不同，医生会根据肿瘤类型、分期、治疗方式及身体状况，灵活调整复查时间和项目，确保精准监测，提升康复效果和生活质量。

# 血管介入治疗

## 01 如何通过术前全面评估患者的身体状况、肿瘤特征和既往治疗史,更精准地预测血管介入治疗后并发症的发生风险,从而提前采取针对性预防措施?

**核心观点一:构建基于肝功能分级+影像组学的风险预测模型,量化评估介入治疗风险。**

- 观点解读:手术前要重点检查肝肾功能、凝血能力和心肺功能,这些指标就像身体的"安全警报器"。例如肝功能差会影响药物代谢,凝血异常会增加出血风险,医生会根据这些结果调整治疗方案,比如补充凝血因子或加强护肝。

**核心观点二:详细分析肿瘤位置及血供,明确手术难点。**

- 观点解读:通过CT、MRI等影像检查,医生会"画地图"一样标出肿瘤大小、位置和周围血管的关系。比如肿瘤如果紧贴大血管或侵犯器官,手术难度和出血风险会更高,可能需要调整介入治疗的路径或器械。

**核心观点三:回顾既往治疗史,评估血管损伤风险。**

- 观点解读:患者之前做过放疗、化疗的话,可能让血管变脆或形成瘢痕。比如放疗过的血管容易狭窄,介入治疗时导管通过可能引发破裂,医生需要提前准备修补血管的方案。

**核心观点四:量化风险分层,制订个性化方案。**

- 观点解读:用肝功能评分(如Child-Pugh分级)等工具,把风险分成不同等级。例如评分差的患者术后容易肝衰竭,医生会先做保肝治疗,或改用创伤更小的微创技术,降低风险。

**核心观点五：针对性优化身体状态，提前预防并发症。**

- 观点解读：根据评估结果"缺啥补啥"。比如凝血功能差的患者术前调整抗凝药；营养不良的患者补充蛋白质增强抵抗力；同时准备好止血药物、抗感染方案，应对可能出现的突发问题。

## 02  在进行血管介入治疗前，怎样优化患者的基础疾病管理，如控制高血压、糖尿病等，以降低治疗过程中的风险，提高患者对治疗的耐受性？

**核心观点一：严格控制血压至目标范围，优化降压方案。**

- 观点解读：血管介入术前需将血压控制在 140/90 mmHg 以下（具体因人而异），通过调整降压药（如 ACEI、ARB 等）减少术中血压波动风险，避免因血压过高导致血管损伤或术后并发症。

**核心观点二：稳定血糖水平，调整降糖药物防波动。**

- 观点解读：空腹血糖需低于 7.8 mmol/L，糖化血红蛋白控制在 7% 以下。使用胰岛素或口服药的患者需提前调整剂量，避免术中低血糖或高血糖，确保治疗安全。

**核心观点三：评估心血管风险，平衡出血与血栓防治。**

- 观点解读：有心脏问题的患者需确保心脏功能稳定，必要时请心内科会诊。长期服用抗血小板药（如阿司匹林）的患者，需根据出血和血栓风险决定是否停药或改用其他药物。

**核心观点四：减少造影剂对肾脏的损伤，充分水化。**

- 观点解读：肾功能不全者应选择低渗/等渗造影剂，并严格控制用量。术前术后通过静脉补液或口服补液，加速造影剂排出，降低肾衰竭风险。

**核心观点五：术前戒烟限酒，加强心理支持。**

- 观点解读：戒烟限酒可改善血管状态和整体健康；心理疏导能缓解患者焦虑，提高治疗配合度，间接提升治疗效果。

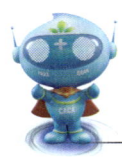

### 核心观点六：多学科协作制订个性化管理方案。

- 观点解读：由心血管、内分泌、肾病等多学科专家共同评估患者情况，综合调整用药、检查和生活干预措施，确保患者以最佳状态接受治疗。

## 03 对于具有特定遗传背景或高危因素的肿瘤患者，是否可以通过预防性血管介入治疗来降低肿瘤的发生或复发概率？若可以，最佳的干预时机和治疗方案是什么？

### 核心观点一：预防性血管介入治疗降低肿瘤发生或复发缺乏证据支持。

- 观点解读：目前没有足够研究证明预防性血管介入治疗（如提前栓塞或药物灌注）能有效阻止肿瘤发生或复发。这类治疗主要用在已确诊患者身上，用于控制肿瘤生长或缓解症状。

### 核心观点二：高危患者优先通过定期筛查早期发现病变。

- 观点解读：对于有家族史或基因突变的高危人群，建议定期做影像学、血液检测等检查，尽早发现异常，而不是直接做预防性治疗。早期发现病变后再干预，效果更明确。

### 核心观点三：干预需综合评估高危因素、器官功能及身体状态。

- 观点解读：即使需要干预，医生会先看具体风险类型（如特定基因突变）、目标器官是否健康（如肝脏能否承受治疗），以及患者整体情况（如心肺功能），避免治疗损伤正常组织。

### 核心观点四：无明确推荐方案，需多学科团队制订个体化策略。

- 观点解读：这类治疗不能作为常规手段。如果有特殊需求（如患者强烈要求），必须由肿瘤科、介入科、遗传学专家等共同讨论，结合患者具体情况设计专属方案，不能套用统一标准。

### 核心观点五：关注研究进展，谨慎决策。

- 观点解读：目前相关临床研究较少，建议患者和医生随时关注最新成果。在证据不足的情况下，优先选择风险更小的筛查监测，而非贸然尝试预防性治疗。

## 04. 如何加强手术团队在血管介入治疗操作中的规范性和精准性培训,以减少因操作不当导致的并发症,从源头上预防不良事件的发生?

**核心观点一:制订标准化培训流程,理论与实践结合。**

- 观点解读:所有医护人员必须按照统一的操作规范培训,既要学习理论知识,也要反复练习手术步骤。比如先学操作要点,再用模拟器练习,确保每一步都符合标准,避免因手法不熟引发风险。

**核心观点二:强化模拟训练应对复杂情况。**

- 观点解读:用仿真设备模拟血管介入手术,医生能反复练习扎针、导管操作等精细动作。还能设置血管破裂、器械故障等突发场景,训练快速处理能力,相当于提前在"虚拟战场"积累经验,减少真实手术中的失误。

**核心观点三:定期考核和录像复盘纠错。**

- 观点解读:每季度对医生进行技能考试,不达标者需补训。同时录制手术过程,团队一起回看分析,比如导管角度偏差、止血不及时等问题,像体育比赛慢放一样精准找出错误,针对性改进。

**核心观点四:多学科协作演练明确分工。**

- 观点解读:手术需要主刀、麻醉、护士等多角色配合。定期组织团队演练,模拟真实手术场景,明确谁负责监控血压、谁递送器械等细节,培养默契。就像乐队排练,每个环节精准衔接才能避免配合失误。

**核心观点五:建立术后质量追踪改进机制。**

- 观点解读:每台手术后都要记录并发症数据,比如出血次数、器械残留等,分析哪类问题最常发生。如果是操作角度不当导致血管损伤,就加强相关培训,用数据驱动改进,形成"发现问题 – 优化培训"的闭环。

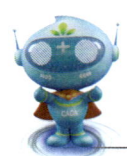

## 05 目前有哪些先进的检查手段或生物标志物，能够在早期更精准地筛选出适合血管介入治疗的肿瘤患者，避免不必要的治疗尝试？

**核心观点一：影像学检查精准显示肿瘤血供，判断介入可行性。**

- 观点解读：增强 CT、MRI 和血管造影（DSA）能清晰呈现肿瘤的血管分布和供血情况，帮助医生判断是否适合通过介入治疗阻断肿瘤血供。比如肝癌若血供丰富，介入栓塞效果更佳；若血管稀疏，则可能选择其他疗法。

**核心观点二：AFP 指标辅助肝癌患者介入治疗筛选和疗效预测。**

- 观点解读：甲胎蛋白（AFP）是肝癌的重要标志物，其水平高低可反映肿瘤活跃程度。AFP 明显升高的肝癌患者，介入治疗后指标下降往往提示治疗有效；若持续升高，可能需调整方案或改用其他治疗方式。

**核心观点三：基因检测评估肿瘤对血管介入治疗的敏感性。**

- 观点解读：通过检测 VEGF、EGFR 等基因表达水平，可预测肿瘤对血管介入治疗（如栓塞或抗血管生成药物）的反应。例如 VEGF 高表达的肿瘤对栓塞更敏感，而 EGFR 突变可能提示需联合靶向药物增强疗效。

**核心观点四：多手段综合评估提升筛选精准度，减少无效治疗。**

- 观点解读：结合影像学、肿瘤标志物和基因检测结果，医生能更全面评估患者是否适合血管介入治疗。例如肝癌患者若影像显示血供丰富、AFP 升高且 VEGF 高表达，介入治疗获益概率高；反之则避免盲目尝试，减少副作用和经济负担。

## 06 在临床实践中，如何结合患者的症状、体征和常规检查结果，合理运用影像学检查（如 CT、MRI、DSA 等）进行综合筛查，提高血管介入治疗适应证患者的检出率？

**核心观点一：初步评估结合症状体征和实验室检查，识别潜在血管病变或肿瘤。**

- 观点解读：医生会先根据患者的疼痛、肿块、出血等症状，以及身体检查发现的压痛、血管杂音等体征，初步判断是否有血管病变或肿瘤。同时结合抽血检查（如凝血功能、肿瘤标志物等）进一步确认风险，为后续检查提供方向。

**核心观点二：按需选择影像检查，CT 快速筛查，MRI 看软组织，DSA 精准定位。**

- 观点解读：CT 适合快速查看血管结构和肿瘤位置，增强 CT 能更清楚显示病变范围；MRI 对软组织分辨力高，可评估肿瘤是否侵犯血管或压迫神经；DSA 能动态观察血管血流情况，是介入治疗前最精准的检查，但属于有创操作，通常放在最后一步。

**核心观点三：先无创后有创，分层筛查减少过度检查。**

- 观点解读：对疑似患者，先做超声、CT 或 MRI 等无创检查初步筛查，发现异常后再用 DSA 精准确认。这样既能避免患者因过度检查承受风险，又能确保需要介入治疗的患者不被漏诊。

**核心观点四：制订个体化方案，平衡检查效率和准确性。**

- 观点解读：根据患者年龄、病情严重程度、身体状况等，灵活组合检查手段。比如身体虚弱的患者优先选择无创检查，而急需明确血管细节的患者可直接进行 DSA，确保既能快速诊断，又避免遗漏关键信息。

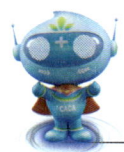

## 07. 对于一些难以发现的微小肿瘤或隐匿性肿瘤，血管介入技术在筛查方面是否具有独特优势？若有，如何进一步优化相关技术和流程，使其更好地应用于早期筛查？

**核心观点一：高分辨率成像清晰显示肿瘤血供结构。**

- 观点解读：血管介入技术使用类似"高清摄像头"的影像设备（如 DSA），能清晰拍出肿瘤周围的血管网络，即使是米粒大小的病灶或藏在深处的肿瘤，也能通过异常血管分布被发现。

**核心观点二：靶向插管精准定位病变区域。**

- 观点解读：医生可通过导管直接"导航"到可疑部位，像用吸管精准戳中饮料里的果粒一样，避开正常组织干扰，针对性地检查肿瘤，大幅提高诊断准确性。

**核心观点三：结合分子影像增强识别能力。**

- 观点解读：在血管成像基础上加入分子标记技术，相当于给肿瘤贴"荧光标签"，能识别普通影像难以发现的早期癌细胞活动，让隐匿肿瘤无处可藏。

**核心观点四：研发高分辨率设备减少辐射风险。**

- 观点解读：开发更先进的成像设备，既能拍出更清晰的血管细节，又能降低辐射剂量，好比用智能手机升级单反相机，画质更好且更安全。

**核心观点五：改进导管技术适应复杂血管。**

- 观点解读：设计更细、更柔软的导管和导丝，像用微型遥控潜艇穿越曲折河道一样，安全通过复杂血管结构，减少操作风险并提高成功率。

**核心观点六：多模态融合与标准化评估流程。**

- 观点解读：把 CT、MRI 等其他影像技术和血管介入"拼图"整合，全方位分析肿瘤；同时制订统一操作标准，确保不同医院检查结果都可靠可比。

## 08. 能否通过基因检测或分子生物学分析，筛选出对特定血管介入治疗方案敏感的患者群体，实现精准筛查和个性化治疗的有效衔接？

**核心观点一：生物标志物筛选可识别敏感患者群体。**

- 观点解读：通过检测患者基因突变或特定蛋白质水平，能筛选出更适合某些血管介入治疗的人群。例如某些基因异常的患者可能对特定药物更敏感，从而提高疗效。

**核心观点二：分子特征指导个性化治疗策略。**

- 观点解读：根据患者肿瘤的分子特征，制订针对性治疗方案。比如针对特定基因表达高的患者选择匹配的介入药物或技术，减少盲目治疗风险。

**核心观点三：现有证据不足，需更多临床验证。**

- 观点解读：基因检测在血管介入治疗中的应用仍处于研究阶段，需更多高质量临床试验验证其可靠性，不能直接照搬其他领域经验。

**核心观点四：临床应用需综合评估，谨慎选择方案。**

- 观点解读：实际治疗中不能仅依赖基因检测结果，需结合患者病情、身体状态和现有医疗证据综合判断，避免过度依赖未成熟技术。

**核心观点五：精准医疗潜力大，但需逐步推进。**

- 观点解读：基因检测为血管介入治疗精准化提供了方向，但需通过持续研究优化技术标准和适用范围，逐步实现有效衔接。

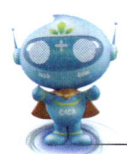

## 09 如何利用多种影像检查技术（如 CTA、MRA、DSA 等）的优势互补，更准确地确定肿瘤的位置、大小、血供情况以及与周围血管的关系，为制订血管介入治疗方案提供更可靠的依据？

**核心观点一：术前用 CTA 或 MRA 快速筛查肿瘤整体情况。**

- 观点解读：CTA 能快速生成高清晰图像，帮助医生看清肿瘤位置、大小和周围血管分布，适合初步判断血供。MRA 无辐射且对软组织更敏感，适合肾功能差的患者，能更安全地观察肿瘤与重要血管的关系。两者结合为后续精准治疗打下基础。

**核心观点二：DSA 作为术中"金标准"实时引导治疗。**

- 观点解读：DSA 能动态显示血管细节和血流变化，介入手术中可实时定位肿瘤供血血管，确保栓塞或药物精准投放。其高精度弥补了 CTA/MRA 的静态图像局限，大幅提升操作准确性。

**核心观点三：联合分析多影像结果避免单一技术盲区。**

- 观点解读：将 CTA 的解剖细节、MRA 的软组织对比与 DSA 的动态信息结合，可全面掌握肿瘤血供来源、分布范围和周围组织关系。例如，CT 漏掉的小血管可能被 MRA 发现，而 DSA 可验证并处理，避免误判。

**核心观点四：分阶段使用影像技术优化诊疗流程。**

- 观点解读：先通过 CTA/MRA 快速筛查，制订初步方案 术中依赖 DSA 动态调整操作；术后复查仍可用 CTA/MRA 评估疗效。这种分阶段互补既能减少辐射暴露，又能兼顾精准性和效率。

## 10. 在诊断过程中，怎样通过病理检查和分子生物学检测，明确肿瘤的病理类型、基因特征和分子靶点，以指导选择更合适的血管介入治疗方法和药物？

**核心观点一：病理检查是明确肿瘤类型的基础步骤。**

- 观点解读：通过活检或手术切除标本，在显微镜下观察肿瘤细胞的形态和结构，确定肿瘤的起源细胞类型（如肝癌、肺癌）和分化程度（恶性程度高低）。这一步相当于给肿瘤"贴标签"，是后续选择治疗方案的基石。

**核心观点二：基因测序锁定肿瘤关键突变特征。**

- 观点解读：用高通量测序技术扫描肿瘤的DNA，找出导致肿瘤生长的基因突变、缺失或扩增（如EGFR突变、HER2扩增）。就像破解肿瘤的"基因密码"，帮助筛选出能精准打击癌细胞的靶向药物。

**核心观点三：免疫组化和FISH检测补充靶点信息。**

- 观点解读：免疫组化检测特定蛋白（如PD-L1）的表达水平，FISH技术观察基因结构是否异常（如HER2基因重排）。这两种检测相当于"放大镜"，进一步确认哪些分子靶点适合干预，避免盲目用药。

**核心观点四：结合检测结果定制载药栓塞方案。**

- 观点解读：根据基因和蛋白检测结果，选择匹配的靶向药或免疫药，将其搭载在栓塞剂（如微球）上。介入治疗时，栓塞剂既能阻断肿瘤供血，又能缓慢释放药物，精准杀灭癌细胞且减少全身副作用。

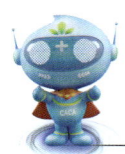

## 11. 对于一些复杂的肿瘤病例，如何借助多学科团队（MDT）的力量，综合肿瘤内科、外科、影像科等专业意见，做出更准确的诊断和治疗决策，避免误诊和漏诊？

**核心观点一：组建多学科专家团队协作诊疗。**

- 观点解读：处理复杂肿瘤需要肿瘤内科、外科、影像科、病理科等多科室专家共同参与。每个科室负责不同环节：比如影像科通过CT、MRI等技术精准定位肿瘤位置，病理科分析肿瘤类型和特征，外科评估手术可行性。团队协作能全面覆盖诊断盲区，避免单一科室经验不足导致的误诊。

**核心观点二：明确各科室核心职责分工。**

- 观点解读：各科室分工清晰：影像科负责肿瘤定位和转移筛查，病理科确定肿瘤性质，内科制订化疗或靶向方案，外科规划手术，介入科评估血管治疗可行性。各环节紧密衔接，确保从确诊到治疗的每一步都有专业支持，减少漏诊风险。

**核心观点三：定期多学科会诊动态调整方案。**

- 观点解读：治疗中需定期组织专家会诊，结合患者最新检查结果和治疗反应调整策略。例如，若化疗后肿瘤缩小，外科可重新评估手术机会；若介入治疗出现并发症，内科需调整用药。动态调整避免方案僵化，提升治疗安全性。

**核心观点四：强化医患沟通与全程教育。**

- 观点解读：MDT团队需用通俗语言向患者解释病情和治疗方案，比如用"精准打击癌细胞"描述靶向治疗，用"封堵肿瘤血管"解释介入栓塞术。同时指导家属配合护理，提高患者治疗信心和依从性，避免因沟通不畅导致治疗中断或错误决策。

## 12. 如何利用人工智能技术辅助诊断,提高对肿瘤血管的识别精度和诊断效率,减少人为因素导致的误差,为血管介入治疗的精准实施提供支持?

**核心观点一:AI 深度学习精准识别肿瘤血管形态及异常结构。**

- 观点解读:人工智能通过分析 CT、MRI 等影像,自动识别肿瘤血管的分布、粗细和异常情况(如畸形血管),比传统人工判断更快、更准,帮助医生快速发现病变区域。

**核心观点二:AI 量化评估血管参数,减少人为测量误差。**

- 观点解读:AI 能自动计算血管直径、血流量等数据,避免手动测量的主观偏差,提供客观指标支持诊断,比如精准判断肿瘤供血是否异常。

**核心观点三:AI 预测治疗方案效果,优化个性化决策。**

- 观点解读:基于大数据分析,AI 能预测不同治疗方法对肿瘤血管的效果(如药物反应、手术路径),帮助医生选择最适合患者的方案,减少试错风险。

**核心观点四:AI 实时导航引导介入手术精准定位。**

- 观点解读:手术中,AI 结合 AR/VR 技术生成血管三维影像,实时引导医生操作导管到达肿瘤血管,避免误伤正常组织,降低手术风险。

**核心观点五:AI 标准化流程监控,降低操作失误率。**

- 观点解读:AI 全程监控诊断和治疗步骤,自动提示遗漏或错误(如影像漏检、路径偏差),减少因经验不足或疲劳导致的失误,保障治疗安全。

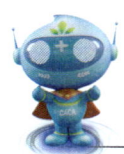

## 13. 不同类型的血管介入治疗技术（如 TAI、TACE、DEB-TACE 等）在治疗不同部位和病理类型的肿瘤时，各有哪些优势和局限性？如何根据患者的具体病情，精准选择最适宜的治疗技术？

**核心观点一：肿瘤部位决定技术选择，肝肿瘤首选 TACE 或 DEB-TACE。**

- 观点解读：肝脏肿瘤尤其是肝癌，因血供丰富且生长快，更适合 TACE 或 DEB-TACE，这类技术既能阻断肿瘤供血又能在局部释放化疗药物。头颈部或肺部血供丰富的肿瘤，则优先选择 TAI，通过动脉直接注射药物精准打击癌细胞。

**核心观点二：血供和化疗敏感性是技术适用关键。**

- 观点解读：TAI 适合化疗敏感的肿瘤（如头颈部癌），药物直接注入动脉，毒副作用小；TACE 和 DEB-TACE 适合血供丰富的肿瘤（如肝癌），通过阻断血流和释放药物双重作用控制肿瘤。但血供不足的肿瘤，这类方法效果会大打折扣。

**核心观点三：患者身体状态影响治疗安全。**

- 观点解读：肝功能差的患者慎用 TACE，避免加重肝损伤；多发病灶或身体虚弱的患者需评估是否联合其他治疗（如消融或靶向药），减少反复介入操作带来的负担。

**核心观点四：DEB-TACE 延长药效但成本高。**

- 观点解读：DEB-TACE 用载药微球缓慢释放化疗药物，适合经济条件较好且肿瘤血供明确的患者，疗效更持久且全身毒性低，但费用较高，且对血供不清晰的肿瘤效果有限。

**核心观点五：精准选择需综合评估肿瘤特点和个人情况。**

- 观点解读：医生需根据肿瘤位置、血供是否丰富、患者肝功能、经济能力等制订方案。例如，小肝癌可选 TACE，化疗敏感的肺转移瘤用 TAI，复杂病例可能需多种技术联合应用。

## 14. 在血管介入治疗过程中，如何精准控制栓塞剂的用量、注射速度和栓塞范围，以确保肿瘤组织得到有效治疗的同时，最大限度地减少对周围正常组织和器官的损伤？

**核心观点一：术前影像评估明确肿瘤血供和供血动脉。**

- 观点解读：通过动脉造影或 CT/MR 等检查，提前了解肿瘤由哪些血管供血、周围有没有异常血管分支，像画地图一样标出需要处理的区域。医生根据肿瘤大小和血流量预估栓塞剂用量，避免过量或不足。

**核心观点二：超选导管到肿瘤远端分支精准释放。**

- 观点解读：用比头发丝还细的导管，顺着血管深入肿瘤最末端的供血分支。就像给树根浇水时精准对准特定根系，既能让药物直达肿瘤，又能避开正常组织的血管，大大降低误伤风险。

**核心观点三：实时动态调整栓塞速度和剂量。**

- 观点解读：注射栓塞剂时全程开着 X 线造影监控，像看实况直播。医生根据屏幕上显示的药物流动情况，随时调节注射速度。太快会导致栓塞剂反流误伤正常血管，太慢则可能无法彻底阻断肿瘤供血。

**核心观点四：分步少量栓塞确认效果再追加。**

- 观点解读：采用"少量多次"策略，先注射少量栓塞剂观察效果，确认药物只停留在肿瘤区域后再逐步追加。就像刷油漆时先薄涂一层，检查覆盖效果后再决定是否补刷，避免一次性过量造成不可逆损伤。

**核心观点五：选择匹配肿瘤特性的栓塞材料。**

- 观点解读：根据肿瘤类型选择不同"型号"的栓塞剂。颗粒型栓塞剂像不同大小的沙子，能精准堵住特定粗细的血管；液体栓塞剂则像胶水，可渗透到更细微的血管网。医生会结合肿瘤血管特点选择最合适的类型。

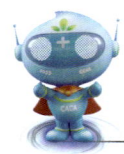

**核心观点六：术后即刻造影验证栓塞效果。**

- 观点解读：治疗结束后立即进行造影复查，相当于给手术区域拍验收照片。通过对比栓塞前后的影像变化，确认肿瘤血管已被完全阻断，同时检查是否有栓塞剂意外跑到不该堵的血管里，发现问题可及时处理。

## 15. 对于一些局部晚期或转移性肿瘤，如何联合血管介入治疗与其他治疗方法（如手术、化疗、放疗、靶向治疗、免疫治疗等），发挥协同作用，提高肿瘤的控制率和患者的生存率？

**核心观点一：术前术后联合血管介入，提高手术效果。**

- 观点解读：手术前用血管介入（如TACE、HAIC）缩小肿瘤，让原本难切的肿瘤更容易切除；术后再用介入治疗降低复发风险，尤其针对易复发的患者，形成"先缩小、后巩固"的全程保护。

**核心观点二：血管介入联合化疗，精准打击肿瘤。**

- 观点解读：通过肝动脉直接向肿瘤输送高浓度化疗药（HAIC），既能强力杀灭肿瘤，又减少全身副作用。再配合全身化疗，双管齐下控制原发灶和转移灶，防止癌细胞扩散。

**核心观点三：血管介入联合放疗，增强局部控制。**

- 观点解读：介入治疗阻断肿瘤供血后，放疗能更高效杀灭残留癌细胞，尤其适合无法手术的晚期肿瘤。放疗还能改变肿瘤内部环境，让后续介入治疗更有效，两者形成"1+1>2"的效果。

**核心观点四：联合靶向药物，阻断肿瘤血供。**

- 观点解读：靶向药（如索拉非尼）能抑制肿瘤新生血管，与介入治疗共同"断粮断氧"，让肿瘤失去营养来源。这种组合可延缓病情恶化，延长患者生存期。

**核心观点五**：血管介入激活免疫，提升免疫疗效。

- 观点解读：介入治疗破坏肿瘤时会释放大量癌细胞标志物，帮助免疫药物（如 PD-1 抑制剂）更精准识别并消灭残余癌细胞，相当于用介入治疗"点亮"肿瘤，让免疫系统"精准围剿"。

**核心观点六**：多学科制订个性化综合方案。

- 观点解读：根据肿瘤类型、分期和患者体质，灵活组合介入治疗与手术、放化疗、靶向或免疫治疗。例如"介入+免疫+放疗"方案，由不同领域专家共同设计，确保治疗既全面又安全。

## 16 / 如何优化血管介入治疗的操作流程和技术细节，提高治疗的成功率和安全性，减少手术时间和患者的痛苦，同时降低治疗成本？

**核心观点一**：术前精准评估与个体化方案设计。

- 观点解读：通过 CT、MRI 等影像检查明确病变位置和范围，根据患者情况选择合适器材并制订针对性手术计划，为后续操作打下基础，避免盲目操作。

**核心观点二**：优化穿刺路径和实时影像导航。

- 观点解读：优先选择股动脉或桡动脉入路，减少并发症；术中借助实时影像设备精准定位病灶，缩短手术时间，同时严格无菌操作降低感染风险。

**核心观点三**：应用微导管技术及控制造影剂量。

- 观点解读：微导管能精准输送药物或栓塞病变血管，减少对正常组织的损伤；合理控制造影剂使用量，避免损伤肾功能，必要时联合超声等设备提高准确性。

**核心观点四**：术后严密监测与个性化镇痛管理。

- 观点解读：术后密切观察患者生命体征，及时处理异常情况；根据疼痛程度制订个性化镇痛方案，减轻患者痛苦，加速康复。

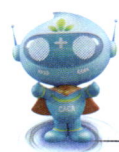

**核心观点五：合理选用耗材并提高手术效率。**

- 观点解读：在保证治疗效果的前提下，避免过度使用高价耗材；通过熟练操作缩短手术和住院时间，降低患者经济负担。

## 17. 血管介入治疗后，如何通过有效的护理措施和康复训练，帮助患者尽快恢复身体功能，如促进穿刺部位的愈合、预防下肢深静脉血栓形成等？

**核心观点一：穿刺部位清洁干燥，定期观察防感染。**

- 观点解读：术后穿刺点需用无菌敷料覆盖，避免沾水或污染，每日检查是否有渗血、肿胀或渗液。发现异常及时处理，能有效降低感染风险，促进伤口愈合。

**核心观点二：尽早肢体活动，必要时用抗凝药防血栓。**

- 观点解读：术后尽早活动脚踝（如踝泵运动），促进下肢血液流动。高风险患者需遵医嘱使用抗凝药物或穿弹力袜，同时注意腿部是否肿胀疼痛，及时就医避免血栓加重。

**核心观点三：个性化康复计划搭配深呼吸训练。**

- 观点解读：根据患者体能制订锻炼方案，从简单活动逐渐增加强度。指导患者每天多次深呼吸，既能增强肺功能，又能改善血液循环，加速恢复。

**核心观点四：健康宣教提升患者及家属护理能力。**

- 观点解读：教会患者术后正确翻身、下床姿势，避免错误动作导致伤口裂开或血栓。家属学会观察异常症状，及时协助处理，减少并发症发生。

## 18. 对于血管介入治疗后可能出现的并发症，如栓塞后综合征、感染、器官功能损伤等，应采取哪些针对性的康复治疗方法，加速患者的康复进程，减轻患者的痛苦？

**核心观点一：药物缓解栓塞后综合征症状。**

- 观点解读：针对发热、疼痛、恶心呕吐等症状，使用止痛药（如布洛芬）、退烧药（如对乙酰氨基酚）和止吐药（如昂丹司琼），快速缓解术后不适，帮助患者平稳度过恢复期。

**核心观点二：抗感染治疗联合伤口护理。**

- 观点解读：根据细菌检测结果选择敏感抗生素，同时保持伤口清洁干燥，必要时通过引流或清创清除感染源，有效防止感染加重或扩散。

**核心观点三：针对性保护受损器官功能。**

- 观点解读：肝功能异常时用保肝药（如谷胱甘肽）修复肝细胞；肾功能损伤时调节水分和电解质平衡，避免肾脏负担；肺损伤时吸氧并短期用激素减轻炎症，促进器官自我修复。

**核心观点四：营养支持增强机体免疫力。**

- 观点解读：术后提供高蛋白（如鸡蛋、鱼肉）和高维生素（如新鲜果蔬）饮食，帮助修复受损组织，提高身体抵抗力，缩短康复时间。

**核心观点五：心理疏导减轻术后焦虑。**

- 观点解读：通过专业心理咨询或放松训练（如深呼吸、冥想），缓解患者因治疗产生的紧张、恐惧情绪，增强治疗信心，提升配合度。

**核心观点六：物理疗法促进功能恢复。**

- 观点解读：术后早期进行低强度运动（如散步）和局部按摩，改善血液循环，预防肌肉萎缩，加速受损部位功能恢复，减少长期卧床并发症。

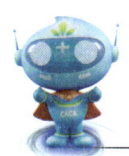

## 19. 部分患者在血管介入治疗后可能会出现心理问题，如焦虑、抑郁等。怎样对患者进行有效的心理干预，帮助他们树立信心，积极面对疾病和康复过程，提高生活质量？

**核心观点一：定期心理评估，早发现情绪问题。**

- 观点解读：治疗前后通过评估筛查焦虑、抑郁等情绪，就像定期体检能发现身体异常一样，早发现才能及时干预，避免心理问题加重。

**核心观点二：医患沟通强化信心，减少恐惧。**

- 观点解读：医生耐心倾听患者担忧，用通俗的话解释治疗过程和效果，减少患者因"不知道会怎样"而产生的恐惧，建立信任感。

**核心观点三：认知行为疗法调整负面思维，缓解焦虑。**

- 观点解读：教患者用积极角度看待疾病，例如把"我治不好"改成"我在努力康复"。同时教深呼吸、冥想等放松技巧，缓解紧张情绪。

**核心观点四：家庭及病友互助提升康复动力。**

- 观点解读：家人多陪伴鼓励，帮患者处理生活难题；让患者加入病友群，和经历相似的人交流经验，互相打气，减少孤独感。

**核心观点五：药物辅助治疗中重度情绪问题。**

- 观点解读：如果焦虑、抑郁严重到影响吃饭睡觉，医生会开抗焦虑药或抗抑郁药，就像发烧吃退烧药一样，但必须按医嘱使用。

**核心观点六：健康教育提升自我管理能力。**

- 观点解读：教会患者康复知识，比如怎么吃、怎么运动，让患者明白自己也能掌控健康，增强"我能好起来"的信心。

## 20. 康复期间，如何指导患者进行合理的饮食和营养管理，补充身体所需的营养物质，增强机体免疫力，预防肿瘤的复发和转移，同时促进身体的恢复？

**核心观点一：均衡摄入优质蛋白、全谷物及健康脂肪。**

- 观点解读：康复期需保证营养全面均衡。优质蛋白（如鱼、蛋、瘦肉）帮助修复组织；全谷物提供持久能量；橄榄油、坚果等健康脂肪保护心血管。合理搭配可增强抵抗力，促进身体修复。

**核心观点二：多吃抗氧化蔬果清除自由基。**

- 观点解读：蓝莓、西兰花等新鲜蔬果含抗氧化剂，能减少细胞损伤，增强免疫力。不同颜色的果蔬提供多样化维生素和矿物质，降低炎症反应，助力身体对抗潜在风险。

**核心观点三：控制热量避免肥胖风险。**

- 观点解读：过量高热量食物易导致肥胖，可能增加肿瘤复发概率。通过调整饮食结构（如减少油炸食品）和适当运动，维持健康体重，保持代谢平衡。

**核心观点四：限制加工食品及红肉摄入。**

- 观点解读：香肠、培根等加工食品含添加剂，过量红肉可能促进癌细胞生长。建议用鱼肉、禽肉替代，减少致癌物摄入，降低肿瘤复发风险。

**核心观点五：每日饮水充足促代谢排毒。**

- 观点解读：每天喝够1.5~2升水，帮助肾脏排出代谢废物，维持体液平衡。充足水分还能缓解口干、便秘等副作用，避免脱水影响康复进程。

**核心观点六：个性化饮食计划并定期调整。**

- 观点解读：根据患者年龄、病情等制订专属饮食方案，必要时咨询营养师。定期监测体重、血液等指标，及时调整饮食，确保营养精准支持恢复，预防复发转移。

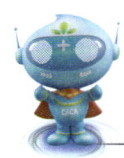

# ASCT 技术

## 01 / 如何在 ASCT 前精准评估患者感染风险并制订预防方案？

**核心观点：全面筛查病史和体检，排查潜在感染风险；实验室检测炎症和免疫功能，筛查病毒；影像学检查定位隐藏感染灶；接种疫苗和预防性用药双管齐下；控制糖尿病等基础疾病降低感染风险；教育患者做好自我防护措施。**

- 观点解读：医生会详细询问患者过去的感染情况、慢性病（如糖尿病）、疫苗接种和长期用药史（如激素类药物），并进行全身检查，寻找可能存在的感染迹象。比如糖尿病患者皮肤易感染，长期用免疫抑制剂的人抵抗力差，这些都需要提前发现。通过抽血查白细胞及中性粒细胞数量、C反应蛋白、前降钙素等炎症指标，判断身体是否有感染。同时检测免疫球蛋白和T细胞、B细胞等免疫细胞数量，了解患者的抗感染能力。还会筛查乙肝、艾滋等病毒，防止休眠病毒在移植后复发。用 CT 扫描胸部、B 超或 MRI 检查腹部等影像手段，发现肉眼看不见的感染。比如肺部的小块炎症、肝脏脓肿等，提前治疗能避免移植后感染暴发。移植前给符合条件的患者打流感疫苗、肺炎疫苗等，提前建立防护。同时根据个体风险，针对性使用抗生素（防细菌）、抗病毒药（防疱疹病毒等）或抗真菌药，像提前给免疫系统"加护盾"。对于有糖尿病、肝病等患者，移植前会重点调控血糖、保肝治疗。就像修好房子漏洞再抗台风，基础病控制好了，感染很难乘虚而入。教会患者和家属洗手方法、饮食消毒技巧、戴口罩等防护措施。比如移植后不能吃生海鲜，接触宠物要消毒，这些细节能减少病菌接触，相当于给患者穿上"无形防护服"。

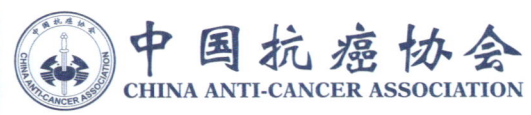

## 02 在 ASCT 过程中，如何通过护理措施和患者管理，预防出血性膀胱炎、静脉血栓栓塞症等常见并发症的发生？

**核心观点：充分水化联合碱化尿液，减少膀胱刺激。规范使用美司钠解毒，保护膀胱黏膜。动态监测尿液指标，预警早期异常。血栓风险分层管理，针对性预防。药物+物理双路径预防静脉血栓。医护患协同制订个性化管理方案。**

● 观点解读：让患者多喝水或输液，每天排尿量保持在 2000~3000ml，帮助稀释尿液中的毒素。同时用碳酸氢钠调节尿液酸碱度（接近中性），避免酸性尿损伤膀胱，降低出血性膀胱炎风险。化疗药物环磷酰胺的代谢产物会刺激膀胱，而美司钠能中和这些毒素。护士需严格按时间、剂量给药，确保药物在毒素产生前发挥作用，形成保护屏障。密切观察尿液颜色（如变红）、排尿疼痛或尿量减少等情况，及时报告医生。通过日常记录和检测，快速发现出血或感染迹象，避免病情恶化。患者入院时先评估血栓风险等级。高危人群需药物抗凝（如低分子肝素），中低风险者以物理预防为主，如穿弹力袜、使用充气加压装置，并鼓励尽早下床活动。卧床患者用弹力袜或充气装置促进血液流动，降低淤血风险；抗凝药物则阻止血液过度凝结。两者结合覆盖不同环节，显著减少血栓发生概率。根据患者年龄、病情和合并症调整措施。例如肾功能差者需控制补液速度，出血风险高者改用物理防血栓。同时向患者普及自查知识，提高配合度。

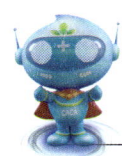

## 03 对于多发性骨髓瘤、淋巴瘤等疾病，如何利用基因检测或微小残留病灶（MRD）检测技术，筛选出从 ASCT 中可能获益更大的患者？

**核心观点：基因检测识别高危患者，指导 ASCT 治疗决策。移植前 MRD 阴性患者更适合 ASCT，获益更大。MRD 深度缓解是移植成功的关键指标。基因与 MRD 联合检测，精准筛选移植人群。高危患者即使缓解不佳，仍可考虑强化移植。**

- 观点解读：通过基因检测发现某些高风险遗传异常（如多发性骨髓瘤的 t(4;14)、17p− 等，双打击、三打击淋巴瘤或 TP53 突变患者），这类患者病情进展快、预后差。检测到这些异常后，医生会建议更积极的治疗策略，包括尽早进行自体移植，以提高生存率。移植前肿瘤清除越彻底（MRD 阴性），移植后体内残存癌细胞越少，患者长期生存的可能性越高。因此，医生会优先选择达到深度缓解的患者进行移植，最大限度发挥疗效。治疗后的 MRD 检测能发现肉眼看不到的残留癌细胞。若移植前达到 MRD 阴性（检测不到残留），说明治疗效果好，这类患者接受移植后复发风险更低，生存时间更长。因此优先推荐移植。结合基因检测（判断疾病风险）和 MRD 检测（评估治疗效果），能更全面分析患者情况。例如，基因高危但 MRD 阴性者仍可从移植获益；而基因低危但 MRD 阳性者可能需其他治疗，避免盲目移植。部分基因高危患者即使未达到 MRD 阴性，但若其他治疗手段效果有限，医生可能建议通过移植联合其他疗法（如靶向药）来改善预后，降低复发风险。

## 04  能否通过建立多因素评估模型，综合考虑患者的疾病类型、体能状态、脏器功能等因素，更科学地筛选出适合 ASCT 的患者？

**核心观点：多因素模型提升患者筛选精准性，优化治疗效果。疾病类型和分期是评估核心指标。体能状态用 ECOG 评分量化耐受能力。肝肾功能指标决定移植安全性。年龄非绝对限制，需综合评估生理状态。动态评估模型适应个体化治疗需求。**

● 观点解读：通过疾病类型、体能状态、肝肾功能等综合评分，筛选出最适合自体造血干细胞移植（ASCT）的患者。比如体能差的老年患者可能无法承受高强度化疗，而肝肾功能异常者移植后并发症风险高，模型能避免"一刀切"选择，提高成功率。不同癌症（如淋巴瘤、骨髓瘤）对 ASCT 反应差异大，需结合具体类型和扩散程度判断。例如早期骨髓瘤移植效果更好，而晚期淋巴瘤可能需先化疗控制肿瘤再移植。ECOG 评分 0~1 分表示生活自理，适合移植；2 分及以上（如半天卧床）则风险剧增。比如能买菜做饭的患者比需要家属照顾的患者更适合移植，体能状态直接影响术后恢复。移植前大剂量化疗药物依赖肝肾代谢，肝酶异常或肾过滤功能差（如肌酐超标）会导致药物蓄积中毒。模型会设置肝功能 ALT<3 倍正常值、肾小球滤过率 >60ml/min 等硬性门槛。虽然 60 岁以上患者移植风险增加，但身体素质好的 70 岁患者可能比有慢性病的 50 岁患者更合适。模型会结合心肺功能、合并症等情况动态评估，而非单纯卡年龄线。患者在化疗期间体能可能改善或恶化，模型会根据最新检查结果调整建议。例如某患者初始肝功不达标，经保肝治疗后符合条件，仍可纳入移植候选。

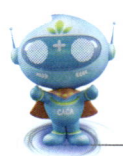

中国肿瘤防治核心科普知识
2025

## 05 在诊断过程中，怎样通过病理检查和分子生物学检测，明确肿瘤的病理类型、基因特征和分子靶点，以指导选择更合适的预处理方案和后续治疗？

**核心观点：病理检查确定肿瘤类型，指导预处理方案。基因检测锁定突变靶点，筛选精准药物。**

- 观点解读：通过活检或手术切除肿瘤组织，在显微镜下观察细胞形态，判断是腺癌、鳞癌还是淋巴瘤等类型。结合免疫组化检测（如 CD20 标记），能更精准判断癌细胞来源和分化程度，从而选择对应的化疗或靶向药方案。例如 CD20 阳性淋巴瘤可用利妥昔单抗治疗。检测肿瘤是否存在特定基因突变（如 EGFR、ALK）或蛋白表达（如 HER2、PD-L1），能匹配对应的靶向药或免疫治疗。例如 EGFR 突变肺癌患者用吉非替尼，PD-L1 高表达患者可用免疫检查点抑制剂，避免盲目用药。

## 06 如何利用人工智能技术辅助诊断，提高对移植后并发症（如感染、器官功能损伤等）的早期识别能力，减少误诊和漏诊？

**核心观点：AI 整合多类患者数据，提前预警并发症风险；建立预测模型，评估并发症发生概率；实时监测生理指标，异常自动报警；快速识别影像异常，提高诊断效率，辅助医生决策。**

- 观点解读：人工智能能汇总患者的检查报告、影像结果、生命体征等数据，通过算法分析隐藏的风险。例如，发现某些指标异常组合可能提示感染或器官损伤，帮助医生更早干预，避免病情恶化。AI 通过分析大量历史病例，学习哪些因素容易导致感染、肾损伤等并发症，构建预测模型。医生能提前知道患者风险等级，针对性制订预防措施，降低并发症发生率。24 小时跟踪患者的心率、血压、体温等数据，一旦发现异常波动或危险趋势（如持续高热），立即提醒医护人员处理，缩短抢救时间，避免漏诊。AI 能自动分析 CT、MRI 等影像，精准识别肺部纤维化、

479

肝脏病变等器官损伤的细微特征，辅助医生快速定位问题，减少人为判断误差，提升诊断准确性。AI 系统内置《中国肿瘤整合诊治指南（CACA）》等权威知识库，遇到复杂情况时自动匹配推荐治疗方案。例如，提示特定感染应优先使用的抗生素，帮助经验不足的医生减少误诊风险。

## 07 不同类型的血液肿瘤（如多发性骨髓瘤、淋巴瘤、急性白血病等）在 ASCT 治疗中，如何根据疾病特点和患者个体差异，选择最优的预处理方案和移植时机？

**核心观点：多发性骨髓瘤首选高剂量美法仑，缓解期移植。淋巴瘤按类型选择预处理方案，复发或高危时移植。急性白血病用 TBI 联合化疗，首次缓解期移植。个性化方案需平衡疾病特性与患者状态。**

- 观点解读：多发性骨髓瘤患者通常使用大剂量美法仑进行预处理，这种药物能有效杀灭癌细胞。移植时机选在首次治疗达到最佳缓解状态时（如完全缓解或非常好的部分缓解），此时体内癌细胞最少，移植效果最佳，复发风险更低。霍奇金淋巴瘤常用 BEAM 方案（含卡莫司汀等药物），非霍奇金淋巴瘤可选 BEAM 或 CBV 方案。移植时机分两类：复发或难治患者需在疾病缓解期移植；高危患者（如肿瘤恶性程度高）早期移植可巩固疗效，防止复发。急性白血病患者常用全身放疗（TBI）联合化疗药物（如环磷酰胺）清除癌细胞，或使用高剂量化疗方案（白消安 + 环磷酰胺）。移植在首次完全缓解时进行，此时体内残留癌细胞最少，尤其适合中高危患者，能显著提高治愈率。总之，医生会综合肿瘤类型、患者身体条件（如年龄、合并症）、基因特征等因素，选择最合适的预处理药物和移植时间，既最大化治疗效果，又降低副作用风险。

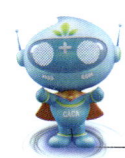

## 08 在造血干细胞动员和采集过程中，如何提高干细胞的采集质量和数量，确保移植的成功率，同时减少对患者的不良反应？

**核心观点：个性化动员方案，必要时联合用药增强效果。根据干细胞数量指标，精准把握采集时机。使用自动化设备，提高采集效率并减少损伤。全程监测患者状态，及时处理不良反应。按体重设定采集目标，确保移植需求。个体化调整策略，优化效果并降低风险。**

- 观点解读：医生会根据患者病情、体质及治疗历史选择药物组合。例如，单独使用 G-CSF（常规动员药物）或联合化疗，若患者因多次化疗导致干细胞不足，会加用普乐沙福，帮助释放更多干细胞，提升采集量。通过血液检测追踪干细胞数量（CD34+ 细胞），当达到每微升 5~50 个时采集，避免过早（数量不足）或过晚（质量下降），确保高效获取优质干细胞。采用先进的血细胞分离机，能精准分离干细胞且创伤小，避免传统方法对患者血管和血液系统的过度负担，同时降低操作失误风险。动员和采集时密切观察患者是否出现骨痛、低钙血症等副作用，通过止痛药、补钙等措施缓解症状，保障治疗过程安全舒适。通常每千克体重需采集 200 万 ~ 600 万个干细胞，具体根据患者情况调整。高危或多次移植患者目标更高，以支持术后快速恢复。结合患者年龄、基础疾病等因素，定制专属方案。例如，老年患者可能减少化疗动员强度，降低副作用；体质弱者优先选择创伤小的技术，提升治疗安全性。

## 09  对于移植后复发的患者，如何选择有效的挽救治疗方案，提高患者的生存率和生活质量？

**核心观点**：全面评估复发类型和范围，明确治疗方向。结合患者年龄、身体状态等个体化因素。根据既往治疗敏感性调整方案。优先选择靶向或免疫治疗精准干预。符合条件的患者可尝试二次移植。支持治疗与临床试验并重。

- 观点解读：通过影像检查等手段，确定是局部复发还是全身扩散，不同复发范围对应不同治疗策略。例如局部复发可能采用局部放疗，全身复发需系统性药物治疗。年轻且身体条件好的患者可能耐受更强效的治疗（如二次移植），而体弱或高龄患者需选择副作用较小的方案（如靶向药），避免过度治疗。若患者对初始化疗已耐药，需更换二线化疗药物；若此前对某种靶向药有效，复发后可再次尝试或升级同类药物，避免无效治疗。通过基因检测发现特定突变（如血液肿瘤常见靶点），使用针对性靶向药；CAR-T等免疫疗法可激活自身免疫细胞杀灭癌细胞，副作用相对较小。自体移植复发后，若肿瘤负荷较低且身体状况允许，二次自体或异体移植能延长生存期；但需评估感染、排异等风险，权衡利弊。加强营养、止痛等支持治疗提升生活质量；参与新药临床试验既能获得前沿疗法，也能为后续治疗积累数据，尤其适合标准方案无效的患者。

## 10  如何优化ASCT治疗过程中的支持治疗，如预防和治疗感染、控制并发症、提供营养支持等，保障患者顺利度过移植期？

**核心观点**：严格预防细菌、真菌及病毒感染。及时纠正贫血、出血，保护胃肠黏膜。预防和治疗VOD。个体化处理并发症如GVHD。强化营养支持与心理护理。

- 观点解读：在患者免疫力极低（如中性粒细胞减少）时，用广谱抗生素预防细菌感染。对易发真菌感染的高危人群，提前使用抗真菌药物。同时定期检测病毒指标，

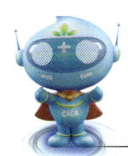

必要时用抗病毒药物，多方位降低感染风险。通过输注血小板预防出血，输红细胞改善贫血。化疗期间用胃黏膜保护剂减少恶心、呕吐等胃肠道反应，避免黏膜损伤引发感染或出血。密切监测肝功能，早期使用去纤苷预防和治疗 VOD。若出现移植物抗宿主病（GVHD），需根据患者身体状态和病情严重程度，调整免疫抑制药物种类和剂量，既控制症状又避免过度削弱免疫力。通过肠内营养（口服/鼻饲）或静脉营养补充高蛋白、高热量食物，避免生冷食物。同时关注患者心理状态，减轻焦虑恐惧，并通过教育让患者和家属了解治疗流程，提高配合度。

## 11. ASCT 后，如何通过有效的护理措施和康复训练，帮助患者尽快恢复身体功能，提高生活质量？

**核心观点：心理支持增强康复信心，缓解情绪问题。个性化营养方案加速身体修复。严格感染防控保障安全恢复。症状管理提升治疗舒适度。阶梯式运动训练恢复体能。**

- 观点解读：患者在移植后容易因治疗压力产生焦虑、抑郁情绪。医护通过定期心理疏导、鼓励患者表达感受，帮助建立积极心态。家属配合营造轻松氛围，能有效提升患者对抗疾病的信心，促进康复动力。根据患者胃肠功能、血常规指标制订饮食计划。例如血小板低时增加高蛋白食物，口腔溃疡时选择温软流食。营养师动态调整食谱，既能保证热量和蛋白质摄入，又能减轻消化道负担，促进造血恢复。患者免疫力极低时，需在层流病房隔离，所有护理操作严格无菌。家属探视需消毒穿戴，病房每日紫外线消毒。这能最大限度减少肺部感染、败血症等致命并发症的发生风险。针对恶心呕吐使用止吐药，口腔溃疡用康复新液含漱，疼痛时合理镇痛。护士每日评估症状变化，及时干预。通过缓解不适感，让患者更好配合后续康复训练。从卧床踝泵运动、床边坐立开始，逐步过渡到慢走、瑜伽等低强度活动。康复师根据血常规和体力定制方案，既能改善心肺功能，又避免过度疲劳。运动后监测心率，确保安全。

## 12. 对于移植后出现的心理问题（如焦虑、抑郁等），应采取哪些针对性的心理干预措施，帮助患者树立信心，积极面对康复过程？

**核心观点：** 提供疾病知识教育与正向心理引导。一对一心理咨询结合认知行为疗法。建立家庭和社会双支撑系统。药物辅助与放松训练双管齐下。正念疗法减少对未来的过度担忧。

- 观点解读：用通俗语言向患者解释移植后的恢复过程，减少对未知的恐惧。同时强调康复的成功案例，比如告诉患者"很多人和你一样挺过来了"，增强信心。心理医生会引导患者说出内心担忧，并通过认知行为疗法，教患者把"我肯定好不了"的负面想法转变成"我可以一步步恢复"。就像给大脑安装"积极思维过滤器"。家属学习如何陪伴患者（如多倾听少说教），患者也可加入病友互助小组。就像搭建一个"安全网"，让患者知道身边有人理解和支持自己。对严重焦虑抑郁的患者，医生会开抗抑郁药缓解症状，同时教患者深呼吸、肌肉放松等技巧。药物像"急救包"快速稳定情绪，放松训练则是长期调节情绪的"工具箱"。通过冥想、专注呼吸等练习，帮患者把注意力从"万一复发怎么办"转移到"现在我能做些什么"。就像按下大脑的"暂停键"，减少胡思乱想带来的压力。

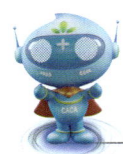

## 13. 如何建立完善的随访体系，对ASCT后的患者进行长期跟踪随访，及时发现并处理可能出现的远期并发症，调整治疗方案？

**核心观点**：制订个性化随访计划，按阶段调整频率和项目。重点监测远期并发症，定期多维度评估。建立随访数据库，动态优化治疗方案。

- 观点解读：根据患者病情和恢复情况，灵活安排随访时间。移植后第1年每1~3个月复查，第2年每3~6个月复查一次，3年后逐步延长到半年或一年复查一次。不同阶段重点检查不同项目，既能及时发现问题，又避免过度检查。移植后患者可能出现感染、肝肾损伤、内分泌失调或二次肿瘤等问题。需长期跟踪血液指标（如血常规、肝肾功能）、影像检查（如B超、CT）及专科评估（如内分泌科），早发现早干预，降低健康风险。记录每次随访的检查结果、用药反应等数据，通过分析发现潜在规律。例如某类并发症高发时段可提前干预，治疗效果不佳时可及时调整方案，让治疗更精准高效。

中国肿瘤防治
核心科普知识

# 肿瘤诊断

CT检查　MR检查　PET显像　X线检查　超声显像　病理诊断　内镜诊断

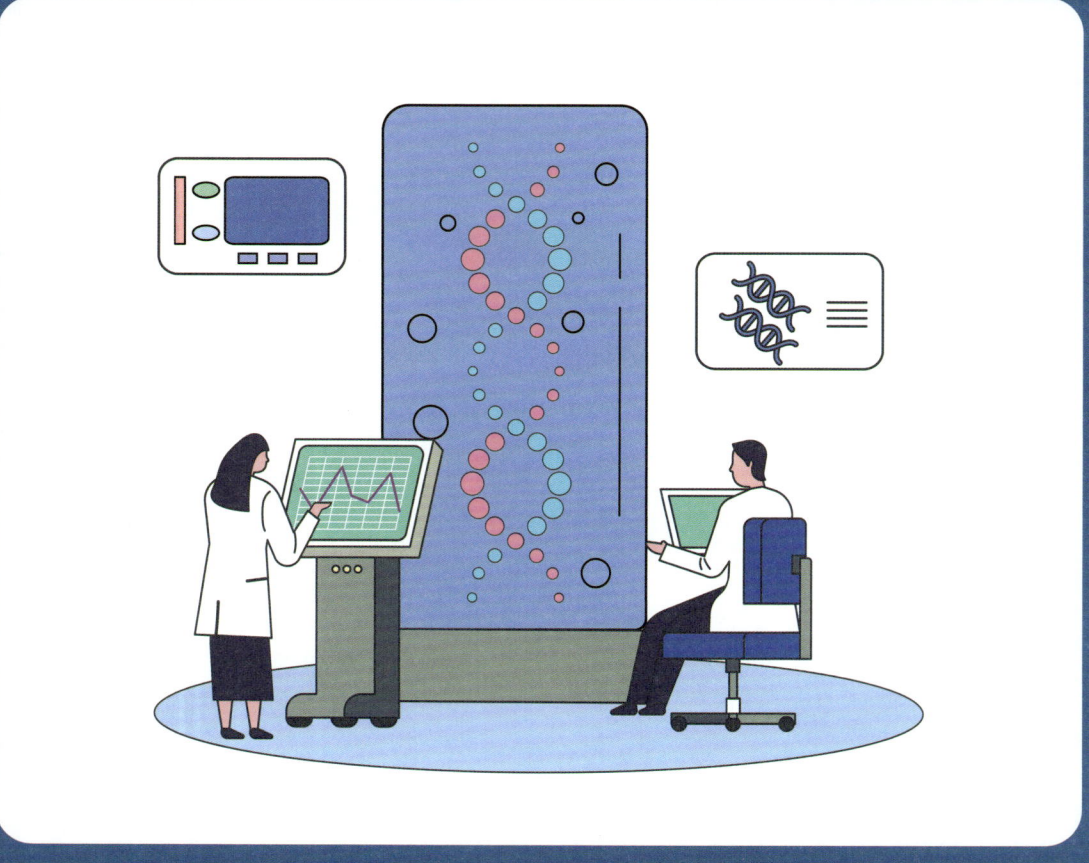

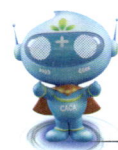

# CT 检查

## 01 如何通过优化扫描参数和检查方案,在保证诊断准确性的同时,最大程度降低患者接受 CT 检查时的辐射剂量?

**核心观点一:按体型和年龄调整扫描电压电流。**

- 观点解读:儿童或体型小的患者采用低电压(如 80kV),成人根据胖瘦选电压,同时 CT 设备会根据扫描部位自动调节电流强度。这样既能减少辐射,又能保证图像足够清晰,避免漏诊风险。

**核心观点二:迭代重建技术弥补低剂量图像不足。**

- 观点解读:用计算机高级算法处理图像,类似手机夜景模式降噪,即使降低辐射剂量,也能通过软件优化让医生看清细节,确保诊断不受影响。

**核心观点三:精准划定扫描区域,避免"多扫"。**

- 观点解读:比如怀疑肺部问题时,只扫描胸部而非全身。检查前明确目标区域,缩短扫描长度。就像拍照只截取需要的画面,减少不必要部位的辐射暴露。

**核心观点四:减少重复扫描和增强检查次数。**

- 观点解读:多次扫描会累积辐射,因此要避免无意义的重复检查。例如增强 CT 需注射造影剂,医生会评估必要性,能用普通 CT 解决的就不做增强,多期扫描也只选关键时间点。

**核心观点五:儿童必须用专用低剂量方案。**

- 观点解读:儿童对辐射更敏感,设备会切换到"儿童模式",大幅降低参数,并严格控制扫描范围。就像给儿童定制小份药物,用最小必要剂量达到检查目的。

**核心观点六:定期维护设备确保辐射可控。**

- 观点解读:CT 设备需定期校准,防止因机器老化导致辐射异常升高。类似汽车年检,保证仪器精准稳定,避免患者承受额外辐射风险。

## 02  对于需要多次 CT 检查的患者，怎样制订合理的检查计划，以减少辐射累积对身体造成的潜在危害？

**核心观点一：严格评估检查必要性，优先低辐射替代方法。**

- 观点解读：每次检查前医生需判断 CT 是否必需，避免重复检查。对随访患者，能用超声、MRI 等无辐射或低辐射的检查替代时优先选择，减少不必要的辐射暴露。

**核心观点二：优化 CT 扫描参数，降低单次辐射剂量。**

- 观点解读：根据患者体型和检查部位调整机器参数（如电压、电流等），并启用设备的自动调节功能，在保证图像清晰的前提下，尽可能减少每次扫描的辐射量。

**核心观点三：合理规划检查间隔，避免短期高频扫描。**

- 观点解读：根据病情发展和治疗阶段，科学安排两次 CT 的时间间隔，例如肿瘤进展快的患者可适当缩短间隔，稳定期患者则延长间隔，防止短期内累积过高辐射。

**核心观点四：特殊人群谨慎对待，针对性调整方案。**

- 观点解读：儿童、孕妇等对辐射更敏感，尽可能用 MRI 或超声替代；必须做 CT 时，需专门调低参数，并重点保护敏感部位（如腹部用铅衣防护）。

**核心观点五：记录并跟踪累计辐射剂量，动态调整计划。**

- 观点解读：医院应建立患者的辐射档案，统计每次检查的辐射量。当累计剂量接近安全限值时，及时改用其他检查方式，避免长期超量风险。

## 03 针对不同部位的肿瘤 CT 检查，如何规范患者的检查前准备工作，以减少因准备不当导致的检查误差或假阳性结果？

**核心观点一：腹部检查需严格禁食和肠道准备。**

- 观点解读：做腹部或盆腔 CT 前，患者需空腹 4~6 小时，减少胃里食物或气体对图像的干扰。部分患者需提前喝含碘药水或清水，让肠道显影更清晰。怀疑肠道肿瘤时，可能还要灌肠清空粪便，避免误诊。

**核心观点二：胸部检查需呼吸训练并摘除金属物品。**

- 观点解读：检查胸部时，患者需提前练习屏气，避免呼吸导致影像模糊。扫描前需摘掉项链、带金属扣的内衣等，防止金属在图像上形成白影，遮挡病变区域。

**核心观点三：头颈部检查前去除金属并评估镇静需求。**

- 观点解读：检查头颈部前，需摘掉假牙、耳环等金属物品，防止干扰成像。儿童或过度紧张的患者，医生可能用镇静剂帮助其保持不动，确保图像清晰。

**核心观点四：增强扫描前必须评估过敏风险和肾功能。**

- 观点解读：打增强 CT 用的碘药水前，医生会询问患者是否有过敏史，并抽血查肾功能。肾功能差或对碘过敏的人，可能无法做增强检查，避免引发肾病或过敏反应。

**核心观点五：骨与软组织肿瘤需固定体位并了解植入物。**

- 观点解读：检查骨肿瘤时，患者需保持固定姿势，必要时用绑带固定身体。体内有钢板、钢钉等金属植入物的，要提前告知医生，评估是否影响检查结果。

## 04. 如何综合运用 CT 平扫、增强扫描、能量 CT 等多种检查技术，更准确地判断肿瘤的位置、大小、形态以及与周围组织的关系？

**核心观点一：CT 平扫初步定位肿瘤位置、大小及形态。**

- 观点解读：CT 平扫是基础检查，通过分层扫描快速确定肿瘤的位置、大小和大致形状，就像先画一张"草图"，帮助医生了解肿瘤与周围组织的初步关系，为后续检查提供定位依据。

**核心观点二：增强扫描清晰显示肿瘤血供和边界。**

- 观点解读：通过静脉注射显影剂后进行扫描，能清晰呈现肿瘤的血液供应情况、边缘是否规则，以及与周围血管、淋巴结的接触关系。这有助于判断肿瘤是良性还是恶性，以及是否侵犯了关键结构。

**核心观点三：能量 CT 分析组织成分鉴别肿瘤类型。**

- 观点解读：能量 CT 利用不同强度的 X 射线，可定量分析肿瘤内部的成分（如是否有坏死、出血），帮助鉴别肿瘤类型。同时能更精确地显示肿瘤与周围组织的解剖关系，减少误判。

**核心观点四：多技术联合实现多维度精准诊断。**

- 观点解读：综合平扫、增强和能量 CT 的结果，医生能从结构、血供、成分等多个层面全面评估肿瘤，减少单一检查的局限性，显著提高诊断的准确性和可靠性。

## 05 对于一些复杂的肿瘤病例，如何借助多学科团队（MDT）的力量，结合临床症状、病理检查等多方面信息，提高 CT 诊断的准确性和可靠性？

**核心观点一：多学科团队协作整合临床信息。**

- 观点解读：由放射科、肿瘤科、病理科等多个领域的医生共同分析患者症状、病史和检查结果，确保 CT 影像解读不孤立，而是与患者整体情况匹配。比如肿瘤医生提供治疗史，病理医生确认病变性质，避免仅凭 CT 图像误判。

**核心观点二：病理与影像结果相互印证。**

- 观点解读：CT 发现可疑肿瘤时，需通过病理活检确定性质。例如 CT 显示肺部肿块，若病理检查确认为良性炎症，则避免过度治疗；若病理为恶性，CT 可进一步明确肿瘤范围，两者互补提高准确性。

**核心观点三：动态 CT 随访评估疗效。**

- 观点解读：治疗过程中定期做 CT 检查，对比病灶大小、密度等变化。比如化疗后肿瘤缩小说明有效，若 CT 显示新病灶则提示转移，帮助医生及时调整方案。

**核心观点四：结合多模态影像技术互补。**

- 观点解读：CT 擅长显示结构，但无法判断肿瘤活性，可联合 PET-CT 观察代谢情况；MRI 对软组织分辨率更高，三者结合能更全面评估肿瘤位置、性质和扩散程度。

**核心观点五：定期总结优化诊断流程。**

- 观点解读：MDT 团队定期讨论疑难病例，总结、优化诊断流程，同时学习新技术，如 AI 辅助 CT 分析，减少人为误差。

## 06 如何利用人工智能技术辅助 CT 诊断，提高对微小肿瘤和不典型肿瘤的识别能力，减少人为误差？

**核心观点一：AI 优化图像质量，突出微小肿瘤。**

- 观点解读：通过深度学习算法，AI 能提升 CT 图像的清晰度和对比度，使原本模糊的微小肿瘤更明显。比如，传统图像中容易被忽略的早期微小病灶，经 AI 处理后边界更清晰，便于医生发现。

**核心观点二：自动标记可疑病灶，辅助医生定位。**

- 观点解读：AI 能快速扫描 CT 图像，自动圈出异常区域并标注。例如，在肺部 CT 中，AI 可标记出几毫米的结节，提醒医生重点观察，避免因疲劳或经验不足导致的漏诊。

**核心观点三：AI 识别肿瘤特征，辅助判断良恶性。**

- 观点解读：AI 通过分析数万张肿瘤图像，能总结出恶性病灶的形态、密度等特征。对于不典型的肿瘤（如边缘模糊或密度不均匀的病灶），AI 可提供良恶性概率，帮助医生综合判断。

**核心观点四：精准量化病灶变化，评估治疗效果。**

- 观点解读：AI 能自动测量肿瘤大小、体积和代谢活性，生成精准数据。比如化疗后肿瘤是否缩小、活性是否降低，AI 可定量对比治疗前后的变化，减少人工测量的误差。

**核心观点五：标准化分析流程，降低人为误诊风险。**

- 观点解读：AI 按统一标准分析图像，不受医生主观因素影响。例如，新手医生经验不足时，AI 可提供稳定可靠的参考结果，减少经验差异或疲劳导致的误判。

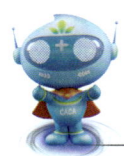

## 07 对于确诊的肿瘤患者，如何依据 CT 检查提供的信息，制订个性化的精准治疗方案，如手术方案的制订、放疗靶区的确定等？

**核心观点一：CT 三维图像辅助精准规划手术范围及风险预判。**

- 观点解读：CT 通过多角度重建技术，立体呈现肿瘤大小、位置及其与周围血管、神经的关系。医生可据此设计手术切除范围，既彻底清除肿瘤，又避开重要结构，降低术中损伤风险，保护患者正常功能。

**核心观点二：CT 精确定位放疗靶区，优化辐射剂量控制。**

- 观点解读：CT 扫描明确肿瘤边界后，结合血供评估，精准划定放疗照射区域。通过计算辐射剂量分布，确保肿瘤区域接受足够杀伤剂量，同时减少对周边健康组织的误伤，提升治疗安全性和效果。

**核心观点三：动态 CT 监测疗效，联合多影像综合评估。**

- 观点解读：治疗过程中定期进行 CT 复查，观察肿瘤缩小或变化情况，评估当前方案效果。若疗效不佳或发现新病灶，可及时调整策略。结合 MRI、PET-CT 等检查，全面分析病情进展，提高判断准确性。

**核心观点四：多学科团队协作制订个体化治疗方案。**

- 观点解读：由外科、放疗科、影像科等专家组成团队，共同分析 CT 等检查结果，结合患者身体状况，综合讨论手术、放疗、药物等治疗方式的组合与顺序，确保方案兼顾疗效和生活质量，实现精准治疗目标。

## 08 在肿瘤治疗过程中，如何利用 CT 检查进行疗效评估，及时调整治疗方案，以提高治疗效果？

**核心观点一：治疗前 CT 建立肿瘤基线数据。**

- 观点解读：在开始治疗前，通过 CT 扫描精准记录肿瘤的大小、位置和范围，形成初始"参考图"。后续所有疗效评估都以此为基础对比，确保判断更准确，避免因个体差异导致误判。

**核心观点二：治疗中定期 CT 动态监测变化。**

- 观点解读：治疗期间按计划（如每 2~3 个月）做 CT 检查，观察肿瘤是否缩小、形态改变或出现新病灶。医生通过图像对比直观判断药物或放疗是否有效，若效果不佳可快速更换方案，避免延误治疗。

**核心观点三：CT 早期识别肿瘤进展或复发。**

- 观点解读：CT 能清晰显示微小病灶变化。例如化疗后若发现肿瘤反而增大，或原本正常的区域出现新阴影，提示可能复发或转移。此时医生能提前调整方案，如更换靶向药或增加放疗，抢占治疗先机。

**核心观点四：CT 影像联合临床指标综合评估。**

- 观点解读：单看 CT 图像可能片面，需结合血液肿瘤标志物、患者症状等综合分析。例如 CT 显示肿瘤稳定，但患者疼痛加剧且指标升高，可能提示需要加强治疗。这种多维评估有助于制订更精准的个性化方案。

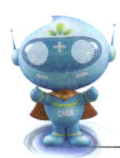

## 09 如何通过 CT 检查监测肿瘤治疗后的复发情况，为后续治疗提供及时准确的依据？

**核心观点一：制订个性化 CT 随访计划，定期复查监测变化。**

- 观点解读：治疗后需按医生建议定期复查CT，首次在3~6个月复查，之后每6~12个月一次。具体时间根据肿瘤类型、治疗效果等调整，以及时捕捉复发信号，避免延误治疗。

**核心观点二：重点观察原发灶及常见转移区域。**

- 观点解读：CT会优先检查肿瘤原发部位（如肺部、肝脏等）和易转移区域（如淋巴结、腹膜后），观察是否有新肿块或原有病灶增大、密度异常，帮助锁定可疑复发部位。

**核心观点三：评估影像特征判断复发迹象。**

- 观点解读：若CT发现新肿块、结节，或原有病灶边缘模糊、体积增大、密度异常（如增强后强化更明显），可能提示复发。医生结合这些特征初步判断是否需要进一步检查。

**核心观点四：对比历史影像分析病灶变化。**

- 观点解读：医生会将当前CT与治疗前、治疗后早期的图像对比，观察病灶大小、形态、位置等变化。例如，若肿瘤区域再次扩大或形态不规则，可能表明复发。

**核心观点五：联合其他检查提高诊断准确性。**

- 观点解读：当CT结果不明确时，可能结合PET-CT（看代谢活性）或MRI（看软组织细节）进一步确认。例如，PET-CT能区分肿瘤活性组织与瘢痕，减少误判。

**核心观点六：为治疗策略调整提供关键依据。**

- 观点解读：CT发现的复发信息，可帮助医生选择手术、放疗、化疗等后续方案。例如，局部复发可手术切除，多发转移则需调整全身治疗方案，改善患者生存质量。

## 10. CT 检查在评估肿瘤患者康复过程中，如何监测身体各器官功能的恢复情况，为康复方案的调整提供依据？

### 核心观点一：评估器官形态结构恢复情况。

- 观点解读：CT 能清晰显示器官大小、形态的变化，比如治疗后肺部纤维化是否减轻、肝脏体积是否恢复正常等。这些结构变化直接反映器官损伤的恢复程度，帮助医生判断治疗效果。

### 核心观点二：监测残留病灶或复发迹象。

- 观点解读：定期 CT 扫描可以发现肿瘤残留或早期复发的微小病灶，比如异常肿块或阴影。医生根据结果及时调整治疗方案，防止病情恶化，避免错过最佳干预时机。

### 核心观点三：评估血管及血流功能恢复。

- 观点解读：增强 CT 能观察器官的血液流动情况，比如肾脏的血流是否通畅、心脏供血是否改善。这些信息帮助判断器官功能是否恢复正常，尤其是化疗后血管损伤的恢复进程。

### 核心观点四：观察放化疗后组织修复进程。

- 观点解读：CT 能显示放疗或化疗对正常组织的影响，比如放射性肺炎是否吸收、骨密度是否回升。通过对比不同阶段的影像，医生能了解身体修复速度，针对性减轻治疗副作用。

### 核心观点五：指导个性化康复方案调整。

- 观点解读：结合 CT 显示的器官功能、病灶变化和身体修复情况，医生可定制康复计划。例如，肺部损伤患者需调整运动强度，骨密度低者加强营养支持，确保康复措施安全有效。

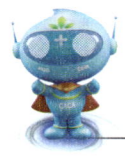

## 11. 对于肿瘤治疗后出现并发症（如感染、出血等）的患者，CT 检查如何帮助医生及时发现并准确判断并发症的严重程度，指导后续治疗？

**核心观点一：CT 快速定位感染范围及严重程度。**

- 观点解读：CT 能清晰显示感染部位是否有脓肿、组织坏死或炎症扩散，增强扫描还能观察血管是否被感染波及，帮助医生判断感染对身体的威胁程度，及时选择抗生素或手术引流。

**核心观点二：CT 精准识别出血位置及活动性出血。**

- 观点解读：通过 CT 扫描，医生能迅速找到体内出血点，并判断出血量多少。增强 CT 可发现"造影剂外渗"现象，明确是否仍在出血，从而决定是否需要紧急止血或手术干预。

**核心观点三：CT 评估肿瘤治疗后的器官损伤。**

- 观点解读：放疗或化疗可能损伤肺、肝、肾等器官，CT 能显示器官结构变化，如肺纤维化、肝损伤范围等，帮助医生调整治疗方案或监测恢复情况。

**核心观点四：CT 动态监测并发症进展。**

- 观点解读：定期做 CT 扫描可对比不同时间段的身体变化，明确感染、出血或器官损伤是否加重，为医生提供调整治疗方案的依据，例如是否需要停化疗或延长康复周期。

**核心观点五：CT 指导多学科综合治疗决策。**

- 观点解读：CT 结果帮助医生团队全面了解并发症细节，如多器官受累或复杂感染，从而制订个性化治疗策略，比如联合抗生素、介入治疗或外科手术，提高救治成功率。

**核心观点六：高分辨率 CT 助力早期发现隐匿并发症。**

- 观点解读：CT 成像清晰度高，能发现微小病灶或早期病变，例如小范围出血或轻度感染，避免漏诊延误治疗，为患者争取最佳治疗时机。

## 12. 如何通过 CT 检查评估康复过程中患者身体结构的变化（如手术部位的愈合情况、放疗后的组织改变等），为康复训练和生活指导提供参考？

**核心观点一：CT 精准评估手术部位愈合及术后并发症。**

- 观点解读：CT 能清晰显示手术后伤口愈合状态，比如是否有积液、感染或异常结构（如瘘管）。例如肺部或腹部术后，CT 可快速发现出血或脓肿，帮助医生及时处理问题，避免影响恢复。

**核心观点二：CT 识别放疗后组织纤维化及结构变化。**

- 观点解读：放疗可能导致组织变硬（纤维化）或水肿，尤其在头颈、胸部等区域。CT 能直观显示这些变化，帮助判断是否属于正常恢复，还是需要干预，避免误判为肿瘤复发。

**核心观点三：CT 区分术后瘢痕与肿瘤残留复发。**

- 观点解读：手术部位常形成瘢痕组织，CT 增强扫描能分辨瘢痕和残留肿瘤。肿瘤在增强后通常显示异常血流信号，而瘢痕无明显变化，提高诊断准确性，减少不必要的治疗。

**核心观点四：CT 评估肌肉骨骼状态指导康复训练。**

- 观点解读：CT 可量化肌肉萎缩程度、关节活动范围和骨骼密度。例如，针对肌肉萎缩患者，医生会设计渐进式力量训练；若骨骼密度降低，则调整运动强度，避免骨折风险。

**核心观点五：CT 分析器官功能优化生活建议。**

- 观点解读：通过肺部 CT 评估呼吸功能，建议患者选择低强度有氧运动；腹部 CT 观察消化器官状态后，可制订易消化饮食方案，避免腹胀或营养不良，提升生活质量。

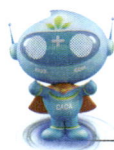

# MR 检查

## 01 如何通过优化 MR 扫描参数，在保证诊断准确性的同时，降低患者检查时的潜在风险（如幽闭恐惧症诱发、金属植入物相关风险等）？

**核心观点：优先选择开放型 MRI 设备，缩短扫描时间；严格核查金属植入物的 MRI 兼容性；根据患者情况调整磁场强度与射频脉冲参数。**

- 观点解读：使用开放型 MRI 设备能减少患者被封闭的不适感，降低幽闭恐惧症发作风险。同时，采用快速成像技术缩短检查时间，让患者更快完成检查，减少焦虑。检查前必须详细询问患者体内是否有金属植入物（如心脏支架、关节假体等），并核实是否属于 MRI 安全材质。不兼容的金属可能因磁场作用移位或发热，威胁患者安全。

## 02 对于有多次 MR 检查需求的患者，怎样制订合理的检查计划，减少因频繁检查可能带来的潜在危害？

**核心观点：严格筛选每次检查的临床需求，避免无效重复；根据病情进展动态调整检查间隔；先选择低风险扫描序列或替代检查手段。**

- 观点解读：每次检查前需确认是否有明确的临床需求，例如是否需要通过检查来调整治疗方案或评估病情进展。避免仅因"定期复查"等模糊原因重复检查，确保每一次检查都能解决关键问题，减轻不必要的身体负担；医生需结合患者肿瘤的生长速度、治疗阶段等具体情况，灵活延长两次检查之间的间隔。例如，病情稳定时可适当减少检查次数，既保证治疗效果监测，又降低频繁检查的潜在风险；MR 检查的不同扫描模式对身体影响不同。医生应在保证诊断效果的前提下，优先使用无辐射、无造影剂的扫描序列（如某些功能成像技术），或改用超声、CT 等其他影像手段配合检查，减少对身体的累积影响。

## 03 / 针对不同类型肿瘤的 MR 检查，如何规范患者的准备工作，以减少因准备不当导致的检查误差或假阳性、假阴性结果？

**核心观点：根据检查部位调整饮食和膀胱充盈度；彻底清除体内外金属干扰源；特殊患者配合镇静或呼吸训练确保图像清晰度。**

- 观点解读：做腹部或盆腔肿瘤检查前，需禁食 4~6 小时，防止食物残渣干扰成像。但检查前列腺或妇科肿瘤时，反而需要适量喝水让膀胱充盈，这样能更清晰地显示周围器官的位置和结构，帮助医生准确判断病变；MR 设备有强大磁场，金属物品会引发危险或图像伪影。患者需摘掉所有首饰、手表，体内有心脏起搏器、金属夹等植入物必须提前告知医生。若存在不兼容的金属植入物，可能需改用其他检查方式；儿童或焦虑患者难以保持静止，可安全使用镇静剂避免身体移动导致的图像模糊。对于肝脏等受呼吸影响的部位，需提前练习屏气技巧，确保扫描时能按指令短暂屏气，捕捉到清晰的器官图像。

## 04 / 目前哪些 MR 检查方法或序列最适合用于不同肿瘤的早期筛查，其筛查的敏感性和特异性如何？

**核心观点一：肝肿瘤首选动态增强 MRI+DWI，敏感性 90%，特异性 85%。**

- 观点解读：肝脏肿瘤早期筛查推荐动态增强 MRI 结合弥散加权成像（DWI）。动态增强通过注射造影剂观察血流变化，DWI 检测细胞密度，两者结合能更早发现肝癌。敏感性 90% 意味着 90% 的肝癌患者能被正确识别，特异性 85% 指非肝癌患者中有 85% 能被准确排除，漏诊和误诊风险较低。

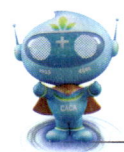

**核心观点二：乳腺癌高风险人群用动态增强 MRI，敏感 98%，特异 78%。**

- 观点解读：乳腺癌高危人群（如家族史）推荐动态增强 MRI 筛查。其敏感性高达 98%，几乎不漏诊，但特异性 78% 意味着部分非癌患者可能被误判为阳性，需结合超声或钼靶进一步检查，避免过度治疗。

**核心观点三：脑肿瘤筛查用常规 MRI+ 增强扫描，敏感 95%，特异 90%。**

- 观点解读：常规 MRI 可清晰显示脑部结构，增强扫描通过造影剂突出异常区域，帮助发现早期脑肿瘤。敏感性 95% 和特异性 90% 表明该方法能准确识别绝大多数脑肿瘤患者，同时误诊率较低，是脑部筛查的"金标准"。

## 05 在进行乳腺癌等肿瘤筛查时，如何结合 MR 检查与其他检查手段（如乳腺 X 线、超声等），提高早期肿瘤的检出率？

**核心观点一：普通人群筛查以乳腺 X 线为基础，辅以超声。**

- 观点解读：乳腺 X 线能清晰显示钙化灶，是乳腺癌筛查的首选手段，尤其适合普通风险女性。但对于乳腺组织致密（常见于年轻女性或亚洲女性）的人群，超声能穿透组织发现隐藏病灶，两者结合可减少漏诊。

**核心观点二：高危人群需加做 MRI，提升敏感度。**

- 观点解读：携带 BRCA 基因突变、有家族史等高危人群，乳腺 X 线和超声可能漏掉小病灶，而 MRI 对软组织分辨率极高，能发现更小或隐匿的肿瘤。但 MRI 可能误判良性病变为恶性，需结合其他检查减少假阳性。

**核心观点三：多模态联合互补，实现精准筛查。**

- 观点解读：普通人群用"X 线 + 超声"组合，兼顾钙化灶和致密组织；高危人群增加 MRI，覆盖更多病灶类型。通过不同检查的优缺点互补，既能早发现肿瘤，又能避免单一检查的局限，提高整体准确率。

## 06 MR 筛查发现的可疑病变，如何进一步通过其他检查手段进行准确判断，避免不必要的过度检查或漏诊？

**核心观点一：综合病史和症状评估病变性质。**

- 观点解读：医生会结合患者的既往病史、当前症状（如疼痛、肿块）和体征（如皮肤异常），初步判断病变是良性还是恶性。例如，长期吸烟者肺部结节恶性概率更高，避免仅凭影像结果草率诊断。

**核心观点二：多模式影像检查精准识别病变特征。**

- 观点解读：通过增强 MRI 观察病变血流是否异常，CT 检查钙化或骨质破坏，PET/CT 扫描全身判断是否转移。三种技术互补，既能明确局部细节，又能排查远处扩散，减少单一检查的误差。

**核心观点三：影像引导活检获取病理确诊。**

- 观点解读：高度怀疑恶性时，用超声或 CT 精准定位病变，穿刺取少量组织化验。病理结果能明确癌细胞类型，是诊断癌症的"金标准"，避免盲目手术或延误治疗。

**核心观点四：肿瘤标志物辅助判断病变性质。**

- 观点解读：抽血检测 CEA、CA199 等指标，若数值明显升高可能提示恶性肿瘤。但需注意，炎症或良性疾病也可能导致升高，需结合影像和活检结果综合判断。

**核心观点五：低风险病变短期随访观察变化。**

- 观点解读：若初步检查倾向良性或风险较低，可 3 个月后复查 MRI，对比病变是否增大或形态改变。若无进展则继续观察，避免过早穿刺或手术造成过度治疗。

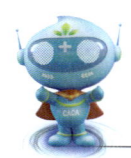

## 07 对于确诊的肿瘤患者,如何依据 MR 检查提供的信息(如肿瘤分期、侵犯范围等),制订个性化的精准治疗方案(如手术方案、放疗计划、化疗方案等)?

**核心观点:MR 精准分期明确肿瘤负荷;MR 高对比度、优化解剖细节。**

- 观点解读:MR 能清晰显示肿瘤大小、位置及与周围组织的关系,例如直肠癌通过肿瘤浸润深度和淋巴结形态判断分期,帮助医生选择手术或放化疗的优先顺序,避免治疗不足或过度;对脑瘤、宫颈癌等,MR 能识别肿瘤是否侵犯脑功能区或盆腔侧壁,指导手术和放疗时避开重要区域,减少术后瘫痪或器官损伤风险;肝癌手术前,MR 可明确肿瘤在肝脏内的分布,帮助医生规划精准切除范围,既切干净肿瘤又保留更多健康肝组织,降低术后肝功能衰竭风险;MR 的软组织对比优势能清晰勾画肿瘤边界,比如盆腔肿瘤放疗时,避免误伤肠道或膀胱,让放疗剂量更集中,疗效更好且副作用更小。

## 08 对于肿瘤治疗后出现并发症(如感染、组织纤维化等)的患者,MR 检查如何帮助医生及时发现并准确判断并发症的严重程度,指导后续治疗?

**核心观点一:MR 清晰显示感染区域,评估范围及严重程度。**

- 观点解读:MR 通过 T2 加权像能显示感染部位的高信号,结合增强扫描可识别异常强化区域,帮助医生确定感染位置和范围,观察周围组织是否被波及,从而判断感染的严重性,指导抗感染治疗或手术引流。

**核心观点二:MR 识别纤维化信号,区分肿瘤复发。**

- 观点解读:放化疗后的纤维化组织在 MR 上有特定信号(如 T1 低信号、T2 等或低信号),结合弥散成像可区分纤维化和肿瘤复发,避免将纤维化误诊为肿瘤复发,减少不必要的治疗,同时评估纤维化对器官功能的影响。

**核心观点三**：**MR 多参数成像指导精准治疗。**

- 观点解读：MR 能提供病灶的解剖细节和功能状态，例如精确定位感染灶指导局部用药或引流，评估纤维化是否影响器官功能，从而制订个性化方案，如调整放化疗剂量或手术干预。

**核心观点四**：**无创高分辨成像助力早期发现并发症。**

- 观点解读：MR 无须手术，利用高分辨率及多角度成像特点，可早期发现肿瘤治疗后的感染、纤维化等并发症，准确判断其严重程度，为及时干预提供可靠依据，降低并发症恶化的风险。

## 09 在肿瘤患者康复期间，如何根据 MR 检查结果，合理安排随访计划，及时发现肿瘤的复发或转移迹象？

**核心观点一**：**按复发风险分级确定 MR 随访频率。**

- 观点解读：高危患者（如术后早期或易复发类型）建议每 3~6 个月做一次 MR 检查，低危且病情稳定的患者可延长至每年一次。这样既避免频繁检查的负担，又能及时捕捉异常信号。

**核心观点二**：**针对性选择 MR 检查部位。**

- 观点解读：根据原发肿瘤位置和转移规律确定检查区域。例如，脑肿瘤患者需查颅脑和脊髓，骨肿瘤患者需查骨骼系统。针对性检查减少漏诊，提高效率。

**核心观点三**：**联合其他影像技术提升准确性。**

- 观点解读：MR 检查有时需结合 CT 或 PET/CT。例如，CT 看骨骼结构更清晰，PET/CT 能发现代谢活跃的微小转移灶，多种技术互补可提高诊断可靠性。

**核心观点四**：**动态对比 MR 图像监测病灶变化。**

- 观点解读：每次 MR 结果要与之前对比，观察肿瘤大小、形态或信号变化。若病灶增大或出现新异常区域，可能提示复发或转移，需进一步干预。

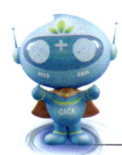

**核心观点五：新症状出现时立即安排 MR 检查。**

- 观点解读：患者康复期若突然出现疼痛、肢体麻木等异常症状，可能提示肿瘤复发或转移，需尽快做 MR 检查明确原因，避免延误治疗。

**核心观点六：根据个体差异调整随访方案。**

- 观点解读：结合患者肿瘤类型、基因特征、治疗效果等制订个性化计划。例如，某些基因突变患者复发风险更高，需缩短随访间隔，针对性监控。

# PET 显像

## 01 对于需要多次 PET 显像的患者，如何制订合理的检查计划，避免过度检查，同时保证能够有效监测病情变化，预防漏诊或误诊？

**核心观点一：每次检查前明确具体目的，避免无意义重复。**

- 观点解读：每次做 PET 检查前，医生需要明确是为了评估治疗效果、监测复发还是排查转移等具体目标。比如化疗后看肿瘤是否缩小，或怀疑复发时确认病灶位置。避免没有明确需求就频繁检查，减少不必要的辐射和经济负担。

**核心观点二：按病情和治疗阶段调整检查频率。**

- 观点解读：不同患者检查间隔不同。病情稳定且治疗有效的患者，可能每半年查一次；而肿瘤活跃或治疗中的高风险患者，可能需要缩短到 3 个月甚至更短。医生会根据患者身体状况、治疗反应等灵活调整。

**核心观点三：结合其他检查手段减少 PET 依赖。**

- 观点解读：监测病情时，医生会综合 CT、MRI 等影像结果，加上抽血查肿瘤标志物等指标，避免只靠 PET。例如，CT 查结构变化 +PET 查代谢活性，既能减少辐射，又能全面评估病情，降低漏诊误诊风险。

**核心观点四：规范检查间隔时间，分阶段安排。**

- 观点解读：初次治疗后 4~8 周做第一次 PET 评估疗效；稳定期每 3~6 个月复查；出现新症状（如疼痛、消瘦）则随时加查。这样能及时捕捉病情变化，又可避免间隔太短导致辐射累积。

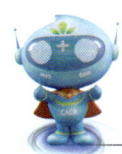

## 02 目前哪些 PET 显像剂和检查方案最适合用于肿瘤的早期筛查，其筛查的敏感性和特异性如何进一步提高？

**核心观点一：肺癌首选 $^{18}$F-FDG 显像，联合低剂量 CT 提升精准度。**

- 观点解读：肺癌筛查常用 $^{18}$F-FDG 作为显像剂，能清晰显示肿瘤代谢情况。为提高准确性，检查时配合低剂量螺旋 CT，既能减少辐射，又能结合形态和代谢信息，降低误诊风险。此外，采用先进的图像重建技术，可捕捉更细微的病灶。

**核心观点二：乳腺癌需分型选择显像剂，结合 MRI 查致密腺体。**

- 观点解读：大多数乳腺癌用 $^{18}$F-FDG 显像，但对雌激素受体阳性患者，$^{18}$F-FES 显像剂更精准。致密型乳腺患者单独 PET 易漏诊，需联合乳腺 MRI，利用其高分辨率识别早期小病灶。针对 HER2 阳性患者，靶向显像剂可提高特异性。

**核心观点三：前列腺癌推荐 $^{18}$F-PSMA 显像，辅以 PSA 和 MRI。**

- 观点解读：前列腺癌筛查中，$^{18}$F-PSMA 显像剂能精准定位病灶，尤其适合早期微小肿瘤。检查时结合血液 PSA 检测和多参数 MRI，既能验证显像结果，又能评估肿瘤侵犯范围，避免单一检查的局限性。

**核心观点四：结直肠癌筛查需 PET 与肠镜互补，标志物辅助。**

- 观点解读：$^{18}$F-FDGPET 可发现肠道代谢异常，但易受炎症干扰，需配合肠镜直接观察病变。对高风险人群，加做 CEA 等血液标志物检测，通过多维度数据交叉验证，减少假阳性或假阴性结果。

**核心观点五：淋巴瘤用 $^{18}$F-FDG 显像，动态评分优化疗效评估。**

- 观点解读：淋巴瘤患者全身 PET-CT 扫描能快速定位病灶，但治疗后易残留代谢活性组织。采用 Deauville 评分系统，通过标准量化评估代谢活跃程度，区分肿瘤残留和炎症，提高随访检查的可靠性。

**核心观点六：多技术整合是提升 PET 筛查效果的核心策略。**

- 观点解读：不同肿瘤需"量身定制"显像剂和检查方案，如联合 MRI、CT、血液检测等。例如，肺癌用 CT 补形态信息，乳腺癌用 MRI 查小病灶，前列腺癌用 PSA 验证，通过多技术互补，最终实现更早、更准的筛查。

## 03. 在针对肺癌等常见肿瘤的筛查中，如何将 PET 显像与其他常规筛查手段（如胸部 X 线、CT 等）有机结合，提高早期肿瘤的检出率，减少漏诊？

**核心观点一：X 线初筛发现可疑病灶，PET 辅助评估代谢活性。**

- 观点解读：胸部 X 线成本低且操作快，适合大规模人群初步筛查。如果发现可疑阴影或肿块，但无法确定是否为肿瘤，此时用 PET 显像检测病灶代谢活性（类似观察细胞活跃程度）。肿瘤细胞代谢旺盛，PET 能更准确判断良恶性，避免盲目穿刺或手术。

**核心观点二：CT 与 PET 联合分析结节性质。**

- 观点解读：CT 能清晰显示肺部结节的大小和形状，但无法确定是否为恶性。例如，有些结节看似光滑，实际可能是早期肺癌。此时结合 PET 显像，若结节代谢活性高（颜色更亮），提示恶性可能性大；代谢活性低则多为良性，减少误切健康组织或漏诊风险。

**核心观点三：PET 为不确定的影像结果补充功能信息。**

- 观点解读：当 CT 或 X 线检查发现异常，但医生无法明确诊断时（如结节形态不典型），PET 显像能提供细胞代谢层面的证据。比如，某些炎症也会在 CT 上显影，但炎症代谢活性通常低于肿瘤，PET 可帮助区分，降低漏诊概率。

**核心观点四：建立多模态影像体系提高综合诊断能力。**

- 观点解读：不同检查手段各有优劣。X 线便宜但精度有限，CT 看结构细节，PET 看功能状态。建议分步骤联合使用，例如先用 X 线或 CT 初筛，再针对性做 PET，最后结合所有结果综合判断。这种"组合拳"既能快速覆盖人群，又能精准锁定早期肿瘤。

## 04 对于有肿瘤家族遗传史等高危人群，怎样利用 PET 显像制订个性化的筛查策略，实现精准筛查，早期发现潜在肿瘤？

**核心观点一：全面评估家族史、基因及生活习惯等风险因素。**

- 观点解读：筛查前需详细分析个人是否有肿瘤家族史、携带致癌基因突变（如 BRCA1/2），同时结合年龄、性别、吸烟饮酒等生活习惯，明确具体风险类型。例如携带 BRCA 突变者乳腺癌风险高，需重点监测。

**核心观点二：按肿瘤类型选择 PET-CT 或 PET-MRI 显像。**

- 观点解读：PET-CT 擅长发现全身代谢活跃的恶性肿瘤，适合肺癌、淋巴瘤等筛查；PET-MRI 对脑部、肝脏等软组织显示更清晰，适合肝癌、神经系统肿瘤高危人群。比如乳腺癌高危者可用乳腺专用 PET 联合 MRI。

**核心观点三：根据风险等级定制筛查频率和部位。**

- 观点解读：高风险人群需缩短筛查间隔，如 BRCA 突变者每 1~2 年查乳腺 PET；结直肠癌高危者每 2~3 年查腹部 PET-CT。筛查时重点观察遗传相关肿瘤的高发部位，如林奇综合征患者重点查肠道。

**核心观点四：异常病灶立即活检，无症状者长期跟踪。**

- 观点解读：PET 发现疑似肿瘤的异常代谢灶时，需穿刺或手术取组织化验确诊。对于暂未发现病变但风险极高的人群，建议每年复查 PET 显像，持续监测 10 年以上，防止漏诊微小肿瘤。

**核心观点五：筛查同时加强健康管理，降低综合风险。**

- 观点解读：在 PET 检查基础上，建议高危人群戒烟限酒、控制体重，并接种相关疫苗（如肝癌高危者接种乙肝疫苗）。通过改善生活方式减少 30%~50% 的患癌风险，提升筛查效果。

## 05 考虑到 PET 显像的成本和资源限制，如何在大规模人群筛查中合理应用该技术，提高筛查的性价比和可及性？

**核心观点一：优先高危人群和特定肿瘤筛查。**

- 观点解读：PET 检查成本高，不能所有人都用，应重点给癌症风险高的人，比如家族里有多个癌症患者、长期吸烟者等。同时针对肺癌、肠癌等高发癌症，配合 CT、肠镜等基础筛查手段，减少盲目检查浪费资源。

**核心观点二：联合其他筛查手段分层评估。**

- 观点解读：先用便宜的方法（比如抽血查肿瘤标志物、低剂量 CT）做初步筛查，发现异常后再用 PET 确认。就像考试先做简单题，难题再重点突破，既能节省时间金钱，又能提高癌症识别的准确性。

**核心观点三：优化流程并推广区域共享。**

- 观点解读：医院合理安排 PET 检查时间，避免机器闲置或排队太久。多个地区共用 PET 检查中心，比如一个城市设 1~2 个点集中检查，既能减少设备重复购买，又能让更多老百姓方便使用。

**核心观点四：技术升级降低成本。**

- 观点解读：研发更精准的显影剂，减少检查剂量和时长，同时用人工智能快速分析图像。好比手机拍照从单摄升级到三摄，拍得更清楚还省电，未来 PET 检查会更便宜、更快出结果。

## 06 如何综合分析 PET-CT 和 PET-MR 图像，更准确地判断肿瘤的良恶性、分期和分级？

**核心观点一：综合定量参数（SUV、MTV、TLG）评估代谢活性。**

- 观点解读：SUV 值反映病灶代谢高低，数值高可能提示恶性，但需排除炎症等干扰；MTV 显示肿瘤体积，体积越大通常恶性风险越高；TLG 结合代谢和体积，能更全面判断肿瘤整体活跃程度，三者结合可提高良恶性判断准确性。

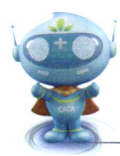

### 核心观点二：PET-CT 融合定位病灶并识别转移。

- 观点解读：PET 提供代谢信息，CT 显示结构细节，两者结合可精准定位肿瘤位置，并发现淋巴结转移等微小病灶，帮助确定肿瘤分期，尤其是隐匿性转移的识别。

### 核心观点三：PET-MR 提升软组织区域检测精度。

- 观点解读：MRI 对脑部、骨盆等软组织分辨率高，与 PET 融合后能清晰显示肿瘤侵犯范围和微小病变，适用于特定部位的肿瘤分级和侵犯程度评估。

### 核心观点四：动态对比历史影像监测肿瘤变化。

- 观点解读：通过对比患者之前的检查结果，观察病灶代谢、体积等参数的变化趋势，可动态掌握肿瘤发展规律，为治疗方案调整提供依据。

## 07 在诊断过程中，怎样提高对 PET 显像图像中不典型表现的识别能力，减少因影像特征不明显导致的误诊和漏诊，尤其是对于一些特殊类型的肿瘤？

### 核心观点一：掌握不同肿瘤细胞代谢特征，识别不典型表现。

- 观点解读：不同肿瘤在 PET 图像中的代谢特点差异大，比如高分化肿瘤 FDG 代谢低，而某些神经内分泌肿瘤可能呈现 DOTATATE 摄取高。熟悉这些特征，能帮助医生区分正常组织与肿瘤，避免将非典型表现误判为良性或漏诊。

### 核心观点二：结合临床资料综合分析，避免孤立判断。

- 观点解读：PET 结果需与患者病史、其他检查（如 CT、血液指标）结合。例如，胰腺神经内分泌肿瘤可能伴随激素水平异常，需结合内镜检查结果，而非单独依赖 PET 图像，减少假阳性或假阴性结论。

### 核心观点三：识别非肿瘤病变的代谢特点，排除干扰因素。

- 观点解读：炎症、感染等良性病变可能显像类似肿瘤，而低代谢肿瘤易被忽略。了解正常器官的代谢范围和常见生理性摄取（如肠道蠕动）规律，可避免将正常现象误诊为病变。

**核心观点四：多学科团队协作，整合专家意见。**

- 观点解读：复杂病例需肿瘤科、影像科、病理科等多领域专家共同讨论。例如，淋巴瘤亚型的鉴别可能需要结合病理活检结果和 PET 代谢特征，通过集体决策提高诊断准确性。

**核心观点五：应用定量分析技术，提升评估精度。**

- 观点解读：通过软件测量病灶的代谢数值（如 SUV 值）或分析图像纹理特征，能更客观地判断病灶性质。例如，某些低代谢肿瘤的纹理可能呈现特异性，弥补肉眼观察的局限性。

**核心观点六：个性化制订诊疗或随访计划。**

- 观点解读：根据综合评估结果，决定后续方案。若无法确诊，可能通过活检明确性质；若暂不明确但风险低，可短期复查追踪变化，避免过度治疗或延误病情。

## 08 随着人工智能技术的发展，如何将其更好地应用于 PET 显像诊断，提高诊断的效率和准确性，辅助医生发现微小病灶和隐匿性肿瘤？

**核心观点一：AI 提升 PET 图像处理效率与精度。**

- 观点解读：人工智能通过深度学习算法，能自动分割图像、提取特征并完成定量分析，大幅缩短人工处理时间，同时减少主观误差，让图像细节更清晰，帮助医生快速获取可靠数据。

**核心观点二：AI 辅助识别微小病灶及隐匿肿瘤。**

- 观点解读：机器学习模型可扫描 PET 图像中肉眼难辨的微小异常信号，提示可能存在的早期肿瘤或隐藏病灶，降低漏诊风险，尤其对癌症早期筛查和复杂病例分析有重要价值。

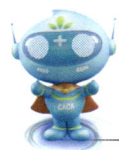

**核心观点三：AI自动化评估减少人为误差。**
- 观点解读：传统依赖医生手动计算的关键指标（如SUV值），现由AI自动完成标准化测量，避免不同操作者之间的计算差异，确保诊断结果统一可靠，提升多中心研究数据可比性。

**核心观点四：AI支持个性化精准诊疗方案。**
- 观点解读：结合患者的病史、基因等数据，AI可分析肿瘤特性并预测治疗反应，为不同患者推荐最匹配的检查方案或用药建议，推动精准医疗落地。

## 09 对于确诊的肿瘤患者，如何依据PET显像提供的肿瘤代谢信息，制订更精准的个体化治疗方案（如手术范围的确定、放疗靶区的勾画、化疗药物的选择等）？

**核心观点一：PET显像精准划定肿瘤边界及转移范围。**
- 观点解读：PET通过显示肿瘤代谢活跃区域，帮助医生确定实际病灶边界和周围淋巴结是否转移，避免手术切除过多健康组织或残留病灶，提高手术精准度。

**核心观点二：PET显像优化放疗靶区，聚焦高代谢区域。**
- 观点解读：肿瘤形态不规则时，PET能清晰显示高代谢的肿瘤区域，指导医生精准勾画放疗范围，减少对正常组织的误伤，提升放疗效果。

**核心观点三：PET动态监测疗效，指导化疗方案调整。**
- 观点解读：化疗初期若PET显示肿瘤代谢活性下降，说明药物有效；若活性未减，可及时更换药物或调整剂量，避免无效治疗延误病情。

**核心观点四：多阶段评估，全程优化治疗策略。**
- 观点解读：从术前规划到术后随访，PET多次显像可动态追踪肿瘤变化，为手术、放疗、化疗的衔接和调整提供实时依据。

## 10. 在肿瘤治疗过程中，如何利用 PET 显像进行动态监测，及时评估治疗效果，调整治疗方案，以提高治疗的有效性，避免无效治疗带来的副作用？

**核心观点一：治疗前建立代谢基线指导后续对比。**

- 观点解读：在治疗开始前做一次 PET 检查，记录肿瘤的代谢活跃程度作为"起点数据"。这相当于给治疗前后的效果对比提供参照标准，帮助医生更精准判断后续治疗是否起效。

**核心观点二：治疗早期评估代谢变化判断疗效，根据代谢结果动态调整治疗方案。**

- 观点解读：例如化疗 1~2 次后做 PET 检查，如果肿瘤代谢活性明显下降，说明治疗有效；如果变化不大甚至更活跃，可能提示当前方案无效。这种早期评估能避免患者继续接受无效治疗而产生副作用。

**核心观点三：PET 检查通过代谢变化，动态指导医生调整治疗策略。**

- 观点解读：PET 检查结果相当于治疗的"实时成绩单"。若显示有效（代谢降低），则继续原方案；若无效（代谢未变或升高），医生会及时改用其他疗法，避免延误病情，提高整体治疗效果。

**核心观点四：治疗后定期监测预防复发。**

- 观点解读：治疗结束后每半年或一年复查 PET，能提前发现肉眼看不见的微小肿瘤复发或转移。就像定期"扫描雷达"，早发现早干预，降低疾病恶化的风险。

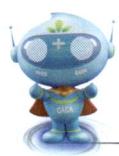

## 11. PET显像如何准确监测肿瘤的复发和转移情况，为及时干预提供依据，提高患者治疗成功率？

**核心观点：动态监测肿瘤变化趋势。**

- 观点解读：定期（如每3~6个月）做PET检查，就像给肿瘤生长拍"连续剧"。通过对比不同时间的图像，能发现代谢活性悄悄升高的危险信号。比如，某处原本暗淡的区域突然变亮，即使肿瘤体积没增大，也提示可能复发，为调整治疗方案赢得黄金时间。

## 12. 对于肿瘤治疗后出现并发症（如感染、组织纤维化等）的患者，PET显像如何帮助医生判断并发症的严重程度，指导康复治疗方案的制订？

**核心观点一：PET显像精准定位感染区域，评估炎症范围。**

- 观点解读：PET显像通过追踪剂（如 $^{18}F-FDG$）在体内的高代谢信号，能清晰显示感染或炎症的位置和扩散范围。医生可据此判断感染严重程度，避免仅凭症状猜测，提高治疗针对性。

**核心观点二：动态监测治疗效果，调整康复方案。**

- 观点解读：对于感染患者，PET显像可对比治疗前后的代谢变化，直观显示抗生素是否起效；对纤维化患者，能评估康复干预（如理疗）的效果，指导后续治疗节奏，缩短康复周期。

## 13. 在肿瘤患者康复期间，如何根据 PET 显像结果合理安排随访计划，及时发现潜在问题并调整康复策略，促进患者身体机能的恢复？

**核心观点一：按复发风险分级安排 PET 随访频率。**

- 观点解读：高复发风险患者建议每 3~6 个月做一次 PET 检查，持续 2~3 年，之后每年复查；低风险患者可适当减少检查次数。这样既能及时发现问题，又避免过度检查带来的辐射和经济负担。

**核心观点二：发现异常代谢灶需要明确诊断。**

- 观点解读：PET 显像能显示身体里代谢特别活跃的区域（可能提示肿瘤复发），需要明确具体位置和性质。重点观察原发病灶和肺、肝、骨等常见转移部位。

**核心观点三：无异常可维持康复，有异常需调整治疗。**

- 观点解读：如果检查正常，继续保持健康饮食、规律运动和心理疏导；若发现新病灶，要重新制订手术、化疗等治疗方案，同时加强康复措施减轻治疗副作用，比如营养补充改善体质。

**核心观点四：结合代谢状态优化康复方案。**

- 观点解读：通过 PET 结果了解患者身体代谢水平和免疫力，针对性制订营养计划（如高蛋白饮食）、运动强度（如适度有氧运动）和心理干预方案，帮助更快恢复体能和抗病能力。

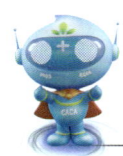

## 14. 在进行 PET 显像前，怎样对患者进行更全面的评估，提前发现并预防因患者自身因素（如幽闭恐惧症、体内金属异物等）导致的检查风险？

**核心观点一：全面采集病史，筛查心理障碍和体内金属异物。**

- 观点解读：检查前需询问患者是否有幽闭恐惧症、焦虑等心理问题，以及体内是否装有心脏起搏器、金属植入物等。虽然 PET 本身对金属不敏感，但若联合 CT 检查，金属可能干扰成像或引起安全问题，需提前评估应对措施。

**核心观点二：评估身体指标，关注孕妇及哺乳期风险。**

- 观点解读：检查患者的肾功能和血糖水平，确保身体条件适合检查。孕妇或哺乳期女性需特别告知辐射风险，根据情况权衡利弊，必要时推迟检查或调整方案。

**核心观点三：心理评估结合镇静措施，提升检查配合度。**

- 观点解读：主动询问患者是否有紧张或幽闭恐惧倾向。对焦虑明显的患者，可提前使用镇静药物或缩短扫描时间，帮助其放松并顺利完成检查。

**核心观点四：检查设备适应性，移除体外金属物品。**

- 观点解读：确认患者体重未超过设备承重限制，并提醒摘掉首饰、假牙等金属物品。这些物品可能影响成像质量或造成伪影，需提前清理以确保结果准确。

**核心观点五：充分沟通流程，签署知情同意书。**

- 观点解读：用通俗语言向患者解释检查步骤、可能的不适感（如机器噪音、需保持静止等），告知检查前后的注意事项（如禁食、保暖），消除疑虑并获取配合。

## 15. 如何优化 PET 显像流程，降低患者在检查过程中所接受的辐射剂量，减少潜在的辐射危害？

**核心观点一：个性化调整药物剂量，按体重或体表面积计算。**

- 观点解读：根据患者体重精准计算药物注射量，避免所有人用相同剂量。比如体重轻的患者可减少药物量，既保证显像效果又降低辐射，减少对健康组织的伤害。

**核心观点二：优化扫描技术，缩短时间并提升图像质量。**

- 观点解读：采用新型扫描仪技术，如"时间飞行"技术能更快捕捉信号，减少扫描时间；智能算法可弥补剂量降低后的图像模糊，实现在少用药的情况下仍能看清病灶。

**核心观点三：儿童等敏感人群实行最低剂量原则。**

- 观点解读：儿童对辐射更敏感，需严格按"能少则少"原则调整剂量。在确保能诊断的前提下，用药量可比成人更低，同时优化扫描流程，最大限度保护发育中的身体。

**核心观点四：用低剂量 CT 配合检查，减少叠加辐射。**

- 观点解读：PET 检查常搭配 CT 定位，但常规 CT 辐射较高。改用低剂量 CT 扫描，虽图像略粗糙，但足够配合 PET 完成诊断，整体减少患者接受的辐射总量。

**核心观点五：指导患者做好检查准备，提升药物利用率。**

- 观点解读：检查前禁食能让肿瘤更明显吸收药物，避免因血糖高而重复用药；检查后多喝水排尿可加速排出残留药物，减少药物在体内滞留时间，降低辐射影响。

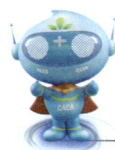

# X 线检查

## 01 在进行 X 线检查前，怎样对患者进行全面评估，提前发现并避免因患者自身因素（如体内金属异物、妊娠等）导致的检查风险？

**核心观点：详细询问病史，重点排查金属异物及妊娠。**

- 观点解读：检查前需了解患者体内是否有金属植入物（如假体、手术夹）或是否怀孕。金属物可能干扰成像或引发风险，而孕妇接受 X 线辐射可能影响胎儿发育，需通过询问末次月经或检测确认妊娠状态。

## 02 对于频繁进行 X 线检查的患者，如何制订合理的检查计划，减少不必要的辐射暴露，预防潜在的健康风险？

**核心观点：制订个性化检查计划，延长间隔并考虑替代方式。**

- 观点解读：对需要多次检查的患者（如癌症复查），医生会拉长两次 X 线的时间间隔，并优先用超声、MRI 等无辐射的检查替代部分项目，减少辐射总量。

## 03 目前哪些 X 线检查方法或技术最适合用于不同肿瘤的早期筛查，其筛查的敏感性和特异性如何？

**核心观点：X 线多为肿瘤初步筛查，确诊需结合其他检查。**

- 观点解读：X 线虽能发现可疑病变，但无法区分肿瘤良恶性。例如，乳腺钼靶发现钙化灶后需穿刺活检，肺癌筛查异常者需病理检测或 PET-CT 进一步评估。

## 04 / 在针对肺癌、乳腺癌等常见肿瘤的筛查中，如何将 X 线检查与其他筛查手段（如 CT、超声等）有效结合，提高早期肿瘤的检出率？

**核心观点：综合多种影像手段，按个体风险制订筛查方案。**

- 观点解读：不同检查手段各有优势，如 CT 擅长发现肺部小结节，超声适合乳腺组织筛查，MRI 灵敏度更高。医生会根据年龄、家族史、吸烟史等风险因素，选择 2～3 种检查组合，避免单一检查的局限性。

## 05 / 对于特定高危人群（如家族遗传史人群、长期接触致癌因素人群等），怎样利用 X 线检查制订个性化的筛查方案，实现精准筛查？

**核心观点：建立健康档案动态追踪，及时调整方案。**

- 观点解读：为高危人群建立个人健康档案，详细记录每次 X 线检查结果。医生通过长期追踪数据，可及时发现异常变化，调整筛查计划或治疗措施，实现早诊早治。

## 06 / 考虑到 X 线检查的局限性，如何在大规模人群筛查中合理选择筛查对象，避免过度检查和漏诊？

**核心观点：联合多技术互补，提升检出率。**

- 观点解读：X 线可能漏诊小病灶，可联合低剂量 CT（更清晰）、超声（无辐射）等技术，互相弥补不足，降低漏诊风险。

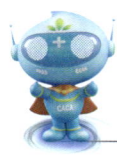

## 07 在诊断过程中，怎样提高对 X 线图像中不典型表现的识别能力，减少因影像特征不明显导致的误诊和漏诊？

**核心观点：联合 CT、MRI 等多手段综合判断。**

- 观点解读：当 X 线显示不明确时，配合 CT 查看组织细节或 MRI 观察软组织变化。例如肺部小结节在 X 线模糊时，CT 能清晰显示边缘毛刺等恶性特征，提高诊断准确性。

## 08 对于一些复杂的肿瘤病例，如何借助多学科团队（MDT）的力量，结合其他检查结果（如病理检查、实验室检查等），提高 X 线诊断的准确性和可靠性？

**核心观点：多学科协作综合判断，减少误诊风险。**

- 观点解读：MDT 团队由放射科、病理科、肿瘤科等多学科专家组成。比如，外科医生能结合手术经验判断 X 片中的异常阴影是否可能为肿瘤，病理科医生提供活检结果确认肿瘤类型，通过多方讨论，避免单一科室的视角局限，提升诊断准确性。

## 09 随着人工智能技术的发展，如何将其应用于 X 线诊断，辅助医生更快速、准确地发现微小病灶和隐匿性肿瘤？

**核心观点：医生审核确保 AI 结果可靠。**

- 观点解读：AI 虽能高效处理数据，但无法替代医生经验。所有 AI 标注的病灶和诊断建议需由医生复核，结合其他检查综合判断，避免技术误差影响诊疗。

## 10. 对于一些需要介入治疗的肿瘤（如肝癌的介入治疗），X线如何在术中发挥引导作用，确保治疗的精准和安全性？

**核心观点**：术中及时验证治疗效果。

- **观点解读**：治疗结束后，X线可立即检查药物在肿瘤内的分布情况或血管栓塞效果，确保肿瘤被充分覆盖。若发现药物误入其他部位或栓塞不彻底，可当场补充处理，降低术后并发症风险。

## 11. 对于肿瘤治疗后出现并发症（如感染、组织纤维化等）的患者，X线检查如何帮助医生及时发现并准确判断并发症的严重程度，指导后续治疗？

**核心观点**：早期发现并发症，避免延误干预时机。

- **观点解读**：X线检查操作简单、速度快，可快速排查肿瘤治疗后常见并发症（如肺炎、骨感染）。通过早发现、早干预，能有效控制感染扩散或纤维化进展，降低治疗难度，改善患者生存质量。

## 12. 如何通过X线检查评估康复过程中患者身体结构的变化（如手术部位的愈合情况、放疗后的组织改变等），为康复训练和生活指导提供参考？

**核心观点**：监测骨愈合与内固定状态，评估软组织对称性。

- **观点解读**：X线能清晰显示手术后骨头是否长好、钢钉等固定器材位置是否正常。通过观察周围组织结构的对称性和密度变化，间接判断软组织是否有肿胀或异常，帮助医生确认手术部位恢复情况。

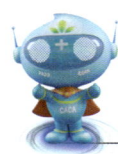

# 超声显像

## 01 目前哪些超声检查技术或方法最适合用于不同肿瘤（如甲状腺癌、乳腺癌等）的早期筛查，其筛查的敏感性和特异性如何？

**核心观点**：甲状腺癌筛查首选高分辨率超声，致密型乳腺用超声联合钼靶筛查，超声筛查不能单独确诊，需结合其他检查。

- 观点解读：① 甲状腺癌早期筛查最推荐高分辨率超声，它能清晰显示微小病变。90%～95% 的癌症能被发现（敏感性高），同时能准确排除 85%～90% 的非癌症结节（特异性较高）。这种方法能捕捉到低回声、微小钙化等典型恶性特征，是甲状腺癌筛查的"金标准"。② 乳房组织致密时，X 线钼靶可能漏诊，需结合超声检查。超声对致密乳腺的癌症检出率 75%～90%，尤其能发现钼靶易漏的不规则肿块、血流信号异常等特征。两者联合使用可显著提升乳腺癌检出率，降低漏诊风险。③ 超声虽能高效发现可疑病灶，但仍有误判可能。例如乳腺癌筛查特异性 80%～90%，意味着 10%～20% 良性病变可能被误判为癌。因此必须结合钼靶、MRI 或病理活检，才能明确诊断，避免过度治疗。

## 02 / 在针对特定人群（如乳腺癌高危人群）的筛查中，如何将超声检查与其他筛查手段（如乳腺 X 线、肿瘤标志物检测等）有效结合，提高早期肿瘤的检出率？

**核心观点：超声联合乳腺 X 线筛查致密乳腺，补充 X 线不足；高危人群推荐"X 线 + 超声 +MRI"多模态筛查；筛查方案需个体化，综合年龄、乳腺密度等制订。**

- 观点解读：①乳腺密度高的女性，X 线检查因组织重叠容易漏诊。超声能清晰区分肿块是囊性（液体）还是实性（实体），两者结合可发现 X 线遗漏的病灶，提高致密乳腺的早期检出率。②对乳腺癌高危人群，优先联合 X 线和超声，必要时加做 MRI。年轻或乳腺致密的女性，超声可为首选筛查工具，联合其他手段能更全面排查病灶，降低漏诊风险。③医生需根据个人情况选择筛查组合。例如，年轻女性侧重超声，乳腺疏松的老年女性侧重 X 线，有家族史的高危人群可增加 MRI，避免"一刀切"，实现精准筛查。

## 03 / 如何综合分析超声图像的多种特征（如回声、形态、血流等）以及患者的临床信息，更准确地判断肿瘤的性质（良性或恶性）、分期和分级？

**核心观点：回声均匀性及边界清晰度初判良恶性；形态不规则且纵横比 > 1 需警惕恶性；杂乱血流信号结合低阻力提示恶性；综合临床信息提升超声诊断准确性；超声联合病理明确分期与恶性程度。**

- 观点解读：①良性肿瘤超声图像通常显示为均匀的黑色或灰色区域（低回声或等回声），边缘清晰；恶性肿瘤回声常杂乱不均，边界模糊或向外浸润生长，这些特征可初步区分肿瘤性质。②良性肿瘤多为圆形或椭圆形，长宽比例小；恶性形态常不规则，长宽比例大，边缘呈分叶状、毛刺或蟹足样凸起。这些形态异常是判断恶性的重要线索。③良性肿瘤内部血流少且分布规律，恶性肿瘤血流丰富且走向混乱，超声检测到血流阻力指数较低时（血管弹性差），恶性可能性显著增加。④需结合患者年龄、肿块增长速度、肿瘤标志物水平等综合分析。例如，老年人短期内肿块快速增大且标志物异常升高，即使超声特征不典型，仍需高度怀疑恶性。⑤超声评估肿瘤大小、侵犯范围和淋巴结转移情况，结合病理检查细胞活跃度及坏死区域比例，共同确定肿瘤发展阶段和恶性等级，为治疗提供精准依据。

## 04 对于一些复杂的肿瘤病例，如何借助多学科团队（MDT）的力量，结合其他检查结果（如病理检查、影像学检查等），提高超声诊断的准确性和可靠性？

**核心观点：多模态影像联合分析，互补验证肿瘤特征；病理结果与超声对照，确保诊断"金标准"；多学科协作讨论，综合制订最优方案；技术升级结合质控，保障诊断一致性。**

- 观点解读：①超声检查结合 CT、MRI 等其他影像技术，互相补充信息。比如 CT 能看清肿瘤整体结构，超声观察血流动态，两者结合能更全面判断肿瘤的位置、大小和恶性风险，减少单一检查的误差。②病理检查是确诊肿瘤性质的关键。超声发现可疑病灶后，通过对比病理结果，能验证超声判断是否正确。若两者不一致，可重新分析超声图像或调整检查方案，提高诊断的可信度。③超声医生联合病理科、放射科、外科等专家共同讨论。例如，外科医生提供手术中发现的实际肿瘤信息，超声科据此优化检查重点，避免因经验不足导致误诊，尤其对罕见或复杂病例效果显著。④使用弹性超声、造影技术等新手段，获取更多肿瘤细节信息。同时定期开展 MDT 培训和质控会议，统一各科室的诊断标准，避免因设备差异或操作水平影响结果可靠性。

## 05 随着人工智能技术的发展，如何将其应用于超声诊断，辅助医生更快速、准确地发现微小病灶和隐匿性肿瘤，提高诊断效率和质量？

**核心观点：AI智能分析超声图像，自动识别微小病灶；AI结合临床数据提供个性化诊断建议；AI实时引导操作，优化检查流程；大数据驱动AI持续学习，提升复杂病例识别能力。**

- 观点解读：①AI通过深度学习算法，快速扫描超声图像，精准标记出肉眼难以察觉的微小病变（如早期肿瘤），减少漏诊风险。例如，AI能区分正常组织和异常区域，帮助医生聚焦可疑部位。②AI系统能整合患者病史、症状和超声影像，综合分析后给出诊断参考意见。比如，对隐匿性肿瘤，AI会结合病灶形态和血流信号，提示恶性概率，辅助医生判断，降低主观误差。③超声检查时，AI实时提示探头应调整的角度和位置，确保一次扫描即获得高质量图像。例如，遇到复杂部位，AI会像"导航"一样辅助医生快速定位，缩短检查时间。④AI通过分析海量超声数据库，不断积累罕见肿瘤的特征。遇到疑难病例时，AI能快速匹配类似病例数据，帮助医生突破经验限制，提高诊断信心。

## 06 对于确诊的肿瘤患者，如何依据超声检查提供的信息（如肿瘤位置、大小、与周围组织的关系等），制订更精准的个体化治疗方案（如手术方案、放疗计划、消融治疗等）？

**核心观点：超声明确肿瘤位置，优化手术或放疗路径；肿瘤大小决定治疗方式选择；分析肿瘤与周围组织关系，调整治疗策略；血流信号评估指导消融或止血方案；超声实时引导提升治疗精准度。**

- 观点解读：①通过超声精确定位肿瘤位置，医生可以避开重要血管或神经，选择更安全的手术入路，或调整放疗照射范围，减少对正常组织的损伤。例如靠近大

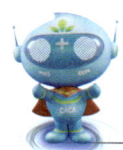

血管的肿瘤，可能需要改变切口位置或缩小放疗靶区。②小肿瘤（如直径＜3厘米）适合微创消融治疗（如微波消融），创伤小且恢复快；大肿瘤可能需要完整切除或联合放化疗。超声测量肿瘤大小直接帮助医生判断哪种方法更有效。③超声能清晰显示肿瘤是否侵犯周围器官。若肿瘤紧贴关键结构（如胆管、肠管），医生可能选择部分切除加术后化疗，或调整放疗剂量保护正常组织，避免严重并发症。④超声多普勒可检测肿瘤内血流情况。高血供肿瘤消融时需要更大范围或更高功率，必要时先做血管栓塞减少出血风险；低血供肿瘤则消融更简单安全。⑤在穿刺活检或消融治疗中，超声像"GPS 导航"一样实时显示针头位置，确保精准命中肿瘤，避免误伤周围器官，降低出血或感染风险。

## 07 在肿瘤治疗过程中，如何利用超声引导进行精准的介入治疗（如穿刺活检、局部药物注射等），提高治疗的准确性和安全性，减少对正常组织的损伤？

**核心观点：实时超声成像精准定位病灶，动态调整操作路径；超声引导提高穿刺活检成功率，明确肿瘤性质；清晰显示解剖结构，降低并发症风险；多场景应用提升疗效，减少全身副作用。**

- 观点解读：①超声像"实时导航仪"，能清晰显示肿瘤位置和周围结构。医生操作时，可随时观察针的位置，灵活避开血管、神经等危险区域，既保证准确扎到肿瘤，又减少误伤正常组织。②对于藏在深处或体积小的肿瘤，超声能帮医生精准找到目标，确保取到有效的组织样本。这就像用精准的"探测器"锁定目标，避免反复穿刺，提高病理诊断的可靠性。③超声不仅能引导穿刺活检，还能用于局部注射化疗药或消融剂，让药物直达肿瘤内部，增强杀灭效果，同时减少药物对全身的伤害；也能精准引流囊肿或脓肿，避免盲目操作的风险。④超声能实时显示血管、脏器位置，操作时避开危险区域，大幅减少出血、感染等意外情况。比如注射药物时，医生能随时确认针尖在肿瘤内，避免药物误入血管或正常组织。

## 08 对于一些需要进行消融治疗的肿瘤，超声如何在术中实时监测治疗效果，及时调整治疗参数，确保肿瘤组织被彻底消融，同时降低并发症的发生风险？

**核心观点**：实时成像精准定位肿瘤及周围结构；动态评估消融范围与安全边界；即时调整参数优化消融效果；实时监测预警潜在并发症；确认肿瘤完全消融判定终点。

- **观点解读**：①超声通过动态图像实时显示肿瘤位置、大小以及与血管、神经等关键结构的关系，帮助医生精准插入消融针，避免误伤重要组织。②超声能观察到消融区域回声信号的变化，判断是否完全覆盖肿瘤并形成足够的安全边界，防止肿瘤残留或边界不足导致复发。③医生根据超声图像显示的消融进展，灵活调整时间、功率或温度等参数，确保肿瘤被彻底破坏，同时最大限度保护周围正常组织。④术中超声可快速识别出血、气胸或异常热损伤，帮助医生立即采取止血、引流等措施，减少手术风险。⑤超声通过观察消融区域的变化（如回声增强、血流消失），明确肿瘤已被完全破坏且无活性残留，为手术成功提供直接依据。

## 09 如何通过超声检查评估肿瘤治疗后的疗效，为后续治疗方案的调整提供依据，提高患者的生存率和生活质量？

**核心观点**：术后重点查残留病灶和淋巴结状态；放化疗后看肿瘤缩小、血流减少和坏死；治疗前后定期对比图像变化；弹性成像查硬度，造影技术看血供。

- **观点解读**：①手术后会通过超声检查手术区域是否有残留的异常肿块，观察肿块形状是否不规则、血流是否异常。同时会检查周围淋巴结大小是否正常，结构有没有破坏，帮助判断癌细胞是否转移或复发。②放化疗有效的标志是肿瘤体积明显缩小，超声能精准测量大小变化。肿瘤内部血流信号减少或消失，说明癌细胞活性下降。超声还能发现肿瘤组织是否出现纤维化或坏死，这些都是治疗见效的重要证据。③治疗前会先做详细超声检查作为"基准图"，之后每隔一段时间复查，把新图像和

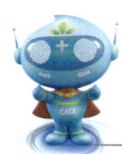

之前的对比。比如原来 5 厘米的肿瘤缩小到 3 厘米，或者异常血流消失，都能直观显示治疗效果，帮助医生决定是否需要调整治疗方案。④新技术能更精准评估疗效。弹性成像就像用手按压肿瘤，通过软硬变化判断是否坏死；造影增强超声像给血管染色，能清楚显示肿瘤还有没有血液供应。这两种技术可以互补，更准确判断癌细胞是否还有活性。

## 10/ 在肿瘤患者康复期间，如何根据超声检查结果合理安排随访计划，及时发现肿瘤的复发或转移迹象，以便尽早采取干预措施？

**核心观点：按风险等级调整超声随访频率；根据肿瘤类型定位重点检查区域；超声+其他检查互补提高准确性；动态对比超声结果追踪变化；个性化制订随访方案。**

- 观点解读：①术后 1 年内的高危患者建议每 3～6 个月查一次超声，低危或术后 2～5 年患者可延长至 6～12 个月查一次。这样既能及时发现问题，又避免过度检查带来的负担。风险越高，检查越勤，就像重点监控容易复发的区域。②不同肿瘤容易转移的部位不同，比如胃癌要重点查肝脏，乳腺癌查腋窝淋巴结，妇科肿瘤查盆腔。超声检查就像精准扫描仪，针对特定部位重点观察，比盲目全面检查更有效率。③超声虽方便无创，但对骨头、深部器官的检查可能漏诊。需要搭配 CT 看肺部转移，用 MRI 查脑部病变，就像用不同放大镜组合观察，确保不留死角。特别可疑的病灶还要做更精确的 PET-CT 确认。④每次超声报告要和之前对比，关注肿块是否变大、形状是否变不规则、血流信号是否增多。就像监控同一棵树的生长情况，发现突然冒出的新芽（新病灶）或枝条疯长（旧病灶进展），就要立即处理。⑤根据患者年龄、治疗效果、身体承受能力调整检查计划。比如，化疗后身体虚弱的患者可适当延长检查间隔，而基因检测提示易复发的患者需加密检查。就像定制衣服要量体裁衣，随访计划也要因人而异。

# 病理诊断

## 01 在分子病理检测技术不断发展的情况下，怎样建立标准化的检测流程和质量控制体系，以降低假阳性和假阴性结果的出现概率，提高诊断准确性，避免不必要的治疗？

**核心观点一：统一检测操作标准，规范样本与试剂管理。**

- 观点解读：制订统一的操作流程，比如样本采集、保存和试剂使用标准，确保不同实验室用相同方法检测。就像做蛋糕必须按配方称量材料，避免因操作差异导致结果不准，减少"误判"风险。

**核心观点二：加强实验室认证和人员专业培训。**

- 观点解读：实验室需通过国际认证（如 ISO 15189），证明有能力做精准检测。技术人员定期培训，就像司机要通过考试才能上路，确保操作规范，减少人为失误。

**核心观点三：实施内部对照和外部质量评估。**

- 观点解读：每次检测加入"对照样本"（如已知阳性的标准品），实时监控准确性。同时参加全国或国际检测比对，就像学生参加统考，通过排名发现不足并改进。

**核心观点四：规范数据解读和多学科会诊。**

- 观点解读：明确结果判断规则，避免主观误读。复杂病例由病理、临床等多领域专家讨论，相当于"多方会审"，综合判断降低误诊概率。

**核心观点五：建立持续优化和临床反馈机制。**

- 观点解读：定期分析检测问题并及时调整流程，比如发现某试剂不准就更换。结合患者治疗效果反向验证检测可靠性，形成"发现问题 – 改进 – 再验证"的闭环。

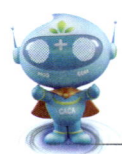

## 02 对于一些具有遗传倾向的肿瘤，如何通过病理诊断技术早期发现相关基因突变，为遗传咨询和预防性干预提供依据，降低肿瘤发生风险？

**核心观点一：分子检测技术精准识别遗传性基因突变。**

- 观点解读：通过高通量测序 NGS 等技术检测 BRCA1/2 等基因的胚系突变，可明确乳腺癌、卵巢癌的遗传风险。例如，BRCA1 基因突变携带者一生患乳腺癌风险高达 80%，检测结果为早期干预提供关键依据。

**核心观点二：免疫组化分析间接反映基因异常。**

- 观点解读：通过检测蛋白质表达异常推断基因状态。例如，Lynch 综合征患者若出现错配修复基因 MMR 蛋白缺失，提示 MLH1 等基因突变，无须复杂检测即可初步筛查高风险人群。

**核心观点三：家族史结合基因检测锁定致病突变。**

- 观点解读：有肿瘤家族史者需优先遗传咨询，针对性检测相关基因，如 TP53 等。若发现突变，可指导亲属进行风险评估，如 Li-Fraumeni 综合征家族需定期全身肿瘤筛查。

**核心观点四：遗传咨询制订个性化预防策略。**

- 观点解读：根据基因检测结果，专家会建议具体措施。如 BRCA 突变者 40 岁前切除卵巢可降低 90% 卵巢癌风险，或通过药物（如他莫昔芬）减少乳腺癌发生率。

**核心观点五：针对性干预显著降低发病风险。**

- 观点解读：对突变携带者，定期肠镜筛查可使 Lynch 综合征患者结直肠癌死亡率降低 72%；预防性乳腺切除可减少 90% 乳腺癌风险。早期干预可大幅提升生存率。

## 03 / 基于液体活检等新兴技术的病理诊断方法的可靠性和应用前景如何？

**核心观点一：液体活检可作为传统活检的补充，但暂无法完全替代。**

- 观点解读：对于无法取到肿瘤组织的患者，液体活检通过抽血、验尿等方式检测血液中的肿瘤细胞或 DNA 碎片（如 ctDNA），能间接判断肿瘤是否存在。但该技术还不够成熟，检测结果可能受肿瘤类型、病情阶段等因素影响，目前只能辅助诊断，不能完全取代传统活检。

**核心观点二：检测准确性因肿瘤类型不同差异较大。**

- 观点解读：像肺癌、肠癌等肿瘤释放到血液中的 ctDNA 较多，检测准确性较高，早期发现率可达 60% ~ 80%。但有些肿瘤释放的生物标志物很少，可能导致漏检。此外，检测设备的灵敏度、不同实验室的操作标准也会影响结果。

**核心观点三：核心优势是无创筛查和动态监测。**

- 观点解读：传统活检需要穿刺或手术取组织，风险较高。液体活检只需抽血，也方便多次检测。比如治疗期间检测 ctDNA 浓度变化，能比 CT 检查更早发现肿瘤是否复发或产生耐药性。

**核心观点四：在疗效追踪中潜力突出。**

- 观点解读：治疗中若发现血液肿瘤 DNA 浓度快速下降，说明药物有效；若浓度反弹，提示需及时更换方案，这对制订个性化治疗很有帮助。

**核心观点五：技术仍需提升灵敏度和标准化。**

- 观点解读：目前的检测技术敏感度较低，对小的肿瘤容易漏检。不同品牌检测试剂的灵敏度差异可达 3 倍，且缺乏统一的检测流程标准，导致不同实验室结果可能不一致，这是未来需要突破的技术难点。

**核心观点六：未来可能推动癌症早诊和精准治疗。**

- 观点解读：随着技术发展，液体活检或将成为体检常规项目，就像查血常规一样简单。通过分析血液中的外泌体、循环肿瘤细胞等更多指标，不仅能发现癌症，还能判断肿瘤的基因突变类型，直接匹配靶向药物，实现"一滴血精准治癌"的愿景。

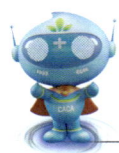

## 04 如何利用人工智能技术辅助病理诊断筛查，提高筛查效率和准确性，降低对病理医师经验的依赖？

**核心观点一：AI 快速分析病理图像，提升筛查效率。**

- 观点解读：人工智能通过深度学习算法，能快速处理成千上万张病理切片图像，自动标记出可疑病变区域。这就像给医生配备了一个"超级助手"，大幅缩短原本需要人工逐张查看的时间，同时减少因疲劳或注意力分散导致的漏诊风险。

**核心观点二：AI 标准化评估降低诊断偏差。**

- 观点解读：不同医生经验水平不同，诊断结果可能不一致。AI 系统会按照统一标准对病变进行分级（如癌症分期），就像用精准的尺子测量，确保每个病例都得到客观评价，特别有助于基层医院提升诊断质量。

**核心观点三：AI 提供辅助决策支持复杂病例。**

- 观点解读：遇到罕见或疑难病例时，AI 能快速调取全球类似病例数据，给出参考意见。比如当医生不确定是哪种肿瘤类型时，AI 会列出相似特征的病例和对应诊断，帮助医生更全面分析，相当于拥有一个随时待命的"专家会诊团"。

**核心观点四：AI 案例库加速医生培养。**

- 观点解读：传统上医生需要看数万张切片才能积累经验。AI 能生成涵盖各类典型病变的教学案例库，新手医生通过反复学习 AI 标注的案例，就像跟着"智能导师"快速掌握诊断要点，缩短成长周期。

## 05 对于形态学不典型的肿瘤病例，如何综合运用免疫组化、分子病理检测等多种技术，更准确地判断肿瘤的组织学类型、分级和分子特征，为治疗方案的制订提供精准依据？

**核心观点一：免疫组化组合标记明确肿瘤来源及分化方向。**

- 观点解读：通过给肿瘤细胞"贴标签"的方式确定类型。例如，用 CK/EMA 标记上皮来源的肿瘤（如肺癌、肠癌），用 Desmin 标记肌肉来源的肿瘤。组合标记更精准，比如同时检测 TTF-1 和 Napsin A 能更好判断是否为肺腺癌，避免误诊。

**核心观点二**：分子检测识别关键基因异常指导治疗。

- 观点解读：检测肿瘤特有的基因变化就像查"身份证"。发现 EGFR/KRAS 突变可指导肺癌靶向药选择；检测 MSI 状态能预测肠癌对免疫治疗的反应。这些分子特征让治疗有的放矢，避免无效用药。

**核心观点三**：组织学分级与分子特征联合评估。

- 观点解读：传统显微镜观察结合现代分子技术，形成双重验证。例如，乳腺癌通过 HE 染色看细胞形态，同时检测 HER2 基因扩增状态，既明确恶性程度又筛选适用靶向药的患者，提高诊断全面性。

**核心观点四**：多学科协作整合多维数据。

- 观点解读：病理医生与影像科、肿瘤科专家共同"破案"。例如，结合 CT 显示的肿瘤位置、病理的分子特征、患者的症状等信息，判断特殊类型肿瘤的生物学行为，制订手术、化疗或免疫治疗的最优方案。

## 06  在不同肿瘤的病理诊断中，如何选择最合适的免疫组化标志物组合，以提高诊断的准确性和特异性，避免过度检测或检测不足？

**核心观点一**：根据肿瘤类型和临床问题选择标志物。

- 观点解读：诊断前需明确肿瘤是上皮、间叶还是神经来源，以及需要解决的疑问。比如怀疑肺癌，优先选针对肺腺癌的标志物（如 TTF-1），而非盲目测试所有可能的指标。这就像先锁定嫌疑人特征再精准调查，避免大海捞针。

**核心观点二**：分步检测，先广谱后特异。

- 观点解读：对未分化的肿瘤，先用广谱标志物（如 CK、Vimentin）判断大类别，再选细分指标确认。例如，先用 CK 确定是上皮来源，再根据部位选 TTF-1（肺）或 PSA（前列腺）。类似先筛出"动物"，再区分是"猫"还是"狗"。

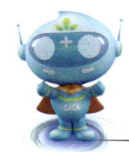

### 核心观点三：不同肿瘤类型匹配特定标志物组合。

- 观点解读：上皮肿瘤用 CK+EMA，间叶肿瘤用 Vimentin+SMA，神经肿瘤用 S-100+Syn。比如横纹肌肉瘤需测 MyoD1，而脂肪肉瘤用 MDM2。这相当于给不同肿瘤贴上"专属标签"，提高识别效率。

### 核心观点四：确诊后停止扩展检测，避免过度。

- 观点解读：若已通过 TTF-1 和 NapsinA 确诊肺腺癌，就无须再加测其他肺肿瘤标志物。好比确认钥匙能开门后，不必再试所有钥匙，节省时间和资源。

### 核心观点五：疑难病例联合分子检测验证。

- 观点解读：当免疫组化无法明确诊断时（如某些肉瘤），需补充基因检测。就像破案时既有目击证人（免疫组化）又有 DNA 证据（分子检测），双重确认更可靠。

### 核心观点六：定期更新标志物知识库。

- 观点解读：随着医学发展，新标志物不断被发现（如 PD-L1 用于免疫治疗筛选）。医生需持续学习，像手机系统升级一样更新诊断工具，确保用最新方法精准识别肿瘤。

## 07  如何加强多学科协作，整合临床、影像和病理等多方面信息，提高复杂肿瘤病例的诊断准确性和全面性？

### 核心观点一：组建多学科团队协作诊疗。

- 观点解读：由临床医生、影像科医生、病理科医生等组成团队，定期讨论复杂病例，结合各方专业意见，避免单一视角的局限性，确保诊断更全面。比如影像显示肿瘤位置后，病理医生可针对性分析组织样本，减少误诊风险。

### 核心观点二：制订标准化沟通流程。

- 观点解读：建立统一的信息传递规则，将临床病史、影像结果和病理报告同步共享，确保各科室高效协作。例如，病理科结合影像定位切片，能更快锁定病变区域，提高诊断效率。

**核心观点三：搭建跨学科数据共享平台。**
- 观点解读：通过平台整合患者临床数据、影像图片和病理切片，各科室医生可实时调阅资料，协同分析。比如，影像科发现异常病灶，病理科可直接调取对应影像辅助判断，减少重复检查。

**核心观点四：开展多学科联合培训。**
- 观点解读：定期组织跨科室学习，让医生了解其他领域的基础知识和工作流程。例如，病理医生学习影像读片逻辑，能更精准结合影像特征分析组织样本，提升诊断一致性。

**核心观点五：定期案例讨论改进策略。**
- 观点解读：通过分析典型或疑难病例，总结诊断经验。比如某肿瘤影像特征与病理结果不符时，多学科复盘可优化流程，未来遇到类似情况能更快达成共识，提高准确性。

## 08／依据病理诊断结果，如何为不同类型和分期的肿瘤患者制订个体化的精准治疗方案，提高治疗效果和患者生存率？

**核心观点一：精准检测肿瘤类型及分子特征。**
- 观点解读：通过活检或液体活检明确肿瘤的病理类型（如腺癌、鳞癌等）和基因突变情况（如 EGFR、ALK 等）。这些信息能帮助选择针对性的药物，比如靶向药直接抑制癌细胞生长，避免无效治疗。

**核心观点二：临床分期决定治疗方向。**
- 观点解读：早期肿瘤未扩散时，手术切除为主；局部晚期肿瘤先用化疗或靶向治疗缩小肿瘤再手术；晚期肿瘤以全身治疗为主，如化疗联合免疫治疗，控制转移并延长生存期。

**核心观点三：多学科团队协作制订方案。**
- 观点解读：病理科、外科、肿瘤内科等多专家共同讨论，结合患者病情、身体条件等，制订手术、药物或放疗等组合方案，确保治疗更全面、副作用更小。

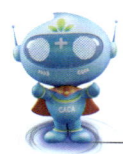

**核心观点四：动态监测并调整治疗策略。**

- 观点解读：治疗中定期复查肿瘤标志物和影像，若发现耐药或复发，重新检测基因突变并更换药物，避免延误治疗时机。

**核心观点五：治疗兼顾患者生活质量。**

- 观点解读：根据患者年龄、身体状况及意愿选择治疗方案，例如，高龄患者减少高强度化疗，同时提供心理支持，帮助患者更好地应对疾病。

## 09 在肿瘤靶向治疗和免疫治疗中，如何通过病理诊断精准检测相关靶点，筛选出最有可能从特定治疗中获益的患者，避免无效治疗？

**核心观点一：标本处理标准化，确保检测结果可靠。**

- 观点解读：采集肿瘤组织后，必须按标准流程固定和处理样本，比如，使用专业液体浸泡保存，防止腐烂或变形。高质量的样本才能保证后续基因或蛋白检测的准确性，避免因标本质量差导致误判。

**核心观点二：针对不同靶点选择精准检测技术。**

- 观点解读：不同肿瘤对应的治疗靶点不同，需用不同技术检测。例如，免疫组化检测蛋白（如 PD-L1），基因测序查找突变（如 EGFR），荧光杂交判断基因异常扩增（如 HER2）。选择正确技术才能锁定有效治疗靶点。

**核心观点三：检测结果需结合临床特征综合判断。**

- 观点解读：检测结果不是唯一标准，医生会结合患者肿瘤类型、分期、身体状况等综合分析。例如，PD-L1 高表达且身体状态好的患者更可能从免疫治疗中获益，而某些突变可能因患者年龄或并发症而无法用药。

**核心观点四：动态监测靶点变化，及时调整方案。**

- 观点解读：治疗过程中，肿瘤可能发生新突变或产生耐药性。定期用病理检测追踪靶点状态，比如耐药后通过基因测序发现新突变，从而更换靶向药或联合其他疗法，避免无效治疗拖延病情。

## 10. 对于新辅助治疗和辅助治疗的肿瘤患者，病理诊断如何评估治疗效果，为后续治疗方案的调整提供依据？

**核心观点一**：术后标本评估残留及纤维化，用评分系统量化效果。

- 观点解读：通过检查手术切除的肿瘤组织，观察治疗后残留癌细胞数量、纤维化（瘢痕样组织）和炎症反应程度。采用 MP 分级或 RCB 评分等标准打分，分数越高说明治疗效果越差，帮助医生判断是否需要加强后续治疗。

**核心观点二**：检测癌细胞是否完全消失（pCR）是关键指标。

- 观点解读：pCR 指治疗后肿瘤和淋巴结中完全找不到存活的癌细胞，说明治疗非常成功，这类患者后续复发风险较低。若仍有残留癌细胞，则需根据残留数量、形态判断是否需要更换化疗或靶向药物。

**核心观点三**：治疗后检测基因变化，指导精准用药。

- 观点解读：治疗后的肿瘤组织需重新检测基因突变、蛋白表达等分子特征。比如发现新的靶点突变，可改用对应靶向药；若原有突变消失，则调整治疗方案，避免无效用药。

**核心观点四**：淋巴结转移改善程度影响治疗决策。

- 观点解读：对比治疗前后淋巴结中的转移癌变化，若转移灶缩小或消失，说明治疗有效，可维持原方案；若仍有多个转移或出现新转移，需增加放疗或更换更强效药物。

**核心观点五**：综合评估制订个性化后续方案。

- 观点解读：结合残留癌细胞量、基因检测结果、淋巴结状态等数据，医生会决定后续治疗方向：达到 pCR 的患者可能减少治疗强度；存在高风险因素的患者则需强化治疗，如追加靶向药或免疫治疗。

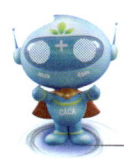

## 11. 如何利用病理诊断技术监测肿瘤治疗过程中的微小残留病灶，及时发现肿瘤复发迹象，指导进一步治疗？

**核心观点一：用分子检测追踪肿瘤基因痕迹。**

- 观点解读：通过高精度的 PCR、基因测序等技术，在血液或体液中寻找肿瘤特有的基因突变或异常标志物。即使治疗后体内只剩极少量肿瘤细胞，这些技术也能像"显微镜"一样捕捉到，提前预警复发可能。

**核心观点二：血液检测替代组织活检监测。**

- 观点解读：液体活检通过抽血分析循环肿瘤 DNA（ctDNA），无须手术取组织。就像用手机实时更新动态，定期抽血就能发现肿瘤残留的蛛丝马迹，尤其适合治疗后长期跟踪。

**核心观点三：影像 + 病理双确认复发风险。**

- 观点解读：当 PET-CT 等影像发现可疑阴影时，立即用穿刺活检取得组织样本，用病理检测验证是否为肿瘤。如同月卫星定位锁定目标后，派侦察兵实地确认敌情。

**核心观点四：根据残留结果动态调整治疗。**

- 观点解读：检测到残留肿瘤信号（阳性），说明需要强化化疗或换用靶向药；若持续阴性，则可减少药物剂量。就像根据天气预报调整出行方案，精准匹配治疗强度。

# 内镜诊断

## 01 如何优化内镜检查前的准备工作，如肠道准备、患者评估等，以减少因准备不当导致的检查失败或漏诊？

**核心观点：强化医患双向培训，提升检查成功率。**

- 观点解读：医护人员定期进行操作规范培训，确保流程精准。同时患者教育可采用可视化工具，如通过动画演示清肠剂服用步骤、检查体位等关键环节，配合图文手册（如标注禁食时间表），使患者准备依从性提升，对高危患者采取个性化评估（如心肺功能差者调整镇静方案）。从而减少因准备不当导致的检查失败或漏诊，避免肿瘤的延误诊断。

## 02 内镜设备的消毒和维护至关重要，怎样建立严格的设备消毒流程和质量监测体系，预防交叉感染，保障患者安全？

**核心观点：制订标准消毒流程，分类处理不同内镜。**

- 观点解读：不同内镜的污染程度和消毒要求差异显著。针对胃镜、肠镜等不同内镜类型，制订专门的清洗消毒步骤，明确每一步操作要求。例如，胃镜和支气管镜因使用部位不同，污染风险有差异，需分类处理。清洗流程必须遵循"预处理 – 酶洗 – 消毒 – 干燥"顺序，避免生物膜形成。高风险器械如活检钳等需用环氧乙烷或低温灭菌技术，彻底消灭顽固病原体，避免感染风险。定期维护设备，监测消毒效果。

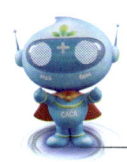

## 03 目前哪些内镜检查技术或方法最适合用于消化道癌的早期筛查，其筛查的敏感性和特异性如何进一步提高？

**核心观点：消化道癌筛查依赖胃肠镜，可用染色和窄带成像技术提高精度。**

- 观点解读：胃肠镜检查过程中的病理活检是肿瘤筛查的"金标准"，窄带成像（NBI）通过特定光波增强黏膜表面毛细血管对比度，可识别早期癌的细微形态变化（如不规则微血管），敏感性达 90%。联合放大内镜观察腺管结构，能区分炎症与癌变。随着 AI 技术发展，可辅助分析病变性质，提高筛查的敏感性和特异性。

## 04 在针对特定人群（如癌症家族史人群、高危职业人群等）的肿瘤筛查中，如何将内镜检查与其他筛查手段（如肿瘤标志物检测、影像学检查等）有效结合，提高早期肿瘤的检出率？

**核心观点：肿瘤标志物异常时，及时内镜确认。对高危职业人群采取定期内镜与影像联合监测，提高早期肿瘤检出率。**

- 观点解读：抽血查出肝癌标志物（如 AFP）或胃癌标志物（如 CA724）升高，可能是早期信号，但无法确定具体病变位置。此时需立即做胃镜、肠镜等内镜检查，直接观察器官内部，找到可疑病灶并取样活检。对于高危职业人群可采取定期内镜＋影像联合监测，这种"组合拳"能覆盖不同阶段病变，提高早期发现率。

## 05 如何规范内镜筛查的流程和标准，包括检查的频率、操作人员的资质等，确保筛查结果的准确性和可靠性，避免漏诊和误诊？

**核心观点：按风险分层调整筛查频率，操作人员经专业培训考试，确保操作规范。**

- 观点解读：不同人群风险不同，检查间隔需个性化。一般风险人群（如无家族史、无病史）每 5~10 年查一次即可；高风险人群（如有家族史或肠息肉病史）需缩短到每 3~5 年，这样既能避免过度检查，又能及时发现问题。同时，做内镜的医生必须经过专业培训和考试，确保操作手法规范，减少因技术问题导致的误诊或漏诊。

## 06 对于形态学不典型的肿瘤病变，如何综合运用多种内镜检查技术（如普通内镜、超声内镜、色素内镜等）以及组织病理学检查，更准确地判断肿瘤的性质、分期和分级？

**核心观点：普通内镜初步定位，结合染色 / 放大技术观察细节，超声内镜探查深层次病变。**

- 观点解读：先通过普通内镜找到可疑病灶，确定位置和范围。再用染色剂喷洒病变区域（类似用荧光笔标记重点），或开启特殊光源的放大内镜，让血管和黏膜纹理更清晰，帮助区分正常组织和异常区域。超声内镜像给内镜装上"透视眼"，能看清黏膜下病变的质地，同时分辨肿瘤在消化道壁的侵犯层次（比如是否突破黏膜层），还能发现周围肿大的淋巴结或器官受侵，为判断癌症早晚期提供关键信息。对于复杂病例需内镜、影像、病理和肿瘤科医生共同讨论，把各种检查结果（如内镜图像、超声报告、病理结论）像拼图一样组合起来，排除干扰信息，得出最准确的诊断结论，指导后续治疗。

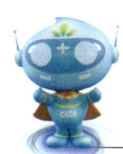

## 07 在不同部位肿瘤的内镜诊断中,如何选择最合适的活检方法和部位,以提高活检的阳性率,减少假阴性结果,为后续治疗提供准确依据?

**核心观点:不同肿瘤部位需针对性选择活检区域,深部病变借助超声内镜定位穿刺活检,提高活检阳性率。**

- 观点解读:比如胃肿瘤要取质地硬或凹陷处,肠肿瘤取息肉基底或病变交界处。这些区域癌变可能性高,避开坏死或炎症干扰,能更精准捕捉病变组织。深部病变可采用超声内镜可定位后穿刺活检,精准定位,避免漏检。

## 08 依据内镜下的诊断结果,如何为患者制订个体化的内镜治疗方案,以提高治疗效果和患者的生存率?

**核心观点:按肿瘤分期和患者健康状况选择内镜治疗方式。**

- 观点解读:早期肿瘤(如胃癌、肠癌)首选内镜切除术(如 EMR/ESD)彻底清除病灶,治愈率高;中晚期肿瘤则以内镜辅助治疗为主,如放置支架解除梗阻,为后续手术或放化疗争取机会。同时结合患者健康状况,年老体弱或合并其他疾病的患者优先选创伤小的内镜治疗,恢复快风险低;身体条件好的可尝试彻底的内镜切除或联合治疗,提高疗效。

## 09 在进行内镜下肿瘤切除手术（如 ESD、EMR 等）时，如何提高手术的成功率，减少术中出血、穿孔等并发症的发生，确保患者安全？

**核心观点：术前全面评估，术中精准标记、切割与止血，在薄弱部位谨慎操作，穿孔时及时修补，必要时联合外科。**

- 观点解读：手术前需仔细检查肿瘤的大小、位置、深度，并评估患者整体健康状况，确保没有凝血问题或解剖异常等禁忌证。手术中先在肿瘤边缘"做标记"，注射生理盐水让病灶"鼓起来"，再逐步切割。遇到出血立刻用止血钳或夹子处理，边修剪边堵漏，减少大出血风险。在胃壁薄的地方（如贲门）操作时需加倍小心。万一穿孔，马上用金属夹"补漏"，避免感染扩散，必要时联合外科处理。

## 10 内镜下治疗后，如何进行有效的监测和评估，及时发现肿瘤复发或残留，以便调整治疗方案，提高患者的预后？

**核心观点：制订个性化随访计划，定期内镜复查，利用特殊染色技术辅助判断肿瘤复发或残留。**

- 观点解读：根据患者情况安排复查时间，一般治疗后 1、3、6 个月各查一次，之后每半年到一年复查。复发风险高的患者需更频繁检查。通过定期内镜观察治疗区域，能第一时间发现异常变化。复查时使用特殊染色技术（如喷洒染色剂），让正常和病变组织颜色对比更明显。发现异常区域可直接取样活检，明确是否为肿瘤残留。

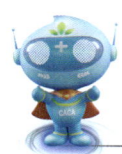

## 11. 内镜治疗后，如何通过饮食调整、生活方式改变等措施，促进患者身体的恢复，减少并发症的发生，提高患者的生活质量？

**核心观点：** 术后饮食从流质逐步过渡，注重营养均衡，定期复查，提高生活质量。

- 观点解读：刚做完手术时，建议先喝米汤、稀粥等流食，避免辛辣油腻刺激肠胃。恢复过程中慢慢增加软烂面条、蔬菜泥等半流食，再逐步恢复正常饮食，同时保证鱼肉蛋奶和新鲜果蔬的摄入，帮助身体补充能量和修复组织。按医生要求的时间回医院检查，比如做内镜或超声等，能早期发现出血、感染等问题并及时处理，确保治疗效果，防止病情反复。

## 12. 对于内镜治疗后出现心理问题（如焦虑、恐惧等）的患者，应采取哪些心理干预措施，帮助患者树立信心，积极面对康复过程？

**核心观点：** 破除患者错误认知，利用社会支持缓解焦虑，帮助患者树立康复信心。

- 观点解读：用简单易懂的语言向患者解释治疗原理、康复过程和可能的不适，比如说明术后短暂疼痛是正常现象，破除"治疗后更严重"等错误认知，减少因未知带来的恐慌。指导家属多陪伴、少指责，比如鼓励患者倾诉恐惧而非压抑情绪，同时通过亲友探访、病友交流等方式建立社会支持网，让患者感到被理解，增强康复信心。

## 13. 如何建立完善的内镜治疗后随访体系，定期对患者进行复查，及时发现并处理可能出现的远期并发症，如吻合口狭窄、肿瘤复发等？

**核心观点：采用内镜、影像、肿瘤标志物多模态联合复查，借助智能档案管理，及时发现并处理并发症。**

- 观点解读：内镜直接观察手术部位是否狭窄或复发；CT/MRI 检查是否有转移；抽血查 CEA 等肿瘤标志物，三者结合能更早发现异常，比单一检查更可靠。若复查发现吻合口变窄，可用内镜扩张或放支架解决；若肿瘤复发，根据情况选二次手术、放疗或化疗，避免拖延导致病情恶化。建立患者专属电子档案，自动提醒复查时间，长期记录检查结果，便于医生分析趋势、调整方案，让随访更高效精准。

中国肿瘤防治
核心科普知识

# 肿瘤预防与筛查

癌前病变　基因检测　生物样本　血清标志物　液体活检

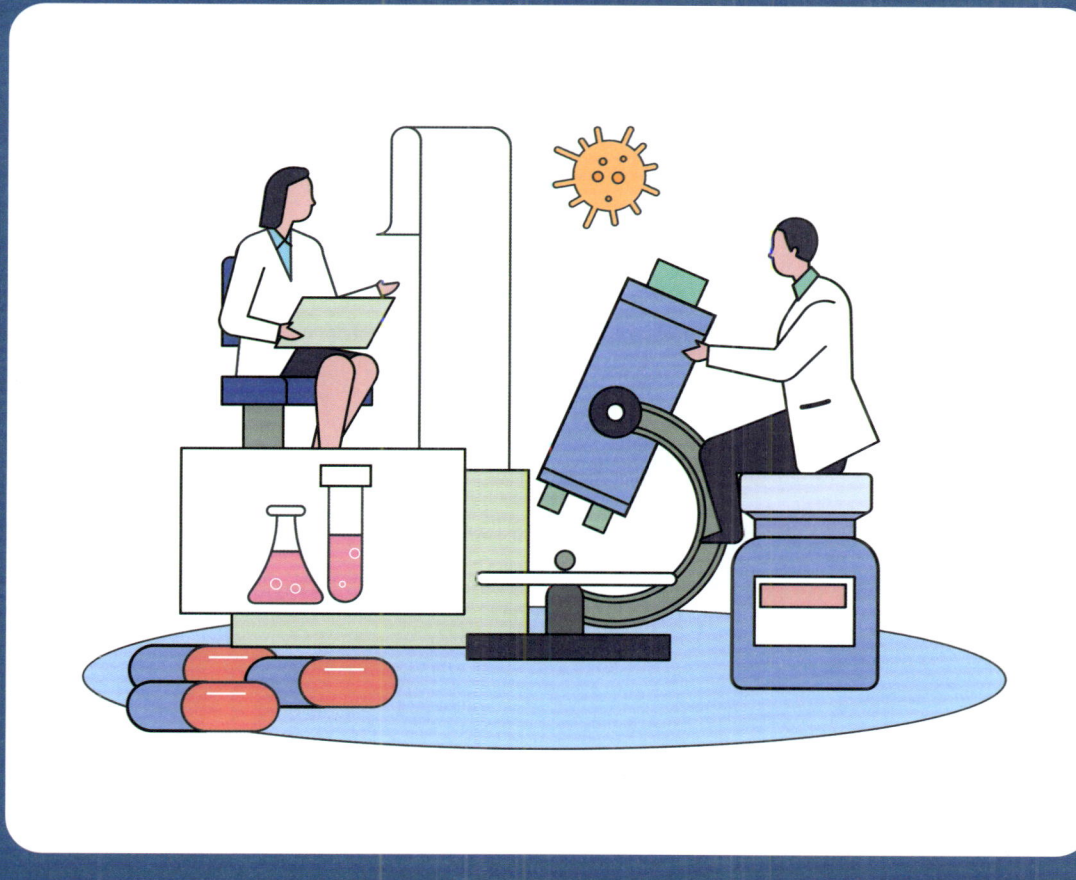

# 癌前病变

## 01 如何根据不同肿瘤癌前病变的危险因素制订个性化精准的一级预防方案？

**核心观点：多手段整合预防效果最大化。**

- 观点解读：基因检测 + 强化筛查 + 药物 + 生活方式"四联防护"，比单用某一种更有效。就像防洪既要加固堤坝又要疏通河道，组合拳才能最大程度降低发病风险。

## 02 对于一些与感染因素密切相关的癌前病变，如何提高预防效果？

**核心观点：强化癌前病变早期筛查与干预。**

- 观点解读：定期做宫颈 TCT、HPV 检测和幽门螺杆菌筛查，能早发现异常。例如，查出幽门螺杆菌感染后及时用药根除，可阻断胃炎发展为胃癌；宫颈病变早期治疗可避免恶化成癌症。

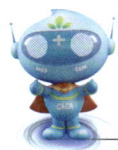

## 03 / 随着生活方式和环境的变化,新的肿瘤危险因素不断出现,如何及时发现并评估这些因素对癌前病变发生发展的影响,进而调整预防策略?

**核心观点:系统监测新危险因素,综合运用多学科技术手段。**

- 观点解读:通过流行病学研究追踪高危人群,用分子生物学技术分析基因变化,结合大数据实时监测环境与生活方式变化,发现潜在致癌风险。例如,通过基因检测识别遗传易感人群,用手机健康数据追踪不良生活习惯,为早期预警提供依据。

## 04 / 如何选择最适宜的筛查方法和筛查频率,以提高筛查的效率和准确性?

**核心观点:个性化筛查需综合多因素制订方案。**

- 观点解读:医生会结合居住地、家族病史、年龄性别、经济条件等,选择最适合的筛查组合。例如,农村老人可用粪便隐血初筛,异常再转诊胃镜,兼顾效率和准确性。

## 05 / 对于一些缺乏特异性症状和有效筛查手段的癌前病变,如胰腺癌癌前病变,未来有哪些潜在的筛查技术或联合筛查方案值得探索和研究,以实现早期发现和干预?

**核心观点:多组学数据构建风险评估模型。**

- 观点解读:结合基因、蛋白质、代谢物等多维度数据,像拼图一样综合分析患癌风险。例如通过基因检测发现遗传风险,再结合血液代谢异常,定制个性化的筛查方案,实现精准防控。

## 06 / 如何整合多种筛查技术，形成一套高效、经济且易于推广的综合筛查体系，避免漏诊和过度检查？

**核心观点：分层管理优化资源，低风险人群先用低成本手段。**

- 观点解读：例如，在肺癌筛查中，根据年龄、吸烟史等将人群分为低、中、高风险。低风险者优先用痰检或血液检测初筛；高风险者直接做CT，必要时联合多种方法，既节省资源又提高效率。

## 07 / 在大规模人群筛查中，如何克服因筛查流程烦琐、检查费用高、公众对筛查认知不足等因素导致的参与率低的问题，从而提高筛查的依从性和参与度？

**核心观点：简化筛查流程，推广无创便捷技术。**

- 观点解读：把抽血、问卷等步骤集中在一个地点完成，减少患者多次跑医院的麻烦。使用粪便基因检测等无痛方法替代传统胃镜，降低检查时的身体不适感，让更多人愿意接受筛查。

## 08 / 对于形态学表现不典型的癌前病变，如何综合运用多种诊断技术，提高诊断的准确性和可靠性？各技术之间如何相互补充和验证？

**核心观点：多技术联合互补验证提升综合诊断可靠性。**

- 观点解读：影像定位指导活检，分子检测验证病理结果，病理与影像共同评估恶性风险。三者相互补充，弥补单一技术的局限，为不典型病变提供更全面、精准的诊断依据。

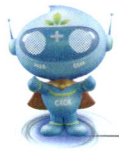

## 09 在实际诊断中，如何确保病理诊断的一致性和规范性，避免因诊断标准不一致导致的误诊和漏诊？

**核心观点：多级质控体系保障结果可靠。**

- 观点解读：实验室内部每日抽查染色质量，外部机构定期评估诊断准确性。比如每年参与病理质控联盟的盲审测评，发现问题及时纠正。

## 10 分子生物学检测在癌前病变诊断中的应用越来越广泛，如何进一步提高其检测的灵敏度和特异性，使其更好地辅助临床诊断和预后评估？

**核心观点：标准化操作加智能分析，减少人为误差。**

- 观点解读：统一采样、储存、检测流程，避免不同医院操作差异影响结果。利用AI分析海量数据，像智能助手一样从复杂分子信息中快速找到关键异常，提高结果可靠性。

## 11 对于不同类型和分期的癌前病变，如何选择最恰当的治疗方式，平衡治疗效果与对患者生活质量的影响？

**核心观点：多学科协作提升治疗安全性。**

- 观点解读：例如，在子宫内膜癌前病变的治疗中，根据患者的年龄、生育要求和病变程度选择药物治疗、手术治疗或其他治疗方法，妇科肿瘤、生殖医学等多领域专家共同参与，确保治疗既能有效控制病变，又兼顾生育功能保护或术后健康管理，降低复发和并发症风险。

## 12 / 如何提高内镜下治疗的技术水平，降低手术风险和并发症发生率？

**核心观点：加强内镜医师规范化培训。**

- 观点解读：通过系统培训让医生熟练掌握内镜切除技术，例如，黏膜切除和剥离术，减少操作失误，提高手术成功率，降低因技术不熟练导致的并发症风险。

## 13 / 癌前病变患者治疗后的康复过程中，如何通过饮食、运动和心理干预等综合措施，促进身体机能的恢复，降低复发风险？

**核心观点：定期复查监测，多学科定制康复计划。**

- 观点解读：治疗后需按时检查，及时跟踪身体变化。在医生指导下，联合营养师制订食谱，康复师设计运动方案，心理咨询师疏导情绪，多角度协同降低复发风险，提高生活质量。

## 14 / 对于接受手术治疗的癌前病变患者，如何进行术后的护理和康复指导，预防并发症的发生，提高患者的生活质量？例如，结直肠癌前病变患者术后的饮食和运动注意事项有哪些？

**核心观点：定期随访监测恢复情况。**

- 观点解读：术后需按医生建议定期复查，通过肠镜、血液检查等评估康复进度，及时发现异常（如感染或复发迹象）。医生会根据恢复情况调整饮食、运动及用药方案，确保患者长期健康。

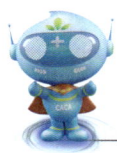

# 基因检测

## 01 如何依据基因检测结果,为具有特定人群制订个性化的精准预防方案?

**核心观点一:强化筛查早启动,乳腺癌卵巢癌精准检测。**

- 观点解读:携带 BRCA1/2 突变的人群,乳腺癌筛查建议从 25~30 岁开始,每年做乳腺 MRI 和 X 线检查;卵巢癌可每半年进行经阴道超声和 CA125 检测。虽然卵巢筛查效果有限,但能帮助患者早期发现风险。

**核心观点二:药物预防适用于特定突变,需医生评估使用。**

- 观点解读:BRCA2 突变女性可考虑他莫昔芬或雷洛昔芬等药物降低乳腺癌风险,但需医生评估是否适用,避免自行用药导致副作用。

**核心观点三:手术切除高风险器官,显著降低癌症风险。**

- 观点解读:预防性切除乳腺可降低乳腺癌风险 85%~90%;卵巢输卵管切除建议在完成生育后(35~40 岁)进行,能大幅减少卵巢癌及乳腺癌风险,但需综合个人意愿选择。

**核心观点四:个性化方案综合评估,定期随访。**

- 观点解读:预防措施需结合年龄、家族史、生育计划等,由医生制订方案,如筛查、药物或手术的组合,并定期监测效果和不良反应,动态调整策略。

**核心观点五:基础措施不可少,健康生活方式辅助预防。**

- 观点解读:保持健康体重、规律运动、限酒、避免激素治疗等基础措施仍是关键,虽不直接针对基因风险,但能协同降低整体患癌概率。

## 02  如何提高公众对基因检测在肿瘤预防方面重要性的认知？

**核心观点一：多渠道开展科普教育破除认知盲区。**

- 观点解读：通过电视、短视频等大众媒体，用通俗语言讲解基因检测的原理和作用，组织专家进社区开展健康讲座，面对面解答疑问，帮助公众建立科学认知。

**核心观点二：真实案例示范，化解恐惧心理。**

- 观点解读：宣传通过基因检测降低患癌风险的典型案例，用真实故事展现检测价值。同步普及数据隐私保护措施，说明检测结果不等于患病判决书，而是预警雷达，帮助科学防癌。

**核心观点三：医疗机构提供"检测+解读"闭环服务。**

- 观点解读：医院在体检套餐中加入基因检测项目，检测后安排专业咨询师解读报告，根据结果定制防癌方案，比如携带高风险基因者，可建议加强筛查频率或调整生活习惯。

**核心观点四：家庭化检测推动健康管理前置。**

- 观点解读：针对有癌症家族史人群，鼓励全家参与检测，就像建立"家庭防癌档案"。例如父亲患肠癌，子女检测相关基因后，能提前10年开始肠镜筛查，把被动治疗变为主动预防。

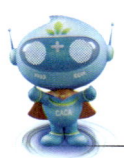

## 03 在大规模人群肿瘤预防中，如何合理选择基因检测技术和检测项目？

**核心观点一：锁定高风险人群优先检测，避免过度筛查。**

- 观点解读：重点筛查有家族史或遗传风险高的人群，比如亲属中有多人患癌的个体。这类人群通过基因检测能更有效发现肿瘤风险，减少对低风险人群的无效筛查，节约医疗资源，降低不必要的经济负担和心理压力。

**核心观点二：针对性选择检测技术，平衡效率与成本。**

- 观点解读：单基因或少数基因相关的癌症（如乳腺癌 BRCA 基因），用靶向测序更便宜高效；需要全面评估风险时（如多癌种家族史），再考虑全基因组测序。避免盲目用高价技术。

**核心观点三：聚焦明确干预价值的核心基因。**

- 观点解读：优先检测已有成熟防治手段的基因，如 BRCA1/2（乳腺癌）、APC（肠癌）。这些基因一旦发现突变，可通过手术、药物或密切随访降低发病风险。减少检测意义不明确的基因，避免资源浪费和结果解读困难。

**核心观点四：分层制订检测方案，适配地区经济水平。**

- 观点解读：经济发达地区可扩大筛查范围，引入更全面的检测技术；资源有限地区则集中检测高危人群和关键基因。通过成本效益分析选择性价比最高的策略，例如用低单价但高覆盖率的检测技术服务更多人群。

**核心观点五：规范伦理流程，保障隐私与知情权。**

- 观点解读：检测前需告知受检者可能的结果影响（如患癌风险、家族遗传信息），签署知情同意书。检测结果严格保密，同时提供专业遗传咨询，帮助正确理解风险并制订预防计划，避免因信息误读引发恐慌。

## 04 / 目前多种基因检测技术用于肿瘤筛查，如何确定不同技术在不同肿瘤类型筛查中的最佳适用范围和敏感度，以提高早期肿瘤的检出率？

**核心观点一：依据肿瘤类型选择检测技术，靶向关键驱动基因。**

- 观点解读：不同肿瘤有特定的核心基因突变，例如肺癌常见 EGFR、ALK 突变，结直肠癌多涉及 KRAS、BRAF 等。检测时优先针对这些关键基因选择匹配技术，比如用 PCR 快速检测已知突变，或用 NGS 全面分析复杂突变，减少漏检风险。

**核心观点二：NGS 适合复杂突变筛查，PCR 检测已知位点更高效。**

- 观点解读：NGS 能同时检测多个基因和变异类型（如融合、缺失等），适合突变类型多或未知的肿瘤筛查。而 PCR 仅针对已知突变位点，速度快且成本低，适合明确靶点的早期筛查，例如肺癌 EGFR 检测。

**核心观点三：液体活检优选高灵敏技术。**

- 观点解读：血液等液体活检样本中肿瘤 DNA 含量低，需用高灵敏技术。NGS 能全面分析微量 DNA，数字 PCR 精准检测特定突变，两者均适合非侵入性早期筛查，尤其对无法获取肿瘤组织的患者。

**核心观点四：高危人群推荐 NGS 多基因检测，普通人群用低成本技术。**

- 观点解读：高危人群（如家族史）需全面筛查多基因突变，NGS 更高效；普通人群可先用 PCR 等针对性检测常见位点，降低筛查成本。平衡敏感度和资源，提高早筛覆盖率。

**核心观点五：基因融合检测用 FISH，蛋白表达评估选 IHC。**

- 观点解读：FISH 技术对基因融合（如 ALK、ROS1）敏感度高，结果直观；IHC 通过检测蛋白表达（如 PD-L1）间接反映基因状态，两者均为特定靶点提供补充信息，辅助治疗方案选择。

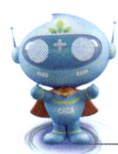

**核心观点六：结合临床数据优化检测策略，提升准确性。**

- 观点解读：通过大规模临床研究验证不同技术的敏感度和适用范围，例如 NGS 在肺癌中的检出率优于 PCR。根据实际效果动态调整检测方案，确保结果可靠，避免误诊或漏诊。

## 05 如何进一步优化液体活检的检测方法，提高检测的准确性和可靠性？

**核心观点一：优化样本处理流程，提升目标分子提取效率。**

- 观点解读：通过改进血液采集、储存等环节，减少样本损坏或污染，同时用高效技术分离出肿瘤 DNA 等关键物质，确保检测基础更可靠。

**核心观点二：统一检测标准，建立质控体系。**

- 观点解读：制订实验室统一操作规范，用标准品校准仪器，确保不同机构检测结果一致，避免因流程差异引发误差。

**核心观点三：大数据和 AI 辅助识别肿瘤信号。**

- 观点解读：分析海量病例数据训练 AI 模型，智能排除正常变异干扰，更精准区分真假肿瘤信号，降低假阳性或假阴性风险。

**核心观点四：强化临床验证与跟踪确认。**

- 观点解读：通过临床试验积累数据验证检测效果，对阳性结果人群长期跟踪并结合影像检查确诊，避免误诊漏诊。

## 06 在多癌种早筛中，如何整合基因检测与其他筛查手段（如影像学检查、肿瘤标志物检测等），形成综合筛查方案，提高筛查的效率和特异性？

**核心观点一：基因检测优先识别高风险人群及早期分子改变。**

- 观点解读：基因检测能发现遗传相关的癌症风险，比如某些基因突变会增加患癌概率。通过提前锁定高风险人群，可针对性加强后续检查。同时，基因检测还能在肿瘤形成前捕捉到异常的分子信号，实现超早期预警。

**核心观点二：影像学检查定位病变并评估病灶性质。**

- 观点解读：当基因检测提示风险或发现异常时，需用 CT、MRI 等影像检查确认是否有实体肿瘤。这些检查能清晰显示肿瘤位置、大小和是否转移，帮助判断是良性还是恶性，避免仅凭基因结果误判。

**核心观点三：肿瘤标志物验证基因结果并提升特异性。**

- 观点解读：通过检测血液中 AFP、CEA 等肿瘤相关蛋白，可辅助判断基因检测发现的异常是否真正与癌症相关。例如基因检测发现肠癌风险时，若 CEA 水平同步升高，则需重点关注，减少假阳性可能。

**核心观点四：多手段整合形成互补型筛查方案。**

- 观点解读：基因检测擅长发现风险，但可能漏检已形成的肿瘤；影像学看得见病灶却难辨早期病变；肿瘤标志物易受其他疾病干扰。三者结合可相互验证：基因预警→影像定位→标志物佐证，大幅提高准确率。

**核心观点五：分层管理实现精准筛查。**

- 观点解读：根据基因检测结果将人群分为高风险、中风险和普通风险。高风险者需缩短筛查间隔，同步进行影像＋标志物检测；中风险者定期基因复查；普通人群按常规体检即可，避免"一刀切"筛查造成的资源浪费。

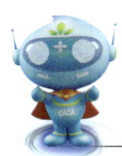

## 07  如何降低基因检测成本，使更多人群受益，同时不影响检测质量？

**核心观点一：技术升级降成本，高通量测序规模化应用。**

- 观点解读：通过改进检测技术，比如推广高通量测序设备大规模使用，单次检测成本会明显下降。同时开发更省试剂、耗材的样本处理方法，减少人工操作步骤，也能降低整体费用。技术创新是成本控制的核心。

**核心观点二：区域化检测中心实现资源共享。**

- 观点解读：建立省级或市级检测中心，集中处理周边医院的样本。批量检测摊薄设备、人力成本，避免每个医院重复建设实验室。如"集中送检"模式比分散检测成本低 40% 以上。

**核心观点三：统一标准 + 第三方质控保质量。**

- 观点解读：制订全国统一的检测流程和结果判定标准，确保不同机构数据可比。引入第三方机构定期抽查实验室，比如每年盲样考核，不合格的暂停资质，从源头杜绝"偷工减料"。

**核心观点四：加强宣教避浪费，精准检测省资源。**

- 观点解读：普及基因检测知识，让民众知道什么人需要查、查什么项目，避免健康人群跟风做高价检查。同时培训医生合理开单，减少重复检测。

## 08 当多种基因检测技术对同一样本的检测结果存在差异时，如何综合分析和判断，以获得最准确的诊断结果？有哪些参考标准和依据？

**核心观点一：选择最适合的检测技术。**

- 观点解读：不同技术各有优劣，例如 Sanger 测序适合验证单个突变，NGS 适合筛查大量基因。需根据样本特点（如肿瘤细胞含量）和临床需求（如检测基因数量）选择最匹配的方法，避免技术误差导致结果偏差。

**核心观点二：确保样本质量及处理标准化。**

- 观点解读：样本的采集、保存和 DNA 提取过程必须严格规范。若样本质量差（如 DNA 降解或污染），即使技术先进也可能出错。例如，血液样本长时间未冷藏可能导致基因数据失真。

**核心观点三：优先参考高灵敏度和特异性的结果。**

- 观点解读：例如，检测低频突变时 NGS 比 Sanger 测序更灵敏；而检测明确的热点突变（如 EGFR 常见突变）时，PCR 或 Sanger 测序更准。关键变异需用更可靠的技术作为判断依据。

**核心观点四：结合患者临床特征验证结果。**

- 观点解读：若基因检测发现罕见突变，但患者症状或治疗反应与此不符（如靶向药无效），需怀疑检测误差。临床信息能帮助判断变异是否真实存在或具有治疗意义。

**核心观点五：必要时重复检测或第三方验证。**

- 观点解读：若结果存疑（如低频突变但无临床依据），可通过其他实验室或技术（如数字 PCR）复检。例如，某机构用 NGS 检测到 KRAS 突变，但 Sanger 测序未检出，需第三方验证以排除实验误差。

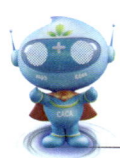

## 09 对于罕见肿瘤或基因变异不明确的肿瘤，如何利用基因检测技术进行准确诊断和分子分型，为后续治疗提供指导？

**核心观点一：全面基因组测序，扫描肿瘤基因找靶点。**

- 观点解读：通过高通量测序技术，像"基因扫描仪"一样全面检测肿瘤样本，发现各种突变和结构异常，帮助锁定罕见肿瘤中隐藏的可治疗靶点，为用药指明方向。

**核心观点二：跨瘤种检测，挖掘泛癌靶向治疗机会。**

- 观点解读：有些基因变异（如 NTRK 融合）在多种癌症中都会出现，检测到这些共同靶点后，即使肿瘤类型不明，也能用对应的靶向药治疗，类似"一把钥匙开多把锁"。

**核心观点三：液体活检替代组织检测，动态追踪。**

- 观点解读：当取肿瘤组织困难时，通过抽血检测血液中肿瘤释放的 DNA 片段，既能分析基因特征，又能多次检测观察变化，比传统活检更便捷安全。

**核心观点四：动态基因监测，破解耐药难题。**

- 观点解读：治疗过程中定期做基因检测，就像"肿瘤监控摄像头"，能发现癌细胞为逃避药物产生的新变异，及时调整方案，避免药物失效后盲目治疗。

**核心观点五：分子分型匹配相似肿瘤治疗策略。**

- 观点解读：根据基因特征将罕见肿瘤归类，若发现其与肺癌、肠癌等常见肿瘤有相似基因改变，可参考现有成熟方案，相当于"借用成熟经验治罕见病"。

## 10 如何提高临床医生对基因检测报告的解读能力？

**核心观点一：加强基因检测专业培训，更新医生知识储备。**
- 观点解读：通过定期组织基因检测技术、分子生物学基础等培训课程，帮助医生掌握最新检测方法和解读技能，确保知识体系与时俱进，提升报告分析能力。

**核心观点二：建立多学科团队协作，综合解析检测结果。**
- 观点解读：由肿瘤科、病理科、遗传学专家等组成团队，共同讨论基因检测报告，结合不同领域的专业经验，提高解读的准确性和治疗建议的实用性。

**核心观点三：案例学习结合实践，强化临床应用能力。**
- 观点解读：通过分析典型病例，医生能直观了解不同基因变异对应的治疗策略，明确检测结果如何影响用药选择或手术方案，减少实际应用中的决策偏差。

**核心观点四：使用标准化解读工具，提升报告分析效率。**
- 观点解读：借助专业软件或平台，自动筛选关键基因变异信息并提供临床意义解释，降低医生解读难度，避免人为疏漏，确保结果应用的科学性。

**核心观点五：制订规范操作流程，确保结果解读一致性。**
- 观点解读：统一制订基因检测报告的解读步骤和标准，明确不同变异类型的处理原则，让医生按规范操作，减少因个人经验差异导致的解读误差。

**核心观点六：持续参与学术活动，紧跟领域前沿进展。**
- 观点解读：鼓励医生通过学术会议、继续教育项目学习基因检测最新成果，了解新发现的致癌基因或靶向药物，避免因知识滞后影响治疗决策。

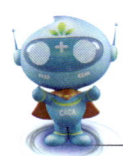

## 11. 如何根据基因检测结果，精准选择适合肿瘤患者的靶向治疗药物，提高治疗效果，减少不良反应？目前有哪些有效的方法和策略？

**核心观点一：检测关键基因突变，确定靶向治疗基础。**

- 观点解读：通过肿瘤组织或血液检测，识别 EGFR、ALK 等驱动癌症发展的关键基因突变。这些突变就像癌细胞的"致命弱点"，明确后才能选择对应的靶向药物，如同用钥匙开锁，精准打击癌细胞，避免盲目用药。

**核心观点二：结合临床特征综合评估用药。**

- 观点解读：基因检测结果需与患者癌症类型、分期、身体状况等结合分析。例如，同样是 EGFR 突变，晚期肺癌患者可能直接使用靶向药，而术后患者可能需配合化疗，确保治疗方案既精准又全面。

**核心观点三：保证治疗规范性。**

- 观点解读：不同基因突变对应的首选药物。例如 EGFR 突变肺癌患者首选奥希替尼等第三代靶向药，这些推荐基于大量研究数据，能最大限度提高疗效并降低副作用风险。

**核心观点四：动态监测耐药突变，及时调整方案。**

- 观点解读：治疗期间定期用血液检测追踪基因变化。若发现 T790M 等耐药突变，及时更换第三代靶向药，就像给失效的武器升级，重新获得对癌细胞的杀伤力，延长治疗有效期。

## 12. 在肿瘤治疗过程中，如何利用基因检测实时监测肿瘤的耐药情况，及时调整治疗方案，避免无效治疗？耐药机制的研究对基因检测有哪些新的要求？

**核心观点一：基因检测动态追踪肿瘤耐药突变。**

- 观点解读：通过检测血液中的循环肿瘤 DNA（ctDNA）或肿瘤组织的基因变化（如 EGFR T790M 突变），可实时发现肿瘤对药物产生耐药的迹象。例如，靶向药治疗一段时间后，若基因检测发现新突变，说明肿瘤可能开始耐药，需调整用药。

**核心观点二：识别耐药标志物，指导精准换药。**

- 观点解读：基因检测能找出导致耐药的特定基因变异，医生可根据结果选择更有效的靶向药或联合化疗、免疫治疗，避免继续使用已失效的药物，节省治疗时间。

**核心观点三：提升检测灵敏度，捕捉微量变异。**

- 观点解读：耐药突变可能仅存在于少量肿瘤细胞中，需高灵敏度技术（如液体活检）检测血液中极低浓度的 ctDNA，防止漏检关键突变。

**核心观点四：多组学整合，全面解析耐药机制。**

- 观点解读：单独分析基因突变不足以全面解释耐药，需结合蛋白质、RNA 等数据，从多层面研究耐药原因，为开发新疗法提供依据。

**核心观点五：发现新标志物，更新检测范围。**

- 观点解读：耐药机制复杂，需不断发现并验证新生物标志物（如融合基因），将其纳入检测项目，确保检测技术紧跟研究进展。

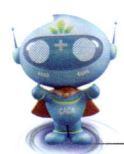

## 13. 基因检测指导的肿瘤治疗费用较高，如何在保障治疗效果的前提下，合理控制费用，提高医疗资源的利用效率？

**核心观点一：精准选择必要基因检测项目，避免过度检测。**

- 观点解读：根据患者病情和治疗需求，只检测直接影响治疗选择的基因突变，比如肺癌检测 EGFR 基因即可指导靶向药使用，避免盲目测多个无关基因，既省费用又减少资源浪费。

**核心观点二：分层分阶段检测，初诊患者先做基础检测。**

- 观点解读：初次确诊时仅检测关键基因，例如肠癌先测 KRAS 等核心基因；若治疗无效或复发，再扩大检测范围。这样既控制初期费用，又避免"一步到位"的高额支出。

**核心观点三：动态调整治疗，及时停用无效药物。**

- 观点解读：例如检测发现某靶向药无效，立即停用并更换方案，避免患者长期使用昂贵但无效的药物，既节省费用又减少副作用风险。

**核心观点四：充分利用医保覆盖的检测项目和药物。**

- 观点解读：部分基因检测（如肺癌 EGFR）和靶向药已纳入医保，患者自费比例可降低 50% 以上，能够有效减轻患者经济负担。

## 14. 如何通过定期基因检测，及时发现肿瘤的复发和转移迹象，调整康复方案？

**核心观点一：动态监测 ctDNA 水平变化，可早期预警复发转移。**

- 观点解读：通过血液检测追踪 ctDNA（肿瘤释放的 DNA 碎片）浓度变化，能在肿瘤复发或转移的早期阶段发现异常。这种检测比 CT 等影像检查更早提示风险，尤其适合术后或高危患者定期监测，为医生争取干预时间。

**核心观点二：检测关键基因突变状态，识别耐药或新突变。**

- 观点解读：定期检查 EGFR、KRAS 等驱动基因是否变异，能判断肿瘤是否对药物产生耐药性，或出现新的危险突变。例如，若发现 EGFR 基因新突变，可及时更换靶向药，避免继续使用无效药物耽误治疗。

**核心观点三：评估微小残留病灶（MRD），预测复发风险。**

- 观点解读：通过高灵敏度基因检测技术，能发现手术后或化疗后体内残留的极少量肿瘤细胞。若检测到 MRD 阳性，说明复发风险较高，需缩短复查间隔或提前用药干预，降低复发概率。

**核心观点四：整合基因数据，制订个体化康复方案。**

- 观点解读：根据 ctDNA、基因突变和 MRD 结果，医生可动态调整治疗方案。例如，对 MRD 阳性患者加强免疫治疗，或针对新突变基因改用靶向药，使康复措施更精准匹配病情变化。

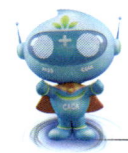

## 15. 在肿瘤康复过程中，如何利用基因检测技术评估患者对治疗的反应和身体的恢复情况，为后续的康复治疗提供科学依据？

**核心观点一：动态监测肿瘤负荷，评估治疗效果。**

- 观点解读：通过检测血液中的肿瘤DNA片段（ctDNA），可以实时观察治疗后肿瘤的数量变化。比如治疗有效时，ctDNA水平会下降；若肿瘤复发或耐药，ctDNA可能再次升高，帮助医生及时调整治疗方案。

**核心观点二：检测复发相关基因标志物，预测复发可能性。**

- 观点解读：某些基因特征（如微卫星不稳定、肿瘤突变负荷高）可能提示癌症容易复发。通过基因检测发现这些标志物后，医生会建议更频繁地复查或提前干预，降低复发风险。

**核心观点三：指导个性化康复方案，优化随访策略。**

- 观点解读：基因检测能发现患者的遗传风险，比如携带某些易感基因的人，康复期需要更密切的检查或预防性治疗；而无特殊基因异常的患者，则可减少检查，制订更轻松的康复计划。

**核心观点四：预测药物毒性风险，调整安全剂量。**

- 观点解读：检测药物代谢相关基因（如UGT1A1），能提前判断患者对化疗药的耐受程度。例如，基因异常者使用特定药物时容易产生严重副作用，医生可提前降低剂量或更换药物，提高治疗安全性。

**核心观点五：评估免疫功能状态，辅助免疫治疗。**

- 观点解读：通过分析免疫相关基因（如HLA类型），可判断患者免疫系统对抗肿瘤的能力。免疫功能强的患者可能更适合免疫治疗；而免疫功能低下者，则需联合其他疗法增强效果。

# 生物样本

## 01 如何利用肿瘤生物样本库中的样本进行肿瘤发病机制研究，以提前发现潜在的致癌因素，为肿瘤预防提供更精准的依据？

**核心观点**：科学分组样本，比较不同阶段生物学特征，实现多阶段研究支撑精准预防策略。

- 观点解读：从样本分析发现线索→实验验证锁定目标→建立预测模型→制订预防方案，形成完整证据链。例如，从健康人群到癌症晚期患者，对样本进行分组对比，能发现癌症发展过程中关键的分子变化。

## 02 在收集肿瘤生物样本时，怎样确保样本信息的完整性和准确性，以便更好地分析肿瘤的发生风险，制订有效的预防策略？

**核心观点**：遵守伦理规范并保护患者权益；制订标准化采集流程并培训人员，规范全员行为，提高样本质量；完整记录样本信息，信息化管理样本数据；定期检测样本质量并建立评估标准。

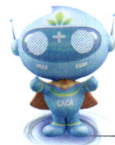

中国肿瘤防治核心科普知识
2025

## 03 从生物样本库的资源管理角度，怎样优化样本的保存和维护，保证其长期稳定性，为肿瘤预防研究提供持续可靠的支持？

**核心观点**：统一操作规范，减少人为误差；确保储存环境稳定，满足标准要求；定期质量抽检，避免样本变质；强化安全安保，避免污染泄露。

## 04 如何运用肿瘤生物样本库中的样本，开发更高效、准确的肿瘤早期筛查标志物和检测方法，提高肿瘤早期发现率？

**核心观点**：多组学技术全面分析生物数据找标志物，从基因、蛋白质、代谢物等多层面分析样本，更易发现肿瘤早期特有的异常信号；AI大数据挖掘高效标志物组合，用人工智能分析海量样本数据，快速筛选出敏感度高、特异性强的标志物组合。多阶段验证提升检测可靠性，发现的标志物需在不同人群样本中反复验证。

## 05 在诊断过程中，怎样利用生物样本库的多组学数据（如基因组学、蛋白质组学等），为疑难肿瘤病例提供更全面的诊断依据？

**核心观点**：蛋白质组检测可发现肿瘤标志物和药物靶点；代谢组学分析可发现肿瘤细胞能量获取异常；转录组数据可揭示肿瘤基因表达异常及信号通路变化；基因组差异分析指导肿瘤分子分型和靶向治疗，从而达到多组学整合构建肿瘤分子图谱，提升诊断全面性。

## 06 从样本库的信息共享角度，如何促进不同医疗机构之间的合作，提高肿瘤诊断的整体水平，避免误诊和漏诊？

**核心观点**：统一样本采集存储标准，保障数据可比性；搭建安全共享平台，打通数据互通壁垒。定期信息质量审核，确保样本数据真实可靠；推动多机构联合研究，积累大规模样本数据。

## 07 如何利用肿瘤生物样本库中的样本进行药物研发和药敏试验，筛选出更有效的治疗药物，实现肿瘤的精准治疗？

**核心观点**：构建 PDX 模型模拟肿瘤特性筛选药物；体外药敏试验快速测试药物敏感性；结合临床特征制订个性化治疗方案。

## 08 基于生物样本库的研究，如何评估不同治疗方法的疗效和安全性，为临床治疗决策提供更科学的依据？

**核心观点**：标准化采集存储生物样本，减少数据偏差；多组学检测寻找疗效相关标志物；回顾性研究对比历史数据优化疗法；数据建模预测个体化治疗方案。

## 09 在肿瘤患者康复期间，怎样通过对生物样本的监测，及时发现肿瘤的复发迹象，以便采取相应的治疗措施，提高患者的生存率？

**核心观点**：定期检测血液肿瘤标志物，辅助判断复发风险；基因检测评估肿瘤复发可能性及治疗方向；多指标联合监测提升复发判断准确性。

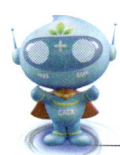

## 10. 从样本库的资源利用角度，如何加强与康复医学科的合作，将生物样本库的资源更好地应用于肿瘤患者的康复治疗，提高患者的生活质量？

**核心观点**：联合研究探索康复治疗方案，整合样本与临床数据精准指导康复；建立样本信息共享机制，赋能特定生物特征与康复效果的关联。

# 血清标志物

**01** 目前哪些血清肿瘤标志物组合在特定肿瘤（如肺癌、结直肠癌）的早期筛查中具有较高的灵敏度和特异性？如何进一步优化这些组合，提高早期肿瘤的检出率？

**核心观点一：肺癌筛查联合 CEA、CYFRA21-1 和 NSE，提升检出率。**

- 观点解读：肺癌早期筛查常同时检测癌胚抗原（CEA）、细胞角蛋白19片段（CYFRA21-1）和神经元特异性烯醇化酶（NSE）。这三个指标联合使用，能更精准识别非小细胞肺癌，减少漏诊。小细胞肺癌可补充检测胃泌素释放肽前体（ProGRP）。

**核心观点二：结直肠癌首选 CEA 和 CA199 组合检测。**

- 观点解读：结直肠癌早期筛查主要依赖癌胚抗原（CEA）和糖类抗原199（CA199）。两者联合能有效提示肿瘤风险，帮助早期发现病变，尤其适用于高风险人群。

**核心观点三：引入 miRNA、ctDNA 等新型标志物联合检测。**

- 观点解读：微小RNA（miRNA）和循环肿瘤DNA（ctDNA）等新技术能更早捕捉肿瘤信号。与传统标志物搭配使用，可提高灵敏度和特异性，减少假阴性或假阳性结果。

**核心观点四：按风险因素定制个性化检测方案。**

- 观点解读：针对吸烟、家族史等高危人群，调整检测组合和频率。例如长期吸烟者增加肺癌相关标志物检测，有肠癌家族史者缩短筛查间隔，提升针对性。

**核心观点五：动态监测标志物变化趋势，提高检出率。**

- 观点解读：单次检测可能受个体差异干扰，定期追踪标志物水平变化更可靠。例如 CEA 持续升高可能提示肿瘤进展，需结合影像学进一步排查。

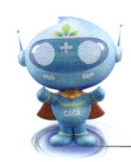

## 02 对于无症状的普通人群，血清肿瘤标志物筛查的适宜频率是多少？怎样平衡筛查频率与成本效益，避免过度筛查或漏筛？

**核心观点一：普通人群无高危因素时，每 1~2 年筛查一次。**

- 观点解读：健康人没有癌症家族史、吸烟等危险因素，不需要频繁查肿瘤标志物。1~2 年查一次即可，具体需医生根据年龄、性别等调整。频繁检查可能查出假阳性，反而引起焦虑或过度治疗。

**核心观点二：有家族史或高危因素者，建议每年筛查。**

- 观点解读：长期吸烟、慢性肝炎、直系亲属患癌的人群，患癌风险较高。这类人每年查一次更稳妥，但需选对相关标志物，例如吸烟者查肺癌标志物，肝炎患者查肝癌标志物 AFP。

**核心观点三：避免过度筛查，降低假阳性风险。**

- 观点解读：肿瘤标志物不是 100% 准确，频繁检查可能把炎症等普通异常误判为癌症，导致反复检查甚至穿刺活检，既浪费医疗资源又增加患者心理压力，应优先用于高危人群。

**核心观点四：选择敏感性和特异性高的标志物组合。**

- 观点解读：像肝癌查 AFP、前列腺癌查 PSA 这类针对性强的标志物，能提高筛查准确性。不要盲目查所有标志物，既费钱又可能混淆结果，应针对个人风险选关键指标。

**核心观点五：资源不足时优先筛查高危人群。**

- 观点解读：在医疗条件有限的地区，应集中资源给癌症高危人群做检查，比如家族遗传风险高或长期接触致癌物的人群，这样能更有效发现早期癌症，避免健康人群占用过多资源。

## 03  血清肿瘤标志物筛查结果为阳性时，如何进行后续的精准诊断和分流管理，避免不必要的恐慌和过度检查？

**核心观点一：综合症状、病史及影像结果评估。**

- 观点解读：不能只看肿瘤标志物这一项指标，需结合患者实际出现的症状（如长期咳嗽、异常出血）、既往疾病史（如肝炎、肠息肉）以及 CT、超声等影像检查结果，排除炎症或其他良性疾病干扰，避免误判。例如长期吸烟者若 CEA 升高，需排查肺癌可能。

**核心观点二：重复检测观察动态变化。**

- 观点解读：一次阳性可能是暂时性异常，需间隔 2~4 周多次检测。若数值持续升高，提示肿瘤风险增加，需进一步检查；若数值波动或下降，可能与炎症、感染等良性疾病相关，可定期随访。

**核心观点三：多指标联合检测提升准确性。**

- 观点解读：单个标志物特异性低，联合检测可减少误诊。例如肝癌查 AFP 的同时需结合 PIVKA-Ⅱ；肺癌可联合 CEA、NSE、CYFRA21-1，多个指标同时异常时诊断价值更高。

**核心观点四：影像学定位病变性质。**

- 观点解读：根据疑似肿瘤类型选择针对性检查，如肺癌用低剂量 CT，肝癌用增强 MRI 或超声造影，明确体内是否有肿块及其位置、大小、形态特征，帮助判断良恶性。

**核心观点五：病理活检是确诊"金标准"。**

- 观点解读：无论血液指标或影像结果如何，最终需通过穿刺、内镜或手术获取组织样本，在显微镜下观察到癌细胞才能确诊，避免仅凭"血液超标"盲目治疗。

**核心观点六：心理疏导结合个体化诊疗。**

- 观点解读：阳性结果易引发焦虑，医生需解释"指标高≠患癌"，安抚情绪。根据年龄、基础疾病等制定方案，例如无明确病灶时优先随访，避免过度使用 PET-CT 等昂贵检查。

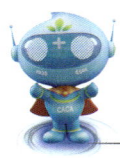

## 04 当多种血清肿瘤标志物检测结果出现矛盾时，如何综合分析这些结果，并结合患者的临床症状、影像学检查等信息，做出准确的诊断？

**核心观点一：了解不同标志物特性，针对性分析矛盾。**

- 观点解读：每种肿瘤标志物的灵敏度和针对性不同。例如，前列腺癌的 PSA 特异性较高，而 CEA 可能在肠癌、胃癌甚至肺炎时都升高。如果多个标志物结果矛盾，优先关注与患者症状最相关、特异性更高的指标。

**核心观点二：结合症状和病史排除干扰因素。**

- 观点解读：某些非肿瘤疾病会影响标志物数值。比如肝炎可能导致 AFP 升高，长期吸烟者 CEA 易波动。若患者有胰腺炎病史，即使 CA199 升高也不能直接判断胰腺癌，需结合腹痛、淀粉酶指标综合判断。

**核心观点三：影像检查验证标志物异常区域。**

- 观点解读：当肿瘤标志物异常时，CT/MRI 能直接观察疑似肿瘤的位置和形态。例如 CA125 升高配合 B 超发现卵巢包块，比单独指标异常更有诊断价值。若标志物升高但影像未见异常，可能提示早期病变或假阳性。

**核心观点四：动态监测比单次检测更可靠。**

- 观点解读：一次检测易受饮食、检测误差等影响。比如化疗后 CEA 先短暂升高后下降属正常现象。连续监测 2~3 次，若某标志物持续上升，即使绝对值不高也需警惕，可能提示肿瘤复发或进展。

**核心观点五：排除检测误差和生理波动。**

- 观点解读：采血时间、检测方法都会影响结果。女性月经期 CA125 可能升高 2 倍，怀孕时 AFP 明显增高。溶血会导致 NSE 假阳性。遇到矛盾结果时，应核实检测流程规范性，必要时换方法复检。

## 05  对于一些罕见肿瘤，目前已知的血清肿瘤标志物的诊断效能如何？如何探索和发现适用于罕见肿瘤的特异性血清标志物，提高诊断的准确性？

**核心观点一：现有标志物诊断效能有限，需联合其他方法。**

- 观点解读：目前针对罕见肿瘤的血清标志物（如胰腺神经内分泌肿瘤的CgA、间皮瘤的间皮素）敏感性和特异性较低，无法单独确诊。例如，这些标志物可能在某些患者中升高，但健康人或其他疾病患者也可能出现类似变化，因此必须结合影像检查或病理结果综合判断。

**核心观点二：组学技术助力发现新标志物。**

- 观点解读：利用蛋白质组学、基因检测等新技术，可大规模分析血液中的成分，快速筛选出可能与罕见肿瘤相关的分子。比如通过对比患者和健康人的血液样本，找到只在肿瘤患者中异常升高的特定蛋白质或代谢物，作为潜在新标志物。

**核心观点三：人工智能加速标志物筛选。**

- 观点解读：通过机器学习分析大量患者数据，能快速识别出传统方法难以发现的标志物组合。例如，AI可从数千种血液成分中找出与特定罕见肿瘤相关的关键因子，并预测其诊断价值，大幅缩短研究周期。

**核心观点四：多中心合作验证标志物可靠性。**

- 观点解读：罕见肿瘤病例分散，单一机构数据不足。联合多家医院共享样本和数据，能验证标志物在不同人群中的准确性。例如，收集全球间皮瘤患者的血液数据，确认间皮素的诊断价值是否具有普遍性。

**核心观点五：动态监测提升标志物应用价值。**

- 观点解读：持续追踪标志物水平变化，能更好区分肿瘤进展与干扰因素。例如，若某标志物在治疗后持续下降，可辅助判断疗效；若术后再次升高，可能提示复发，比单次检测更有参考意义。

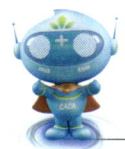

**核心观点六：标准化检测方法是诊断关键。**

- 观点解读：不同机构检测同一标志物的方法可能不同，导致结果误差。统一检测流程和参考值范围（如规定采血时间、仪器校准标准），能确保不同医院的结果可比性，减少误诊风险。

## 06 在肿瘤的鉴别诊断中，血清肿瘤标志物如何与其他诊断方法（如病理活检、基因检测）相互补充，提高诊断的可靠性？

**核心观点一：病理活检为主，血清标志物辅助确认诊断。**

- 观点解读：病理活检是确诊肿瘤的"金标准"，但有时因取样不足可能无法明确。此时，检测血液中的肿瘤标志物如CA199（胰腺癌相关）或AFP（肝癌相关），能提供额外信息，帮助医生更可靠地判断肿瘤是否存在。

**核心观点二：标志物提示肿瘤来源，辅助鉴别类型。**

- 观点解读：不同肿瘤会释放特定标志物到血液中。例如AFP升高提示肝癌可能，而CA199异常则可能与胰腺癌相关。结合这些标志物数据，医生能更快锁定肿瘤类型，减少误判风险。

**核心观点三：基因检测分型，标志物反映代谢互补。**

- 观点解读：基因检测可分析肿瘤的基因突变，指导靶向治疗；而血清标志物如CEA（肺癌相关）能反映肿瘤整体活跃程度。两者结合可更全面地了解肿瘤特性，制订精准治疗方案。

**核心观点四：基因阴性但标志物异常需复查。**

- 观点解读：当基因检测未发现突变但标志物持续异常时，可能提示存在基因检测未覆盖的肿瘤活动。此时需结合影像学检查或重复活检，避免漏诊潜在肿瘤。

**核心观点五：动态监测标志物趋势，评估病情发展。**

- 观点解读：定期检测标志物水平变化（如前列腺癌PSA值），结合影像或病理报告，能更清晰判断肿瘤是否进展、复发或对治疗产生反应，比单次检测更可靠。

**核心观点六：联合多方法，提高准确性减少误诊。**

- 观点解读：单独使用某一种检测方法可能遗漏信息。病理、基因、影像与标志物联合分析，可从不同角度交叉验证，显著提升诊断可靠性，降低误诊或漏诊风险。

## 07 / 如何依据血清肿瘤标志物的动态变化，实时评估肿瘤治疗的效果，及时调整治疗方案，实现精准治疗？

**核心观点一：治疗前需测定基线水平作为参考标准。**

- 观点解读：在开始治疗前，必须通过血液检测记录肿瘤标志物的初始数值，就像测量体温判断是否发烧一样。这个初始值会成为后续疗效对比的"起跑线"，帮助医生判断治疗是否起效。

**核心观点二：定期监测标志物动态变化趋势。**

- 观点解读：治疗期间每 2~4 周复查一次，像监测股票走势图一样观察数值波动。持续下降提示药物正在有效杀灭癌细胞；若数值稳定甚至反弹，说明癌细胞可能产生耐药性或仍在增殖，需要警惕。

**核心观点三：升降幅度反映治疗效果优劣。**

- 观点解读：当标志物数值下降超过 30%~50%，通常表明治疗有效；若数值保持平稳或上升超过 20%，可能意味着当前治疗方案需要优化。但需注意某些治疗初期可能因癌细胞破裂导致短暂升高。

**核心观点四：需结合影像检查综合判断疗效。**

- 观点解读：肿瘤标志物就像汽车仪表盘的警示灯，单独看可能有误差。必须配合 CT 等影像检查（相当于查看发动机内部）和患者症状变化，才能准确判断肿瘤是缩小、稳定还是进展。

**核心观点五：根据趋势及时调整治疗方案。**

- 观点解读：当连续 2 次检测显示标志物持续升高，就像看到火灾警报器持续闪烁，医生会立即启动应急预案，通过多学科会诊调整用药方案，更换更精准的靶向药物或联合其他治疗手段。

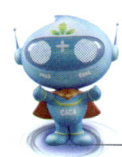

## 08 对于康复期的肿瘤患者，血清肿瘤标志物检测结果的变化如何指导后续的康复治疗和生活方式调整，提高患者的生活质量？

**核心观点一：动态监测标志物，预警复发转移风险。**

- 观点解读：康复期患者若出现肿瘤标志物持续升高或反复波动，可能提示肿瘤复发或转移风险增加。此时需通过影像学等检查进一步排查，并及时调整治疗方案，例如加强随访或启动针对性治疗，以控制病情发展。

**核心观点二：标志物稳定或下降，维持有效康复措施。**

- 观点解读：若标志物水平稳定在正常范围或逐渐下降，表明当前的治疗方案（如药物、饮食、运动等）效果良好。患者可继续保持现有康复措施，无须频繁调整，但要定期复查以确保长期稳定。

**核心观点三：个性化康复计划，综合身心调整。**

- 观点解读：医生会根据标志物变化、患者体质及心理状态，制订个性化计划。例如，心理压力大时加强心理疏导，营养指标异常时调整饮食方案，体能不足时设计适度运动，帮助患者全面恢复。

**核心观点四：优化生活方式，降低潜在风险。**

- 观点解读：当标志物提示风险时，患者需针对性改变生活习惯，如严格戒烟限酒、增加膳食纤维摄入、规律睡眠等。这些调整能增强免疫力，减少肿瘤复发诱因，同时提升整体生活质量。

**核心观点五：多维度评估，提升长期生存质量。**

- 观点解读：标志物仅是评估病情的指标之一，需结合患者症状、体能、心理等综合判断。例如，即使标志物轻微升高但其他指标正常，可通过调整生活方式而非激进治疗来平衡身体状态，避免过度干预。

## 09 在肿瘤患者康复后的长期随访中，血清肿瘤标志物的监测频率和阈值应如何设定，以确保既能及时发现复发迹象，又不会给患者带来过多的负担？

**核心观点一：监测频率分阶段调整，前密后疏降低负担。**

- 观点解读：治疗后的头 2~3 年是复发高风险期，每 3~6 个月查一次能及时预警；3~5 年复发风险下降，延长到半年或一年查一次；5 年后风险更低，改为每年一次或更少。这种阶梯式调整既科学监控病情，又减少不必要的频繁检查。

**核心观点二：阈值按个人基线动态设定，非固定标准。**

- 观点解读：每个人的肿瘤标志物正常水平不同，需根据治疗后最低值作为参考线。比如某患者治疗后标志物稳定在 10，若突然升到 13（超过 30%），需警惕复发可能。这样个性化设定比一刀切的临界值更精准，避免漏诊或误诊。

**核心观点三：重点关注标志物短期大幅波动。**

- 观点解读：如果标志物比个人基线值升高 25%~50%，即使数值仍在正常范围内，也可能提示肿瘤活动。比如肝癌患者 AFP 从 5 升到 7（升高 40%），需结合 CT 等检查排查复发。这种动态观察比只看"是否超标"更敏感。

**核心观点四：不同肿瘤选择对应标志物，针对性监测。**

- 观点解读：肝癌主要看 AFP，肠癌重点查 CEA，胰腺癌关注 CA199。比如胃癌患者康复后，定期查 CEA 和 CA724 即可，不需要检测乳腺癌相关的 CA153。针对性选择标志物能提高检测效率，避免无效检查。

**核心观点五：综合评估病情和心理，灵活调整方案。**

- 观点解读：对心理压力大的患者，可适当减少抽血次数，用超声等无创检查替代部分监测；而复发高风险患者，即使超过 5 年仍需保持密切随访。医生会结合肿瘤类型、治疗反应等因素，制订最适合患者的个性化方案。

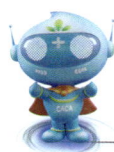

# 液体活检

## 01 液体活检的定义是什么，与组织活检相比有哪些优缺点？

**核心观点一：液体活检是指通过体液检测肿瘤标志物，无创评估肿瘤状态。**

- 观点解读：液体活检利用血液、尿液等体液中的循环肿瘤细胞、DNA等标志物，无须手术切割组织，只需抽取少量体液即可检测，减少了患者的创伤和风险。

**核心观点二：液体活检无创、适用性广，可动态监测肿瘤变化，可反映全身肿瘤信息，但其敏感性和信息量不足，技术复杂、成本高，需与传统活检互补。**

- 观点解读：相比手术取组织，液体活检只需抽血或取体液，适合无法手术或需频繁监测的患者，例如术后复发跟踪或化疗效果评估，能多次采样实时反映肿瘤进展。组织活检只能反映局部肿瘤特征，而液体活检整合了全身不同部位脱落的肿瘤标志物，可减少因肿瘤内部差异导致的误判，能更全面评估整体情况，尤其适用于转移性癌症。但是，液体活检也有一定局限性，早期肿瘤或肿瘤较小时，标志物含量低，容易漏检，且无法像组织活检那样提供细胞结构等细节。液体活检依赖精密设备，检测步骤复杂，费用较高，且结果可能受操作影响。目前，液体活检不能完全替代组织活检，两者需结合使用，根据患者病情选择最优方案。

## 02 液体活检的检材有哪些类型，各自的特点和适用场景是什么？

**核心观点一：最常用的是血液，无创且能检测多种肿瘤成分。**

- 观点解读：血液是液体活检的首选，抽血方便、对身体伤害小。通过血液能检测到循环肿瘤细胞、肿瘤 DNA 等，适用于癌症早期筛查、治疗效果跟踪、预测复发风险等，覆盖多种癌症类型。

**核心观点二**：**尿液适用于泌尿系统肿瘤，采集无创。**

- 观点解读：尿液检测完全无创，尤其适合膀胱癌、前列腺癌等泌尿系统肿瘤。患者只需留尿即可分析肿瘤相关成分，但其他部位肿瘤的信息较少，适用场景较局限。

**核心观点三**：**脑脊液直接反映脑部肿瘤，但采集风险高。**

- 观点解读：脑脊液需通过腰椎穿刺或脑部手术获取，操作复杂且有创伤，但能直接反映脑肿瘤或转移瘤的信息，常用于脑癌或癌症脑转移的诊断和监测。

**核心观点四**：**胸腹水多用于晚期胸腹腔肿瘤检测。**

- 观点解读：胸水或腹水多出现在癌症晚期，如卵巢癌、胃癌胸腹腔转移时，通过穿刺抽取积液即可分析肿瘤细胞或 DNA，操作相对简单，但通常用于晚期患者病情评估。

**核心观点五**：**唾液方便但灵敏度低，适合头颈肿瘤筛查。**

- 观点解读：唾液采集简单无痛，但因成分复杂且肿瘤信号少，检测准确性较低，主要用于口腔癌、喉癌等头颈部肿瘤的初步筛查，无法替代其他精确检测。

**核心观点六**：**其他体液（如痰液、乳汁）针对特定部位肿瘤。**

- 观点解读：痰液可辅助检测肺癌，乳汁用于乳腺癌研究。这些体液来源特定，针对性较强，但适用范围窄，需结合患者具体情况选择。

## 03 / 循环肿瘤 DNA（ctDNA）的生物学特性有哪些，在肿瘤诊疗中有哪些应用？

**核心观点一**：**ctDNA 来源多样且携带肿瘤特异性突变。**

- 观点解读：ctDNA 来自肿瘤细胞死亡后释放的 DNA 片段、外泌体等，包含和原发肿瘤相同的基因突变、拷贝数变异等特征。这种特性使其能准确反映肿瘤的遗传信息，成为液体活检的重要依据。

### 核心观点二：ctDNA 半衰期短，动态反映肿瘤实时状态。

- 观点解读：ctDNA 在血液中存活时间仅几小时到几天，能快速被清除。因此，其浓度变化可灵敏反映肿瘤进展、治疗反应或复发情况，比传统影像检查更及时。

### 核心观点三：ctDNA 助力早期诊断及复发监测。

- 观点解读：通过检测血液中极微量的 ctDNA 肿瘤标志物，可在症状出现前发现早期癌症；术后定期监测 ctDNA，能比影像学早数月发现复发迹象，争取治疗黄金期。

### 核心观点四：ctDNA 指导分子分型和靶向治疗选择。

- 观点解读：分析 ctDNA 中的特定基因突变（如 EGFR、KRAS 等），可判断肿瘤类型，匹配对应的靶向药物，避免无效治疗，提升精准性。

### 核心观点五：ctDNA 评估疗效并追踪耐药机制。

- 观点解读：治疗中 ctDNA 浓度下降说明药物有效，若持续不降或升高，则提示耐药。通过检测耐药相关基因变异（如 EGFR T790M 突变），可及时更换治疗方案。

### 核心观点六：ctDNA 推动肿瘤精准医疗发展。

- 观点解读：ctDNA 检测无创、可重复，能全面揭示肿瘤基因特征和动态变化，为个体化治疗、疗效评估和复发预警提供关键信息，是精准医疗的核心技术之一。

## 04 循环肿瘤 RNA（ctRNA）的检测面临哪些挑战，目前有哪些检测方法？

### 核心观点一：ctRNA 易降解、含量极低，检测干扰大。

- 观点解读：血液中的 ctRNA 容易被核酸酶快速分解，导致浓度极低。同时，血液中含有大量正常细胞释放的 RNA，容易掩盖肿瘤信号，使得准确检测变得困难。

### 核心观点二：检测需高灵敏、高特异性的技术支撑。

- 观点解读：肿瘤来源的 RNA 与正常 RNA 差异微小，必须用高精度技术才能精准区分，避免误判。例如，需排除 99% 以上的非肿瘤 RNA 干扰。

**核心观点三**：RT-PCR 技术灵敏检测特定 RNA 序列。

- 观点解读：逆转录 PCR 能将 RNA 转为 DNA 后扩增，适合检测已知突变。例如，针对肺癌 EGFR 突变，可快速定量且成本较低，但仅限已知目标。

**核心观点四**：NGS 技术全面分析多种 RNA 突变。

- 观点解读：下一代测序可同时检测成千上万种 RNA，发现未知突变。例如，一次检测就能筛查肺癌、肠癌等多种肿瘤相关基因，但耗时较长且成本高。

**核心观点五**：数字 PCR 精准定量低丰度 ctRNA。

- 观点解读：将样本分成数万个小反应单元，逐个检测信号，即使含量极低（如仅占血液 RNA 的 0.01%），也能准确计数，减少误差。

**核心观点六**：微阵列技术助力发现新肿瘤标志物。

- 观点解读：通过高通量检测 RNA 表达水平，可一次性分析数万种 RNA。例如，筛选出与乳腺癌相关的全新 RNA 标志物，为后续研发检测试剂提供线索。

## 05 循环肿瘤细胞（CTC）的富集分离技术有哪些，各有什么优缺点？

**核心观点一**：物理分离法操作简便但分辨率低，微流控灵敏但成本高。

- 观点解读：根据 CTC 的大小或密度差异，密度梯度离心法操作简单、成本低，但可能漏掉部分肿瘤细胞。微流控技术通过微小通道精准分离单细胞，灵敏度高，但设备复杂且昂贵，适合高精度检测需求。

**核心观点二**：免疫磁珠法精准捕获 CTC，但遗漏低表达细胞。

- 观点解读：通过磁珠标记特定表面蛋白（如 EpCAM），能高效抓取目标 CTC。但若肿瘤细胞不表达或低表达该标志物，则会漏检，导致结果不全面。

**核心观点三**：抗体芯片可多标志物检测，但依赖抗体质量。

- 观点解读：同时检测多种肿瘤标志物，可提供更全面的信息。但若抗体质量差或存在交叉反应，可能出现假阳性或漏检，影响结果可靠性。

**核心观点四：PCR 检测微量 CTC 灵敏，但无法观察细胞形态。**

- 观点解读：PCR 通过扩增肿瘤基因片段，能检测极少量 CTC，适合早期癌症筛查。但无法提供细胞大小、结构等形态信息，可能漏掉关键诊断依据。

**核心观点五：FISH 技术揭示遗传异常，但操作复杂成本高。**

- 观点解读：荧光标记染色体特定区域，可发现癌细胞染色体异常，辅助判断肿瘤恶性程度。但步骤烦琐、设备要求高，普及难度较大。

**核心观点六：多技术联合应用提升 CTC 检测全面性。**

- 观点解读：单一方法难以兼顾效率与精准度。例如先用物理法初步富集，再用生物或分子法深度分析，结合不同技术优势，提高癌症诊断和治疗监测的准确性。

## 06 基于 ctDNA 的液体活检在肿瘤早筛与早诊方面有哪些应用，效果如何？

**核心观点一：通过血液检测早期发现传统筛查难识别的肿瘤。**

- 观点解读：ctDNA 检测能捕捉血液中肿瘤释放的特定基因突变或甲基化标志物，帮助发现早期肿瘤，尤其是一些传统影像学或体检难以察觉的癌症（如胰腺癌），弥补常规筛查的不足。

**核心观点二：肺癌、结直肠癌检测灵敏度和特异性较高。**

- 观点解读：在肺癌和结直肠癌中，ctDNA 技术能较精准地识别早期病变或术后残留的微量癌细胞，降低漏检风险，为早诊和治疗争取时间。

**核心观点三：动态监测肿瘤进展，指导治疗调整。**

- 观点解读：通过定期抽血分析 ctDNA 变化，医生能实时掌握肿瘤是否复发、治疗是否有效，从而及时优化方案，避免无效治疗或病情延误。

**核心观点四：检测效果因肿瘤类型和分期存在差异。**

- 观点解读：ctDNA 对部分实体瘤（如乳腺癌）早期诊断效果较好，但不同癌症或同一癌症的不同阶段，检测准确率可能波动，需结合其他检查综合判断。

**核心观点五：技术瓶颈限制准确性，需持续优化。**

- 观点解读：血液中 ctDNA 含量极低，且正常细胞 DNA 会干扰结果，导致假阳性或假阴性。未来需提升检测技术灵敏度，减少误差。

**核心观点六：应用前景大，但需结合临床实际。**

- 观点解读：ctDNA 液体活检在早筛中潜力显著，但实际效果受肿瘤位置、检测方法等因素影响，需医生根据患者具体情况选择使用场景。

## 07 液体活检在肿瘤伴随诊断中的作用是什么，有哪些具体的应用案例？

**核心观点一：检测基因突变指导靶向治疗选择。**

- 观点解读：液体活检通过分析血液中的循环肿瘤 DNA（ctDNA），能快速识别肿瘤特定基因突变。例如，非小细胞肺癌患者若检测到 EGFR 突变，可选用厄洛替尼等靶向药；结直肠癌患者若存在 KRAS 突变，则需避免使用西妥昔单抗，改用其他疗法。这种方法精准匹配药物，减少无效治疗。

**核心观点二：动态监测 ctDNA 评估治疗效果。**

- 观点解读：治疗过程中定期检测 ctDNA 水平变化，能实时反映肿瘤对药物的反应。比如案例中肺癌患者治疗后突变丰度下降，说明药物有效；若 ctDNA 水平不降反升，则提示可能耐药，医生可及时更换治疗方案，避免延误病情。

**核心观点三：预测肿瘤复发风险提前干预。**

- 观点解读：手术后或治疗结束期间，液体活检能捕捉到微量残留的肿瘤 DNA，比影像学检查更早发现复发信号。例如，若术后 ctDNA 持续存在，提示复发风险高，医生可提前采取化疗或放疗等措施，显著改善患者预后。

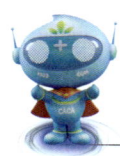

## 08. ctDNA 和 CTC 在肿瘤预后判断中如何发挥作用，有哪些相关的临床研究？

**核心观点一：ctDNA 检测分子特征可评估肿瘤状态及复发风险。**

- 观点解读：ctDNA 通过检测肿瘤释放到血液中的基因突变、拷贝数异常等分子变化，帮助判断治疗效果和疾病进展。例如，非小细胞肺癌患者若血液中 EGFR 突变 ctDNA 水平高，可能提示靶向药疗效不佳或肿瘤在恶化。术后 ctDNA 持续存在，说明可能有残留癌细胞，复发风险更高。

**核心观点二：CTC 数量与生存率相关，高计数提示预后差。**

- 观点解读：CTC 是从肿瘤脱落进入血液的癌细胞，数量越多通常意味着肿瘤侵袭性越强。例如，转移性乳腺癌患者治疗前 CTC ≥ 5 个 /7.5ml 血液，生存期可能明显缩短。类似结论在前列腺癌、结直肠癌中也被验证，成为独立于传统分期的预后指标。

**核心观点三：CAPP-Seq 技术可预测早期癌症术后复发。**

- 观点解读：CAPP-Seq 是一种高灵敏度的 ctDNA 检测技术，能发现术后血液中极微量的肿瘤 DNA。研究显示，若术后 ctDNA 未清零，即使影像检查正常，未来复发概率仍显著升高，这类患者可能需要更积极的治疗或密切随访。

**核心观点四：CellSearch 系统验证 CTC 预后价值。**

- 观点解读：CellSearch 是 FDA 批准的 CTC 检测设备，通过标记特定蛋白识别 CTC。多项研究证实，治疗过程中 CTC 数量下降的患者生存期更长，而 CTC 数量居高不下或增加的，往往治疗效果差，需及时调整方案。

**核心观点五：ctDNA 和 CTC 需结合个体情况综合判断。**

- 观点解读：虽然 ctDNA 和 CTC 能提供重要信息，但实际应用中需考虑患者肿瘤类型、分期、治疗阶段等因素。例如，某些肿瘤释放 ctDNA 较少，可能出现假阴性；而炎症或良性病变也可能干扰检测结果，需医生综合分析。

## 09 肿瘤 MRD 的概念是什么，实体瘤 MRD 检测有哪些策略和技术平台？

**核心观点一：MRD 是治疗后残留的肿瘤细胞，预测复发风险。**

- 观点解读：MRD 指治疗后残留的少量癌细胞或肿瘤分子标志物，传统检查无法发现，但可能导致癌症复发。检测 MRD 能提前预警复发风险，帮助评估治疗效果。

**核心观点二：实体瘤 MRD 检测以 ctDNA 为核心分析目标。**

- 观点解读：通过抽血检测血液中的 ctDNA，利用肿瘤释放到血液中的基因变异信息，间接判断体内是否残留癌细胞，检测便捷且可重复追踪。

**核心观点三：检测策略分个体化、通用靶点和全基因组测序。**

- 观点解读：个体化检测针对患者肿瘤独有突变，准确性最高；通用靶点检测常见突变，适合快速筛查；全基因组测序无须预先了解突变信息，但成本较高。

**核心观点四：数字 PCR（dPCR）和 NGS 是主流技术，贝叶斯算法提升准确性。**

- 观点解读：dPCR 精准定量已知突变，灵敏度极高；NGS 可同时检测多种突变类型。结合贝叶斯算法分析数据，可降低误差，提高结果可靠性，部分情况会辅以免疫学方法检测循环肿瘤细胞。

## 10 肿瘤 MRD 检测在指导实体瘤术后治疗中有哪些应用，存在哪些问题？

**核心观点一：术后 MRD 检测评估复发风险，指导个性化管理。**

- 观点解读：通过术后血液检测 MRD（微小残留病灶），能早期发现残留的癌细胞，预测肿瘤复发的可能性。医生可根据结果制订个性化随访或预防措施，帮助患者更精准地管理健康风险。

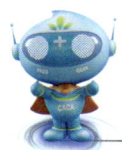

**核心观点二：MRD 结果辅助治疗决策，避免过度或不足治疗。**

- 观点解读：MRD 阳性提示可能存在隐藏病灶，需加强化疗、靶向治疗等；阴性则复发风险较低，可减少不必要的治疗，避免患者因过度治疗承受副作用和经济负担。

**核心观点三：定期监测 MRD 水平，动态调整治疗方案。**

- 观点解读：治疗过程中多次检测 MRD，可实时评估治疗效果。若 MRD 持续下降，说明治疗有效；若上升或未清除，则需及时调整方案，提升治疗效果。

**核心观点四：检测技术灵敏度不足，可能漏检或误判。**

- 观点解读：现有技术难以检测到极微量的癌细胞，可能导致漏诊；偶尔还会将健康细胞误判为癌细胞（假阳性），影响治疗决策的准确性。

**核心观点五：检测标准不统一，结果可比性差。**

- 观点解读：不同实验室使用的检测方法、流程差异大，同一患者的检测结果可能不一致，医生难以横向比较数据，影响病情判断。

**核心观点六：长期疗效证据不足，成本限制普及。**

- 观点解读：MRD 检测对患者生存率的长期影响仍需更多研究验证，且技术复杂、费用高，许多患者难以承担，限制了其在临床中的广泛应用。

## 11. 液体活检未来的发展方向是什么，面临哪些机遇和挑战？

**核心观点一：技术优化提升检测准确性。**

- 观点解读：未来液体活检将不断改进技术，重点提高检测的灵敏度和特异性，减少误诊或漏诊，尤其在早期癌症筛查中更精准。例如，通过更高效的血液样本分析，帮助患者在肿瘤扩散前及时发现病变。

**核心观点二：多组学整合增强综合诊断能力。**

- 观点解读：结合基因、蛋白质和代谢物等多维度数据，综合分析疾病信息。比如，基因突变、蛋白质异常和代谢物变化共同判断癌症类型和进展，提升诊断全面性和准确性。

**核心观点三：临床应用向早期筛查和精准治疗扩展。**

- 观点解读：液体活检不再局限于晚期癌症监测，未来将用于早期癌症筛查（如肺癌、肠癌），指导个性化用药（如靶向治疗选择），以及预测患者康复情况，覆盖更广医疗场景。

**核心观点四：成本降低与 AI 技术助力普及应用。**

- 观点解读：技术进步使检测费用下降，更多人能负担。同时，人工智能可快速分析海量数据，识别癌症相关生物标志物，提升效率，推动液体活检在基层医疗的应用。

**核心观点五：标准化缺失和误诊风险仍是挑战。**

- 观点解读：不同机构检测标准不统一，结果可能不一致；技术层面需减少假阳性（误诊为癌）或假阴性（漏诊癌症），避免延误治疗或过度医疗。

**核心观点六：隐私保护和伦理问题亟待规范。**

- 观点解读：液体活检涉及个人基因等敏感信息，若数据泄露可能被滥用。需制订严格法规，确保检测机构合规使用数据，保护患者隐私权。

中国肿瘤防治
核心科普知识

# 肿瘤康复与支持治疗

营养疗法 | 心理疗法 | 运动康复 | 整体支持 | 整合护理 | 音乐干预 | 安宁疗护

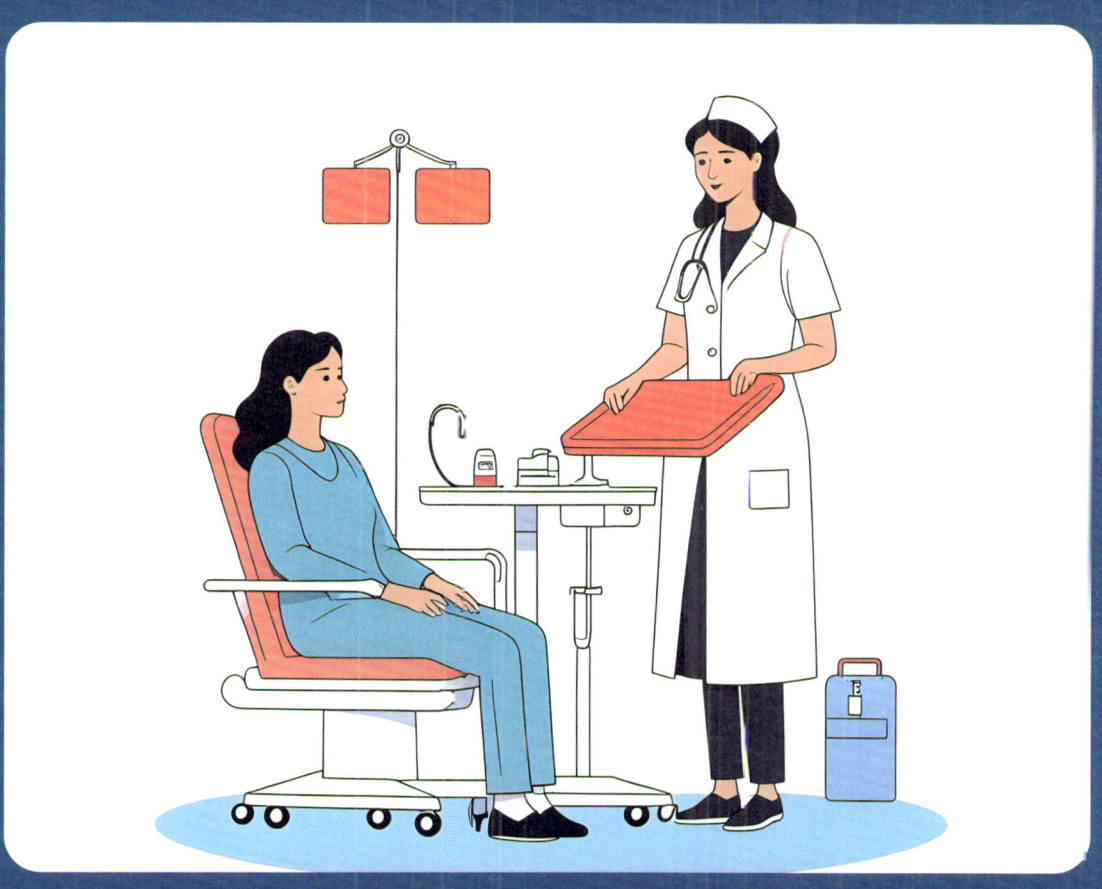

# 营养疗法

## 01 / 如何根据不同肿瘤类型和患者个体差异，制订具有针对性的营养预防方案，以降低营养不良的发生风险？

**核心观点一：全面、动态评估患者营养状态及生活习惯。**

- 观点解读：制订营养方案前，需系统评估患者的身体指标（如体重、肌肉量）、日常饮食、生活习惯等。例如长期吃素的肠癌患者，需额外补充蛋白质及必需脂肪酸。

**核心观点二：制订具有针对性的营养预防方案，要按不同部位肿瘤影响的相应消化功能调整饮食结构，个性化搭配三大营养素比例，建立动态营养监测机制，同时，营养教育要兼顾心理与实操。**

- 观点解读：不同癌症患者需要针对性饮食，例如，胃癌患者强调"细嚼慢咽、少量多餐"；咽喉癌患者吞咽困难，可把鱼肉蛋打碎成慕斯状；胆胰疾病应调整脂类比例。除食物形态适宜外，还要根据肿瘤类型识别特异性代谢特征，指导食物品种选择。并非所有患者都需高蛋白饮食。化疗期患者若肾功能异常，要控制蛋白质总量；糖尿病患者即使患癌，仍需限制碳水化合物摄入，可选用全谷物等低升糖主食，并增加优质脂肪比例；肺癌患者要多补充维生素C、维生素E，帮助对抗癌细胞产生的有害物质。治疗不同阶段需求不同。放疗初期可能食欲正常，但随着疗程进行常出现味觉改变，此时需每周评估，及时将普通牛奶替换为乳清蛋白粉；术后恢复期要检测白蛋白指标，若持续下降，需加用肠内营养剂。手把手教家属制作营养餐比单纯说教更有效，同时要疏导患者情绪，例如，当患者因口腔溃疡拒食时，应指导用吸管小口喝营养液，而非强迫进食。

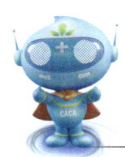

## 02 在肿瘤预防阶段，怎样通过营养教育提高患者及家属对营养重要性的认识，从而主动采取合理的饮食和营养干预措施？

**核心观点：开展个性化营养咨询指导膳食结构，多渠道普及营养与肿瘤风险知识，家庭协同制订健康食谱，定期跟踪反馈饮食改善情况，发布权威营养资讯增强信任感。**

- 观点解读：针对不同患者的健康状况、饮食习惯，制订专属营养方案，比如建议多吃新鲜蔬菜水果、少吃红肉和加工食品，通过调整饮食结构，降低肿瘤风险，同时兼顾患者口味偏好，提升依从性。通过讲座、线上课程、宣传手册等方式，用通俗语言讲解高糖高脂饮食的危害、健康饮食的益处，重点强调科学证据，例如高糖饮食可能增加乳腺癌风险等，帮助家属理解营养干预的重要性。鼓励家属参与营养教育，学习如何搭配食材、控制油盐用量，并提供简单易做的食谱，例如用蒸煮烹饪方式代替油炸，既能保证营养均衡，又能让患者吃得习惯，形成家庭共同监督的氛围。设立营养目标打卡或记录系统，定期评估患者饮食调整效果，例如每周记录蔬菜摄入量，医生根据进展给予鼓励或调整建议，同时提供心理疏导，帮助克服改变习惯的困难。通过医院官网、社交媒体发布最新营养干预预防肿瘤的研究，用数据说明健康饮食的防癌效果，例如展示"地中海饮食降低肠癌风险"的研究结论，增强患者及家属对科学指导的信任。

## 03 从公共卫生角度出发，如何在社区和医疗机构推广肿瘤营养预防知识，提高整体人群对肿瘤营养问题的重视程度？

**核心观点一：多渠道开展肿瘤营养健康教育。**

- 观点解读：通过社区讲座、宣传手册、短视频和社交媒体等大众容易接触的方式，向居民普及科学防癌饮食知识，比如多吃蔬果、少吃加工肉制品等。这种持续宣传能帮助更多人了解营养与癌症的关系，主动调整饮食习惯。

**核心观点二：强化医务人员营养干预能力。**

- 观点解读：对社区医生、护士开展肿瘤营养知识培训，使他们掌握如何评估居民营养风险，比如体重骤降、长期挑食等问题，并给出针对性建议。例如补充蛋白质或调整饮食结构，从而更早发现和解决隐患。

**核心观点三：建立高危人群营养筛查机制。**

- 观点解读：在社区卫生服务站或体检中心增加营养筛查项目，重点针对有癌症家族史、长期吸烟饮酒等高风险人群。通过简单问卷或体检测评，及时发现营养不良或饮食不当问题，并提供干预方案，降低发病风险。

**核心观点四：搭建多机构协作服务网络。**

- 观点解读：医院、社区卫生服务站、公益组织联合行动，例如医院提供专业指导，社区开展宣传活动，公益组织资助健康食品包。多方合作能覆盖更多人群，确保营养干预措施落地见效。

## 04 对于具有肿瘤家族遗传倾向的人群，营养干预在预防肿瘤发生和营养不良方面能发挥哪些作用？如何进行精准的营养指导？

**核心观点一：营养干预可以调节代谢平衡，降低肿瘤风险；增强免疫力，降低慢性炎症水平，抑制癌变；改善肠道菌群，防消化道肿瘤；控制体重，减少肥胖致癌风险。**

- 观点解读：通过合理搭配饮食，如控制糖分摄入，保持血糖血脂稳定，减少代谢异常导致的细胞癌变风险，比如多吃全谷物和蔬菜、少吃精制糖和高脂食物。维生素C、维生素E和硒等抗氧化剂能保护细胞，减少损伤；柑橘类水果、坚果和鱼类富含这些营养素，可增强免疫系统对异常细胞的识别清除能力；富含ω-3脂肪酸食物有益于慢性炎症水平的降低。膳食纤维促进益生菌繁殖，抑制有害菌，维持肠道屏障功能；燕麦、豆类和果蔬可降低肠癌风险，同时缓解便秘等消化问题。

肥胖会导致激素紊乱和慢性炎症，增加乳腺癌、肝癌等风险，应该通过均衡饮食和运动保持正常体重，避免过度消瘦或超重，并注意维持肌肉，减少肌肉流失。

**核心观点二：营养干预可通过基因结合营养评估，定制饮食方案，并长期跟踪调整，全家参与落实。**

- 观点解读：通过基因检测发现遗传缺陷（如 BRCA 突变），针对性调整饮食。例如，高风险人群需少吃加工红肉，增加西兰花等十字花科蔬菜。定期检查营养指标，根据体重变化、体检结果等优化食谱。家庭成员共同学习健康烹饪方法，互相监督饮食习惯，提升干预效果。

## 05 / 目前常用的肿瘤患者营养风险筛查工具在不同年龄段、不同肿瘤类型中的准确性和适用性如何？是否有更精准的筛查方法有待开发？

**核心观点一：NRS 2002 适合住院成人，对老年患者不够敏感。**

- 观点解读：NRS 2002 是住院成年肿瘤患者常用的营养筛查工具，能快速评估营养风险。但老年人因代谢特点不同，单独使用可能漏诊，需结合其他指标综合判断。

**核心观点二：MUST 适用成人，儿童青少年需谨慎使用。**

- 观点解读：MUST 通过体重、饮食等指标评估成人营养风险，操作简单。但儿童青少年处于生长发育期，体重变化规律与成人不同，直接套用可能误判风险。

**核心观点三：PG-SGA 专为肿瘤患者设计，需专业人员耗时评估。**

- 观点解读：PG-SGA 能全面评估肿瘤患者的营养状况，适用各类癌症，但需要医生详细问诊、查体并评分，完成需 30 分钟以上，基层医院推广难度大。

**核心观点四：现有工具存在个体差异，新技术可提高精准度。**

- 观点解读：当前筛查工具无法满足所有患者需求。未来可能通过血液检测指标、基因分析预测营养代谢特点，结合 AI 智能评估，制订个性化营养干预方案。肿瘤患者自我营养风险筛查可以采用营养筛查工具 AIWW。

## 06  如何将营养筛查与肿瘤早期诊断相结合，以便实现肿瘤患者营养不良的早期诊断与治疗，为后续的抗肿瘤治疗争取时间？

**核心观点一：首次就诊即开展标准化营养筛查。**

- 观点解读：肿瘤患者第一次看病时，医生会同步使用国际通用的营养评分表（如NRS 2002），结合问诊和查体快速判断营养状况，就像量血压一样常规操作。这种早期筛查能及时发现风险，避免营养不良影响后续治疗。

**核心观点二：肿瘤验血时同步检测营养指标。**

- 观点解读：患者抽血查肿瘤标志物时，会同时检测白蛋白、前白蛋白等营养相关指标。就像通过血常规看贫血一样，这些指标能反映身体蛋白质储备，帮助发现"隐形"的营养不良，比单纯称体重更精准。

**核心观点三：肿瘤影像检查评估肌肉脂肪变化。**

- 观点解读：做CT或MRI检查肿瘤时，医生会分析影像中肌肉量和脂肪分布情况。比如发现肌肉明显减少（类似"皮包骨"的状态），说明存在营养消耗，这种影像评估能发现肉眼看不出的营养问题。

**核心观点四：多学科团队快速启动营养支持。**

- 观点解读：肿瘤科医生、营养师和护士组成治疗小组，在确诊肿瘤的同时制订营养方案。就像打仗需要后勤保障，早期营养干预能帮助患者储备体能，更好承受手术、化疗等治疗带来的消耗。

**核心观点五：营养不良表现纳入诊断评估体系。**

- 观点解读：医生在判断肿瘤分期和制订治疗方案时，会把肌肉减少、体重下降等营养指标作为重要参考。就像评估房屋结构要检查承重墙，评估肿瘤患者必须关注营养基础是否稳固。

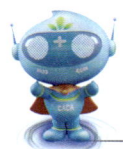

**核心观点六**：将营养风险筛查与评估纳入肿瘤的早诊早筛体系。

- 观点解读：目前很多早期肿瘤患者症状不典型，往往通过体检或肿瘤早筛被发现或诊断。而营养不良有可能先于肿瘤其他相关症状表现出来。因此，将营养风险筛查与评估纳入肿瘤的早诊早筛体系，不仅利于早期发现营养不良，而且有助于肿瘤本身的早发现与早诊断。

## 07 在基层医疗机构推广营养筛查时，如何确保筛查工作的顺利开展？

**核心观点一**：优化资源配置，推广便携筛查工具及信息化手段。

- 观点解读：针对基层设备人力不足的问题，为解决这一难题，建议使用便携、低成本的筛查工具（如简易量表）代替昂贵的设备，同时借助手机 APP 或线上平台进行数据录入和管理，这样不仅能减少资源消耗，还能显著提升筛查效率，使更多基层单位能够顺利开展营养筛查工作。

**核心观点二**：加强基层医护人员营养筛查技能培训。

- 观点解读：基层医护人员的专业技能直接影响筛查效果。因此，需要定期组织线下实操培训，并辅以线上课程学习，确保医护人员能够熟练掌握筛查工具的使用方法和结果解读。培训内容应简明实用，例如通过模拟常见病例操作，使基层医生能够轻松理解、学会并应用所学知识。

**核心观点三**：强化患者教育，提升筛查参与意愿。

- 观点解读：患者的配合是筛查工作成功的关键。为了提升患者的参与意愿，可以采用通俗易懂的漫画手册、短视频等形式，向患者解释营养筛查的重要性。强调筛查能够及时发现饮食问题，预防营养不良导致的恢复慢、费用高等问题，从而增强患者的筛查意识，使他们愿意主动配合检查。

**核心观点四：将筛查融入诊疗流程，制订标准化操作。**

- 观点解读：将营养筛查融入日常诊疗流程，可以确保筛查工作的有序进行。例如，在患者挂号时发放筛查表，让他们在候诊时自主填写；或者在医生问诊时增加几个营养相关问题（如体重变化、进食量等）。同时，制订统一操作手册，明确筛查时机和步骤，避免因流程混乱增加医护人员负担。

**核心观点五：多措并举建立营养筛查长效机制。**

- 观点解读：为确保营养筛查工作的持续开展，需要采取多项措施。比如，组建区域专家团队定期指导，提升基层医疗机构的筛查能力；搭建基层与上级医院转诊通道，形成筛查、干预、治疗的完整闭环，确保这项工作能够可持续开展。

## 08 对于无症状的肿瘤患者，定期进行营养筛查的合理频率是多少？怎样平衡筛查成本与收益？

**核心观点一：无症状肿瘤患者每 3~6 个月进行一次营养筛查。**

- 观点解读：建议 3~6 个月筛查一次，既能及时发现因肿瘤消耗或治疗导致的营养问题，又避免过度频繁检查带来的经济负担。这个间隔基于多数患者病情进展速度制订，既能保护健康又不浪费资源。

**核心观点二：按风险分层调整筛查频率。**

- 观点解读：老年人、接受高强度治疗、消化系统肿瘤或既往营养不良史者等低风险患者可适当延长间隔（如 6 个月）。通过个性化评估，让高危人群获得更密集监测，低危人群减少不必要的检查，降低成本。

**核心观点三：选用经济高效筛查工具降低成本。**

- 观点解读：推荐使用 NRS2002、MUST 等量表，这些工具只需简单问答和体重测量，3~5 分钟就能完成，准确率较高。相比血液检测等复杂方法，既节省时间又降低医疗费用，适合大规模筛查使用。

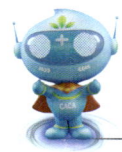

## 09 如何综合运用多种营养评估方法，更准确地判断肿瘤患者的营养状况，为制订个性化治疗方案提供可靠依据？

### 核心观点一：PG-SGA 工具全面评估营养及代谢状态。

- 观点解读：PG-SGA 通过体重变化、饮食摄入、症状影响、疾病情况等综合评分，帮助医生快速了解患者营养问题。例如，化疗患者若体重骤降、进食困难，评分会升高，提示急需营养干预。

### 核心观点二：体测结合血液指标判断营养缺失。

- 观点解读：定期测量体重、BMI、上臂围等数据，若明显下降，说明肌肉和脂肪储备不足。同时抽血查白蛋白、前白蛋白等指标，数值过低表明蛋白质缺乏或存在炎症，需加强营养补充。

### 核心观点三：功能测试和影像学客观量化肌肉消耗。

- 观点解读：握力差、步行能力弱提示肌肉功能下降。通过 CT 扫描腰部肌肉面积，能精确发现肌肉减少症。例如，肺癌患者若 CT 显示肌肉严重流失，需针对性补充蛋白质和运动康复。

### 核心观点四：患者膳食摄入自评表快速识别营养风险。

- 观点解读：患者使用膳食摄入自评表等，结合 NRS-2002 等工具评分，可快速筛选高风险人群。例如，胃癌患者膳食摄入评分越低，则越需要优先干预。

### 核心观点五：动态监测确保营养方案及时调整。

- 观点解读：肿瘤治疗期间，患者营养状态可能快速变化。例如，放疗后出现严重口腔溃疡时，需每周复查营养指标，调整肠内营养或静脉输液方案，避免营养不良加重。

## 10. 对于存在多种并发症的肿瘤患者，如何在营养诊断中全面考虑各因素的相互影响，避免漏诊和误诊？

**核心观点一：全面采集病史及饮食信息。**

- 观点解读：详细记录患者肿瘤类型、治疗过程、并发症情况，以及饮食习惯、体重变化和消化功能等，帮助医生全面判断营养问题根源，减少因信息不全导致的误诊。

**核心观点二：标准化工具结合实验室检查。**

- 观点解读：使用 NRS-2002、PG-SGA、GLIM 等量表进行营养筛查、营养评估及诊断，结合实验室检测指标如白蛋白、前白蛋白、血红蛋白、淋巴细胞、炎症指标等，双重验证营养状态，避免仅凭单一指标误判。

**核心观点三：多学科协作评估并发症影响。**

- 观点解读：营养科、肿瘤科、护理团队共同参与，分析并发症间的相互作用（如糖尿病与肾病对营养代谢的影响），制订更精准的营养方案。

**核心观点四：动态监测调整治疗方案。**

- 观点解读：定期复评营养状况以及相关实验室指标，尤其对病情复杂的患者缩短监测间隔，根据变化及时调整干预措施，防止漏诊潜在问题。

**核心观点五：个体化营养干预策略。**

- 观点解读：根据患者并发症特点（如糖尿病需控糖、肾病需限蛋白）制订个性化营养方案，避免一刀切，提升治疗安全性和效果。

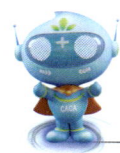

## 11. 在营养诊断过程中，如何提高对肿瘤患者微量营养素缺乏的检测和评估能力，以满足患者的特殊营养需求？

**核心观点一：全面采集饮食、病史及用药信息。**

- 观点解读：通过询问患者的饮食习惯、手术史和用药情况（如长期用抑酸药可能影响维生素 $B_{12}$ 吸收），分析可能导致营养吸收障碍的因素。例如，胃切除患者容易缺铁，化疗药物可能消耗叶酸，需针对性加强监测和干预。

**核心观点二：体格检查识别早期缺乏体征。**

- 观点解读：观察皮肤干燥、脱发、指甲变脆或口腔溃疡等表现，这些可能是缺铁、锌或 B 族维生素的征兆。早期发现这些变化，可及时调整饮食或补充营养素，避免病情恶化。

**核心观点三：定期检测血液和尿液营养素水平，结合炎症标志物和功能检测。**

- 观点解读：除常规血清维生素 D、铁、锌检测外，需同步检测 CRP、IL-6 等炎症指标以排除假性正常/异常值（如炎症状态下铁蛋白升高可能掩盖缺铁）。对使用奥沙利铂的患者，应监测红细胞内镁而非仅血清镁。采用质谱分析（LC-MS/MS）提高脂溶性维生素检测准确性。肾功能不全者需评估活性维生素 D（1,25-$(OH)_2D_3$）水平，而非总维生素 D。

**核心观点四：应用肿瘤特异性营养筛查工具。**

- 观点解读：联合 NRS-2002 与 PG-SGA 工具，重点关注治疗相关症状（如口腔溃疡、腹泻）对营养素吸收的影响。对接受靶向治疗的患者，额外筛查与药物相关的营养素缺乏（如抗 EGFR 药物需监测血镁）。

**核心观点五：制订个体化营养评估方案。**

- 观点解读：根据肿瘤位置（如肠癌患者易缺镁）和治疗方式（如靶向药可能引起低钾）调整评估重点。例如，化疗期间患者食欲差，需额外关注蛋白质和维生素摄入是否达标。

**核心观点六：动态监测并调整营养方案。**

- 观点解读：治疗过程中，患者营养需求会变化。例如，化疗后呕吐导致进食减少，需定期复查营养素指标，及时调整补充剂量或方式，确保营养供给始终匹配身体需求。

## 12. 如何加强临床医生与营养师之间的协作，提高营养诊断的准确性和规范性，使诊断结果更好地指导治疗？

**核心观点一：组建多学科团队协作诊疗。**

- 观点解读：让临床医生和营养师共同参与患者治疗方案的制订，通过定期讨论确保营养干预与肿瘤治疗目标一致。例如，化疗期间患者需要调整蛋白质摄入量时，双方协作能快速制订个性化饮食方案，避免营养不足影响疗效。

**核心观点二：统一标准化营养评估流程。**

- 观点解读：使用国际通用的营养筛查工具（如 NRS-2002）进行系统评估，由营养师出具专业报告并同步给主治医生。就像体检报告中的血常规指标，标准化的营养数据能帮助医生更精准判断患者是否需要补充营养制剂或调整药物剂量。

**核心观点三：搭建医疗信息共享平台。**

- 观点解读：建立统一电子病历系统，医生和营养师可实时查看患者的体重变化、血检指标等关键数据。例如当患者白蛋白水平持续下降时，营养师能立即介入调整肠内营养方案，医生也能同步调整利尿剂用量，避免信息滞后导致的治疗延误。

**核心观点四：开展跨专业培训促进理解。**

- 观点解读：采用多学科圆桌会形式，在 MDT 讨论之外，进行系统的跨专业学术交流；定期组织医生学习营养支持对伤口愈合、免疫功能的重要性，同时让营养师了解化疗药物的消化道反应特点。就像飞行员和塔台需要熟悉彼此的工作流程，这种培训能减少"患者需要低脂饮食却开出脂溶性维生素"等矛盾方案。

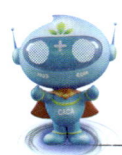

**核心观点五：明确双方职责分工边界。**

- 观点解读：医生负责制订抗肿瘤治疗总体策略，营养师专注设计饮食方案并监测执行效果。例如在放疗期间，医生把控治疗进度，营养师针对性补充谷氨酰胺缓解口腔黏膜炎，双方各展所长又相互配合，避免重复工作或责任推诿。同时，建立质量监控与反馈机制，定期分析数据并优化流程。

## 13. 如何依据肿瘤患者的营养诊断结果和个体差异，选择最适宜的营养治疗方式和营养制剂，以达到最佳治疗效果？

**核心观点一：先评估营养状态，再决定营养支持方式。**

- 观点解读：通过专业工具（如 PG-SGA）评估患者是否营养不良及严重程度。若患者无法正常进食或严重营养不良，才需要肠内或肠外营养支持。这就像先体检再开药方，避免盲目补充。

**核心观点二：胃肠能用选肠内，功能障碍用肠外。**

- 观点解读：胃肠道功能正常时，优先选择肠内营养（如鼻饲、营养液），符合生理且保护肠道。若胃肠无法工作（如肠梗阻），才用静脉输注的肠外营养，但长期使用可能增加感染或肝损伤风险。即便胃肠道功能正常，当肠内营养补充不足，不能满足机体能量需要时，在医生指导下可肠内营养联合肠外营养。

**核心观点三：选营养剂要看基础病，量身定制效果佳。**

- 观点解读：肠内营养剂分标准型、疾病专用型等，如糖尿病患者选低糖配方。肠外营养需按患者代谢需求、脏器功能配比葡萄糖、脂肪乳等成分，避免"一刀切"导致营养失衡、脏器功能损伤。

**核心观点四：动态监测指标，及时调整方案。**

- 观点解读：治疗期间注意有无不良反应发生，如腹胀、腹泻、恶心、呕吐等，注意测量体重变化，监测血常规、肝功、肾功、血糖、血脂、离子等指标，观察体力是否恢复。就像导航需实时定位，根据身体反馈调整营养剂类型或输注方式，才能达到最佳效果。

603

## 14. 在肿瘤治疗过程中，如放化疗期间，如何根据患者的营养状况变化及时调整营养治疗方案，减轻治疗不良反应，提高患者的耐受性？

**核心观点一：动态评估结合个性化营养干预。**

- 观点解读：治疗期间需定期检查患者体重、饮食量等指标，用专业工具评估营养风险和营养不良。根据患者具体状况和治疗阶段，量身定制饮食方案，如需人工营养优先选择肠内营养（如口服营养补充剂）或联合肠外营养（如静脉输液），避免"一刀切"的营养补充。

**核心观点二：精准补充能量与蛋白质。**

- 观点解读：按照患者体重计算每日所需，提供25~30千卡/千克的热量和1.2~2克/千克的蛋白质。尤其在放化疗期间，适当增加蛋白质比例，帮助被损伤的细胞组织修复再生，就像给身体"加满优质燃料"。

**核心观点三：针对性补充特殊营养素。**

- 观点解读：补充鱼油中的ω-3脂肪酸、谷氨酰胺等"修复型营养"，能增强免疫力、减轻炎症。针对恶心、腹泻等副作用，选择预消化蛋白配方或低膳食纤维饮食，类似给肠胃"减负套餐"，既保证营养又减少刺激。

**核心观点四：同步缓解治疗副作用。**

- 观点解读：出现口腔溃疡时推荐温凉流食，避免酸辣食物；出现恶心呕吐时改为少量多餐；便秘或腹泻时调整膳食纤维，建议加点粗粮果蔬。如同为不同症状"对症开方"，用饮食调整配合药物，帮助患者吃得下、吸收好。

**核心观点五：全程监测及时调整方案。**

- 观点解读：每周监测肝肾功能、电解质等指标，像定期"营养体检"一样追踪效果。根据患者耐受情况灵活调整营养补充方式，例如从肠外营养逐渐过渡肠内营养再到自主进食，避免营养不足或过量。营养补给刚刚好，不多不少刚刚妙。

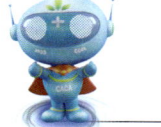

**核心观点六：医患协作强化营养管理。**

- 观点解读：通过系统化健康教育和周期性定期随访追踪，让患者及家属掌握简单营养知识，例如记录饮食日记、识别营养不良信号。医患双方共同参与营养方案制订，构筑起动态优化、全程护航的形成持续改善的"营养保护盾"。

## 15. 对于经济条件有限的肿瘤患者，如何在保证营养治疗效果的前提下，选择经济实惠且有效的营养治疗方案，提高治疗的可及性？

**核心观点一：优先选择天然食物，更有性价比。**

- 观点解读：在满足营养需求的前提下，尽量选择价格实惠的食材和烹饪方式。例如，建议患者多吃全谷物、应季蔬菜、应季水果等价格低但营养丰富的食物，搭配鸡蛋、鱼类、豆制品等优质蛋白食物，既保证营养又降低经济成本。比如用杂粮饭替代白米饭，用豆制品替代部分肉类，鱼类补充多不饱和脂肪酸，能有效控制饮食成本。

**核心观点二：合理选用平价营养补充剂。**

- 观点解读：当日常饮食摄入不够或者无法正常经口进食时，在强调"天然食物优先"原则的前提下，可选择基础型肠内营养制剂（如无糖型全营养配方），其价格或比进口品牌低30%~50%，且同样能补充因饮食摄入不足导致的能量缺口和蛋白质缺口。优先选择医院医师或临床营养师推荐的正规国产产品，不要根据网络信息、广告植入等渠道盲目购买避免高价保健品甚至不合格的假冒伪劣产品。

**核心观点三：制订个性化经济饮食方案。**

- 观点解读：医生会根据患者病情和经济能力调整食谱和烹饪方法。例如食管癌患者吞咽困难时，用破壁机把鱼肉蔬菜打成糊，在仅改变了食物性状的情况下，既易吞咽、易烹饪，又比购买肠内营养制剂便宜。

**核心观点四：善用公共营养支持资源。**

- 观点解读：很多医院有针对困难患者的免费营养门诊，或者在每年的"全民营养周"

等活动中开展大型义诊。许多城镇的部分社区或有爱心厨房提供低价营养餐。例如某公益项目每月为肿瘤患者发放鸡蛋、奶粉等基础营养包，可减少一定的食品支出。自己或家人学会使用手机软件中的营养类 APP，可协助记录每天饮食并分析一日三餐摄入的营养成分，提醒可能出现的营养风险或不足，方便便捷。

**核心观点五：加强营养知识科普教育。**

- 观点解读：教患者用"颜色搭配法"选择烹饪食材：每天吃红（番茄）、黄（南瓜和胡萝卜）、绿（青菜）、白（豆腐和白萝卜）、黑（黑米和黑木耳）5 种颜色食物，不同颜色的食物通常含有不同的营养素。通过多样化颜色的食材搭配，可以更全面地摄入维生素、矿物质、抗氧化剂等，从而花最少的钱实现营养均衡。同时指导家属用清蒸、水煮、凉拌、清炖等简单烹饪方法最大程度地保留食物本身的营养成分。

## 16. 如何评估营养治疗在肿瘤患者治疗中的成本效益，为临床决策提供更科学的依据，使资源得到合理利用？

**核心观点一：结合临床效果和资源消耗综合考虑。**

- 观点解读：营养治疗能减少并发症、缩短住院时间，从而节省因反复治疗产生的费用。患者体质改善后，对放化疗等治疗的耐受性提高，减少因中断治疗导致的额外开销。

**核心观点二：分析直接成本，对比常规护理费用。**

- 观点解读：直接计算营养制剂、设备和人工费用，并与未进行营养支持的医疗总费用对比。例如，营养制剂虽需花费，但患者恢复快、住院时间短，总体费用反而更低。

**核心观点三：减少间接成本，避免额外支出。**

- 观点解读：营养治疗可降低手术延迟、治疗中断等风险，减少抗生素使用和 ICU 入住等支出。例如，营养良好的患者感染风险降低，相关治疗费用随之减少。

**核心观点四：考虑隐性社会成本。**

- 观点解读：如住院时间缩短带来的社会劳动力负担减轻，家人陪护时间成本相应减少。

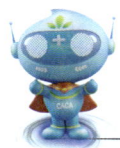

**核心观点五：质量调整生命年评估效益。**

- 观点解读：用 QALYs（质量调整生命年）指标，结合生存时间和生活质量，衡量营养治疗的长期价值。若每增加一个 QALY 的成本低于社会公认标准，则认为该治疗具有成本效益。

## 17 如何通过营养治疗促进肿瘤患者康复期间的身体恢复，如提高免疫力、减少并发症的发生？有哪些具体的营养策略和监测指标？

**核心观点一：制订个体化营养方案，动态调整蛋白质与能量摄入。**

- 观点解读：根据患者的病情、治疗阶段及营养状况定制饮食计划，普通患者每日蛋白质需 1.0~1.5 克/千克体重，严重营养不良者可增至 2 克/千克。优先选择鱼、蛋、豆类等优质蛋白，同时保证热量达标，维持体重和肌肉量，促进康复。

**核心观点二：重点补充维生素 D、锌、硒等增强免疫。**

- 观点解读：肿瘤患者常缺乏维生素 D，建议通过日晒或补充剂改善；锌和硒可通过坚果、海产品等食物获取。这些营养素能强化免疫功能，减少感染风险，加速身体修复。

**核心观点三：益生菌 + 膳食纤维改善肠道健康。**

- 观点解读：酸奶、全谷物等富含益生菌和膳食纤维，可调节肠道菌群平衡，减少腹泻、便秘等消化道问题，提升营养吸收效率，降低感染并发症的发生。

**核心观点四：特殊医学配方食品辅助营养支持。**

- 观点解读：无法正常进食或营养不良患者，推荐使用特医食品（如肠内营养粉剂），通过口服或管饲补充全面营养，避免因营养不足影响治疗效果。

**核心观点五：定期监测体重、血液及代谢指标。**

- 观点解读：每周测体重，每月查血液白蛋白、淋巴细胞等指标，评估营养状况；同时跟踪血糖、肝肾功能，防止营养干预引发代谢异常，及时调整方案。

**核心观点六：关注并发症相关指标，优化耐受性。**

- 观点解读：通过 C 反应蛋白等感染标志物和消化道症状（如恶心、腹泻）监测，判断患者对营养治疗的耐受程度，针对性调整饮食或补充方式，减少治疗中断风险。

## 18. 在肿瘤患者康复阶段，如何根据其身体状况和营养需求制订个性化的饮食计划，帮助患者恢复体重和体力？

**核心观点一：全面评估营养状态，针对性制订饮食方案。**

- 观点解读：通过专业评估工具（如体重变化、肌肉量、血液蛋白水平等），明确患者缺什么营养、缺多少。比如体重快速下降或肌肉减少的人，需要重点补充蛋白质和能量，而水肿或消化差的人则需调整食物类型，避免一刀切食谱。可结合康复阶段划分，在急性恢复期重点在纠正营养不良，稳定体重，功能重建期重在恢复肌肉量，改善体能，长期维持期需结合心理适应、提升生活质量等。

**核心观点二：按需补充高蛋白和高能量，优先保障基础营养。**

- 观点解读：肿瘤患者每天需要比普通人更多蛋白质（1.2~2.0 克/千克体重），例如 60 千克患者需 72~120 克蛋白质，相当于 10 个鸡蛋或 400 克鸡胸肉。能量不足时，可吃坚果、奶酪等高热量食物。但肾病患者要控制蛋白摄入量，需医生指导。

**核心观点三：根据症状调整饮食形式，解决进食障碍。**

- 观点解读：食欲差的人可少量多餐，用带果干的酸奶、肉粥等味道丰富的食物刺激食欲；吞咽困难者选择软烂的鱼肉、蒸蛋；腹泻时避免粗纤维蔬菜，改吃低渣营养粉。必要时用肠内营养剂补充，比普通食物更易吸收。

**核心观点四：动态跟踪调整，避免营养方案失效。**

- 观点解读：每月测体重、抽血查白蛋白等指标。如果吃够营养但体重仍下降，可能需增加能量密度（如食物中添加蛋白粉）；若体力恢复慢，要检查是否缺铁或维生素，及时调整食谱或补充营养剂。

#### 核心观点五：饮食教育与心理支持双管齐下。

- 观点解读：很多患者因治疗副作用抗拒吃饭，家属要学习用健康食材做出多样化美味餐食，比如把蔬菜打成泥混入肉丸。同时多鼓励患者自主选择食物，参与简单的烹饪，缓解焦虑情绪，让吃饭变成康复的积极环节。

## 19. 对于康复期的肿瘤患者，如何进行长期的营养随访和管理，及时发现并解决可能出现的营养问题，预防肿瘤复发和营养不良的再次发生？

#### 核心观点一：定期营养评估，每 1~3 个月一次。

- 观点解读：康复期肿瘤患者建议每天监测体重、BMI、饮食情况及定期检测血液指标，以便及时发现营养问题。通过每 1~3 个月的系统评估，医生可以掌握患者的营养状况变化，避免因营养不良导致免疫力下降或肿瘤复发风险增加。

#### 核心观点二：制订个性化营养计划，满足恢复需求。

- 观点解读：根据患者年龄、病情、进食情况、饮食习惯等，量身定制营养方案。比如术后消化吸收能力较弱的患者需要食用清淡、易消化且富含蛋白质的食物，如蛋类、奶类、鱼肉等。化疗后味觉异常者需调整食物口感，以改善食欲，保证营养摄入。针对性补充营养，既能有助于身体恢复，又能提高免疫力。

#### 核心观点三：开展营养教育，家属共同参与。

- 观点解读：教会患者和家属看懂食物营养成分，掌握科学搭配三餐的方法。比如用杂粮代替精米面，优先选择鱼、肉、蛋、奶、豆等优质蛋白。家属参与能帮助患者建立规律的饮食习惯，同时通过心理支持增强患者康复信心。

#### 核心观点四：监测并发症，及时干预异常。

- 观点解读：定期检测血红蛋白、钙磷水平等指标，发现贫血、骨质疏松等问题时快速处理。例如通过铁剂和维生素 D 补充改善营养缺乏，避免因电解质紊乱及维生素缺乏引发乏力、抽筋等症状，降低并发症对康复的影响。

**核心观点五：动态调整方案，适应不同阶段。**

- 观点解读：随着患者恢复情况调整营养策略。比如从流食/半流食过渡到固体食物时需注意补充膳食纤维，运动量增加后需提高热量摄入。根据复查结果动态调整营养补充剂种类和剂量，以满足身体需求。

## 20. 如何将营养治疗与运动康复相结合，制订综合康复方案，提高肿瘤患者的生活质量和康复效果？

**核心观点一：治疗前全面评估营养和运动能力。**

- 观点解读：制订方案前，医疗团队会通过专业量表评估营养状况（如PG-SGA量表），并进行心肺功能测试、肌力评估等运动能力检测。例如接受过胸部放疗的患者需要重点评估心肺功能，骨转移患者需筛查骨折风险，确保方案安全匹配个体状况。营养不良患者会优先进行营养干预再逐步增加运动。

**核心观点二：分阶段调整营养摄入策略。**

- 观点解读：不同治疗阶段需针对性补充营养：围手术期应增加优质蛋白（鱼肉、鸡蛋）促进伤口愈合，每日蛋白质摄入建议 1.2~1.5 克/千克；放化疗期间以维持体重为目标，应选择易消化食物（如营养米糊、蒸蛋），需谨慎使用抗氧化剂（蓝莓等需遵医嘱），某些化疗方案需避免西柚等影响药物代谢的食物；康复期应逐步建立均衡饮食结构，增加全谷物和膳食纤维。

**核心观点三：运动康复增强体能，缓解副作用。**

- 观点解读：治疗期间建议每天 20 分钟步行或骑固定自行车 [ 心率控制在（220- 年龄）×40% 至（220- 年龄）×60% 范围 ] 有氧运动；使用弹力带或小哑铃进行上肢训练（乳腺癌患者需专业指导），每周 2~3 次抗阻训练；淋巴水肿患者需佩戴压力袖套后运动，骨转移患者应避免冲击性动作；研究显示规律运动可使化疗相关疲劳发生率降低 40%，还能改善睡眠质量。

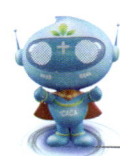

### 核心观点四：营养与运动时间内容科学配合。

- 观点解读：化疗后 3~5 天（血象稳定期）可进行低强度运动。运动前 1 小时补充香蕉等快消化碳水（15~30g），运动后 30 分钟内补充乳清蛋白或豆制品（15~20g 蛋白质），日常饮食搭配杂粮、瘦肉和深色蔬菜，同时结合有氧和力量训练，效果更佳。

### 核心观点五：定期监测指标，动态调整方案。

- 观点解读：每周进行营养监测，记录晨起空腹体重，每月检测前白蛋白等血液指标。使用 Borg 自觉劳累量表（6~20 分区间），控制在 12~14 分（稍吃力）为宜。出现持续 3 天以上食欲减退或运动后头晕，需及时调整方案。

### 核心观点六：多学科团队协作制订个性方案。

- 观点解读：营养师制订个性化餐单，处理进食障碍（如口腔溃疡患者的流质配方）；康复治疗师设计阶梯式运动方案，教授淋巴水肿预防操；肿瘤专科护士跟踪不良反应，协调心理支持。例如当患者血小板低于 $50 \times 10^9$/L 时，团队应暂停抗阻训练，改用床边踝泵运动，并增加高铁食物补充。

# 心理疗法

## 01 / 肿瘤患者痛苦的定义是什么，包含哪些维度？

**核心观点：肿瘤痛苦是患者多维的不愉快体验，涉及身体、心理、社会、灵性四个维度。**

- **观点解读**：身体、心理、社会、灵性这四个维度相互影响，比如，身体疼痛会加重抑郁情绪，社交退缩又会降低治疗信心。因此需要精神科医生、心理师、社工等多团队协作，同步处理各方面问题。患者的痛苦不只是身体上的疼痛或不适，还包括因疾病和治疗引发的焦虑抑郁等情绪波动，与亲友、社会关系变化带来的压力，以及对自己生命意义的困惑。这些方面相互作用，需要综合关注。

## 02 / 焦虑症状在肿瘤患者中的发生率如何？

**核心观点：肿瘤患者焦虑发生率高达 20% ~ 30%，显著高于普通人。**

- **观点解读**：约 1/4 的癌症患者会出现严重焦虑，比普通人高很多。癌症带来的治疗压力、经济负担和对死亡的恐惧，都可能引发焦虑情绪。

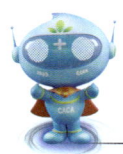

## 03 针对肿瘤患者焦虑障碍，有哪些有效的心理干预和药物干预方法？

**核心观点：心理干预以认知调整、放松训练等缓解焦虑。短期严重焦虑可用苯二氮䓬类药物快速缓解症状，但不宜长期使用。**

- 观点解读：长期治疗可选五羟色胺再摄取抑制剂、五羟色胺和去甲肾上腺素再摄取抑制剂、杂环类抗抑郁药等药物治疗。通过认知行为疗法帮助患者改变不良认知；用深呼吸、肌肉放松等方法缓解身体紧张；正念练习帮助患者专注于当下，降低情绪波动；同时提供情感支持，增强患者应对压力的信心。药物疗法快速改善缓和焦虑症状。治疗方案需个性化并由精神专科医生评估。

## 04 抑郁障碍对肿瘤患者有哪些影响，如何进行诊断和评估？

**核心观点：抑郁障碍会显著降低肿瘤患者的生存期和生活质量，需通过量表结合临床访谈评估诊断。**

- 观点解读：抑郁障碍的诊断要求患者近一周几乎每天都过度担忧，同时出现如心慌、失眠、易怒、注意力不集中等至少三种症状。比如，总担心治疗效果、反复失眠、莫名发脾气等，都要警惕。评估工具包括自评他评量表及临床访谈。评估关注症状时长、生活影响及自杀风险。

## 05 肿瘤相关性抑郁的干预措施有哪些，药物治疗和心理治疗如何选择？

**核心观点：干预分药物和心理治疗，按病情程度选择。**

- 观点解读：中重度抑郁或有明显身体不适的患者首选药物治疗心理治疗适合轻中度患者，通过调整认知、放松训练等方法改善情绪。可以将药物治疗和心理治疗结合，既能快速缓解症状，又帮助长期心理调整，提高整体疗效。

613

## 06 // 谵妄在肿瘤患者中的表现和临床亚型有哪些？

**核心观点**：谵妄主要症状有注意力障碍、意识改变、思维混乱、幻觉等。临床分活跃型、迟滞型及混合型三种亚型。

## 07 // 针对肿瘤患者谵妄，非药物干预和药物治疗分别有哪些方法？

**核心观点**：优化病房环境，减少噪音，保持舒适光线家属陪伴提供情感支持，缓解焦虑，改善睡眠质量，建立规律作息。药物治疗可用典型或非典型抗精神病药物治疗。

## 08 // 肿瘤患者自杀的现状如何，如何进行评估和预防？

**核心观点**：肿瘤患者（尤其是晚期）自杀风险较高，可以通过直接询问和量表来评估风险，发现异常行为要及时干预。心理治疗、药物、家属配合和医疗团队协作能有效预防自杀。

## 09 // 失眠对肿瘤患者有哪些影响，如何进行诊断和治疗？

**核心观点**：失眠会削弱肿瘤患者的免疫力，拖慢康复进程，需通过睡眠评估和病因排查明确诊断，优先采用认知行为疗法和作息调整，谨慎短期用药防依赖，合并情绪障碍时需同步抗焦虑抑郁治疗。

- **观点解读**：失眠会让肿瘤患者更焦虑、情绪更差，生活更困难。医生会通过问睡眠情况、做量表检查来找原因，优先建议调整作息和心理调节，安眠药只能短期吃（防止上瘾）。如果失眠是焦虑抑郁引起的，还要同时治疗这些情绪问题。

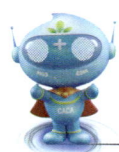

## 10 癌痛的评估与诊断需要注意哪些方面，治疗方法有哪些？

**核心观点**：全面评估疼痛性质、强度、持续时间、部位及影响因素，以患者主诉为核心，以三阶梯药物为基础，结合心理社会支持，实施多学科个体化治疗。

## 11 肿瘤相关性疲乏的诊断标准是什么，如何进行筛查和治疗？

**核心观点**：肿瘤相关性疲乏需警惕持续2周以上的异常疲劳，需通过量表评估和临床排查确诊，治疗以非药物干预（如运动和心理支持）为主，并需排除其他疾病因素。

- 观点解读：如果癌症患者出现持续2周以上、休息后仍不能缓解的疲劳感，并且已经影响到日常生活，就要考虑可能是肿瘤本身或治疗引起的相关性疲乏。医生会先让患者填写专业的疲劳评估量表，同时进行详细的问诊检查。在确诊前，需要先排除贫血、甲状腺功能异常等其他可能导致疲劳的疾病。治疗方面，医生会优先推荐运动锻炼和心理疏导等非药物方法，这些安全有效的干预措施往往能帮助改善症状。要特别注意的是，这种肿瘤相关的疲劳和普通劳累不同，需要引起足够重视。

## 12 预期性恶心呕吐的特点是什么，如何干预？

**核心观点**：预期性恶心呕吐是化疗多次后的条件反射，治疗前触发。奥氮平及劳拉西泮药物治疗可缓解症状。调整治疗环境降低触发因素。健康教育提升患者及家属应对能力。

## 13 肿瘤心理治疗的目的是什么？

**核心观点**：缓解心身社灵四个维度的痛苦，给予患者全人照护，提升生活质量和生存期。

## 14 对于晚期肿瘤患者，有哪些心理干预方法可减轻痛苦、提升尊严感和死亡质量？

**核心观点**：晚期肿瘤患者有效的心理治疗方法主要包括：意义疗法、尊严疗法、CALM 疗法、叙事疗法以及生命回顾疗法等。

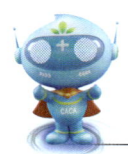

# 运动康复

## 01 如何根据肿瘤患者的个体差异，精准制订个性化的运动处方？

**核心观点：根据患者的年龄、身体状况、肿瘤分期、治疗周期等制订个性化的运动处方。**

- 观点解读：年轻人恢复快，可进行跑步、力量训练等较高强度运动；老年人身体机能下降，应选择快走、太极等低强度活动。体能评估是基础，根据心肺功能、肌肉力量等体能状态制订方案。体能差的患者先从 5～10 分钟散步开始，逐渐增加时间和强度，避免过度劳累。肿瘤分期影响运动类型，早期患者可进行抗阻训练，晚期以简单拉伸、日常活动为主。化疗或放疗期间患者免疫力低、易疲劳，建议减少运动量，如改为瑜伽或深呼吸练习；术后恢复期在医生指导下逐步增加活动量，促进康复。同时需要定期监测身体反应，动态调整运动方案。

## 02 在运动康复前的评估中，如何更准确地识别患者潜在的运动风险，特别是对于合并多种基础疾病的患者？

**核心观点：详细询问患者病史、用药情况及家族疾病，重点关注心血管病、糖尿病等可能影响运动安全的疾病。**

- 观点解读：用 6 分钟步行、起立行走等简单测试，快速判断患者实际活动水平。对于有严重心肺疾病的高风险患者，需做专业心肺功能检测，例如，采用带心电监护的运动设备测试，精准测量运动时的心脏和肺部承受能力。建议多学科团队协作制订运动方案，肿瘤科医生、康复师等专家共同参与，既考虑癌症治疗情况，又兼顾其他慢性病管理，运动过程中需注意动态监测并及时调整运动计划。

## 03 对于正在接受放化疗的肿瘤患者，如何平衡运动与治疗的关系，确保运动的安全性和有效性？

**核心观点**：每个患者的身体状况不同，运动前需由医生评估疾病进展、治疗副作用和体力水平（如日常活动能力），再制订专属运动方案。

- 观点解读：推荐步行、骑车等有氧运动，配合弹力带抗阻训练和瑜伽拉伸等低中强度运动，避免身体过度负担。每周运动3～5次，每次20～30分钟是理想状态，但要根据实际情况调整。例如，放化疗期间可以适度调整运动频率和强度，优先身体恢复需求。实时监测身体反应，及时调整或暂停运动。最后，需要结合治疗周期动态调整运动计划，例如，放疗期间口腔黏膜炎严重时，可改为下肢抗阻训练；化疗后白细胞降低阶段，避免去人群密集的健身房，改为居家锻炼；治疗反应较轻的间歇期，可逐步增加运动量帮助体能恢复。

## 04 如何提高肿瘤患者对运动康复的依从性，使其能够长期坚持运动锻炼？

**核心观点**：根据患者的身体状况、疾病阶段和个人喜好制订运动方案，避免统一要求高强度运动，减少患者因不适而放弃的风险。

- 观点解读：分阶段设定小目标，增强患者信心，例如，把"坚持半年锻炼"拆解为每周完成3次15分钟步行等短期目标，小目标更容易实现，患者看到进步后更愿意继续坚持。长期坚持运动锻炼离不开家属和病友共同支持，让家人陪同锻炼或记录运动情况，组织患者加入康复微信群，病友群里打卡分享等。可以用智能设备追踪运动数据，例如，运动手环记录步数、心率等数据，每周生成进度报告。需要专业指导保障，能有效避免运动损伤，打消患者"动错了会出事"的顾虑。最后，对连续完成月度目标的患者，给予运动手环、健身卡等奖励，让坚持锻炼变得更有吸引力。

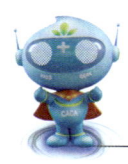

中国肿瘤防治核心科普知识
2025

## 05 中医功法在肿瘤运动康复中展现出一定的效果，其作用原理是什么？

**核心观点：中医功法通过调和气血、疏通经络、平衡阴阳改善患者状态，需根据患者自身状态选择不同的中医功法。**

- 观点解读：中医认为人体是整体，通过特定动作和呼吸调节气血运行，促进血液循环，缓解气血不足；疏通经络可改善局部功能障碍；平衡阴阳能增强免疫力，减轻疲劳、焦虑等症状，帮助患者恢复内在平衡。术后恢复期或体力较差的患者，适合练习动作柔和的八段锦，能通过缓慢舒展的动作调节呼吸，改善血液循环，缓解疲劳感，同时放松身心，提升睡眠质量。五禽戏需要一定体力完成，适合体能较好的患者。太极拳动作舒缓，注重身心协调，适合需要心理调节的患者，同时通过平衡训练提升身体稳定性，改善心肺功能。六字诀通过不同发音配合呼吸训练，强化肺部功能，适合呼吸受影响或情绪紧张的患者；易筋经侧重拉伸筋骨，能缓解肌肉僵硬，改善脊柱灵活性。选择功法时需考虑患者体力、病情和个人兴趣，在专业指导下练习，既能避免运动损伤，又能针对性改善症状，提升康复效果。

## 06 运动康复对肿瘤患者心理状态的改善作用已得到证实，具体通过哪些途径实现？

**核心观点：运动能刺激大脑分泌多巴胺、5-羟色胺等"快乐激素"，这些物质能直接改善情绪，帮助患者减轻焦虑和抑郁。**

- 观点解读：长期坚持运动可降低体内皮质醇（压力激素）的水平，缓解患者因疾病和治疗产生的紧张、疲劳等应激反应。患者通过完成运动计划，会感受到自身能力的提升，从而增强自信心和掌控感。参与集体康复活动能让患者与他人交流互动，获得情感支持，缓解因疾病产生的孤独和压抑情绪。根据患者体能和喜好定制运动计划，同时加入正念呼吸、放松训练等心理技巧，双管齐下调节情绪。家属的陪伴和监督能提高患者积极性，医生定期评估身心状态并调整运动强度，确保康复安全有效。

## 07 在居家运动方案中，如何利用远程医疗技术进行有效的运动监督和指导，提高患者的运动安全性和效果？

**核心观点：医护人员通过视频通话实时观察患者运动动作，纠正运动姿势，避免因动作不规范导致肌肉拉伤或关节损伤，提升运动安全性。**

- 观点解读：患者佩戴智能手环等设备，实时记录心率、活动强度等数据并传输给医生。医生根据数据调整运动强度，确保患者运动时既有效又不会过度疲劳。远程平台分析患者身体数据和运动习惯，生成适合的个性化运动处方，并通过手机应用推送每日任务，帮助患者科学锻炼，避免盲目运动。

## 08 如何加强多学科合作，提高肿瘤科医生对运动康复的重视程度和专业知识，促进运动康复在肿瘤治疗中的广泛应用？

**核心观点：组织肿瘤科、康复科、营养科等医生共同学习运动康复课程，重点教大家如何根据患者病情设计安全有效的运动方案。**

- 观点解读：建立统一的癌症运动康复操作规范，明确各科室职责分工，比如明确肿瘤医生负责评估患者身体状况，康复师制订具体锻炼计划，营养师搭配饮食等。推动多学科联合诊疗，将运动纳入治疗方案，加强科研合作，组织多科室联合研究，收集运动帮助患者提升免疫力、加快康复的具体数据，增强运动康复的医学说服力。开发图文并茂的医生培训手册和视频课程，提升医生对运动康复的认知度。

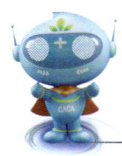

## 09 // 在运动康复过程中,如何预防和处理肿瘤患者可能出现的运动损伤,如骨折、肌肉拉伤等?

**核心观点:根据患者的癌症类型、治疗阶段及体能,制订个性化运动计划,匹配患者身体状况。**

- 观点解读:运动需专业人员指导,康复治疗师能评估患者关节活动度、肌力等指标,纠正错误姿势,确保动作规范。从低强度运动(如散步10分钟)开始循序渐进,每周增加5分钟时长。肿瘤患者易发生骨转移导致病理性骨折,运动中突发剧痛、畸形时,应立即制动送医,禁止自行复位。运动后肌肉肿痛时,遵循RICE原则:立即停止活动(Rest),用冰袋隔毛巾冰敷15分钟(Ice),弹力绷带适度加压(Compression),抬高患肢(Elevation),48小时内冰敷。若3天未缓解或出现淤青,需排查凝血功能异常或深部血肿。

## 10 // 运动康复对肿瘤患者的免疫系统有何影响?如何通过运动调节免疫系统,增强患者的抵抗力?

**核心观点:规律的中等强度运动(如快走、游泳)能增加自然杀伤细胞、T 细胞和 B 细胞的数量,能更有效识别并清除异常细胞,帮助对抗肿瘤。**

- 观点解读:肿瘤患者常处于慢性炎症状态,运动能减少促炎物质(如IL-6)分泌,增加抗炎物质(如IL-10),改善体内环境,让免疫系统更好发挥作用。运动还能调整免疫细胞间的平衡,调节免疫应答偏向抗肿瘤方向。运动可激活体内的"抗氧化防御系统",减少有害自由基对免疫细胞的损伤。推荐快走、骑车等有氧运动配合轻度力量训练,过度消耗反而可能暂时降低免疫力。根据患者治疗阶段和体力状况,制订个性化运动方案。每周坚持3~5次,每次20~60分钟,长期坚持才能持续提升抵抗力。

## 11 / 如何针对不同年龄段的肿瘤患者（如老年患者、年轻患者）制订适宜的运动康复方案，考虑到他们的身体机能差异？

**核心观点：按年龄评估心肺、肌力等核心指标，根据患者体能和治疗情况定制个性化运动方案，循序渐进。通过定期反馈了解患者耐受性，动态优化方案。**

- 观点解读：老年人身体较弱，常有肌肉减少和骨质疏松，以低强度运动为主。推荐散步、太极等低强度活动，搭配轻量力量训练和拉伸，注意安全，避免剧烈运动，预防跌倒和骨折。年轻人身体恢复能力强，建议跑步、游泳等中等强度运动，结合力量训练和瑜伽。

## 12 / 运动康复与营养治疗在肿瘤患者综合治疗中如何协同作用，以达到更好的治疗效果？

**核心观点：根据患者体能、治疗阶段及营养状态，量身定制运动和饮食计划，个性化方案是协同作用的关键。**

- 观点解读：良好的营养帮助患者保持体力，规律运动增强体质，两者结合能缓解化疗、放疗带来的疲劳、恶心等副作用，让患者更顺利接受抗肿瘤治疗，减少治疗中断风险。营养为运动提供能量，运动促进营养吸收，形成"吃得好→动得动→恢复快"的良性循环。运动增加肌肉量，营养控制脂肪堆积，改善代谢环境，减少炎症和激素异常，从而抑制肿瘤生长条件，降低复发或转移的可能性。两者协同改善心理状态，提升生活质量。术后及时补充蛋白质、维生素等营养，配合渐进式运动，能减少肌肉流失、预防血栓，缩短卧床时间，加快身体机能重建，减少并发症。

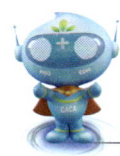

## 13. 运动康复在肿瘤患者的不同治疗阶段（如术前、术后、放化疗期间）的重点和注意事项分别是什么？

**核心观点：根据肿瘤患者的健康状况，在不同治疗阶段由医生或康复师设计个性化运动方案。**

- 观点解读：手术前需通过检查心肺功能和整体健康状态，由医生或康复师设计个性化运动方案，如快走、骑车等中低强度有氧运动，搭配轻度力量训练，提升体能。术前运动以中低强度为主，推荐快走、游泳等有氧运动，配合简单肌肉锻炼。术后逐步恢复活动，避免剧烈运动，严禁跑跳、提重物等剧烈动作，防止伤口开裂或感染。术后需保持伤口清洁干燥，定期消毒换药，同时补充蛋白质、维生素等营养，促进愈合，降低感染风险，加快整体康复进程。放化疗期间选择散步、瑜伽等轻中度运动缓解副作用，需根据体力灵活调整。放化疗会降低免疫力，高强度运动可能进一步削弱抵抗力，因此运动以温和为主。

# 整体支持

## 01 如何选择适合肿瘤患者的运动项目？

**核心观点：低强度有氧运动改善心肺功能。**

- 观点解读：散步、太极拳等低强度运动可温和提升心肺功能，缓解焦虑和疲劳，尤其适合治疗期间患者，帮助维持身体机能并调节情绪。

## 02 肿瘤患者运动康复过程中，如何应对疲劳和肌肉酸痛等问题？

**核心观点：运动后充分休息，必要时低强度活动代替。**

- 观点解读：每次运动后需休息 30 分钟以上，避免立刻进行其他活动。如果当天明显疲劳，可将计划中的慢跑改为散步或坐姿拉伸，既能保持活动习惯，又不增加身体负担。避免连续高强度运动导致体力透支。

## 03 如何进行化疗不良反应的风险评估？

**核心观点：化疗前需充分评估患者的化疗风险。**

- 观点解读：患者年龄、基础疾病等因素影响化疗耐受性。化疗药物种类及剂量强度决定毒性差异。实验室指标监测肝肾功能及血液安全。心理状态及社会支持影响治疗耐受性。

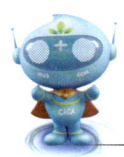

## 04 针对化疗常见的不良反应，如何有效预防？

**核心观点：通过有效措施降低或者预防恶心呕吐、骨髓抑制等不良反应的发生。**

- 核心观点：个体化止吐方案匹配化疗致吐风险。G-CSF预防性使用减少白细胞下降。促血小板药物及补血措施应对骨髓抑制。充足营养支持增强化疗耐受性。心理支持改善患者情绪状态。

## 05 靶向治疗与化疗不良反应机制有何不同？

**核心观点：靶向治疗的副作用主要源于对特定分子靶点的精准干预，而化疗的毒性则来自对快速分裂细胞的无差别杀伤。**

- 观点解读：化疗药物会无差别攻击所有快速分裂的正常细胞（如骨髓细胞、消化道细胞），导致白细胞减少、恶心呕吐、脱发等。而靶向药精准打击癌细胞特有的分子靶点，副作用多与靶点相关。例如，EGFR 抑制剂易引发皮疹，VEGF 抑制剂可能引起高血压。

## 06 癌痛有哪些分类方式？

**核心观点：癌痛按病理生理、持续时间、来源分为三类。**

- 观点解读：癌痛根据不同的特点分为三种类型。一是病理生理学分类，包括神经损伤引起的神经病理性疼痛和身体组织损伤导致的伤害性疼痛。二是持续时间，分为短期剧烈疼痛（急性）和长期持续疼痛（慢性）。三是来源，可能是肿瘤本身、抗肿瘤治疗或非肿瘤因素引起，需要针对性处理。

## 07 癌痛治疗的药物选择和使用原则是什么？

**核心观点：按疼痛程度分阶梯选择镇痛药物。**

- 观点解读：轻度疼痛首选非甾体抗炎药（如布洛芬）；中度疼痛用弱阿片类药（如可待因）；重度疼痛需强阿片类药（如吗啡）。不同阶梯可联合用药增强效果。

## 08 针对肿瘤患者的腹泻和便秘，应如何进行整合评估和治疗？

**核心观点：明确病因及严重程度是治疗的前提。**

- 观点解读：治疗前需先确定腹泻或便秘的具体原因，比如药物副作用、感染或饮食问题，并判断严重程度。例如腹泻需记录每天排便次数和性状，感染性腹泻要查病原体类型，便秘需了解排便困难程度，避免盲目用药。

## 09 脑实质或脑膜转移的诊断方法是什么？

**核心观点：诊断首选增强 MRI，脑脊液检查辅助判断脑膜转移。**

- 观点解读：增强 MRI 能清晰显示脑部病变，是脑转移诊断的首选方法；如果怀疑肿瘤转移到脑膜（包裹大脑和脊髓的薄膜），需做腰椎穿刺抽取脑脊液，检测是否有肿瘤细胞或异常蛋白，帮助明确病情。CT 和 PET-CT 可作为辅助手段筛查全身转移情况。

## 10 脑实质或脑膜转移的治疗策略是什么？

**核心观点：多因素综合评估，量身定制治疗方案。**

- 观点解读：医生会结合转移部位、肿瘤数量、患者体力评分、原发癌类型及基因特点，权衡疗效和副作用，选择手术、放疗、药物或组合治疗，实现最优个体化治疗。

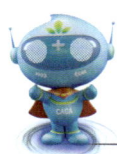

## 11. 从营养和体重管理角度,肿瘤生存者应遵循哪些原则?

**核心观点:保持健康体重,饮食多样化,健康生活习惯。**

- 观点解读:体重过低或过高都不利于康复,BMI 控制在 13.5~23.9。需通过调整饮食和运动维持 BMI 正常。饮食多样化,多蔬果全谷物,少红肉加工食品。适量运动,戒烟限酒,改善代谢和免疫力。

# 整合护理

## 01 / 不同化疗药物的剂量是如何精准计算的？

**核心观点：依据体表面积计算剂量，结合身高体重调整，个体差异决定剂量增减。**

- 观点解读：化疗药剂量通常按体表面积（BSA）计算，用身高体重套用公式得出数值。比如 Mosteller 公式是身高（厘米）乘体重（千克）除以3600再开平方。BSA越大，药物用量越高，但需结合患者实际体型，例如，肥胖者可能需特殊调整。老年人代谢慢、儿童发育未完全、有基础疾病或曾接受过化疗的患者，对药物耐受性不同，因此需综合评估体质和病史，避免过量导致副作用或剂量不足影响疗效。

## 02 / 怎样依据患者具体情况选择最合适的静脉通路进行化疗？

**核心观点：优先评估药物刺激性和治疗周期，结合患者血管条件及活动需求，根据经济能力和治疗便捷性选择通路，特殊疾病患者需定制通路方案。**

- 观点解读：刺激性强的化疗药容易损伤血管，必须通过中心静脉（如PICC、输液港）输注。治疗周期长（如超过2周）时，优先选择PICC或输液港，减少反复穿刺风险，保障治疗安全。血管细、弹性差的患者或需要日常活动的患者，建议用PICC或输液港，避免频繁扎针且不影响生活。长期卧床或病情危重者可用短期中心静脉导管（CVC），但需定期更换以防感染。糖尿病或肾功能不全患者血管脆弱，优先选中心静脉通路（如PICC），减少渗漏风险；儿童或老年患者需考虑活动能力和配合度，输液港或PICC更适用，避免导管脱落。

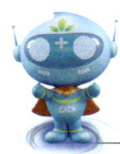

## 03 化疗导致的恶心呕吐应如何分级预防和护理？

**核心观点：根据致吐风险分级选择不同止吐药物组合，开展恶心呕吐应对健康教育。**

- 观点解读：化疗导致恶心呕吐的风险分为低、中、高、极高四个等级。低风险用普通止吐药，中风险加用5-HT3或NK-1拮抗剂，高风险需联合上述两类药和地塞米松，极高风险在此基础上还需密切观察患者情况，联合用药+动态监测，必要时调整化疗方案。患者饮食需清淡、易消化，避免刺激性食物，保持环境空气清新，减少气味刺激，通过深呼吸、音乐放松等方式缓解焦虑，家属要学会正确拍背排痰手法。呕吐后及时漱口保持口腔清洁，出现脱水症状（如尿少、头晕）需立即报告医护人员。

## 04 放疗前需要对患者进行哪些评估，各项评估的目的是什么？

**核心观点：全面采集病史制订个性化放疗方案，体格检查评估肿瘤和身体状况，实验室检查确保生理指标达标，影像学精准定位肿瘤范围，心理评估干预提升治疗配合度，营养和器官功能评估降低风险。**

- 观点解读：医生需了解患者既往病史、过敏史及当前症状，分析哪些因素可能影响放疗，确保方案安全有效。通过身体检查确定肿瘤大小、位置及是否扩散，同时评估患者整体健康是否耐受放疗。如心肺功能差的患者需谨慎。查血常规、肝肾功能等指标，判断是否存在贫血、感染或器官损伤，确保患者能承受放疗副作用，防止治疗中出现严重并发症；评估心肺等重要器官功能，如肺功能差者需调整放疗剂量或范围，以减少放射性肺炎等并发症。用CT、MRI等技术确定肿瘤位置、侵犯区域及是否转移，帮助医生精确划定放疗照射范围，减少对周围健康组织的损伤，提高治疗效果。放疗前筛查焦虑、抑郁情绪，及时疏导并提供心理支持。患者心态稳定后更易坚持完成治疗，降低因情绪问题中断放疗的风险。检查营养状况，必要时补充营养增强体质。

## 05  放疗过程中的防护技术有哪些，如何确保患者安全？

**核心观点：时间防护减少辐射暴露，距离防护降低辐射剂量，屏蔽防护阻挡辐射传播，设备维护保障安全运行，防护装备保护关键部位，培训提升安全操作能力。**

- 观点解读：通过优化操作流程和使用自动化设备缩短接触时间，降低医护人员和患者在放疗中的辐射暴露风险。增加与辐射源的距离能显著减少辐射影响，操作时远离辐射源并利用屏蔽设施，距离越远越安全。采用铅板、混凝土墙等屏蔽材料吸收或阻挡辐射，治疗室设计均符合安全标准。定期校准和维护放疗设备，安装紧急停止按钮和监控系统，防止设备故障导致意外辐射泄漏。医护人员穿戴铅衣、铅手套等装备，重点防护甲状腺、性腺等辐射敏感部位，减少身体伤害。通过系统培训增强医护人员防护意识，掌握应急处理技能，确保操作规范，最大限度降低风险。

## 06  放射性皮炎和放射性口腔黏膜炎该如何预防和护理？

**核心观点：皮肤清洁防摩擦，避免高温日晒。医用保湿剂护皮肤，破溃感染速就医。口腔勤漱口，饮食避刺激。黏膜止痛遵医嘱，重度溃疡要治疗。**

- 观点解读：预防放射性皮炎，需保持皮肤干燥清洁，穿柔软衣物减少摩擦。日常避开阳光暴晒、冷热刺激，防止加重皮肤损伤。可用温水轻柔清洁，避免含酒精或香料的洗护产品。治疗时遵医嘱使用无刺激性保湿霜，缓解皮肤干燥。若出现轻度红斑可用冷敷减轻灼热感，但皮肤破损、渗液或化脓时需立即专业处理，防止感染扩散。预防口腔黏膜炎要每天用温和漱口水（如生理盐水）清洁，减少细菌滋生。忌食辛辣、过烫或酸性食物，选择温凉的软食（如粥、蒸蛋），避免划伤口腔黏膜。口腔疼痛可使用医生开具的含利多卡因的漱口水缓解，严重溃疡合并感染时（如白膜覆盖、发热），需用抗菌药物或激光治疗，切勿自行挑破溃疡面。

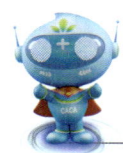

## 07 / 静脉使用靶向药物时，如何进行药物的保存、配制及输注操作？

**核心观点**：靶向药物严格冷藏避光，分类存放标识清晰。配制时穿戴防护装备，生物安全柜内操作。按说明配制，及时使用避免失效。输注用专用器材，首次低速观察反应。全程监测生命体征，及时处理不良反应。废弃物按规范处理，防止污染环境。

- **观点解读**：这类药物通常需 2~8℃冷藏，避免光照潮湿。不同药物分开存放并标明信息，防止拿错，确保用药安全。配药人员需戴手套、口罩等防止接触药物。在专用生物安全柜中配药，保证无菌环境，避免污染药物。配药时需严格按浓度、溶媒要求操作，配好后尽快使用，防止药效下降或被污染，保证治疗效果。使用带过滤器的输液器减少杂质。首次输注从慢速开始，若无不适再调整，降低过敏等风险。输注中密切观察患者心跳、呼吸等，出现发热、皮疹等立即处理并报告医生，确保安全。剩余药物、输液器等按医疗垃圾处理，避免随意丢弃，保护环境和他人健康。

## 08 / 靶向治疗引发的皮肤及黏膜相关毒性反应该如何处理？

**核心观点**：提前告知患者可能症状并指导正确护理方法。轻度皮疹用保湿霜，手足避免热水和摩擦；中重度皮疹需口服抗生素或调整用药。补充维生素$B_6$，严格防晒保护皮肤。定期复查皮肤状况，动态调整方案。

- **观点解读**：治疗前需让患者了解可能出现皮疹、手足脱皮等问题，学会识别早期症状。教会他们用温和清洁产品，避免刺激皮肤，减少毒性反应加重的风险。出现轻微皮疹时，用不含酒精的保湿霜或医生开的低浓度激素药膏涂抹。手脚脱皮时不要长时间泡热水，穿软底鞋减少摩擦，保护脆弱皮肤。当皮疹严重或出现感染时，医生会开多西环素等抗生素。若手足综合征严重影响生活，可能需要减少靶向药剂量或暂停治疗，等皮肤恢复后再继续。日常多吃富含维生素 $B_6$ 的食物（如鱼肉、香蕉）帮助皮肤修复。外出必须涂高倍防晒霜，戴遮阳帽，避免阳光直射加重皮肤损伤。治疗期间医生会定期检查皮肤变化，根据严重程度更换护理方法或药物。患者发现异常要及时反馈，确保毒性反应始终在可控范围内。

## 09 / CAR-T 细胞治疗过程中，如何护理采集、回输及预防不良反应？

**核心观点**：采集全程健康宣教，无菌操作防感染。回输前药物预处理，精准控速严监护。重点防控 CRS 及神经毒性，及时用药干预。严格感染隔离，定期验血评估风险。全程心理支持缓解治疗焦虑。

- 观点解读：采集前向患者解释治疗流程和可能的不适，缓解紧张情绪。操作中实时监测血压、心率等指标，确保无菌环境，降低感染风险。回输前用抗过敏药或激素降低过敏风险。回输时先慢速输注，根据患者反应调整速度，全程监测生命体征，及时发现寒战、发热等异常。治疗后密切观察高热、低血压等 CRS 症状，遵医嘱使用托珠单抗或激素控制。若患者出现头痛、意识模糊等神经毒性表现，保持环境安静并立即报告医生处理。患者需住隔离病房，减少探视人员，医护人员严格消毒。定期检查血液指标，发现感染迹象及时用药，避免病情加重。治疗各阶段主动与患者沟通，解释操作意义，倾听其担忧。通过鼓励和陪伴增强信心，帮助患者积极配合治疗，提高整体效果。

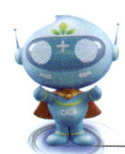

## 10 / 腔镜手术的术前护理需要做哪些准备工作，重点关注哪些方面？

**核心观点**：心理疏导与手术宣教双管齐下，个性化评估降低手术风险。术前严格防控感染，进行呼吸训练与戒烟指导，精准管理药物与禁食时间。

- 观点解读：术前通过沟通缓解患者紧张情绪，用通俗语言讲解手术流程和效果，比如告诉患者"手术会在腹部打几个小孔，医生通过屏幕操作器械"，帮助患者和家属建立信心，减少恐惧感。护士会全面检查患者身体状况，比如测量血压、抽血化验，询问既往病史，就像给身体做"全身体检"，发现潜在风险（如心脏问题）及时调整方案，确保患者能安全接受手术。从皮肤清洁到器械消毒每个环节都要无菌操作。比如备皮时用专用剃毛工具，肠道手术前会让患者喝泻药清理肠道，这些措施就像建立"防护盾"，最大限度降低术后感染风险。教会患者术前练习深呼吸和有效咳嗽，就像提前做"呼吸健身操"，术后能更好排痰。吸烟者需提前2周戒烟，避免麻醉后痰液堵塞气道，相当于给肺部"大扫除"。术前需停用阿司匹林等"血液稀释剂"，防止术中出血。禁食8小时前可吃清淡饮食（如粥、面条），禁饮前2小时可少量喝水，像遵守"饮食交通灯"规则一样，确保麻醉安全。

## 11 / 加速康复外科护理的技术内容有哪些？

**核心观点**：术前优化患者状态，缩短禁食时间。术中应用微创技术，精准管理麻醉和体温。术后鼓励早活动、早进食，促进恢复。全程个体化疼痛管理，预防并发症。团队协作实现精准液体和器官保护。以患者为中心制订整合护理方案。

- 观点解读：

   术前：通过营养支持、戒烟戒酒提升患者身体条件，并允许术前2小时饮用碳水化合物饮料，减少空腹不适。提前告知手术流程和恢复计划，减轻患者焦虑。

优先选择创伤小的微创手术方式；用多模式镇痛减少强效止痛药副作用，同时严格控制输液量，保持患者体温正常，降低器官损伤风险。

术中：精细计算输液量，避免过量或不足；麻醉方案兼顾镇痛和器官保护，减少药物对身体的负担，提升手术安全性。

术后：当天或次日即可下床活动，预防血栓和肺功能下降；逐步恢复流质到正常饮食，帮助胃肠功能快速重启，缩短康复时间。根据患者疼痛程度调整镇痛方案，避免忍痛影响活动；密切监测感染、血栓等风险，提前采取预防措施，减少术后问题发生。

从术前准备到术后护理，每个环节都针对患者需求设计，结合微创、营养、活动等多维度措施，加速康复并提高满意度。

## 12. 癌性伤口的评估要点有哪些，针对不同症状如何护理？

**核心观点：** 全面评估伤口状况及患者主观感受。按疼痛程度分级处理，合理用药。根据渗出液量选择敷料或负压技术。严格无菌操作防感染，已感染用抗感染治疗。加强营养支持，促进组织修复。

- 观点解读：评估包括伤口位置、大小、颜色、渗出液量和气味，同时检查周围皮肤是否红肿，并询问患者疼痛或瘙痒感。这些信息帮助医护人员判断伤口严重程度，制订针对性护理方案。轻度疼痛可通过听音乐、阅读转移注意力；中重度疼痛需按医生指导使用止痛药。用药后要观察是否出现恶心、便秘等副作用，及时调整剂量。少量渗出用普通吸收敷料，每天更换1~2次。大量渗出时需用超强吸液敷料，或连接负压吸引装置持续吸液，保持伤口干燥，避免细菌滋生。换药前需洗手、戴手套，接触伤口的器械要消毒。若伤口流脓、红肿发热，需用银离子等抗菌敷料覆盖，并配合口服抗生素杀灭病菌。伤口恶臭时可用含活性炭的特殊敷料吸附气味分子。若异味由厌氧菌引起，医生会开具甲硝唑等药物抑制细菌，从根源减少臭味产生。患者需增加鱼肉、鸡蛋等高蛋白食物，配合橙子、猕猴桃补充维生素C，必要时口服锌片。医生可能局部使用表皮生长因子凝胶，加速伤口愈合。

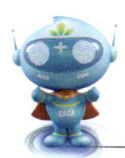

## 13 / 肠造口护理技术包括哪些方面，如何进行造口袋更换？

**核心观点：定期评估造口状态，观察颜色、形状及皮肤。规范更换造口袋，确保无菌与贴合，使用防漏膏或造口粉预防皮肤问题。教会患者及家属护理技巧，提升自我管理。**

- 观点解读：术后需每天检查造口的颜色是否红润、形状是否正常，高度是否合适，并查看周围皮肤有无红肿或破损。若发现造口发黑、皮肤溃烂等异常，可能是缺血或感染，需及时就医。通过评估能早期发现并发症，避免恶化。更换造口袋时，先用温水清洁造口周围皮肤，避免使用刺激性的消毒剂。裁剪底盘时要比造口直径大 1~2 毫米，防止摩擦或渗漏。粘贴时从下往上按压，确保无褶皱，避免排泄物接触皮肤。整个过程需保持清洁，防止感染。造口周围皮肤长期接触排泄物易发炎，清洁后可用造口粉吸收潮气，防漏膏填补皮肤不平处，减少渗漏风险。若皮肤已破损，需暂停使用黏性产品，用皮肤保护膜隔离后再贴造口袋，严重时需就医处理。医护人员需指导患者如何观察造口、更换造口袋及处理常见问题，比如渗漏或皮肤瘙痒。家属需学习辅助技巧，帮助患者清洁和日常护理。掌握这些技能可减少患者焦虑，降低因操作不当引发的感染风险。

## 14 / 淋巴水肿的诊断方法有哪些，如何进行有效的预防和护理？

**核心观点：诊断需结合病史、体征和影像学检查。预防重点在于保护患肢和促进循环。综合消肿治疗是核心护理手段。心理支持和长期监测必不可少。**

- 观点解读：医生会先询问患者是否做过淋巴结清扫或放疗，然后观察肢体肿胀程度和皮肤变化，再通过淋巴显像、超声等检查明确水肿原因。生物电阻抗分析能对比两侧肢体体积差异，帮助精准判断病情。患者要避免患肢受伤或感染，日常可做轻柔的手部运动（如握拳、抬臂）帮助淋巴液流动。控制体重、穿弹力袖套能减少肢体压力，降低水肿发生风险。通过专业按摩手法（如从远端向近心端推压）可促进淋巴回流，配合弹力绷带加压。患者需在指导下进行低强度锻炼（如瑜伽拉伸），同时保持皮肤湿润防止干裂，多管齐下减轻肿胀。肢体肿胀可能影响外观和活动能力，易导致焦虑。医护人员会定期随访调整护理方案，患者可通过心理疏导缓解压力，坚持治疗能有效控制病情发展。

## 15. PICC 和静脉输液港维护要点分别有哪些，如何预防相关并发症？

**核心观点：** PICC 定期换敷料、冲管，静脉输液港按时换针并保持皮肤清洁。导管固定牢固，避免牵拉或剧烈活动。观察穿刺点异常，早发现感染或堵塞迹象。规范操作预防感染、血栓和机械损伤。

- **观点解读：** PICC 首次置管后 24~48 小时内需换敷料，之后每周一次，输液前后用生理盐水冲洗防堵。静脉输液港每 7 天换一次无损伤针，保持植入部位皮肤干燥，观察红肿或硬结。PICC 需用敷贴固定，防止脱出移位；输液港针头松动时及时更换。日常避免提重物、过度活动肢体，减少导管移位或断裂风险。定期检查 PICC 穿刺点是否有红肿、渗液，输液港周围皮肤是否感染。发现渗血、疼痛或冲管不畅，立即处理，防止感染扩散或导管堵塞。操作时严格无菌，保持皮肤清洁；每次使用后充分冲管，避免血液滞留；指导患者适当活动肢体促进血液循环，妥善固定导管减少摩擦损伤。

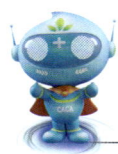

# 音乐干预

## 01 音乐干预的流程包括哪些环节,各环节的重点是什么?

**核心观点:音乐干预的核心在于动态评估患者身心状况与音乐偏好,并灵活调整评估与治疗的结合方式。**

- 观点解读:在音乐干预中,根据干预场景、需求、及干预实施者专业能力,评估与治疗可分开或同时进行。评估需全面了解患者的身体情况、心理状态、喜欢的音乐类型以及是否愿意接受音乐干预。音乐偏好可在干预过程中测试和确认。评估是持续性的、动态的观察过程。

## 02 音乐引导呼吸训练如何操作?

**核心观点一:营造合适的环境并做好调节。**

- 观点解读:实施者为患者选择合适,舒适的空间,并调整好光线,减少干扰。让患者根据自身感受选择最合适的体位,如坐姿,躺姿或站姿。

**核心观点二:可使用现场弹奏的音乐或录播的音乐,帮助调整呼吸节奏。**

- 观点解读:实施者使用现场弹奏或播放合适的音乐,引导患者根据自身舒适度调整呼吸节奏,不强制固定,但确保个性化适应。实施者需特别关注患者的心肺功能、有无呼吸系统疾病、呼吸时是否疼痛、是否需按特定吸气呼气比例锻炼、身心状态、常用语言或方言、教育程度及音乐偏好。如患者有呼吸系统疾病,心肺功能较弱或在深呼吸时有疼痛感,实施者首先需咨询主管医生的意见,并结合临床建议调整方案。

## 03 音乐与想象干预如何实施？

**核心观点：音乐与想象干预需由专业人员设计并结合患者的音乐偏好做灵活调整。**

- 观点解读：除专业设计以外，在乐器选择，曲目和互动形式上结合患者的偏好也极为重要，同时需要在专业指导下进行灵活调整。比如部分焦虑患者在节奏较强的音乐中获得共鸣，但可能对于另一部分焦虑患者来说则更能在柔和音乐中得到纾解，应在患者需求和专业评估之间取得平衡，而非仅由单方面决定。

## 04 音乐干预实施者应遵循哪些伦理道德要求？

**核心观点：严格保护患者隐私。**

- 观点解读：患者的病情、治疗记录等隐私信息应严格保密，未经同意不得向无关人员透露。然而，对于未成年及其他有认知障碍，无行为能力者，可在符合法律规定和告知患者的情况下，与家属和相关监护人适当共享相关信息，以支持患者的治疗和康复。紧急情况下治疗师有义务突破保密原则报告相关机构以保证患者及他人安全，同时告知患者解释原因并提供心理支持。

## 05 音乐治疗、医疗音乐聆听和其他与音乐相关的娱乐性干预的概念区别是什么？

**核心观点：专业性与干预目标的关系。**

- 观点解读：医疗音乐聆听是一项干预手段，特指无音乐治疗专业训练背景的医务人员在医疗环境中播放经过选择的音乐以支持患者情绪调节、放松体验或缓解压力的干预手段。其核心在于利用音乐的影响，帮助患者在医疗环境中获得更舒适的体验。其他与音乐相关的娱乐性干预，特指无音乐治疗专业训练背景的医务人员或音乐

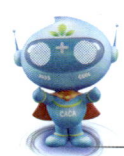

家在医疗环境中通过演奏、歌唱或播放音乐为患者提供音乐活动。两者均注重形式上使用音乐，而非遵循心理学规律的系统性干预。事实上，音乐治疗是整合多学科知识形成的应用学科，在临床上是需要结合多维度因素定制的治疗模式。音乐治疗不仅仅是音乐的应用，而是一个系统性、目标导向的过程，需要具备资质的音乐治疗师进行。

## 06 音乐干预对肿瘤患者的焦虑、抑郁等情绪改善效果如何？

**核心观点：音乐干预可改善肿瘤患者焦虑抑郁情绪。**

- 观点解读：音乐在一定程度上能够调节患者情绪，缓解心理压力。研究发现，大部分癌症患者在围手术期、放化疗期间或住院期间聆听音乐或参与音乐活动后，焦虑、抑郁评分明显下降，但具体效果因个体差异而异，患者对于音乐干预的反应对于疗效起到一定影响。

## 07 如何确定肿瘤诊疗中音乐干预的介入指征？

**核心观点：音乐干预在肿瘤诊疗中的介入指征主要包括缓解社会心理症状（焦虑、抑郁）、改善身体不适（疼痛、恶心呕吐、睡眠障碍）以及辅助治疗过程（化疗、手术等），需由医务人员评估后个性化实施，患者及家属也可主动提出需求。**

- 观点解读：音乐干预的介入指征包括患者的社会心理症状（如焦虑、抑郁），身体症状（如疼痛、恶心呕吐、睡眠障碍），诊疗过程中的不适（如化疗、放疗、手术）以及其他疾病（如帕金森病、阿尔茨海默病等）。音乐干预可辅助认知，运动和情绪康复。同时，音乐干预可用于围术期、疼痛管理、安宁疗护、康复训练和患者宣教。医务人员会根据患者情况评估是否需要音乐干预，在有需要的情况下结合药物或其他治疗方式使用不同的适当的音乐干预方式，以减轻不适并改善身心健康和提高生活质量。患者本人及其家属在发现有以上需要时，也可以主动要求接受音乐干预。

## 08 围术期音乐干预的介入时机和方式有哪些？

**核心观点：音乐干预时机及方式据个体调整。**

- 观点解读：术前焦虑或心理痛苦程度达中度及以上，如心理痛苦温度计自评（DT）达4分以上患者建议使用围术期音乐干预。围术期的介入时机根据患者手术及麻醉类型进行调整而并非覆盖全程，依具体情况选择合适的干预方式，并按需评估患者的状态是否需要进行进一步干预。

## 09 音乐干预如何缓解肿瘤患者的疼痛？在实施过程中需要考虑哪些个体化因素？

**核心观点：音乐干预通过放松身心降低疼痛敏感度，需结合患者个体偏好调整音乐类型和播放时长以优化镇痛效果。**

- 观点解读：通过互动式音乐干预或录制音乐，帮助患者放松身心，缓解紧张和焦虑情绪。当人处于放松状态时，对疼痛的敏感度会降低，从而达到间接镇痛的效果。患者的音乐偏好和个体差异可能会影响干预效果，因此应结合个体需求进行音乐选择和调整（如音乐类型，播放时长等）。

# 安宁疗护

## 01 什么是安宁疗护？

**核心观点：安宁疗护不是放弃治疗，而是更加关注身体、心理、社会、精神四位一体的全人照顾，提升生命的品质。**

- 观点解读：安宁疗护，是指为疾病终末期或老年患者在临终前提供身体、心理、精神等方面的照料和人文关怀等服务。目的是通过安宁疗护团队的配合与协作，帮助患者减轻痛苦、提高生活质量，并为患者或家属提供心理、社会和精神上的支持，帮助患者舒适、安详、有尊严地离世，最终达到逝者安详，生者安宁。值得注意的是，安宁疗护绝非放弃患者，也不是让患者被动地等待生命终结，而是选择另一种治疗的方向，以缓解患者的身体痛苦症状与不适以及给予心理、社会、精神支持为主，给子女创造尽孝的机会，让家庭成员感受到来自彼此的爱与关心，在有限的时间里帮助患者努力实现有可能实现的心愿，帮助家属顺利度过哀伤期。

## 02 安宁疗护的主要内涵是什么？

**核心观点：安宁疗护需要多学科整合，不仅仅关注生命的长度，更关注生命的宽度，为患者及其家属提供全人、全家、全程、全队的服务。**

- 观点解读：

（1）肯定生命，认知死亡是人生的正常历程。

（2）既不加速也不延缓死亡的来临。

（3）尽可能缓解疼痛和其他不适的症状。

（4）给临终患者提供心理、社会和精神层面的整体照护。

（5）协助家属积极面对临终患者的疾病过程及哀伤历程。

（6）多学科团队合作模式处理和满足临终患者及家属要求。

（7）提高临终患者和家属的生活质量。

## 03 什么时候需要开始实施安宁疗护？

**核心观点：安宁疗护以提高处于生命终末期人们的生活质量和维护生命尊严为目标，其实施时间不宜过晚，否则可能达不到安宁疗护目标，也不宜过早，否则可能延误患者治愈疾病的时机。**

- 观点解读：患者符合以下条件之一，可开始安宁疗护。

（1）疾病终末期，有严重不适症状。

（2）肿瘤晚期，患者拒绝继续肿瘤根治性诊疗，且有严重不适症状。

（3）患有严重疾病，患者继续治愈性诊疗的风险和痛苦明显大于受益，不能承受并明确表示拒绝治愈性诊疗。

（4）高龄老人，脏器功能严重障碍且无法通过治疗改善，生活质量低下处于痛苦状态，身体状况处于衰竭进程，患者拒绝继续常规医疗，寻求减轻痛苦的医疗帮助。

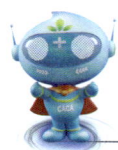

## 04 什么是安宁疗护的知情同意原则？

**核心观点：对处于生命末期的患者和家属而言，选择安宁疗护，决定着患者生命终末期的生存质量，是重大性的决策，应当遵循"告知后同意"，即知情同意原则。**

- 观点解读：知情同意权又称自主权，是在近现代公民权利运动兴起后，通过一系列司法案例确立起来的概念，是我国公民的基本权利之一。

    安宁疗护知情同意权包含两方面，一是知情权，二是决定权。知情权是指在接受安宁疗护过程中，有要求了解所必要相关信息的权利；决定权是指在医护人员提供其医疗决定所必需的足够信息的基础上，作出医疗同意的权利。目前我国安宁疗护试点即按照"充分知情、自愿选择"的原则开展，该原则也体现在我国《中华人民共和国民法典》的知情同意规则中。知情同意原则维护了患者人格尊严和生命健康的自主，其不仅是一项法律制度，更是一种道德体现。

## 05 安宁疗护与安乐死有什么区别？

**核心观点：在立法层面上来说，安乐死因其涉及道德、伦理、法律、医学等诸多方面，尚未纳入我国支持范围。在英国、法国等多数欧洲国家中，安乐死同样不属于合法范围。很多人对于安宁疗护和安乐死一直存在混淆与误解，但二者完全不同，安宁疗护不是安乐死。二者不仅在定义上存在区别，其之间的关系也有理解上的不同。**

- 观点解读：安宁疗护与安乐死的区别如下。

    （1）安宁疗护的照顾对象是所有的临终人群，是任何人都无法避免的临终阶段，服务范围更大；安乐死只有小部分极度痛苦的临终患者才有可能选择，服务范围较小。

    （2）安宁疗护不采取任何促使死亡进程延长或缩短的方式，它仅为人们提供支持性治疗，以缓解痛苦等方式维护患者尊严，其核心是提高人们生命终末期的生活质量；而安乐死其实质是对死亡的选择，具有极强的针对性，是在极短时间内采用一种较为简捷的操作手段提前结束生命。

（3）安宁疗护的目的在于让临终患者舒适安静地自然离世；安乐死则是以人工干预的方式，让人在瞬间无痛苦死去。

（4）在我国道德伦理大环境之下，安宁疗护更容易被人们接受和欢迎，而安乐死难以推行，目前仍缺少法律保障。

## 06 什么是安宁疗护中支持治疗？

**核心观点：支持治疗是安宁疗护最重要的基本治疗，是指通过各种措施来支持人体机体代谢过程中能量与蛋白质的需要，减轻或缓解某些情绪紧张或精神上的压力，同时提供相关物质资助来减缓某些生活矛盾和焦虑，对提升终末期患者生活质量具有重要意义。**

- 观点解读：支持治疗主要包括营养支持、社会支持和心理支持。

（1）营养支持：机体营养状况是维持临终患者生命的必要条件，机体所需营养的获取，以经口摄入最为理想。需要对患者进食能力进行评估，尊重患者意愿，选择适当方式。

（2）社会支持：对生理和心理层面均有积极正向影响。亲朋好友可以给予精神方面的支持，有助于减轻或缓解患者某些情绪紧张或精神上的压力；社区支持组织或慈善组织等提供的物质资助，可缓解患者某些生活矛盾和顾虑。

（3）心理支持：对临终人群心理健康具有十分重要的意义。如应用尊严疗法能减轻临终人群的心理压力，减少悲伤、气愤和焦虑等负面情绪。积极的心理支持可以让人们面对现实，使临终生活有意义，使死亡变得安宁和安详。此外，应用正确的沟通交流技巧能增强心理支持，正确引导患者摆脱对死亡的恐惧不安，实现有准备的临终。

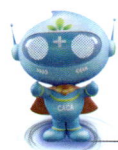

中国肿瘤防治核心科普知识
2025

## 07 什么是DNR？

**核心观点**：DNR（Do Not Resuscitate），中文译为拒绝心肺复苏术。DNR是基于患者及亲属意愿，由患者或其指定代理人签署的法律文书，在生命的终末期，当一切医疗手段都不能挽回生命时，用以声明是否接受心肺复苏或进一步的循环支持。目前我国关于DNR这方面的法律尚处于初步探索阶段。

- **观点解读**：对于终末期患者，人们更常提及避免无意义的医治，这与DNR有着异曲同工之处。避免无意义的医治实质上是指对疾病已经确定的终末期阶段不进行治疗或终止治疗，即临床医生自主采取"有所不为"的决策，或者被动地认同他人提出的"不治疗"的主张。因此，当经过严格的医学判断和评估，诊断患者的生命体征完全是依靠现代化技术手段在进行生命维持，在医患双方取得共识的基础上方可遵循患者本人及家属的意愿实施DNR，即放弃无效医治（首先以患者本人的意愿为重）。

## 08 什么是ACP？

**核心观点**：ACP（Advance Care Plannin），中文译为预立医疗照护计划，是指患者在意识清楚时，在获得病情预后和临终救护措施的相关信息下，凭借个人生活经验及价值观，表明自己将来进入临终状态时的治疗护理意愿，并与医务人员和（或）亲友沟通其意愿的过程。其本质是公民对自己生命权的处置，是患者本人对自己临终的安排，它能使患者按照自己的意愿有尊严地走完人生的最后一程。

- **观点解读**：ACP的概念最早是由美国律师路易斯·库特纳于1969年提出，他的目的是尝试给予终末期患者更多的医疗自主权。当患者处于不可挽救的生命末期时，只能依靠医疗设备对生命进行延续，在这期间无论是肉体还是精神都饱受折磨，而ACP的推行则体现了对患者尊严和自主选择权的尊重，能够减轻他们在病情恶化时的决策压力，在缓解家属因不确定患者意愿而产生的焦虑的同时有效避免很多不必要的医疗纠纷与家庭矛盾。

## 09  安宁疗护给患者带来哪些益处？

**核心观点**：死亡不完全是一个医疗事件，更是一个社会事件，需要全社会来关注。安宁疗护需要凝聚全社会资源，包括医疗的与非医疗的，满足生命末期患者的多方面需求，真正实现身无痛苦、心无牵挂、社会有支持、精神有安慰。

● 观点解读：

（1）舒缓症状。安宁疗护始终关注患者的感受，当患者出现疼痛、呼吸困难、腹胀、恶心、呕吐等症状时，安宁疗护可以采用一些措施来减轻症状给患者带来的不适，最大限度地缓解患者的痛苦。对症状的感受因人而异，每个人对同一个症状会有不同的感受，安宁疗护团队会了解这些症状对患者的影响程度、患者的感受等，为患者采取最适宜的缓解方法控制症状，减轻因症状带来的困扰。

（2）舒适照护。提高患者的舒适度是安宁疗护的核心内容。在安宁疗护过程中，舒适照护贯穿于安宁疗护工作的始终，体现在安宁疗护的每个细节中。舒适照护主要包括以下内容：提供温馨舒适安全的环境、保持床单位平整清洁与舒适、保持身体（口腔、皮肤等）清洁舒适等。

（3）心理支持。不断进展的病情使患者产生紧张、恐惧、抑郁等不良心理。陪伴与倾听、接纳、生命回顾等心理支持可减轻患者的不舒适感及心理压力，陪伴其安详走完生命最后阶段，尽可能不留遗憾，让临终者善终、在世者善生、让生命更有尊严。

（4）精神抚慰。安宁疗护的精神抚慰是以生命末期患者和家属为中心，以他们的需求为导向，把人看成有机统一的整体，运用安抚、慰藉等方式，为患者提供关怀与照顾，最大限度地消除或减轻患者的身心痛苦。安宁疗护强调尊重患者的意愿和尊严，尊重不同的个体价值观和文化背景。

（5）社会支持。安宁疗护中的社会支持资源包含患者亲友、社工、志愿者、社会团体、各类基金会等。安宁疗护团队通过与患者及家属沟通交流，了解患者未被满足的需要、人际关系网络及在生命末期想要实现的愿望，尽可能并帮助其实现，

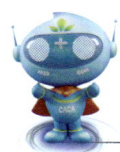

以达到内心平和、精神健康的状态，使患者能平静离开人世。为患者选择不同的社会支持方式，指导其积极寻求社会支持，充分发挥社会支持的作用，同时，鼓励患者亲朋好友多陪伴在患者身边，让患者的日常生活尽量舒适一些。

## 10/ 安宁疗护对家属的益处有哪些？

**核心观点：安宁疗护的理念是以生命末期患者与家属为中心，通过医疗与非医疗的手段，提升他们的生活质量。家属同样是安宁疗护关怀的对象。**

● 观点解读：

（1）理解照顾者遇到的困难与情绪波动。安宁疗护团队理解家属在面对患者病情的过程中可能经历的情绪波动和困惑，可以组织多种形式的心理支持活动，如陪伴、安慰等，以缓解家属的心理压力。这些活动不仅为家属提供了一个表达情感的平台，还通过专业的心理干预，帮助家属更好地应对亲人离世的情感冲击，同时，为家属提供可获得的社区资源支持信息等。

（2）提升家属照顾患者的能力。安宁疗护团队根据家属的知识背景提供适宜的患者照顾技术，如日常生活起居照顾、营养的合理搭配、药物的服用、如何与患者沟通等。有条件的还可以开设患者家属培训班，提升家属照顾技能。

（3）减轻家属的照顾负担。家属通常是患者的主要照顾者，长期、繁重的照顾压力以及缺乏专业照护知识容易使家属身心俱疲。安宁疗护团队也需要为家属提供心理支持、情感支持，缓解其照顾负担。

（4）帮助家属回归正常生活。安宁疗护能帮助家属在患者去世后逐步回归到正常生活中。安宁疗护团队为家属提供哀伤辅导和后续支持，帮助家属处理丧亲后的各种情感和社会关系问题，使他们能够重新找到生活的平衡和节奏。

## 11. 医院提供的安宁疗护有什么特点？

**核心观点：** 医院安宁疗护适用于有难治性或复杂性的临床症状，而在其他照护场所无法满足其全方位照护需求的终末期患者。医院安宁疗护可以为终末期患者提供跨区域、专业的综合医疗服务。接受社区医院转诊，对下级医院进行业务技术指导，为患者转至社区医院或者居家照顾创造条件。

● 观点解读：医院安宁疗护具有以下特点。

（1）医院安宁疗护为符合条件的患者提供相关诊疗服务，如缓解疼痛等难治性或复杂性临床症状；提供舒适护理、营养支持建议及方案；倾听、陪伴、抚慰患者及家属，提供悲伤辅导，舒缓压力；协助患者完成心愿及提供相关社会资源；开展丧亲护理、遗体护理等工作。

（2）医疗设备完善。服务场所是在医院内部专门设置的安宁疗护病房或病区，这里医疗设施完备，如配备先进的医疗监测设备（心电监护仪、血氧监测仪等）、急救设备（除颤仪、呼吸机等）以及各种医疗护理用品。病房环境相对集中，便于医护人员进行集中管理和照护。

（3）多学科医疗团队。包括各科室的医生（如肿瘤科医生、老年病科医生等）、护士、专业的社工、心理咨询师、营养师等。这些人员都是经过严格的专业培训，积累了丰富的临床经验，从不同角度照护患者与家属。

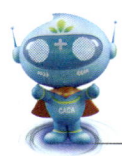

## 12 社区安宁疗护有哪些特点？

**核心观点：社区安宁疗护为终末期患者提供住院、门诊及居家模式相结合的安宁疗护服务；通过早期识别、积极评估、控制疼痛等症状，改善终末期患者的生命质量、维护患者尊严、缓解家属痛苦。**

▶ 观点解读：社区安宁疗护具有以下特点。

（1）满足民生需求：社区作为居民群体生活的基本单位，覆盖范围广，辐射到的服务对象多，社区卫生服务中心能够就近为终末期患者提供安宁疗护，满足其生理和心理需求，既符合中国传统"人道主义"，又满足终末期患者"落叶归根"的期望。

（2）便民利民：对于居家不方便就医的患者来说，社区安宁疗护上门服务能提供及时、精准、便利的安宁疗护服务，最大限度地提高患者的生活品质及生命质量，使其能舒适、幸福、尊严地走完人生最后的路。

（3）有利于医疗资源的整合：实行双向转诊，将医疗机构与居家模式相结合，从而使患者可以得到系统规范的治疗与护理。同时，缓解大型医院资源紧张的压力，减少患者的医疗费用，从而减少患者家庭经济的支出。

（4）帮助患者回归社会：社区安宁疗护使患者在回归社会、回归家庭的氛围中获得专业照顾；增强患者与家属之间的情感支持；体验生命价值，使患者在生命最后阶段生活得愉快安详。

## 13. 什么是居家安宁疗护？

**核心观点：居家安宁疗护是指在家庭环境下，为患者提供缓解症状、舒适护理等服务，帮助患者解除或者减轻生理、心理、社会和精神的痛苦，满足患者在家中接受照护和离世的愿望，使其能安详地度过人生的最后阶段，有尊严地辞世。同时，帮助家属减轻失去亲人的痛苦，积极地面对生活，提高其生活质量。**

● 观点解读：居家安宁疗护具有以下特点。

（1）心灵的港湾：居家安宁疗护最大的魅力就在于"自在的生活"。对于终末期患者来说，家是自己最向往的地方。亲人们可轮流照顾患者，邻居友人方便探视、慰问，可减少患者患病期间的孤独无助、失落感等，让患者获得更多的安慰与力量，患者带着温暖的亲情和挚爱，平静安详地离开这个世界，得到"善终"。

（2）熟悉的居所：居家安宁疗护可能需要对家里的环境进行适应性改造，为患者创造一个舒适、安全的家庭环境，如保持熟悉的布局、房间整洁、避免杂物和障碍物、有利于患者活动等。确保有足够的空间和设施，方便家庭成员和医护人员进行照护。

（3）有力的支援：居家安宁疗护的主要照顾者是家属和亲友，家人更能给予患者情感上的支持和安慰。在照护患者的同时，家属也需要照顾自己的健康，避免过度疲劳和精神压力。照护患者的过程中，家属可能会感到无助和担忧，寻求必要的支持和心理辅导非常重要。家属可积极参与医院、社区开展的家属照护技能培训，学会照护患者的必要技能。在需要的时候，家属也可联系医院、社区提供上门服务或转诊。

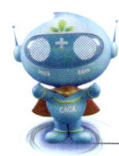

## 14 安宁疗护获取途径有哪些？

**核心观点：详细了解安宁疗护服务的类型、范围和所在地，以便选择适合的安宁疗护服务，也有利于安宁疗护患者分级诊疗。**

- 观点解读：可用以下几种方法来寻找合适的机构。

（1）向医疗专业人士咨询：咨询主治医生或其他医疗专业人士，询问他们对安宁疗护的了解和建议，他们可以提供有关附近安宁疗护服务机构的信息。

（2）可通过医院、社区医院等官网或微信公众号等查询有无安宁疗护相关宣传与讲座，参加相关讲座或者实地参观详细了解安宁疗护机构的具体情况。

（3）在线搜索：通过互联网搜索附近的安宁疗护服务机构。使用相关关键词，如"安宁疗护机构""安宁疗护中心""安宁疗护病房""安宁疗护科""终末关怀服务"等，来查找附近的资源。

（4）向社区组织咨询：与当地社区组织、社工或义工团体联系，咨询他们是否了解附近的安宁疗护服务机构，以此获得有用的信息。

## 15 什么是安宁疗护的伦理原则？

**核心观点：安宁疗护伦理原则深刻体现了人道主义精神，这一精神贯穿于安宁疗护的每一个环节。**

- 观点解读：安宁疗护伦理原则包括以下几个方面。

（1）尊重与自主原则。指医务人员与患者双方应得到人格的尊重，同时，患者应享有独立的、自愿的决定权。

（2）有利与不伤害原则。指医务人员的医疗动机、行为、后果均应避免对患者造成伤害。

（3）知情同意原则。指与生命末期患者和家属对病情进展、治疗与照护方案等方面进行充分沟通，对各种选择的益处、不良反应、危险性及可能发生的其他意外情况进行沟通，确保其在充分理解后自愿签署同意书以接受服务。

（4）公正公平原则。指在安宁疗护中公平、正直地对待每一位生命末期患者，使他们享有平等的健康卫生资源分配和使用的权利。医务人员在健康卫生资源分配方面，应以公平优先，兼顾效率效益，优化资源配置和合理使用。

中国肿瘤防治
核心科普知识

# 器官保护

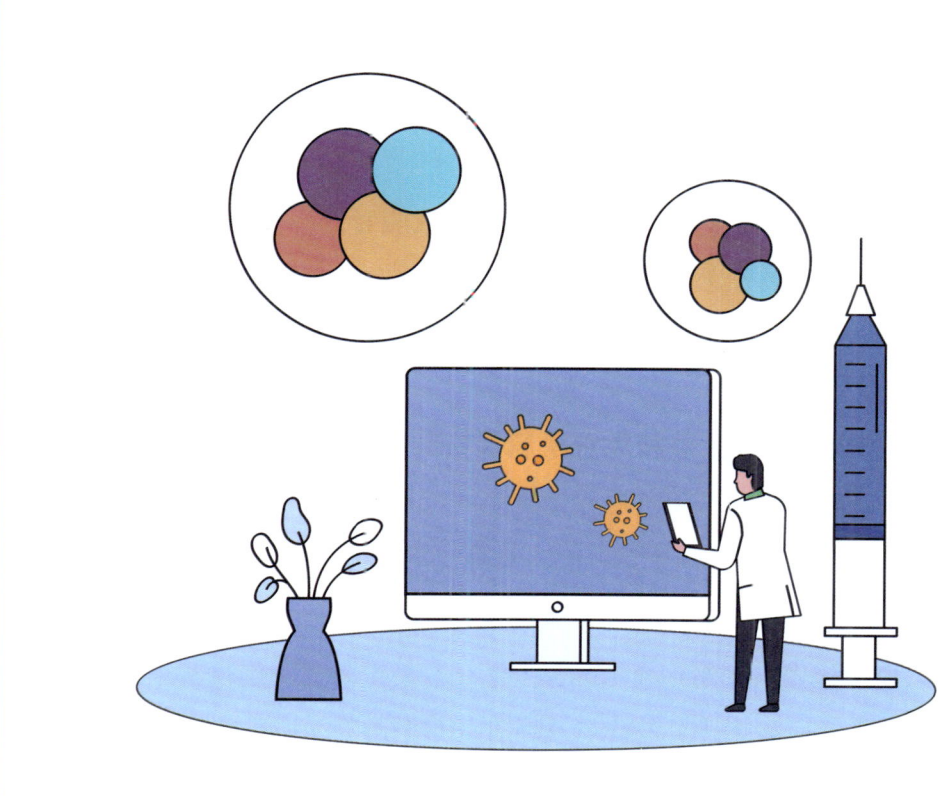

# 器官保护

## 01  不同类型的控瘤药物导致肝损伤的机制有何不同,如何针对性预防?

**核心观点一**:化疗药通过多种途径损伤肝细胞或胆管。

- 观点解读:化疗药及其代谢产物,有的直接毒害肝细胞,抑制其 DNA 复制等;有的伤害胆管,干扰胆汁代谢。比如异环磷酰胺等会导致肝细胞损伤,氟尿嘧啶等会造成胆管损伤。

**核心观点二**:靶向药经非免疫和免疫机制损伤肝脏。

- 观点解读:一方面,靶向药经肝脏代谢产生的毒性产物会破坏肝细胞膜等;另一方面,它还可能引发免疫反应损伤肝脏。像芦可替尼等会激活肝炎病毒再次伤肝。

**核心观点三**:免疫检查点抑制剂引发免疫反应损伤肝脏。

- 观点解读:免疫检查点抑制剂会增强免疫活化,使 T 淋巴细胞攻击正常肝组织,还会释放炎性因子损伤肝脏。比如,CTLA-4 抑制剂等易造成肝损伤。

**核心观点四**:控瘤中药因多种因素造成肝损伤。

- 观点解读:中药成分可能抑制肝细胞功能、引发免疫损伤,或者因配伍、剂量、炮制、污染等问题伤肝。比如黄药子会抑制肝细胞 DNA 周期。

**核心观点五**:所有药物均需遵循个体化用药原则,用药时密切监测肝功能,结合患者状况调整方案。使用中药时要确保质量,合理配伍并控制剂量。

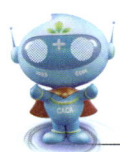

## 02 在肿瘤治疗过程中，如何综合运用多种评估方法准确判断肝脏储备功能，以制订安全有效的治疗方案？

**核心观点一：运用血清生化指标初步评估肝脏损伤程度。**

- 观点解读：通过检测 ALT、AST、胆红素、白蛋白等指标，能大体了解肝细胞有无坏死、细胞膜是否受损以及肝脏的合成、排泄功能。比如，ALT 升高可能提示肝细胞有损伤，但这些指标不能精准预测术后肝衰，仅作初步参考。

**核心观点二：采用肝纤维化指标评估慢性肝病进展情况。**

- 观点解读：借助瞬时弹性扫描等技术评估肝纤维化程度，这有助于了解慢性肝病的病情发展，判断肝脏的受损状况，对预测肝脏储备功能有重要意义，从而为制订治疗方案提供依据。

**核心观点三：利用综合评分系统评估肝储备功能。**

- 观点解读：像 Child-Pugh 评分、MELD 评分、ALBI 评分等，综合多个指标来评估肝脏储备功能和患者预后。如 Child-Pugh 分级为 A 级者肝储备功能相对较好，能承受更多类型的肝切除术，医生可据此选择合适治疗方案。

**核心观点四：借助肝功能定量试验反映肝储备功能。**

- 观点解读：常用吲哚菁绿清除试验，通过检测该染料的排泄情况，间接估计肝细胞总量，进而反映肝储备功能。例如，肝癌及肝硬化患者肝细胞量减少时，吲哚菁绿 15 分钟潴留率会升高，为手术决策提供参考。

**核心观点五：计算肝体积评估手术安全性。**

- 观点解读：术前通过三维重建技术计算肝总体积、残肝体积等指标，能判断切除肝体积是否安全。无肝病背景患者，残肝体积与总体积的比例有一定标准，可避免术后肝衰，帮助医生规划手术范围。

## 03 肿瘤治疗过程中，如何早期识别和准确评估肾脏损伤，以采取有效的保护措施？

**核心观点一：关注临床症状与实验室检查指标。**

- 观点解读：肿瘤患者若出现血尿、蛋白尿、水肿等症状，或血肌酐、尿素氮等指标异常，可能提示肾脏损伤。定期检查尿常规、肾功能等，能及时发现肾脏问题，以便尽早干预。比如化疗期间，频繁监测这些指标，可尽早察觉肾脏是否受损。

**核心观点二：重视特殊检查及生物标志物。**

- 观点解读：血清胱抑素 C、尿 $\alpha_1$ 微球蛋白等特殊指标，比传统指标更敏感，能早期发现肾损伤。肾活检可明确肾脏损伤的具体病理类型。肿瘤患者在治疗中，检查这些指标，必要时做肾活检，有助于准确评估肾脏损伤程度。

**核心观点三：留意不同治疗方式的肾损伤特点。**

- 观点解读：手术、化疗、放疗等不同治疗手段，对肾脏损伤的表现和机制不同。如化疗药顺铂易致肾小管损伤，放疗可能引发放射性肾病。了解这些特点，能有针对性地在治疗过程中监测肾脏状况，及时发现损伤迹象。

**核心观点四：评估患者基础状况与风险因素。**

- 观点解读：患者的年龄、基础疾病（如糖尿病、高血压）、肾功能基础等，会影响肾脏对肿瘤治疗的耐受性。存在这些风险因素时，肾脏更易受损。提前评估，能在治疗时调整方案，降低肾损伤风险，比如为糖尿病患者选择肾毒性小的药物。

**核心观点五：关注肿瘤相关并发症引发的肾损伤。**

- 观点解读：肿瘤溶解综合征、高钙血症等并发症会损害肾脏。治疗期间要密切关注患者是否出现这些并发症，一旦发生，及时采取措施纠正，避免肾脏进一步受损。例如，及时处理肿瘤溶解综合征，能防止其引发的急性肾损伤。

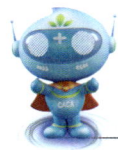

## 04 针对不同类型肿瘤患者，肾脏保护的策略和重点有哪些差异？

**核心观点一：实体瘤患者关注手术及并发症肾损伤。**

- 观点解读：实体瘤患者手术可能直接损伤肾脏，术后还可能因梗阻、感染等并发症影响肾功能。比如肾癌手术会切除部分肾组织，膀胱癌术后可能出现输尿管梗阻。所以要做好术前评估，术后密切观察，及时处理并发症来保护肾脏。

**核心观点二：血液肿瘤患者重视原发病治疗及肾浸润。**

- 观点解读：血液肿瘤如白血病、淋巴瘤等，癌细胞可能浸润肾脏。积极治疗原发病，能减少癌细胞对肾脏的侵害。比如，白血病缓解后，部分肾功能可逆转。同时，要关注肾浸润相关症状，通过检查及时发现并干预肾脏损伤。

**核心观点三：妇科肿瘤患者聚焦肾损伤的不同病因。**

- 观点解读：妇科肿瘤患者肾损伤有肾前性、肾性、肾后性等不同病因。像卵巢肿瘤压迫输尿管会引起肾后性损伤，高钙血症会导致肾前性损伤。针对不同病因，采取相应治疗，如解除梗阻、纠正电解质紊乱等，以保护肾脏。

**核心观点四：神经内分泌肿瘤患者关注激素影响。**

- 观点解读：神经内分泌肿瘤会分泌活性物质影响肾功能，像嗜铬细胞瘤分泌过多儿茶酚胺会导致高血压，进而损伤肾脏。治疗时要积极处理原发病，控制激素分泌，预防和纠正内环境紊乱，降低对肾脏的损害。

**核心观点五：胸部及腹部肿瘤患者留意治疗相关肾损伤。**

- 观点解读：胸部及腹部肿瘤患者在放化疗、靶向治疗等过程中易出现肾损伤。例如胸部肿瘤放疗可能引发放射性肾病，腹部肿瘤化疗药物可能损害肾脏。治疗期间需密切监测肾功能，调整治疗方案，避免或减轻肾损伤。

## 05 肿瘤治疗中怎样预防胃肠损伤？

**核心观点一：关注治疗药物副作用并合理用药。**

- 观点解读：化疗、靶向、免疫等治疗药物会伤胃肠。要了解药物副作用，医生根据患者情况选药、调整剂量，像化疗药顺铂肾毒性大，会调整使用方式，并密切监测，以此降低胃肠损伤风险。

**核心观点二：重视手术操作及围术期管理。**

- 观点解读：手术可能损伤胃肠，术中应精细操作，减少对胃肠组织的牵拉、破坏。围术期要关注患者的营养、水电解质平衡，像腹部手术前后合理安排饮食，及时纠正电解质紊乱，可保护胃肠功能。

**核心观点三：调节肠道微生态预防胃肠损伤。**

- 观点解读：肿瘤及治疗会破坏肠道微生态，可补充益生菌、益生元来调节。比如吃富含益生菌的食物或服用益生菌制剂，能改善肠道菌群，增强肠道屏障功能，预防因微生态失衡引发的胃肠损伤。

**核心观点四：关注患者基础疾病与身体状况。**

- 观点解读：患者若有糖尿病、高血压等基础病，会增加胃肠损伤风险。治疗前要评估身体状况，积极控制基础疾病，如控制好血糖、血压，能让胃肠在肿瘤治疗时更耐受，降低损伤可能性。

## 06 哪些指标能有效监测胃肠损伤？

**核心观点一：血液指标可反映胃肠损伤情况。**

- 观点解读：血浆瓜氨酸能反映小肠损伤，但肾衰时不准。化疗、放疗患者的促炎性因子如 TNF-α、IL-8 水平，以及肠脂肪酸结合蛋白和回肠胆酸结合蛋白，也能提示肠上皮细胞是否受损，辅助判断胃肠损伤。

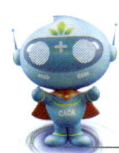

### 核心观点二：粪便指标有助于监测肠道炎症。

- 观点解读：粪便中的钙卫蛋白和钙粒蛋白是肠道炎症的潜在标志物，可用于监测放射性肠炎。不过，化疗性黏膜炎患者因中性粒细胞减少，不太适用。通过检测这些指标，能及时发现肠道炎症相关的胃肠损伤。

### 核心观点三：呼气实验可评估小肠功能状态。

- 观点解读：蔗糖呼气实验能反映小肠消化酶和肠上皮细胞的情况。如果肠道受损，呼气中的 $^{13}CO_2$ 量会减少。虽然其诊断准确性还需进一步验证，但可作为监测小肠功能、判断胃肠是否损伤的一种辅助方法。

## 07 针对不同类型抗肿瘤治疗导致的心血管损伤，有哪些有效的防治措施？

### 核心观点一：化疗时针对不同药物采取不同措施。

- 观点解读：蒽环类药物可限制累积剂量、选脂质体剂型并使用心脏保护药，如右雷佐生。氟尿嘧啶类药物治疗前评估风险，控制危险因素，必要时换药，以此降低化疗导致的心血管损伤风险。

### 核心观点二：靶向治疗中依药物特性防控。

- 观点解读：抗 HER2 靶向药治疗前评估风险，治疗中监测心功能。VEGF/VEGFR 抑制剂治疗前控制血压，治疗中监测血压、心功能等指标。根据不同靶向药的心血管毒性特点，有针对性地进行预防和监测。

### 核心观点三：免疫治疗注重监测与及时干预。

- 观点解读：免疫检查点抑制剂治疗前要全面检查，治疗中按阶段监测心脏情况。一旦怀疑心肌炎，需及时评估处理，根据病情使用激素等药物。早期发现并干预，能减少免疫治疗引发的心血管严重损伤。

**核心观点四：放疗依靠技术与控制剂量防护。**

- 观点解读：采用现代放疗技术，如呼吸门控、质子调强放疗等，减少心脏受照剂量。对于高危患者，严格控制心脏剂量，同时积极控制心血管疾病危险因素，降低放疗对心脏的损害。

**核心观点五：多手段应对围手术期心血管风险。**

- 观点解读：术前综合评估患者情况，进行相关检查。合并 ACS 患者优先血运重建，调整手术时机。围手术期合理管理心律失常、抗凝等问题，保障患者心血管安全。

## 08 / 不同类型肿瘤及其治疗方式导致胰腺损伤的机制有何差异，怎样针对性预防？

**核心观点一：不同肿瘤转移致胰腺损伤机制不同。**

- 观点解读：肺癌多经血行转移，肠癌转移机制有多种假说。转移灶压迫胰管、影响血供等会损伤胰腺。

**核心观点二：化疗药物致胰腺损伤机制多样。**

- 观点解读：化疗药可通过直接毒性、过敏反应等损伤胰腺。如 L – 天冬酰胺酶抑制蛋白质合成，5 – 氟尿嘧啶可能引发高甘油三酯血症。

**核心观点三：放疗对胰腺损伤因部位和剂量而异。**

- 观点解读：肠道肿瘤放疗中，十二指肠肿瘤对胰腺影响大，脾曲结肠癌增加糖尿病风险。放疗剂量大时，会破坏胰腺细胞，影响其功能。

**核心观点四：免疫治疗损伤胰腺与免疫失衡有关。**

- 观点解读：免疫检查点抑制剂会干扰胰腺免疫平衡，导致局部免疫失调。比如抗 PD – 1/PD – L1 药物可能引发胰腺炎。

**核心观点五：化疗需优选低毒药物并监测胰酶，放疗要精准控量避让胰腺，免疫治疗需治疗前评估 + 治疗期淀粉酶 / 脂肪酶动态监测，同时，所有癌症患者均应定期筛查腹部症状以实现转移灶早诊早治。**

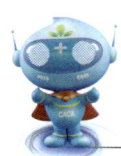

## 09 如何通过早期诊断和监测手段，及时发现肿瘤患者的胰腺损伤并进行有效干预？

**核心观点一：关注临床表现及时察觉异常。**

- 观点解读：肿瘤患者若出现腹痛、黄疸、恶心呕吐等症状，可能是胰腺受损。像肺癌转移至胰腺，可能引发急性胰腺炎，出现相应症状。患者和家属要留意这些表现，及时告知医生，以便进一步检查诊断。

**核心观点二：借助实验室检查发现胰腺损伤。**

- 观点解读：通过检测血清淀粉酶、脂肪酶等指标，能判断胰腺是否受损。比如急性胰腺炎时，这些指标会升高。定期检查这些项目，可在早期发现胰腺损伤迹象，为后续治疗争取时间。

**核心观点三：利用影像学检查辅助诊断。**

- 观点解读：超声、CT、MFI 等影像学检查可查看胰腺形态、结构。如 CT 能发现胰腺占位、胰管扩张等问题，帮助医生判断是否存在肿瘤转移或其他损伤。对肿瘤患者而言，定期进行相关影像学检查，有助于及时发现胰腺异常。

**核心观点四：依据内镜检查明确损伤性质。**

- 观点解读：内镜超声（EUS）、内镜逆行性胰胆管造影（ERCP）等内镜检查，可深入观察胰腺及胰胆管情况。EUS 引导下细针穿刺活检术还能获取组织样本，明确损伤性质。在其他检查难以确诊时，内镜检查能提供关键诊断依据。

## 10 如何早期识别肿瘤患者的神经损伤风险，采取哪些有效措施预防神经损伤发生？

**核心观点一：关注临床症状识别神经损伤风险。**

- 观点解读：肿瘤患者若出现头痛、癫痫、肢体无力等症状，可能存在神经损伤。像脑转移瘤患者常出现头痛、精神状态改变等。要留意这些症状，一旦发现，及时就医检查，判断是否存在神经损伤风险。

**核心观点二：借助检查手段早期发现神经损伤。**

- 观点解读：通过临床评估、影像学、神经电生理等检查，能早期发现神经损伤。比如 MRI 可查看脑部转移情况，神经传导速度检测能判断周围神经病变。定期进行这些检查，有助于在早期发现神经损伤的迹象，以便尽早干预。

**核心观点三：谨慎选择治疗方式预防神经损伤。**

- 观点解读：在肿瘤治疗时，要考虑治疗方式对神经的影响。如化疗药物可能损伤神经，应根据患者情况谨慎选择。尽量选用神经毒性小的药物，或调整用药剂量、方式，降低神经损伤风险。

**核心观点四：重视放疗细节减少神经损伤。**

- 观点解读：放疗时精确规划照射区域和剂量，可减少对神经的损伤。比如明确脊髓等关键部位的剂量限制，保护海马区等。采用先进的放疗技术，能在治疗肿瘤的同时，最大程度降低对神经组织的伤害。

**核心观点五：加强监测与随访预防神经损伤。**

- 观点解读：建立定期随访制度，密切监测患者神经功能。尤其对放疗、化疗患者，关注其症状变化。一旦发现神经损伤相关症状，及时调整治疗方案，进行针对性治疗，预防损伤加重。

## 11. 针对不同类型肿瘤治疗引发的神经损伤，怎样制订个性化的综合治疗方案以促进神经功能恢复？

**核心观点一：依据损伤类型选择药物治疗。**

- 观点解读：不同肿瘤治疗引发的神经损伤，用药不同。如化疗致神经损伤，可用糖皮质激素、抗癫痫药等；免疫治疗相关损伤，依等级使用激素、免疫球蛋白等。医生会根据损伤类型和病情选药，促进神经功能恢复。

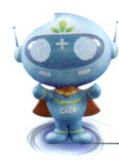

**核心观点二：利用物理治疗辅助神经恢复。**

- 观点解读：高压氧治疗可提高组织氧分压，激发细胞及血管修复机制，对放射性脑损伤等有帮助。针灸、电刺激等传统康复治疗，能改善局部血液循环，保护神经功能，辅助神经损伤恢复。

**核心观点三：手术治疗解除神经压迫。**

- 观点解读：对于因肿瘤压迫神经导致的损伤，如脊柱转移癌压迫脊髓，可进行手术减压。通过手术固定和减压，缓解疼痛，恢复神经功能，提高患者生活质量，为神经功能恢复创造条件。

**核心观点四：调整治疗方案减轻损伤。**

- 观点解读：若肿瘤治疗引发神经损伤，需调整方案。比如化疗药导致神经损伤，可暂停或换药。根据患者具体情况，权衡肿瘤治疗和神经保护，选择合适的治疗手段，减轻对神经的进一步损害。

**核心观点五：关注精神心理辅助神经康复。**

- 观点解读：肿瘤患者神经损伤常伴精神心理问题，会影响康复。如焦虑、抑郁等。通过心理治疗、药物干预改善精神状态，能让患者积极配合治疗，从心理层面辅助神经功能恢复。

## 12 临床上有哪些有效的方法治疗肿瘤及肿瘤治疗导致的血液系统损害？

**核心观点一：针对病因进行治疗。**

- 观点解读：肿瘤及治疗导致血液系统损害原因多样，如肿瘤浸润、药物副作用等。针对不同病因，采取相应措施，像肿瘤相关性贫血，若是缺铁导致就补铁；若是肿瘤侵犯骨髓，就治疗肿瘤本身，从根源上解决问题。

**核心观点二：使用药物提升血细胞数量。**

- 观点解读：当出现白细胞、红细胞、血小板减少等情况时，可使用相应药物提升血细胞数量。比如用重组人粒细胞刺激因子提升白细胞,促红细胞生成素提升红细胞,重组人血小板生成素提升血小板,以此改善血液系统状况。

**核心观点三:进行成分输血支持治疗。**

- 观点解读:对于严重贫血、血小板极低等情况,成分输血能快速缓解症状。比如血红蛋白低于一定标准的贫血患者输注红细胞,血小板计数过低有出血风险的患者输注血小板,维持身体正常功能,为后续治疗创造条件。

**核心观点四:采用抗凝等治疗改善凝血异常。**

- 观点解读:肿瘤患者常出现凝血异常,如血栓形成、弥散性血管内凝血等。使用抗凝药物治疗血栓,补充凝血因子治疗凝血因子缺乏,改善凝血功能,降低出血和血栓风险,保障患者安全。

**核心观点五:重视原发病治疗。**

- 观点解读:血液系统损害很多时候由肿瘤本身引起,积极治疗原发病至关重要。比如白血病患者通过化疗杀灭白血病细胞,病情缓解后,血液系统异常情况也可能随之改善,提高患者生存质量。

## 13 如何综合防治肿瘤及肿瘤治疗过程中对肺脏造成的各类损伤?

**核心观点一:针对肿瘤相关肺部感染进行抗感染治疗。**

- 观点解读:肿瘤患者免疫力低,易肺部感染。要先评估感染风险,通过经验性抗菌治疗覆盖常见病原体,同时积极进行病原学检查,明确病原体后进行目标治疗,还可使用免疫调节剂纠正免疫低下,以此控制感染。

**核心观点二:对肿瘤合并肺栓塞采取多方式治疗。**

- 观点解读:肿瘤患者易发生肺栓塞,确诊后需根据危险分层治疗。高危患者要及时进行血液动力学和呼吸支持、抗凝及再灌注治疗;中低危患者以抗凝治疗为主。还可通过吸氧、镇静等一般治疗和手术介入治疗,恢复肺动脉血流,预防栓塞再发。

**核心观点三：处理肿瘤致气道阻塞及瘘管问题。**

- 观点解读：对于肿瘤导致的气道狭窄，可通过热消融、冷消融等介入疗法缓解；针对消化道-气道瘘，良性的可手术，恶性的多采用介入和保守治疗。如放置支架封堵瘘口，配合抗感染和营养支持，改善患者生活质量。

**核心观点四：积极治疗肿瘤相关呼吸衰竭。**

- 观点解读：肿瘤合并呼吸衰竭时，要通畅呼吸道，如进行手术、内镜治疗或气管插管等。同时纠正缺氧和二氧化碳潴留，治疗病因和并发症，像肿瘤所致支气管狭窄就需控瘤治疗，还要注意维持水电解质平衡和营养支持。

**核心观点五：应对控瘤治疗引发的肺损伤。**

- 观点解读：手术、放化疗、靶向及免疫治疗等都可能损伤肺脏。发生损伤后，要根据不同情况治疗，如手术相关肺损伤可进行氧疗、机械通气；放疗相关肺损伤可使用糖皮质激素；化疗相关肺损伤可采用类固醇类激素和抗纤维化治疗等。

## 14 如何综合防治肿瘤及肿瘤治疗引发的内分泌代谢系统损伤？

**核心观点一：针对不同类型糖代谢紊乱进行分层管理。**

- 观点解读：肿瘤合并高血糖、肿瘤相关高血糖和肿瘤治疗相关性高血糖情况不同。需根据患者具体病情，如手术、放化疗方案等，制订严格、一般或宽松的血糖控制目标，选择合适的降糖方法，同时注重筛查与随访管理。

**核心观点二：关注甲状腺功能紊乱的筛查与治疗。**

- 观点解读：甲状腺功能紊乱与肿瘤相互影响。要筛查肿瘤患者的甲状腺功能，对于放疗、化疗等导致的甲功异常，如甲减、甲亢等，需根据具体情况给予相应治疗，像甲减补充甲状腺激素，甲亢进行抗甲状腺治疗等。

**核心观点三：重视垂体功能减退症的防治。**

- 观点解读：鞍区肿瘤及相关治疗可能引发垂体功能减退症。应早诊早治，通过评估下丘脑 – 垂体 – 靶腺轴功能来诊断，采用激素替代治疗，多种激素缺乏时注意替代顺序，同时要预防垂体危象，加强随访。

**核心观点四：应对肾上腺皮质功能损伤。**

- 观点解读：多种肿瘤治疗方式会损伤肾上腺皮质功能。通过症状和检查诊断后，对于肾上腺危象需紧急治疗，日常进行长期 GC 替代疗法，并根据患者情况调整剂量，同时做好患者教育和管理。

**核心观点五：防治性腺和乳腺功能紊乱。**

- 观点解读：肿瘤及治疗会影响性腺和乳腺功能。对于女性，可通过手术、药物等保护卵巢功能，根据情况进行激素替代治疗；对于男性，治疗相关肿瘤并关注治疗对性腺的影响，如前列腺癌内分泌治疗的副作用，采取相应干预措施。

**核心观点六：干预肿瘤相关性骨代谢紊乱。**

- 观点解读：肿瘤会导致多种骨代谢问题。可通过生活方式干预、补充钙剂和维生素 D 等预防，对于已发生的骨代谢紊乱，如骨质疏松、高钙血症等，根据具体情况选择药物、放疗、手术等治疗方式，缓解症状，提高患者生活质量。

中国肿瘤防治
核心科普知识

# 肿瘤研究

医学伦理

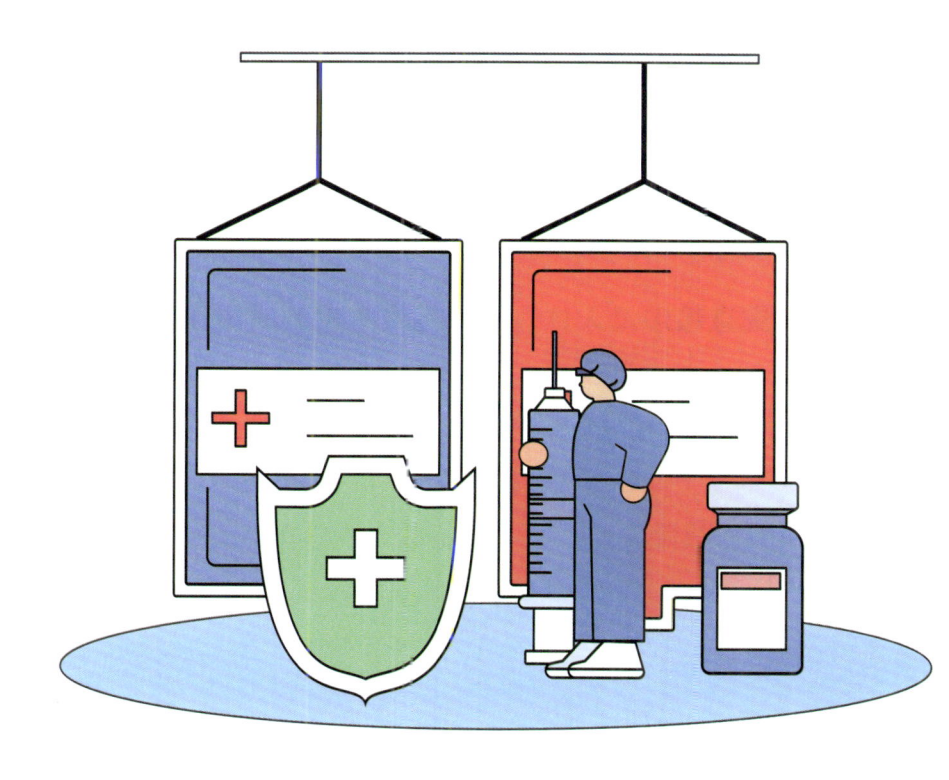

# 医学伦理

## 01 / 什么是临床研究？参加临床研究是不是就像当"试验品"？

**核心观点**：临床研究是通过在人体上测试新药、新疗法或新技术来验证它们是否安全有效的一系列科学试验。参加临床研究并非成为"试验品"，所有临床研究都必须经过严格的伦理审查，确保每一步都保护参与者的安全和权益。

## 02 / 为什么临床研究需要伦理审查？

**核心观点**：临床研究直接涉及人体，任何不当的设计或操作都有可能带来健康风险。

- 观点解读：伦理审查的目的①确保研究设计合理、科学。②保护参与者的健康和权利，避免不必要的伤害。③保证数据真实可靠，为医疗决策提供坚实依据；④让研究成果能真正造福社会。

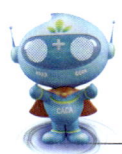

## 03 伦理审查的四大核心原则是什么？

**核心观点：伦理审查的四大核心原则为尊重自主原则，不伤害原则，有利原则，公正原则。**

- 观点解读：如果患者不懂研究内容怎么办？临床研究要尊重每个参与者的决定权和人格尊严，确保他们在充分了解研究内容后自愿参加。研究团队会详细解释研究的目的、步骤、风险与获益。如果患者认知有障碍（例如晚期癌症患者），会通过家属或法定代理人来确保信息沟通和权益保护。

    研究会不会做一些侵入性很强的检查？不会。设计研究时要尽可能降低对参与者身体和心理的伤害。伦理审查要求限制侵入性检查的次数，并尽量采用安全性更高的方法，确保风险降到最低。

    如果采用新疗法，风险会不会大？临床研究应以改善患者健康为目标，确保预期获益大于可能的风险。新疗法在允许使用前必须在严格监管下验证。只有当预期的好处明显、风险可控时，才会纳入研究。是不是只选择特定人群来参加研究？不可以。研究对象的选择和资源分配必须公平，不因性别、年龄、经济状况等产生偏差。伦理审查要求确保样本多样性，比如在肺癌研究中，应包含不同性别、年龄和社会背景的患者，以保证结果能广泛适用。

## 04 参与者在研究中途不适，可以退出吗？

**核心观点：参与者有随时退出的权利。**

- 观点解读：参与研究前，必须向患者详细说明研究的目的、过程、可能的风险和获益，并由患者或其法定代理人签署知情同意书。知情同意书中明确规定了参与者随时退出的权利，退出不会影响正常的医疗服务。

## 05 患者的隐私会不会泄露？

**核心观点：患者隐私不会泄露，在研究过程中，所有收集到的个人信息都将严格保密。**

- 观点解读：在研究过程中，通常采用数据匿名、加密等措施，未经本人同意，绝不向第三方透露。

## 06 如果研究风险大于获益怎么办？

**核心观点：伦理审查委员会会综合评估每项研究的风险与获益，确保整体上对患者有利。**

- 观点解读：如果发现风险远超预期好处，伦理委员会有权要求修改方案或中止研究，保护参与者安全。

## 07 弱势群体真的会得到更多关注吗？

**核心观点：对于儿童、老年人、孕妇等易受伤害群体，审查时会采取更严格的标准，确保他们不会因参与研究而面临额外风险。**

- 观点解读：伦理审查会特别关注这些群体，确保他们在参与研究时获得更全面的保护。

## 08 为什么科学性这么重要？

**核心观点：研究方案必须符合严谨的科学方法，确保研究结果真实有效。**

- 观点解读：只有科学合理的设计才能保证数据准确，从而为治疗方案提供可靠依据，同时也保护患者免受不必要的风险。

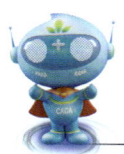

## 09 研究者会不会为了成果忽视伦理？

**核心观点：研究者需要具备专业知识和丰富经验，并严格遵守伦理规范，确保研究全过程中参与者的安全。**

- 观点解读：伦理审查委员会会对研究者和方案进行严格审核，确保研究者在开展研究时始终把患者权益放在首位。

## 10 伦理审查委员会能否及时发现问题？

**核心观点：伦理审查委员会由来自不同领域（如临床、伦理、法律）的专家组成，负责对研究方案进行独立审查和持续监督。**

- 观点解读：伦理审查委员会能够及时发现问题，委员会不仅在研究开始前审查方案，还会在整个研究过程中进行监督，一旦发现问题会及时介入，确保研究符合伦理要求。

## 11 什么情况下会终止研究？

**核心观点：如果在研究过程中发现严重风险或伦理问题，委员会有权要求中止研究。**

- 观点解读：例如，遇到不可控的不良反应、数据造假或方案偏离初衷时，伦理委员会会迅速采取措施保护参与者。

## 12 研究数据会不会被隐瞒或篡改？

**核心观点：为了维护公众利益和科学诚信，研究结果必须真实、透明地公开，便于社会和专业人士进行监督。**

- 观点解读：法规要求研究数据公开透明，任何隐瞒或篡改行为都将受到严厉追究。

## 13 / 如何确保研究是客观的？

**核心观点**：研究者必须公开可能影响研究公正性的经济或其他利益冲突，并采取措施进行管理。

- 观点解读：通过公开披露和严格管理，可以最大程度上保证研究的客观性和公正性。

## 14 / 不同医院会不会标准不一？

**核心观点**：对于涉及多个研究中心的项目，每个中心都需要进行独立审查，确保所有参与者都受到一致、充分的伦理保护。

- 观点解读：多中心研究要求每个中心都遵循同样严格的伦理标准，确保参与者都能获得相同水平的保护。

## 15 / 如何实现监督的连续性？

**核心观点**：伦理审查不仅是启动前的审核，还贯穿于整个研究过程，确保任何阶段出现问题都能被及时发现并处理。

- 观点解读：伦理委员会会定期检查研究进展，并随时关注可能出现的风险，确保研究始终符合伦理要求。